Digestive Endoscopy Nursing
A Core Curriculum
（2nd Edition）

消化内镜

护理培训教程

（第 2 版）

主 编 席惠君 傅增军

上海科学技术出版社

内 容 提 要

　　本书以图文并茂的方式阐述了消化内镜发展史、消化内镜检查相关解剖、诊疗操作、基本配置、消化内镜检查器械及其清洗、消毒、维护，以及相关消化系统疾病内镜诊治适应证及禁忌证、护理配合及并发症的预防等，并在附录中列出了《多学会指南：软式消化内镜及配件的再处理》《软式消化内镜再处理的感染预防标准》《胃肠病学环境中高水平消毒剂和灭菌剂使用指南》《消化内镜配件、阀门、水和注水瓶的管理》《成人患者肠内的内镜管理》，可以为消化内镜专科护理人员的临床日常工作提供帮助。

　　本书在第一版的基础上，进一步融合了国内外内镜护理的新理论、新知识和新技能，从临床护理人员的实践经验出发，注重专业理论和临床实践相结合、治疗技术与护理程序相结合。本书是一本系统、全面、实用的消化内镜护理学专著，为从事相关工作的护理人员提供了完善的、规范化的工作流程，是消化内镜专科护理工作者的重要参考用书。

图书在版编目（CIP）数据

消化内镜护理培训教程 / 席惠君，傅增军主编. --
2版. -- 上海 ： 上海科学技术出版社，2022.4（2025.1重印）
　ISBN 978-7-5478-5646-8

　Ⅰ. ①消… Ⅱ. ①席… ②傅… Ⅲ. ①消化系统疾病
—内窥镜检—护理—教材 Ⅳ. ①R473.57

中国版本图书馆CIP数据核字（2022）第031952号

消化内镜护理培训教程（第2版）
主编/席惠君　傅增军

上海世纪出版（集团）有限公司
上海 科 学 技 术 出 版 社 出版、发行
（上海市闵行区号景路159弄A座9F-10F）
邮政编码 201101　　www.sstp.cn
上海雅昌艺术印刷有限公司印刷
开本 787×1092　1/16　印张 29
字数：600 千字
2014 年 5 月第 1 版
2022 年 4 月第 2 版　2025 年 1 月第 4 次印刷
ISBN 978-7-5478-5646-8/R·2472
定价：168.00 元

编者名单

主　编　席惠君　傅增军

副主编　李　雯　王彩霞

主　审　李兆申　金震东

顾　问　吴欣娟　蔡　虹　邱晓珏

编写人员

海军军医大学附属长海医院：包　蓉　陈　翠　陈佳云　陈　洁　陈　艳　丁文霞　方爱乔
傅增军　江　薇　姜懿效　刘　翠　陆小英　孟建良　孙方丽　唐淑慧　席惠君　肖　瑛
杨　丽　姚银珍　张红燕　张玲娟　周　巍　庄海花

复旦大学附属眼耳鼻喉医院：封莉莉

海军军医大学护理系：刘晶晶

香港威尔士亲王医院：黄美艳　梁梦玲　林小峰

上海交通大学医学院附属仁济医院：宋　燕

复旦大学附属中山医院：王　萍

山西煤炭中心医院：杨嫦娥

兰州大学医学院附属第二医院：刘子燕　高峰鸿

南昌大学附属第一医院：马久红　黄　茜

同济大学附属上海市肺科医院：于冬梅

浙江大学医学院附属第一医院：方　英　顾　青

上海市浦东新区人民医院：叶　静

华中科技大学同济医学院附属协和医院：程亚平　曹冬冬

河南省人民医院：王晓燕

新疆医科大学附属第一医院：张弘炎

佳木斯大学附属第一医院：任秀英

空军军医大学附属西京医院：惠　娜

南京大学医学院附属鼓楼医院：李　雯

中国人民解放军海军第九〇五医院：王海林　汪　际

江苏省人民医院：丁霞芬

中国人民解放军总医院：孔金艳　邱晓珏

海军军医大学附属东方肝胆外科医院：王书智　陆　蕊

上海交通大学医学院附属新华医院：陈　莺　张　毅　徐雷鸣

陆军军医大学陆军特色医学中心：曹　艳

陆军军医大学附属新桥医院：刘　璐　舒小苒　叶少松

同济大学附属第十人民医院：王一龙　马　苏

南方医科大学南方医院增城分院：彭　阳

武汉大学附属中南医院：张小丹

上海交通大学医学院附属瑞金医院：沈　锐　张　玲

中国医科大学附属盛京医院：王彩霞

浙江大学医学院附属杭州市第一人民医院：楼奇峰

湖北省人民医院：刘　军

中国医学科学院附属肿瘤医院：荀华英

承德市中心医院：苏　彬

深圳市第二人民医院：胡银清

华中科技大学同济医学院附属同济医院：郭巧珍

郑州大学第一附属医院：赵丽霞

云南省第一人民医院：娄兴旖　陶　健　唐晓丹　张鹏丽

东南大学附属中大医院：孙晓美

北京大学人民医院：黄　婵

浙江大学医学院附属第二医院：陈来娟

山西省人民医院：刘丽萍　李健鹏

中国人民解放军总医院第七医学中心：王　昕　谢　惠　余东亮

中南大学湘雅二医院：乐梅先　刘　涛　刘巧梅

上海市浦东新区公利医院：卜勤煜

同济大学附属同济医院：王莉萍

复旦大学附属华山医院：金玉琴

深圳市人民医院：师瑞月

石河子大学医学院第一附属医院：沈　芸

序 一

　　消化内镜自 1868 年问世至今,在世界范围内应用已有 150 余年的历史。我国的消化内镜也走过了 70 余年的发展历程,在数代消化内镜先驱、前辈们的共同努力和推动下,我国消化内镜检查已从稀缺资源发展为常规检查,消化内镜医师队伍也由弱变强,部分领域领先国际水平。然而,消化内镜的发展不是一个学科的单打独斗,而是与多学科的发展和突破紧密联系的,在这个多学科交叉融合发展的时期,以及我国消化道癌(食管癌、胃癌和肠癌)发病率占成人恶性肿瘤发病人数近一半的背景下,消化内镜的进一步开展也被推上新时代发展的潮头。

　　护理团队作为消化内镜诊疗工作中不可或缺的一个分支和力量,对于促进消化内镜学科健康发展非常重要。近年来,消化内镜护理团队在学科建设、论文数量和专利等方面均取得优异成绩,为了保持传承与发展,海军军医大学第一附属医院牵头,联合全国消化内镜护理领域专家,于 2014 年出版了《消化内镜护理培训教程》。这是一部系统、详实、实用的消化内镜护理培训教材,集全国多家消化内镜中心医护力量的智慧,详细论述了消化内镜护理过程中的经验与理论,注重专业理论和临床实践相结合,可供从事消化内镜相关工作的医护人员参考,也可作为护理人员继续教育的培训教材。本书第一版出版后,反响热烈,获同行高度认可。随着内镜技术与理念的不断更新,内镜智能化、舒适化和微创化不断深入推广,非常有必要对该教程进行修订。本书第二版紧跟内镜技术的发展和临床需求以及近年来国际消化内镜领域的新认识,从护理管理、内镜技术配合、感染控制等方面详细进行论述与解读,有利于提升内镜护理专业水平,对促进内镜护理事业发展具有深远的意义,也将对消化内镜专科护理领域产生一定影响!

中国工程院院士

中国医师协会内镜分会会长

序 二

进入 21 世纪,内镜诊疗技术迅速发展,加之消化道肿瘤"早诊早治"理念的不断深入,人们对内镜诊疗意识的不断提高,我国消化内镜诊疗呈现"井喷式"发展。2017 年成立了国家消化内镜质控中心,旨在加强消化内镜诊疗技术临床应用与管理,规范消化内镜临床诊疗行为。与此同时,作为内镜诊疗行为的重要参与者——内镜专科护士的培养也成为备受关注的话题。

护理专科化已成为护理事业发展的必然趋势,《全国护理事业发展规划纲要 2016—2020年》提出:要选择部分临床急需、相对成熟的专科护理领域,逐步发展专科护士队伍,提高专科护理服务水平。2020 年,国家卫生健康委员会在《对十三届全国人大二次会议第 8510 号建议的答复》时明确提出:要完善护理专业服务指南和技术规范,加强护理专业化建设。而内镜护理是操作性、技术性较强的专业,各种新技术及新器械的出现,对内镜护士的专业水平和内镜诊疗配合能力提出了更高的要求,发展和完善消化内镜护士的专科化培养模式,提升内镜护理专业水平,对促进内镜护理事业发展具有深远的意义。

《消化内镜护理培训教程》第一版出版于 2014 年,集全国多家消化内镜中心所长,由多名经验丰富的内镜中心护士长、护理骨干执笔,完整地阐述了消化内镜专科护理领域的相关理论和知识。此书一经发行,立即受到全国内镜护理同行的推崇,至今已经印刷 6 次,成为广受欢迎的在职护理人员的业务参考书和专科护士的培训教材,对消化内镜专科护理领域产生了较大的影响。该书第二版紧跟内镜技术的发展和临床需求,对多部近年来国际消化内镜领域的专家共识进行了详细地解读;同时针对消化内镜技术的不断创新,尤其是超声内镜引导下的各种技术、隧道内镜技术及消化内镜的感染控制新标准、新要求等,进行了补充介绍。

希望本书能成为消化内镜护理人的良师益友!

中华护理学会理事长

吴欣娟

再 版 前 言

随着医疗技术的创新和发展,消化内镜在临床上的应用也越来越广泛,我国消化内镜发展迅速。第一,胃肠道早癌筛查已惠及普通百姓,全国消化内镜检查人数激增,镇级医院均已配备消化内镜;第二,介入性消化内镜技术越来越普及,县市级医院基本已开展曲张静脉套扎、内镜逆行性胰胆管造影术、超声内镜引导下细针穿刺活检术等项目;第三,中国的内镜操作技术、护理技术以及学术水平在国际上占有重要地位,2020 年世界内镜组织(World Endoscopy Organization,WEO)评选出 20 家全球最佳内镜中心,中国有 3 家入选,中国内镜专家在相关国际会议上频频亮相;第四,中国已建立了全球认可的培训和质控体系,为消化内镜的发展铺设了更加宽广的道路。

距本书第一版出版已经 7 年,内镜领域出现诸多新进展、新技术和新方法。本书第一版出版后我收到国内同行的不少褒奖,有些惭愧,深感有更新之必要。本书第二版增加内容包括各项新技术、新应用,例如造影增强内镜超声技术、胶囊内镜技术、造瘘术、胰腺假性囊肿穿刺置管引流术和保胆取石术。技术的更新势必带来器械的更迭,本书对常用器械介绍也做了更新。内镜作为一种侵入人体腔内的精密仪器,其结构复杂、材料特殊,且具有需要消毒、可重复使用等特点,导致高质量的内镜清洗消毒较为困难。作为内镜护理人员,内镜护理质量控制一直是我们的关注焦点,因此本书此次还增加了 2020 年全球多学会消化内镜及附件清洗消毒共识以及近年来的多部国际共识文件,以供国内同仁借鉴学习。

本书的编者来自国内多所知名医院,都是我国内镜护理领域的中流砥柱,具有丰富的护理管理、内镜技术配合、感染控制经验,其中多位专家近年来频频在世界内镜大会、亚太消化内镜学术周及国内大型内镜会议上演讲、演示,在多本国际杂志上发表了代表中国内镜护理领域的创新类文章,他们为本书再版付出了大量心血。

尽管全体编者为本次修订付出了辛勤的劳动,但错误难免,敬请各位批评指正,感谢大家并送出寄语:"惊蛰未闻雷出地,丰收有望看春耕。"相信经过消化内镜护理人的不断努力,必将创造属于我们的辉煌。

席惠君

目　　录

第一篇　总论

第二篇 诊断性消化内镜检查及护理配合

第三篇 治疗性消化内镜检查及护理配合

第四篇　辅助消化内镜治疗及护理配合

第五篇　消化内镜中心的安全管理

第一篇

总　论

第一章

消化内镜发展简史

　　内镜一词英文名为"endoscopy",起源于希腊语,由"endo"(指内部之意)"skopein"(观察之意)组合而成,原意为查看人体深部腔道的一种方法。内镜的发展大致可以分为以下几个阶段:硬管式内镜、半软式内镜、纤维与超声内镜、电子内镜、胶囊内镜等,而我们熟知的、目前广泛应用于消化道检查及治疗的消化内镜仅有数百年的历史。随着消化内镜设备的不断改良和内镜技术水平的提高,已经由原来单纯以观察诊断为主,逐步发展成黏膜切除、支架植入等现代微创内镜治疗技术。

一、硬管式内镜

　　1806年,德国法兰克福的 Philipp Bozzini 利用棱镜将烛光通过直通的硬管道来观察动物膀胱和直肠的内部结构,虽该设备未应用于人体,但是 Bozzini 仍被誉为内镜的发明人。1879年,柏林泌尿外科医生 Max Nitze 制成了第一个含光学系统的泌尿系统的内镜,其前端含一个棱镜,该内镜仅被用于泌尿系统。外科医生 Johannes von Mikulicz-Radecki 设计出的直管胃镜,能识别幽门和胃癌,被称为"胃镜的先驱"。硬式内镜是由金属管道构成,操作性较差、盲区多、患者痛苦且容易发生穿孔等并发症。

二、半软式内镜

　　随着光学系统的不断改进和创新,硬管式内镜得以不断地完善与发展,但由于消化道及许多器官多存在解剖上的生理弯曲,用硬管式内镜难以充分暴露检查部位,使检查存在许多的盲区,因此,半软式内镜就应运而生。1932年,Wolf 和 Schindler 发明了一种远端可弯曲34°的新型胃镜,在观察胃时更容易操作,视野更开阔,能观察大部分胃黏膜。Wolf-Schindler 式胃镜的诞生,开辟了胃镜检查术的新纪元。随后,Norbert Henning 创新性地增加了活检孔道和可拍照设备。

三、纤维与超声内镜

　　1954年,英国的 Hopkings 及 Kapany 研究了纤维的精密排列,有效地解决了纤维束的图像传递,为纤维光学的实用性奠定了基础。在 1957 年,美国人 Hirschowitz 和他的研究组在纤维光学的基础上制成了世界上第一个用于检查胃、十二指肠的光导纤维内镜。在 20 世纪 60 年代,随着胃内照相机及外部冷光源的发明,当时的内镜与现今使用的纤维内镜十分相近。为了弥补体表探测时出现盲区及内镜检查的某些局限性,进一步提高深部脏器如胰腺、胆总管下端及肝门部病变的诊断率,克服超声波本身对骨性及气体界面不易通过的特性,20 世纪 80 年代诞生了内镜、超声探测仪联合装置——超声内镜(endoscopic ulrtasonography,EUS)。主要应用于诊断消化道黏膜下异常,如黏膜下肿瘤及其浸润的深度等;食管、胃、结直肠、胰腺及胆管癌的术前 TNM 分期诊断;胰腺内分泌肿瘤及胆管结石等。目前超声内镜探头频率为 7.5~12 MHz,可根据不同目标转换使用,镜身也已轻量化,并出现一种可通过活检管道插入腔内进行局部扫描的微型超声探头(直径为 2 mm)。现代技术已经能制成极细的内镜,如胆道子母镜、细径胰腺镜(直径 3.1 mm)、极细直径的胰管镜(直径为 0.45~0.8 mm)。

四、电子内镜

在内镜发展史上另一个历史性的突破是 1983 年美国 Welch Allyn 公司研制并应用微型图像传感器(charge coupled device,CCD)代替了内镜的光导纤维导像术,宣告了电子内镜的诞生。第二年,在日本的消化系统疾病周(DDW)会上,富士公司发布声明,研制出日本国内第一套电子内镜。该电子内镜主要由内镜(endoscopy)、电视信息系统中心(video information system center)和电视监视器(television monitor)三个主要部分组成,另外还配备一些辅助装置,如录像机、照相机、吸引器以及用来输入各种信息的键盘和诊疗所用的各种器具等。它的成像主要依赖镜身前端装备的 CCD,而 CCD 就像一台微型摄像机,将图像经过图像处理器处理后,显示在电视监视器的屏幕上。相比普通光导纤维内镜,电子内镜的图像清晰,色泽逼真,分辨率更高,并且可供多人同时观看。电子内镜的问世,开创了百余年来内镜的诊断和治疗的新篇章,在临床、教学和科研中发挥了巨大的作用。

五、胶囊内镜

以色列的 Given 在 2000 年研制了世界上第一台胶囊内镜,它是通过图像无线传导技术,将腔内的图像储存在随身携带的记录器中,然后导入计算机进行图像处理和分析。由于胶囊内镜的体积小,进入腔内时患者无痛苦,而且对小肠疾病的诊断有较大的帮助,目前已经在不少医院进行了临床应用。但此胶囊内镜图像质量尚欠清晰,且不能取活检和治疗,因此使用时还具有一定的局限性。

2005 年,由中国工程院院士李兆申领衔研发的磁控胶囊胃镜系统问世,它只需患者随水吞下一粒胶囊内镜,经过 15 min 左右便可完成胃部检查。这一系统在 2013 年正式进入全球市场,成为全球首台用于临床的磁控胶囊胃镜,真正实现无创、无痛、无麻醉的胃镜检查,"磁控胶囊胃镜"机器人是能够对人体胃部进行精准检查的胶囊胃镜。通过这个系统,医生可以通过软件实时精确操控体外磁场来控制胶囊机器人在胃内的运动,改变胶囊的姿态,按照需要的角度对病灶重点拍摄照片,从而达到全面观察胃黏膜并做出诊断的目的。在这个过程中,图像被无线传输至便携记录器,数据导出后,还可继续回放以提高诊断的准确率。

（王一龙　傅增军）

参考文献

［1］张澍田.中国消化内镜学 40 年［J］.中华消化内镜杂志,2019,36(1)：1—3.
［2］廖专,王贵齐,陈刚,等.中国磁控胶囊胃镜临床应用专家共识(2017,上海)［J］.中华消化内镜杂志,2017,34(10)：685—694.
［3］王洛伟,辛磊,林寒,等.中国消化内镜技术发展现状［J］.中华消化内镜杂志,2015,32(8)：501—515.
［4］金震东,徐灿.中国内镜超声技术发展现状［J］.中华消化内镜杂志,2012,29(1)：1—3.
［5］吕平,刘芳,吕坤章,等.内镜发展史［J］.中华医史杂志,2002,3(1)：10—14.

第二章

消化内镜检查相关解剖

本章详细描述了与内镜诊疗相关的消化系统各器官的解剖结构,并配有直观示意图帮助理解记忆。同时,对普通内镜下各消化器官的表现进行了简要的叙述和内镜图像说明。随着超声内镜的逐步普及和发展,超声下的各消化系统器官结构亦应掌握。

第一节　食　管　解　剖

一、食管形态和生理狭窄

食管(esophagus)为长管状器官,上端约在第 6 颈椎水平环状软骨下缘,沿着脊柱的前方气管后方下行,至第 10 胸椎水平,经横膈的食管裂孔进入腹腔。成人食管全长 23～28 cm,儿童随年龄而变化,新生儿约为 8～10 cm,1 岁约为 12 cm,19 岁约为 19 cm。成人从门齿到贲门全长约 40 cm。食管直径约 2～3 cm。

食管有 3 个生理性狭窄(图 2-1):第一狭窄位于入口处,环咽肌环绕食管所致,吞咽时可开放;第二狭窄位于主动脉弓和气管分叉处,位于门齿至食管的约 23～24 cm,该处可见主动脉搏动;第三狭窄位于膈肌的食管裂孔处。

二、正常食管内镜下表现

从胃镜检查角度出发,将食管分为上、中、下三段,一般上段为距门齿 15～23 cm,中段距门齿 23～32 cm,下段距门齿 32～40 cm(图 2-2)。在食管与胃贲门交界处,淡红色的食管鳞状上皮与橙红色胃黏膜的柱状上皮交界,形成一不规则的白色分界线,称齿状线(图 2-3)。正常食管黏膜呈淡红色,较胃黏膜色调要淡的多。食管黏膜有比较明显的毛细血管,血管走向为上段及下段呈纵行(图 2-4),中段呈树枝状(图 2-5)。

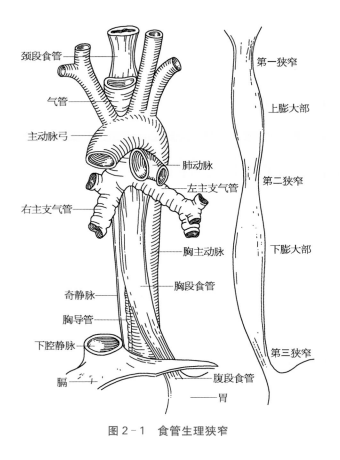

图2-1　食管生理狭窄

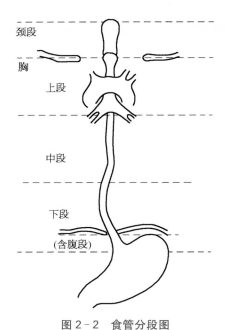

图2-2　食管分段图

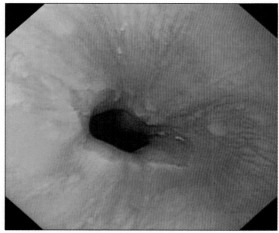

图2-3　食管齿状线

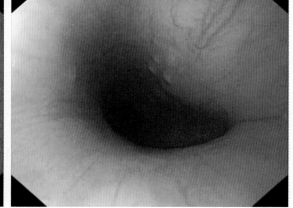

图2-4　食管上段血管纵向走

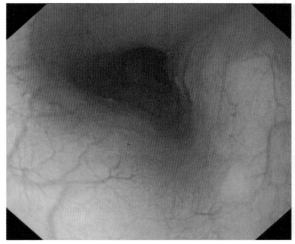

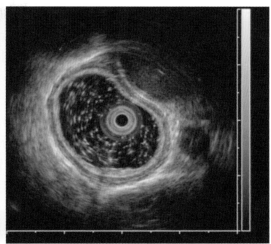

图 2-5 食管中段血管树枝状走行   图 2-6 食管超声影像图

三、正常食管超声影像

食管由黏膜、黏膜下层、固有肌层和外膜构成，食管黏膜为复层鳞状上皮，黏膜下层主要疏松结缔组织，肌层除食管中段以上是骨骼肌外，均由平滑肌组成。平滑肌分为两层，内环肌和外环肌，外膜由结缔组织构成。正常食管壁的厚度为 3 mm 超声时可观察到五层结构：第一层为薄的高回声层，相当于表浅黏膜；第二层低回声层，相当于黏膜肌层；第三层为高回声层，相当于黏膜下层；第四层为较厚的低回声层，相当于固有肌层；第五层为最外侧的高回声层，相当于外膜（图 2-6）。

第二节 胃 解 剖

一、胃的形态和分部

胃是消化管中最膨大的部分，由上至下分为四部分，依次为贲门部、胃底部、胃体部和胃窦部（图 2-7）。其入口与食管下段连接，该连接处称贲门。也有人将连接线上下 2～3 cm 的范围称贲门部。出口为幽门，与十二指肠球部相连。靠近腹壁侧为前壁，靠近背侧为后壁。上缘为胃小弯，下缘为胃大弯。胃窦和胃体的交界处称胃角，在胃镜下可见一弧形结构，称胃角切迹，为胃镜的定

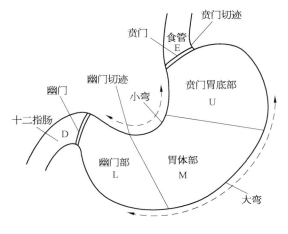

图 2-7 胃的分部

位标志,此处并非特殊的解剖结构。由胃角切迹向大弯水平划一线,其下方为胃窦部,其上方与胃底之间的区域称胃体部,将胃体等分为3份,称胃体上部、中部和下部。胃窦与十二指肠的连接处称幽门,幽门前2~3 cm区域称幽门前区或幽门管。

二、正常胃内镜下表现

(一)贲门部 距门齿约40~50 cm,正常无吞咽时贲门闭合呈梅花状(图2-8),贲门上方可见红白相交的环形齿状线,上方的白色部分为鳞状上皮的食管黏膜,下方的红色部分为柱状上皮的胃黏膜,从胃腔内观察贲门,可采用胃镜U型反转技术,所看到的贲门黏膜光滑,镜身被贲门部紧紧包绕,形成弧状,称贲门唇(图2-9)。

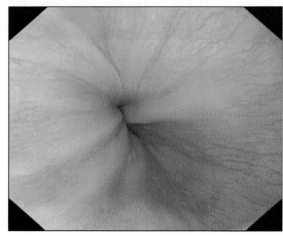

图2-8 贲门闭合呈梅花状 　　　　　　　　　图2-9 贲门唇

(二)胃底部 胃底的上界为膈肌及左肺下缘;左界为脾脏;右界为肝左缘,检查时需将胃镜前端反转,所见胃底黏膜皱襞常呈脑回型(图2-10)。左侧卧位或脾脏大时,胃底受脾脏挤压,可产生胃底脾压迹(图2-11)。胃底最底处可见胃液集聚,形成"黏液湖"(图2-12)

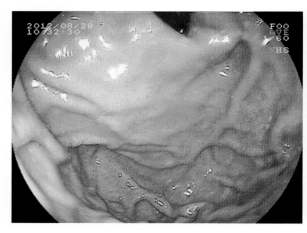

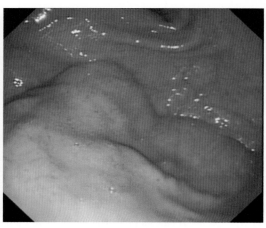

图2-10 胃底黏膜皱襞呈脑回型 　　　　　　　图2-11 胃底脾压迹

（三）胃体部　胃体腔较大,正常胃体小弯侧有数条纵行皱襞,一般注气后皱襞可消失;胃体大弯侧位置较低,有时为黏膜占据。皱襞粗大,注气后不易消失(图2-13)。

（四）胃窦部与幽门　胃窦部有浅细的纵行黏膜皱襞,注气后消失,胃窦黏膜光滑,前方可见幽门,随胃窦蠕动,可呈开放或闭合状态,正常幽门圆形,胃窦远处观察见一黑圆孔(图2-14)。

（五）胃角切迹　胃角切迹是由胃腔走行方向改变而形成的,前视镜可观察到胃角呈一条嵴,表面光滑,嵴两侧可见两个腔,即胃窦腔和胃体腔(图2-15)。

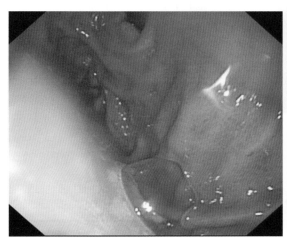

图2-12　胃底"黏液湖"

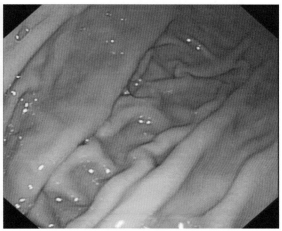

图2-13　胃体部粗大皱襞

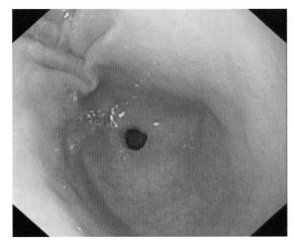

图2-14　胃窦部与幽门

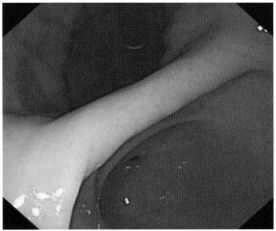

图2-15　胃角切迹

三、正常胃超声影像

胃壁在组织学上可分为四层:黏膜层、黏膜下层、固有肌层、浆膜层。在胃腔内超声下,胃壁可显示出五层结构。第一层高回声为浅表黏膜;第二层低回声为黏膜肌层;第三层高回声为黏膜下层;第四层低回声为固有肌层;第五层高回声为浆膜层及浆膜下层(图2-16)。

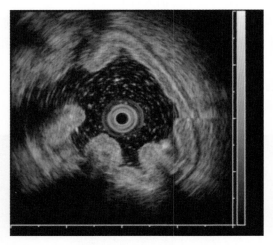

图2-16 胃超声影像图

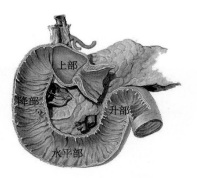

图2-17 十二指肠分段

第三节 小 肠 解 剖

一、十二指肠

十二指肠是小肠的起始段,长约25 cm,相当于本人12个手指的宽度,由此而得名,上端连于幽门,下端到十二指肠空肠曲延伸至空肠。

整个十二指肠呈"C"形包绕胰头,分为四段:起始部为十二指肠球部,其后依次为降部、水平部和升部。从球部至降部呈近似直角的方向改变,其弯曲称上曲,与上曲相对的成角肠管称上角。降部和水平部又呈近似直角方向改变,其弯曲称下曲,与下曲相对的成角肠管称下角。球部与降部交界处以下统称球后部(图2-17)。

正常球部色泽较胃黏膜略淡或暗红(图2-18),远视表面光滑,近看绒毛状结构,球部黏膜通常看不到血管,有时可见散在的小颗粒状突起,可能为十二指肠特有的布氏腺体增生结节(图2-19)。十二指肠降部(图2-20)具有特征性的环形皱襞。黏膜呈绒毛状,色泽较球部红,降部内侧可见十二指肠乳头,常为半球状隆起,乳头开口上方常有横行

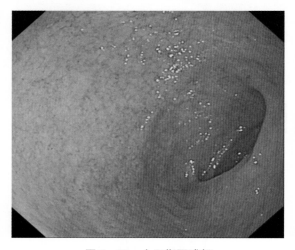

图2-18 十二指肠球部

皱襞覆盖,也称"缠头皱襞"(图 2-21)。乳头开口呈圆形或裂隙状,下有 2~3 条纵行皱襞,这是乳头的标志。在乳头附近有时可见副乳头(图 2-22)。

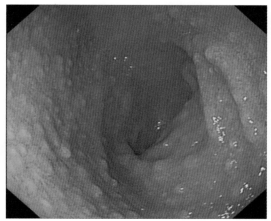

图 2-19 布氏腺体增生结节

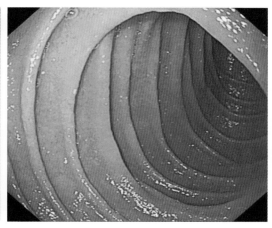

图 2-20 十二指肠降部

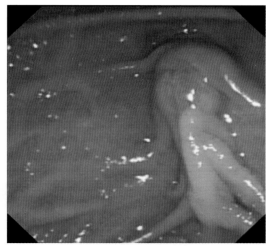

图 2-21 主乳头"缠头皱襞"

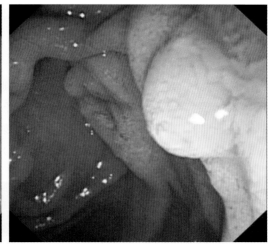

图 2-22 十二指肠主、副乳头

二、空肠和回肠

起自十二指肠空肠曲,长约 5~6 m,空肠与回肠之间没有明显的界限,通常认为近端 2/5 为空肠(图 2-23),远端 3/5 为回肠(图 2-24);空肠大部分位于左上腹;回肠大部分位于右下腹部;空肠较粗,其壁较厚,肠黏膜皱襞较多,血管分布较丰富,色略红;而回肠管径较细,肠壁较薄,肠黏膜皱褶较少,色稍白。空、回肠黏膜有绒毛,绒毛是黏膜皱襞表面的指状突起,覆盖绒毛表面的单层柱状上皮细胞游离面又有许多细小的微绒毛(图 2-23)。

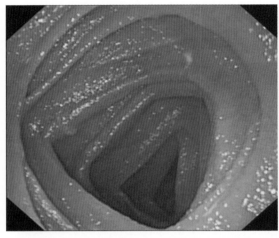

图 2-23 空肠

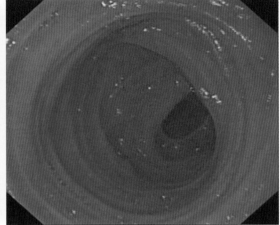

图 2-24 回肠

第四节 大肠解剖

一、盲肠

盲肠是大肠的起始段,它与结肠交界处内侧为回肠末端出口,出口处黏膜皱褶形成回盲瓣(图 2-25),回盲瓣下方 2～4 cm 处可见阑尾开口(图 2-26),阑尾开口为椭圆形或半圆形,结肠镜经回盲瓣开口到达回肠末端,末端回肠呈圆筒状,无半月襞,黏膜呈绒毛样,有时可见大小不等的颗粒状淋巴滤泡,青少年多见(图 2-27)。

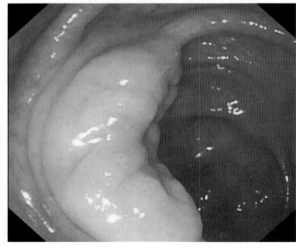

图 2-25 回盲瓣

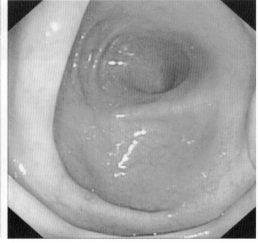

图 2-26 阑尾开口

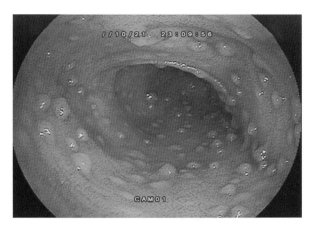

图 2-27 颗粒状淋巴滤泡

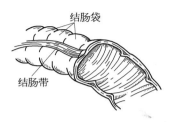

图 2-28 结肠带、结肠袋示意图

二、结肠

结肠表面有 3 条平行的结肠带,还有许多与肠管横径平行的横沟间隔分布,横沟间呈袋状,称结肠袋(图 2-28)。横沟的深浅与半月襞的发达程度不同,形成各个部分肠腔的形态特点。

结肠从肛侧至口侧依次为乙状结肠、降结肠、横结肠、升结肠。升结肠为盲肠的直接延续,在肝右叶下方弯曲向左移行为横结肠,折弯处称"肝曲"(图 2-29)。横结肠多称弓背形下垂,至脾下方弯曲向下移行为降结肠,折弯处称"脾曲"(图 2-30)。降结肠续接乙状结肠,乙状结肠实为 S 形,其与横结肠均有系膜,属腹腔内位器官,游离性和伸展性大;升结肠和降结肠均属腹膜间位脏器,借结缔组织附着于腹后壁而无肠系膜,故活动度小。

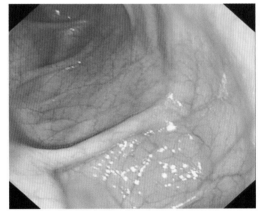

图 2-29 结肠肝曲

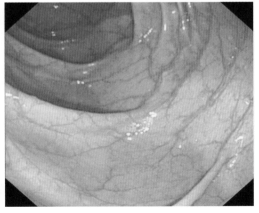

图 2-30 结肠脾曲

正常结肠黏膜呈橘红色,光滑湿润。因黏膜层较薄,血管纹清晰,相互交错形成血管网;黏膜皱襞规则,升结肠、横结肠、降结肠肠管内常呈三角形隧道样腔(图 2-31),升结肠、降结肠腔内皱襞高耸,结肠袋深凹;降结肠肠腔形态类似圆筒或等边三角形。乙状结肠肠腔呈圆形,腔内皱襞低矮、稀疏,甚至无皱襞(图 2 - 32)。结肠肝曲、脾曲贴近肝脏和脾脏处呈青蓝色,是判断进镜深度的重要标志之一。

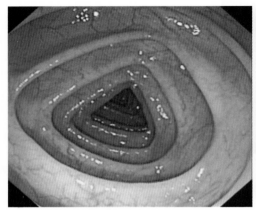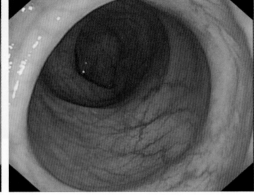

图 2 - 31　横结肠三角形隧道样腔　　　　　　图 2 - 32　乙状结肠

三、直肠与肛门

直肠位于盆腔内,上接乙状结肠,下续肛门。被盆膈分为上下两部分,上部肠腔膨大,称直肠壶腹部(图 2 - 33),正常壶腹部在内镜下见 2～3 条半月形横皱襞。下部为肛管,有 6～10 条纵行皱襞,称直肠柱。各直肠柱下端借半月形皱襞——肛瓣相连,相邻直肠柱之间与肛瓣围成口向上的隐窝,称肛窦。肛瓣与直肠柱下缘共同形成环形齿状线(图 2 - 34)。

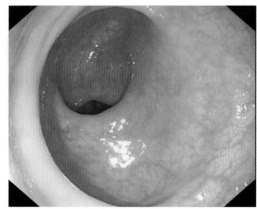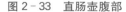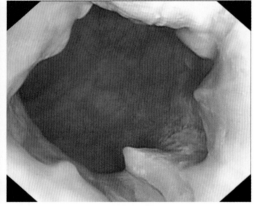

图 2 - 33　直肠壶腹部　　　　　　　　　　图 2 - 34　肛瓣和齿状线

四、正常结肠超声影像

正常结肠壁超声检查图像有 5 个回声环。从腔内向腔外第一层高回声环为黏膜界面及浅表的黏膜;第二层低回声环相当于黏膜层;第三层高回声环相当于黏膜下层;第四层低回声环相当于固有肌层;第五层强回声环相当于浆膜下层及界面回声(图 2 - 35)。

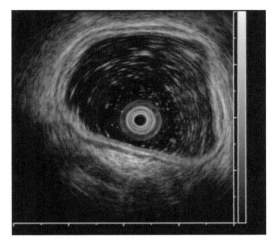

图 2-35　结肠超声影像图

第五节　胆胰系统解剖

一、胆道系统

胆道系统是人体解剖中最复杂的结构之一，分为肝内胆管及肝外胆管两个部分。肝总管与胆囊管汇合成胆总管，胆总管与主胰管汇合形成 Vater 壶腹，入十二指肠降部。肝内外胆管的划分是以肝左、右管汇合为界，汇合处以上为肝内胆管系统，汇合处以下称为肝外胆道系统（包括胆囊）。因目前内镜下器械限制，内镜逆行胰胆管造影（ERCP）中所涉及的主要为肝外胆道系统，因此我们此处主要讲解胆总管的临床解剖。

胆总管（图 2-36）由肝总管与胆囊管在肝十二指肠韧带内汇合而成。胆总管与主胰管汇合，

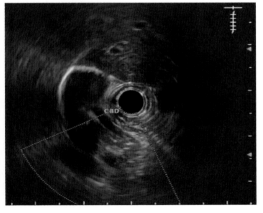

图 2-36　胆囊胆总管超声影像图

在十二指肠大乳头处开口于十二指肠腔。胆总管长度主要由胆囊管开口位置的高低决定，成人长 6～8 cm，管径 0.6～0.8 cm，一般不超过 1.0 cm。胆总管径若超过 1.2 cm，称胆总管扩张。

二、胰腺

胰腺位于第 1、2 腰椎水平，腹腔后上部，是人体的主要消化腺之一，可分泌胰液、胰岛素和胰高血糖素等，分为胰头、胰颈、胰体、胰尾四个部分，胰管与胆管共同开口于十二指肠大乳头（图 2-37）。胰管位于胰实质内，包括主胰管、副胰管两条管道。胆总管和胰管的汇合可分

为以下3类：①胆总管和胰管汇合，形成共同管腔（管腔可以扩张或不扩张），并开口于十二指肠大乳头，即Y形汇合，占85%；②胆总管与胰管并行，无共同通道，但共同开口于十二指肠大乳头，即V形汇合，占5%；③胆总管和胰管完全分开，并分别开口于十二指肠，呈U形汇合，占9%（图2-38，图2-39）。

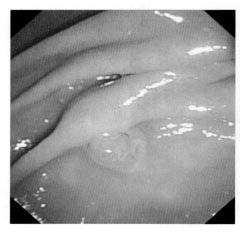

图2-37 胆胰管共同开口——十二指肠乳头内镜图像

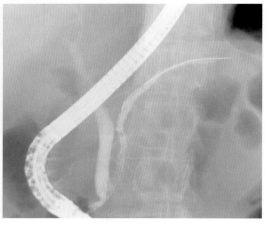

图2-38 胆胰管造影图像

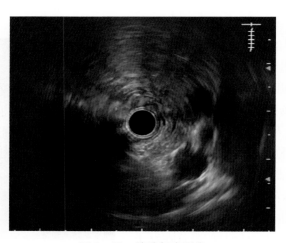

图2-39 胰腺超声影像

（惠 娜 马久红）

参考文献

［1］金震东，李兆申.消化超声内镜学［M］.2版.北京：科学出版社，2011.

［2］黎介寿.肠外瘘［M］.2版.北京：人民军医出版社，2004.

［3］黄华，李俊.常见消化系统疾病内镜诊治图解［M］.昆明：云南科学技术出版社，2005.

［4］龚均，董蕾，王进海.实用胃镜学［M］.北京：世界图书出版公司，2011.

［5］钟世镇，刘树伟，杨晓飞，等.临床解剖学Ⅲ：腹盆腔分册［M］.北京：人民卫生出版社，2014.

第三章

消化内镜诊疗操作基本配置

　　消化内镜技术是胃肠及胆胰疾病临床诊疗的重要手段,对消化病学的发展具有重要的作用。消化内镜中心是开展胃肠镜检查及相关治疗项目的综合性诊疗机构,是各医院临床机构的重要组成部分,其合理的布局和齐全的配置直接决定内镜诊疗技术的开展和诊疗工作安全高效运作。

　　由于各级医院诊疗水平和规模的不同,我国消化内镜中心(消化内镜室)无论是从规模、开展项目、设备配置、人员设置、消毒方法及患者数量上都存在着较大差异。为保证消化内镜中心的安全运行,其在建设初期即需要合理的规划和配置。

一、消化内镜中心场地配置

　　消化内镜中心作为开展消化系疾病的内镜诊疗场所,由于服务人群大多是门诊患者,因此选址一般宜在门诊或离门诊较近的地方;楼层的选择则应在较低的楼层或与药房和收费处较近的楼层,也可设置专用电梯和专用收费窗口。一方面,内镜检查患者大多空腹或前一天进行了肠道准备,身体较为虚弱,可避免长时间等待电梯;另一方面,内镜检查过程中可能需要进行一些治疗或使用一定的药物,距离药房和收费处较近,可方便患者。内镜中心总体面积是根据诊疗工作的具体情况而定,包括开展的诊疗项目、每年诊治患者的数量、内镜技术水平等。国际上的标准一般是每平方米每年诊治 10 人次,国内则以每年每平方米诊治 20 人次较适合国情。设施布局应遵循本地和国家的相关规定,并且符合《中华人民共和国消防法》。

二、消化内镜中心功能区配置

　　合理的布局和设置可为患者及工作人员提供良好的环境,是安全工作的基础。消化内镜中心的设计原则是:明确功能定位、形式适合功能、处处以患者为中心。内镜中心包含九大功能区域:预约登记及候诊区、操作区、麻醉恢复区、内镜存储区、内镜耗材及药品储藏区、清洗消毒区、污物处置区、教学培训区以及辅助区。具体设置过程中,应以操作区为中心,其他各区是为配合操作室而设置的。

　　(一)预约登记及候诊区　预约登记区应宽敞明亮、空气流通、环境整洁,无杂物且配备冷暖空调。有条件的内镜中心可于总预约台处提供收费窗口,方便患者及家属对于诊疗费用的支付。候诊区是患者在接受内镜检查前等候的区域,该区域应提供相对较多座位,保证灯光明亮,区域宽敞,环境整洁,配备冷暖空调,提供报纸杂志、电视设备、饮用水处等设施以体现人文关怀。区域墙面上可张贴内镜检查注意事项等宣教公告。结肠镜检查候诊区还需配备患者更衣室以利于患者检查前更换肠镜裤。有条件的中心还应配备电子叫号系统。

(二)内镜操作区　内镜操作区一般包含 1 至多个内镜操作室。对于规模较小的内镜中心可以设置 1 个内镜操作室,将可能需要的设备集中配置,一间操作室能完成多种诊疗操作。规模大的内镜中心可将该区域设置为多个独立的操作室,尽可能将公用的功能设置从操作室分出去,使其成为单一诊疗项目的操作场所,以便同一时间开展多项操作,可节省辅助设施与人员,提高工作效率。

(1)操作室数目的设计主要决定于诊疗人数。由于操作水平、特点以及单位时间诊治例次不同,对房间、时间、人员、设备配置有不同的要求,其中单位时间诊治例次是决定操作室数量的重要指标。各内镜中心在设计时视具体情况而定,基本原则是确保诊疗质量和安全。

(2)每个操作室的面积根据不同的内镜操作要求而变化。原则上不小于 20 m²(房间内安放基本设备后,要保证检查床有 360°自由旋转的空间),保证内镜操作者及助手有充分的操作空间,开展治疗内镜或有教学任务的操作室可适当扩大面积。

(3)室内所必需的设施有内镜工作站、可移动的检查床、装有内镜图像采集及报告系统的计算机设备、稳定的电源装置、氧气吸入装置和至少两路以上的负压吸引装置;药品器械柜用于存放内镜检查及治疗中会用到的药品和附件(如冲洗用水、卢戈液、肾上腺素、活检钳、圈套器等);高频电发生器用于内镜治疗;配备若干辆内镜转运车方便于诊疗操作室与清洗消毒区之间的清洁及污染内镜的转运;开展高风险内镜诊疗操作的内镜中心(如 ESD、POEM 等)还应该配备 CO_2 供气装置;如果有超声内镜和小肠镜诊疗操作室则除了配备常规的内镜工作站之外,还应有超声装置和小肠镜装置;麻醉内镜检查室则需有麻醉机、心电监护仪、除颤仪等麻醉设备;常规配备抢救车及除颤仪用于紧急抢救。

(4)消化内镜可采取集成的移动推车或吊塔,现多推荐使用吊塔,集成内镜主机、显示器、高频电发生器、医疗气体管道、电器信号线及网线、各种引流瓶及气体接口,可简便地移动到医师操作所需的任意位置。

(5)X 线诊疗操作区主要用于 ERCP、经皮肝穿刺胆道引流术(PTCD)等内镜介入治疗及辅助内镜介入治疗的场所,其诊疗操作室的面积要稍大于常规内镜诊疗室,以 30~35 cm² 为宜。除常规内镜诊疗操作间的配置外,还需要配备 X 线机、腹部 B 超机、激光碎石机、射频消融设备等;除此之外还应配备一个较大的可移动操作台;操作间外应有一间 X 线操控室,两者之间保持可视状态并用含铅玻璃隔开。操控室理想面积应在 20 cm²,是控制 X 线机、采集内镜图像和医生讨论的区域,此区域配备了各种终端,医生可通过终端观察内镜诊疗的经过。

(6)有条件的医疗机构可设立单独的磁控胶囊胃镜检查区,也可在内镜诊疗中心设立磁控胶囊胃镜检查室,共用内镜诊疗中心的其他功能区。磁控胶囊胃镜检查室使用面积至少为 3 m×4 m,层高 2.2 m 以上。运行温度范围 5~40 ℃(建议室温 16~25 ℃),工作湿度≤75%。检查室 5 m 范围内不得有大型磁共振设备及强电磁干扰源。应配备≥1 个带锁储物柜,用于存放检查服、磁控胶囊胃镜等贵重器械和耗材。应配备饮水系统,符合 GB5749 生活饮用水卫生标准。应配备一次性无菌口罩、手套、纸杯、吸管和纸巾等。

(7) 内镜中心须实行与《中华人民共和国消防法》《综合医院建筑设计规范》一致的消防安全措施。

(三) 麻醉恢复区(室)

(1) 麻醉恢复室的规模应与操作室的规模相适应,每一行麻醉/镇静内镜的操作室配备的麻醉恢复床位应在 1:(1.6～3)。

(2) 麻醉恢复室应配置有必要的监护设备、给氧系统、吸引系统、急救呼叫系统、抢救车和除颤仪等急救设备及相应的医护人员,应保证其中的每一位患者均在医护人员的监护中。

(四) 内镜存储区　内镜干燥后应储存于镜库或镜柜中,镜体应悬挂,弯角固定钮应置于自由位,并将取下的各类按钮和阀门单独储存。镜柜应每周清洁消毒 1 次,遇污染时应随时清洁消毒。镜库(柜)设计时的挂钩的离地高度应高于镜身的长度,底部及四周应镶嵌缓冲材料,防止损伤内镜,应带有干燥、排气、紫外线消毒功能。

(五) 内镜耗材及药品储藏区　内镜中心由于日诊疗量较大,需要一个用于存放耗材及药品的补充区域,以便随时对诊疗操作室内消耗的物品进行补充,委派人员每日对库存清点,方便外勤人员的请领,定期检查耗材是否已经超过标注的有效期,并记录检查结果以存档。

(六) 清洗消毒区(室)　消化内镜中心的清洗消毒室必须独立设置,保持通风良好,如采用机械通风,宜采取"上送下排"方式,换气次数宜≥10 次/h,最小新风量宜达到 2 次/h。清洗消毒流程应做到由污到洁,应将操作规程以文字或图片方式在清洗消毒室适当的位置张贴。应配有人工清洗槽、全管道灌流器、各种内镜专用刷、压力水枪、压力气枪、测漏仪器、超声波清洗器水处理装置、医用空气压缩机、计时器、内镜及附件运送容器、低纤维絮且质地柔软的擦拭布、垫巾、手卫生装置等,宜配备动力泵(与全管道灌流器配合使用)、内镜清洗消毒追溯系统、内镜自动清洗消毒机。洗消区应尽可能接近内镜操作室,便于内镜的运送。

(七) 污物处置区　根据预防院内感染的要求必须设置独立的污物处理间,收集医疗废弃物,应有专设的走廊、过道。污物处置区用于暂时存放每日的生活垃圾、医疗垃圾、供应科回收的医疗物品及医疗废水的倾倒。须配备若干个大型医疗废物及生活垃圾桶,并配备具备符合医疗废水排放标准的排水系统。

(八) 教学培训区　承担教学任务的内镜中心,需配备多媒体示教室,用于日常讲课、学术交流和小型会议举办,面积大小可视需要而定,设有座位若干,呈阶梯状排列为佳;配备显示屏、话筒、音响系统及投影仪等多媒体设备。还需开设专门用于培训的教学模拟室,用于学员模拟操作,应配备内镜工作站及各类用于消化内镜诊疗操作的模型。还可配置演播中控室,用于放置内镜中心局域网、监视设备、示教设备等,承担内镜演示操作的转播任务。

(九) 其他　内镜中心应设置工作人员休息区,供工作人员更衣、就餐、办公及休息等。

各医院可根据具体的情况,为有特殊需要的患者,开展 VIP 诊疗服务,每个诊疗单位分为内镜诊疗室、麻醉复苏室及候诊室。候诊室应配备饮水设备及电视设备等,内镜诊疗室和麻醉复苏室的设备及结构配置同常规诊疗患者。为了保护患者的隐私,每个部分都应相对独立且与内镜中心其他部门隔离。

三、消化内镜中心人员配置

消化内镜中心的人员设置涉及内镜诊疗的各个环节,包括内镜操作前的准备、内镜的诊疗操作、内镜术后的复苏、内镜的清洗消毒和维护、内镜中心的管理等。各环节的人员安排视工作量而定,同时又可以相互交叉,如内镜护士可兼顾术前准备、手术辅助和术后复苏等工作,同时还可以参与内镜室的管理等。总的来说,内镜中心的人员配置应从安全的角度出发,需为患者创造安全的操作环境。关于内镜操作的人员安排,需同时考虑到患者情况以及操作内容。影响人员安排的患者方面因素包括:计划进行的麻醉深度(例如:患者是否接受镇静、接受轻度镇静、中度镇静还是深度镇静)、患者有无慢性病史、体检结果、ASA(美国麻醉学会生理状况评估)分级结果等。操作内容包括:预计操作时间、操作的具体内容(诊断或治疗)等。复杂的内镜操作,如超声胃镜(EUS)以及ERCP可能需要额外的人员配置以提高工作效率。

内镜相关的工作人员主要包括内镜医师、内镜护士、麻醉医师、麻醉护士、技术员、内镜清洗消毒人员及辅助人员等。由于内镜技术具有特殊的专业要求,因此从业人员必须具备一定的条件和要求。

(一)对内镜相关人员的基本要求

(1)内镜室必须有专职医师负责日常工作,在科主任的领导下,全面负责内镜室的各项工作,并参加常规诊疗工作。专职医师须由主治医师及以上人员担任,可固定或相对固定(一年内不少于3~6个月),必须既有操作技能,又有丰富的临床及基础理论知识,掌握临床常见危重病急救的基本技能,因而要在工作3年以上的住院医师中择优选拔,经严格培训并考核合格后方可上岗。

(2)内镜室应设有经过培训的专业护士,其护龄至少在3年以上。每个操作室应设置一名护士(按同一时间内开展的内镜操作计算),一些复杂的操作可酌情增加护士,如ERCP、EUS等。3间以上操作室的内镜中心可设立护理组长或配备护士长。内镜护士必须熟练掌握心肺复苏等基本急救技能,掌握心电监护等操作技术,要求经受临床急救相关的技能培训。

(3)麻醉医师及麻醉护士一般由麻醉科派遣,要求熟练掌握内镜麻醉技术,有条件的内镜中心也可以配备专门的麻醉医师。辅助人员必须熟悉内镜操作的流程,具备一定内镜工作的背景。

(4)技术员负责内镜室全部设备正常运行与档案记录、内镜及附件的报废与增添建议、内镜室电脑系统工作的维护、内镜设备的维护及X线等大型设备的操作等,应该具备中专以上文凭并通过国家相关的考试,并熟练掌握内镜操作流程。

(5)内镜清洗消毒人员须具备初中以上学历并接受内镜清洗消毒相关专业培训。

(二)术前准备的人员配置

(1)手术前准备区域的人员配置应足以满足患者操作前准备的需要。

(2)术前护理工作中,护士与患者的比例可根据患者情况不同而调整。

(三)内镜操作中人员的配置

(1)无镇静:除一名实施操作的医师外,需要一名护士,进行内镜诊疗护理配合。

(2)中度镇静(有意识镇静):应由具有资质的医师进行镇静。在实施麻醉期间,诊疗配合的护士负责监测患者的生命体征变化、发现异常及时汇报操作医生。

（3）深度镇静/麻醉：应由麻醉专业人员如麻醉医师、有资质的助理麻醉医师实施。深度镇静或麻醉时,麻醉实施者应负责给药并监测患者生命体征变化。护士进行内镜诊疗护理配合。

（4）在进行一些复杂的内镜操作,如 ERCP、超声内镜下穿刺等,需要额外配置一名助手（执业护士、实习护士或辅助人员）协助完成操作。

（5）磁控胶囊胃镜检查相关的工作人员主要包括操作人员、阅片医生等。操作人员必须接受规范化培训（如中国医师协会内镜医师培训学院等）,并取得相应合格证书才能上岗。阅片医生必须取得执业医师资格证书,有 200 例以上胃镜检查经验,接受规范化培训（如中国医师协会内镜医师培训学院等）,并取得相应合格证书才能上岗。阅片医生应进行注册。有条件可采用人工智能辅助阅片医生做出相应的诊断结论。

（四）术后恢复的人员配置

（1）在麻醉恢复阶段,需由一位麻醉护士监护患者直到其情况稳定,并及时判断患者是否出现内镜操作相关的不良事件。

（2）当患者情况稳定后,可由执业护士、实习护士或无执照的辅助人员为患者进行术后护理工作,如协助更换衣物等。

（五）辅助人员的配置　按消化内镜室规模大小配备若干卫生员,负责中心的环境卫生。配备外勤人员,每日负责病理标本的护送及物资的请领等外勤工作。

（刘　翠　傅增军）

参考文献

［1］中华医学会消化内镜学分会.中国消化内镜中心安全运行专家共识意见［J］.中华消化内镜杂志,2016,33(8)：505—511.

［2］中华医学会消化内镜分会清洗与消毒学组.中国消化内镜清洗消毒专家共识意见［J］.中华消化内镜杂志,2014,31(11)：617—623.

［3］Calderwood AH, Chap man FJ, Cohen J, et a1. Guidelines for safety in the gastrointestinal endoscopy unit［J］. Gastrointest Endosc, 2014,79(3)：363—372.

［4］中华医学会消化内镜学分会,中华医学会麻醉学分会.中国消化内镜诊疗镇静/麻醉的专家共识意见［J］.中华消化内镜杂志,2014,31(8)：421—428.

［5］国家消化内镜质控中心,中国医师协会内镜医师分会消化内镜专委会,中国医师协会内镜医师分会消化内镜健康管理与体检专委会,等.磁控胶囊胃镜系统医疗质量控制技术规范［J］.中华消化内镜杂志,2018,35(3)：218—220.

［6］WS507－2016.软式内镜清洗消毒技术规范［S］.

第四章

消化内镜检查器械

　　随着消化内镜技术的不断发展,消化内镜附件也有了日新月异的变化,以下就内镜常用器械做简要介绍。

第一节　上下消化道内镜器械

一、活检钳

　　(一)有窗标准型(图4-1)　特点:活检杯中央设有小孔,有利于提高活检量。型号:奥林巴斯FB-25K-1、FB-28U-1;BOSTON 一次性使用活组织检查钳(商品名:Radial Jaw4);南京微创MTN-BF-23/18-A-C-2、MTN-BF-23/23-A-C-2。

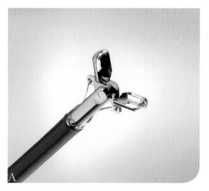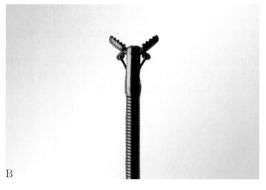

图4-1　一次性活检钳

　　(二)有窗带针椭面型(图4-2~4)　特点:①活检杯中央设有小孔,有利于提高活检量;②防止钳子滑动并检取比较大的细胞组织;③两杯之间设有一根针,能有效地将钳子固定,使活检更准确。型号:COOK DBF-2.4-230-20-S;奥林巴斯FB-24K-1FB-24U-1、

BOSTON M00513383、M00513403；常州久虹 JHY－FB－23－180－W－O。

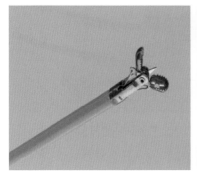
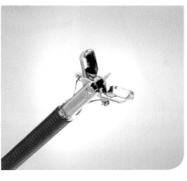
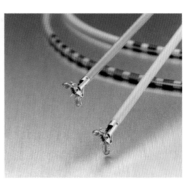

图4-2 一次性活检钳　　　　图4-3 一次性活检钳　　　　图4-4 一次性活检钳

（三）有窗鼠齿鳄口椭面型（图4-5）　特点：①活检杯中央设有小孔，有利于提高活检量；②锯齿状的活检杯口能有效地将钳子固定，使活检更准确，鳄口型钳杯口设计防止组织滑脱；③可摇摆活检杯口有利于将钳子固定于斜面上进行活检，独特的Swing Jaw功能确保靶向活检。型号：奥林巴斯FB－54K－1、FB－54U－1。

（四）五连杆新型结构活检钳（图4-6）　特点：采用新型五连杆结构，咬合力显著增大，尤适用于坚硬组织的活检取样。型号：安瑞AMHBFA2.4×1800。

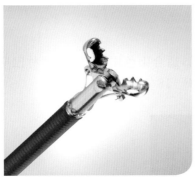
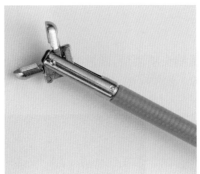

图4-5 一次性活检钳　　　　图4-6 一次性活检钳

二、注射针

特点：外鞘设计实现了准确的注射，同时，也适用于黏膜下注射。特别是上消化道用型号，注射时由于可以看到血液的回流，因此适用于食管静脉瘤手术。型号：奥林巴斯MN－200/201（图4-7）；BOSTON M00518301、M00518311（图4-8）；FLEX NET2522－C4（图4-9）；安瑞AMH－SYB－2418－2304（图4-10）；南京微创INO2－25423180、INO2－25423230 INO2－22423180、INO2－22423230（图4-11）。

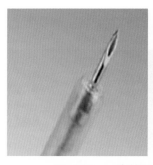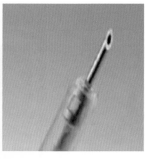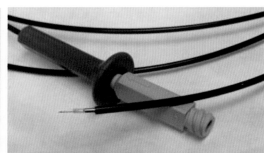

图 4-7 一次性注射针(不同针尖斜面) 　　　图 4-8 一次性注射针

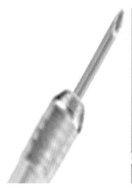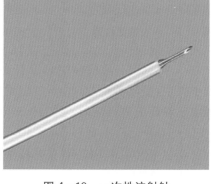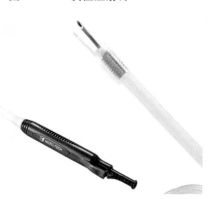

图 4-9 一次性注射针　　　图 4-10 一次性注射针　　　图 4-11 一次性注射针

三、喷洒管

特点：金属端头喷洒型，四散喷洒，范围均匀，适合染色用。型号：奥林巴斯 PW-5L-1(图 4-12)、PW-205V(图 4-13)；南京微创 WP-18/1800(图 4-14)。

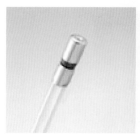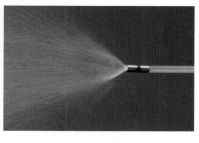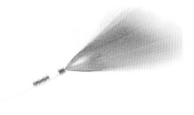

图 4-12 一次性喷洒管　　　图 4-13 一次性喷洒管　　　图 4-14 一次性喷洒管

四、一次性电圈套器

特点：多种不同形态，分月牙形(图 4-15)、椭圆形(图 4-16)、六边形(图 4-17)等，适用于息肉的电切及 EMR 等。型号：奥林巴斯 SD-221L/U-25(图 4-15)、SD-210U-10/15/25(图 4-16)；BOSTON Captivator Ⅱ；COOK AS-1NT-S(图 4-17)；安瑞 AMH-

SNHC241524，FLEX NOE342214 - C/17 - C(图 4 - 18)；南京微创 MTN - PFS - E - 15/23、MTN - PFS - E - 24/23、MTN - PFS - A - 28/23(图 4 - 19)。

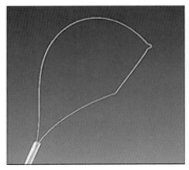
图 4 - 15 一次性电圈套器（月牙形）

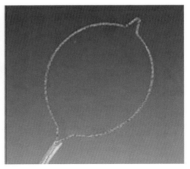
图 4 - 16 一次性电圈套器（椭圆形）

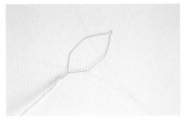
图 4 - 17 一次性电圈套器（六边形）

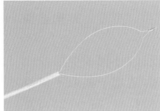
图 4 - 18 一次性电圈套器（椭圆形）

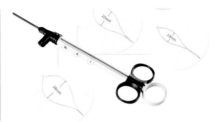
图 4 - 19 一次性电圈套器

五、电热活检钳

特点：用于去除小息肉。有锯齿口和刀口型号可供选择。型号：奥林巴斯椭圆型 FD - 210U(图 4 - 20)及鳄口型 FD - 230U(图 4 - 21)；COOK HDBF - 2.4 - 230 - S(图 4 - 22)；BOSTON M00515031；FLEX NE6122 - G(一次性)(图 4 - 23)；安瑞 AMH - HF - A - 2.4× 1800(图 4 - 24)。

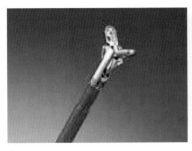
图 4 - 20 电热活检钳(椭圆型)

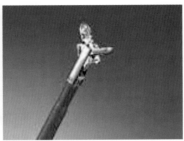
图 4 - 21 电热活检钳(鳄口型)

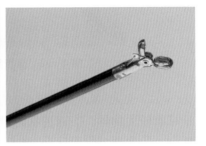
图 4 - 22 电热活检钳

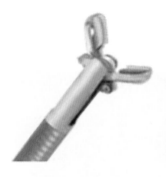

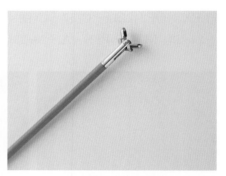

图 4-23 电热活检钳　　　　图 4-24 电热活检钳

六、异物钳

（一）V 形钳　特点：前端 V 字形排列的鼠齿设计，让钳子更易咬住类似硬币等异物。前端 V 字形排列的鼠齿设计，用于抓取薄而平坦的物体，如硬币。型号：奥林巴斯 FG - 4L - 1（图 4 - 25）。

（二）鼠齿钳　特点：前端鼠齿设计，让钳子更易咬住软性组织。前端鼠齿设计抓取更稳固，适用于抓取平坦型物体，如硬币。型号：奥林巴斯 FG - 32L - 1（图 4 - 26）；安瑞 AMHGFB2.4 × 1800（图 4 - 27）；上海威尔逊 WF - 2415GI。

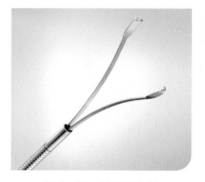

图 4-25　V 形异物钳

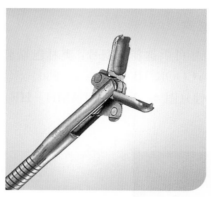

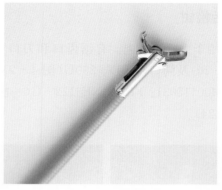

图 4-26　鼠齿异物钳　　　　图 4-27　鼠齿异物钳

（三）鼠齿鳄口型　特点：①较宽的钳口，让钳子更容易钳住较宽平的物体，超大开幅用于抓取较大物体。②锯齿状的钳子能有效地抓紧形状复杂的物体，鼠齿形及鳄口形设计易于抓取。③先端鼠齿设计，让钳子更容易咬住软性组织，加长钳臂用于抓取大面积黏膜。④各种优点的结合，使抓取更准确、灵活，外鞘绝缘。型号：奥林巴斯 FG - 42L - 1（图 4 - 28）；安瑞 AMHGFC2.4×1800（图 4 - 29）；上海威尔逊 WF - 2423GJ。

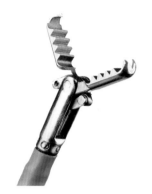

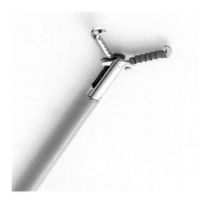

图 4-28　奥林巴斯鼠齿形鳄口型异物钳　　　图 4-29　安瑞鼠齿形鳄口型异物钳

（四）塘鹅嘴形　特点：用于取出较大障碍物（如食物）。钳头张口达 15 mm。型号：上海威尔逊 WF-2415GK（图 4-30）。

（五）三爪（五爪）钳　特点：①在损坏最少的前提下，三爪（图 4-31）设计能有效地抓紧息肉。②五爪（图 4-32）设计能有效地抓紧较小的息肉。③把手上设有注水口，便于透过钳子做清洗、消毒、灭菌。型号：奥林巴斯 FG-45L-1、FG-46L-1。

（六）网兜型　特点：①钳头采用医用不锈钢、硅橡胶和尼龙材料，外管采用医用不锈钢、PTFE 和聚乙烯（PE）树脂材料，拉索采用医用不锈钢材料，

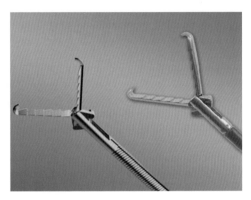

图 4-30　塘鹅嘴形异物钳

手柄采用 ABS 材料。头部设计有多种形状，适合各种异物的抓取，使用方便。②优越的手柄和头部同步旋转设计（图 4-33A）。③带网设计，准确牢固抓取异物（图 4-33B）。型号：常州久虹 JHY-FG-25-230-Dc。

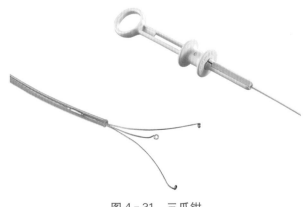

图 4-31　三爪钳

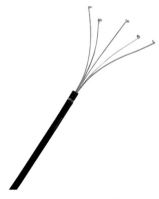

图 4-32　五爪钳

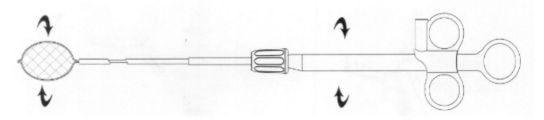

图 4-33A 一次性网兜示意图

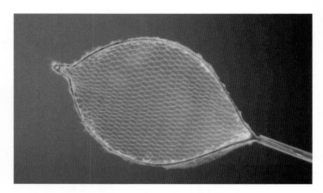

图 4-33B 一次性网兜

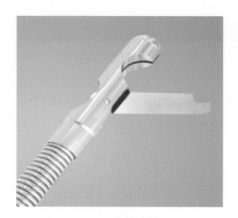

图 4-34 一次性内镜用剪刀

（七）剪切型 特点：①胃镜（或十二指肠镜下）用张氏剪刀在距离乳头口外 0.5～1 cm 处剪短鼻胆引流管，直接变外引流为内引流，避免先拔出 ENBD 管再放内支架的繁琐。尤其对复杂的高位肝门部胆管梗阻的引流及其他病情复杂，宜先放置鼻胆引流管然后过渡为支架的患者，此方法更简单安全、有效。②十二指肠镜下（或胃镜）下剪切胆道塑料内支架。当胆道塑料支架选择过长或支架向肠腔侧移位时，支架有可能会顶住对侧肠壁，导致肠壁损伤或穿孔。此种情况一经发现便可在内镜下使用张氏剪刀直接减掉过长的支架部分，从而避免上述情况的发生。少数情况下也用于剪切包括植入胃肠道内的其他各种塑料导管，如胃管、小肠营养管、减压导管、球囊等。③可以剪切包括拆除手术缝合线、各种非金属异物，如尼龙绳套扎尾部、鱼刺等。型号：常州久虹 JHY-FG-23-180-A6（图 4-34）。

七、夹子系统

（一）夹子装置（回旋式） 特点：安装、释放简便，可 360°旋转，用于上下消化道出血的机械性止血，还用于缺损黏膜的闭合、标记和定位。型号：奥林巴斯 HX-110LR、HX-110QR、HX-110UR（图 4-35）。

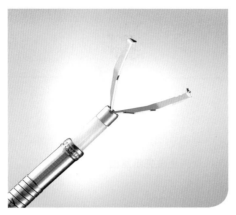
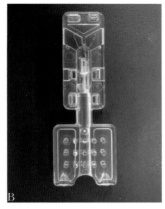

图 4-35　钛夹(回旋式)

（二）夹子　特点：止血夹放置于无菌夹套中,有利于安装夹子装置。根据使用目的的不同提供 8 种型号的止血夹。型号：奥林巴斯 HX - 610 - 090、HX - 610 - 135、HX - 610 - 090L、HX - 610 - 135L(图 4 - 36)。

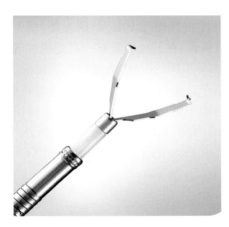
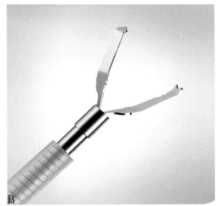

图 4-36　钛夹

（三）一体式结构止血夹　特点：一体式结构,无需预装;可多次开合,方便镜下重新定位;通过转轮可控制夹 片 精 细 旋 转。型 号：BOSTON M00522600、M00522610;安瑞 AMH - HCG - 195 - 135(图 4 - 37);南京微创 ROCC - C - 26 - 195、ROCC - D - 26 - 195(图 4 - 38)。

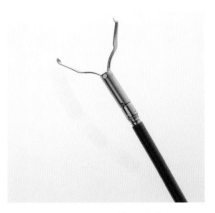

图 4-37　一体式钛夹

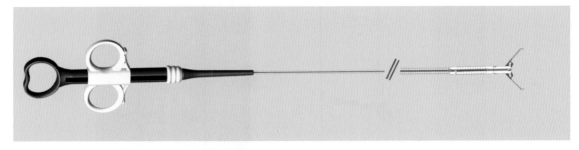

图4-38 一次性使用止血夹示意图

第二节 内镜逆行胰胆管造影器械

一、高频电刀

特点：包括针状刀(图4-39)和弓形的乳头切开刀(图4-40,图4-41)或胃大切术后乳头切开(图4-42),用于十二指肠乳头括约肌切开术。其构造由电刀、插入部、接头部、把手和导线构成。所谓电刀只是一根导电性能良好的金属丝,在其外面套有一高绝缘性的塑料导管。金属丝长度以20～30 mm最常用。高频电刀有多种不同的形状,为适应不同情况下的乳头切开术。如前端塑料管长的,切割术中不易滑脱,用于乳头口较松的情况;前端塑料管短的切开刀用于乳头开口小,不易插管的情况;针状切开刀用于乳头预切开。还有可旋转切开刀,可适应不同的解剖结构。型号：奥林巴斯KD-210Q-0720、KD-10Q-1;BOSTON RX-4517;COOK PTG-20-6-BII-NG;FLEX OE1042225TRL;安瑞AMH-TM-B0525(图4-43);南京微创DSP-25A-AC-Y-Y-X-B-3(图4-44)。

二、造影导管

特点：通常为一种6F的塑料管,头部略细,并标有刻度及不透X线的标志,便于了解插管

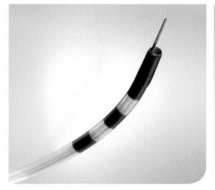

图4-39 针状刀

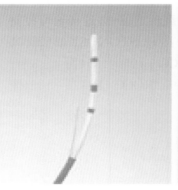

图4-40 一次性乳头切开刀

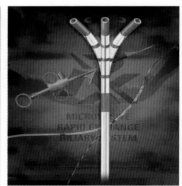

图4-41 一次性乳头切开刀

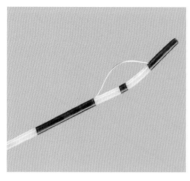
图4-42 一次性乳头切开刀

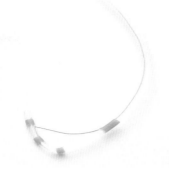
图4-43 安瑞一次性乳头切开刀

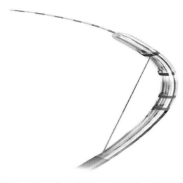
图4-44 南京微创一次性乳头切开刀

深度。接头部有单腔(图4-45)、双腔(图4-46)和三腔(图4-47)三种:单腔接头只有一个注射器接口,供注射造影剂用,如需插入导丝,则需拔出金属支撑内芯;双腔导管的造影剂注射孔及导丝插入孔均为独立的两个腔道,造影剂与导丝各行其路,使用起来比较方便。型号:奥林巴斯PR-106Q、PR-113Q;BOSTON 3570;COOK HRC-1;南京微创MTN-BM-89/45-A。

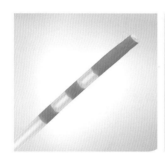
图4-45 单腔造影导管

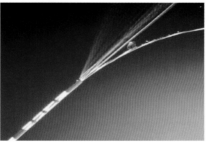
图4-46 双腔造影导管

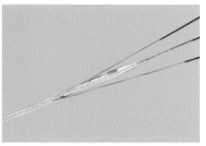
图4-47 三腔造影导管

三、导丝

特点:通常由镍钛合金制成,头端细而柔软,有不同形态。其余部分较硬,但可盘曲。其常用直径为0.47~0.91 mm(0.018~0.035英寸),与不同规格的造影导管相匹配。其常用工作长度为260~450 cm。型号(图4-48~52):奥林巴斯G-260-2545S(VisiGlide);BOSTON M00556581(黄斑马导丝)、M00556141(梦幻导丝);COOK ACRO-35-450(小丑导丝);安瑞AMH-GW-S3545(熊猫导丝);南京微创MTN-BM-89/45-A(斑马导丝)。

四、取石篮

特点:用于套取结石。由网篮、插入导管、手柄组成。根据取石篮的外形,可分为六角形、八角形及螺旋形等。常用的取石篮张开后的宽度为2~3 cm。工作长度为195~220 cm,最大直径可达22 mm。型号(图4-53~55):奥林巴斯FG-421PR、FG-422PR、FG-V431P、

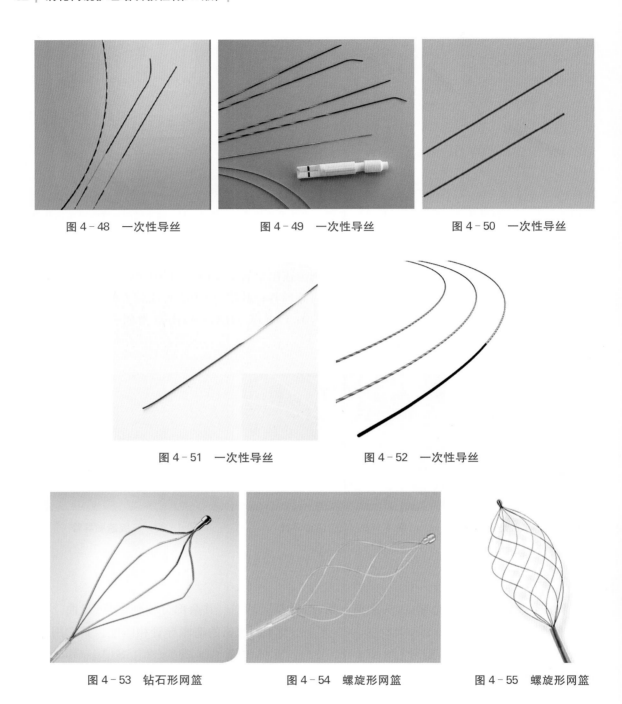

图4-48　一次性导丝　　　图4-49　一次性导丝　　　图4-50　一次性导丝

图4-51　一次性导丝　　　　　　图4-52　一次性导丝

图4-53　钻石形网篮　　　图4-54　螺旋形网篮　　　图4-55　螺旋形网篮

FG-V432P；COOK MWB-3＊6；BOSTON M00518090；安瑞 AMH-RNBN2024；南京微创 SEB-A-25/50-7/200。

五、碎石器

特点：结构大致与取石篮相同，但网篮钢丝较粗，把手构造较复杂，主要用于取石篮取出较困难的结石的挤碎和套取。目前常用的碎石器有 3 种类型：①绞盘式碎石器（图 4-56）：由金属插入部、塑料插入部、网篮和手柄组成。②摇柄式碎石器（图 4-57）：由一般粗大的取石篮、金属套管和摇柄组成。③枪式把手碎石器（图 4-58）：由网篮、外套管和枪式把手组成。型号：奥林巴斯 BML-4Q-1；BOSTON 1089、5062。

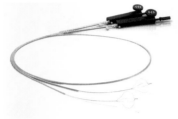
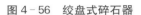

图 4-56　绞盘式碎石器

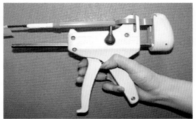

图 4-57　枪把手式碎石器

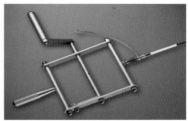

图 4-58　摇柄式碎石器

六、气囊导管

特点：主要用于选择性造影以及细小结石的取出。气囊导管远端是一球体，近段头部有 2 个或 3 个注射器接头，分别用于注气、造影剂和通过导丝。球体的上下两端有一不透 X 线的标志，便于在 X 线透视下定位，而球体注气有专用注射器（图 4-59～61）。型号：奥林巴斯 B-V232P-A；COOK EBL-15-200；BOSTON M00547120；FLEX 134030（图 4-26A）；安瑞 AMH-RBE-2317-12-15-18。

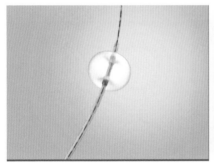

图 4-59　一次性取石球囊

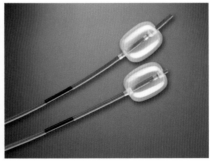

图 4-60　一次性取石球囊

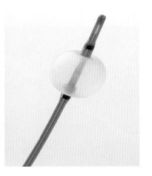

图 4-61　一次性取石球囊

七、扩张用柱形球囊导管

特点：用于胆道狭窄及乳头括约肌的扩张。由柱状球囊导管（图 4-62）、专用注射器及压力表（图 4-63）组成。型号：COOK QBD-10×3；BOSTON 5841 5842（CRE 3 级扩张球囊）；安瑞 AMH-DBC-2219-1030；南京微创 BDC-8/55-7/18、BDC-10/55-7/18、BDC-12/55-7/24。

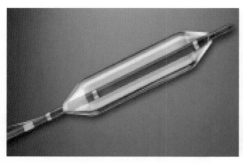

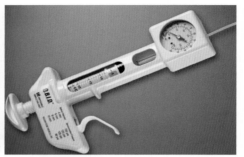

图4-62 柱状球囊示意图　　　　　　图4-63 专用注射器及压力表

八、扩张探条

特点:用于狭窄部位的逐级扩张。一般头端较细,最大外径为 6.0、7.0、8.5、9.0、10.0、11.5F,可通过导丝。型号:COOK SBDC 6-11.5F;FLEX 20000075/85/95/105(图4-64)。

九、细胞刷

特点:与导丝相兼容,带有 X 线下显影的鞘管和注入造影剂的注入口。型号:BOSTON 1635(图4-65);COOK DLB-21-1.5-S(图4-66);奥林巴斯 BC-V600P-3010(图4-67)。

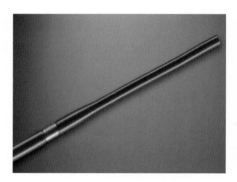

图4-64 扩张探条

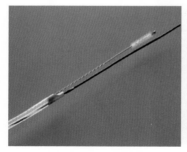

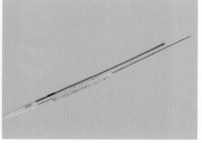

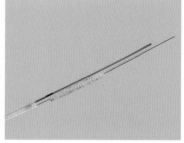

图4-65 BOSTON 一次性细胞刷　　　图4-66 COOK 一次性细胞刷　　　图4-67 奥林巴斯一次性细胞刷

十、外引流管

特点:主要分鼻胆管、鼻胰管两种,长度均为 250 cm 左右。鼻胆管引流胆道内胆汁,又分猪尾型(图4-68)及直头型(图4-69)(直头型一般放置于普通或略狭窄的胆管处,以便于引流胆汁;猪尾型一般放置于扩张较明显的胆道内,以便于固定,防止鼻胆管脱出)。鼻胰管(图4-70)引流胰管内胰液,外径为 5F,头端直,并有多个侧翼,以便固定。型号:奥林巴斯 PBD-V813W、PBD-V811W;COOK ENBD-7-LIGUORY/NAG-CNPDS-5;FLEX 206225、

207225；上海辛菖 7Fr 猪尾形（直型）；安瑞 AMH－NC－7F－AAMH－NC－7F－D；南京微创 NBDS－A－7/250－P、NBDS－B－7/250－P。

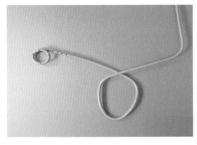

图 4-68　一次性鼻胆管（猪尾型）

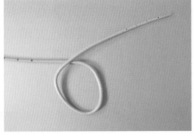

图 4-69　一次性鼻胆管（直头型）

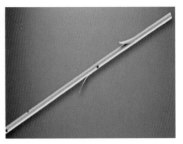

图 4-70　一次性鼻胰管

十一、内引流管

特点：内引流管又称内支架。根据制作材质不同，分为塑料支架及金属支架两种。塑料支架主要用于良性的胆胰管狭窄病变，体内存留时间一般为 3～6 个月不等；金属支架主要用于恶性的胆胰管狭窄病变，一般放置后勿需取出。塑料支架根据放置部位不同，分胆道塑料支架及胰管塑料支架。根据形态不同，分圣诞树（环周侧翼）支架、单（双）侧翼支架、单（双）猪尾支架等（图 4-71，图 4-72）。根据粗细分 5F、7F、8.5F、10F、11.5F 等。长度 3～15 cm。型号：塑料支架 COOK－TTSOCLSO；奥林巴斯 PBD－103X 系列、PBD－V631X 系列；BOSTON 3920－3939；FLEX PE20008011；南京微创 BPDS－13442－0807/22、BPDS－13442－0809/22、BPDS－41993－0807/22、BPDS－41993－0809/22。

金属支架（图 4-73）主要为合金材质，具有弹性，释放后外径可扩张到 0.8～1.0 cm。型号：BOSTON－WALLSTENT；COOK－ZILVER635、EVO－FC－8－9－6－B；韩国太雄 B01006 等。

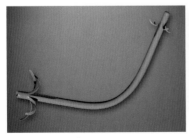

图 4-71　一次性胆道支架
　　　　（圣诞树型）

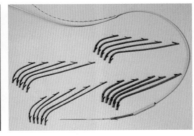

图 4-72　一体式胆道支架
　　　　（单侧翼型）

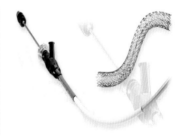

图 4-73　金属胆道支架

十二、ERCP 快速交换系统

特点：帮助内镜操作医生独立控制 ERCP 手术，减少术者和助手的配合，提高治疗成功率。附件体部的 C 型开放槽或套袖式设计(图 4-74),让操作者轻易将导丝与附件分离;在器械前进、操作和交换过程中,导丝的位置维持依赖导丝锁(图 4-75),导丝锁可以同时牢固锁定 2 根导丝;导丝和器械的交换长度大大缩短,每种器械前端与导丝不可直接分离,需按传统方式慢慢交换的长度虽略有差异,但均小于 200 cm,而传统方式大于 200 cm;所需导丝的长度也由 450 cm 左右缩短至 260 cm,方便操作。型号:安瑞 AMH-GL-01、AMH-GW-S2526S、AMH-TM-D0525、AMH-RBE-2317-12-15-18、AMH-DBQ-2219-1030。

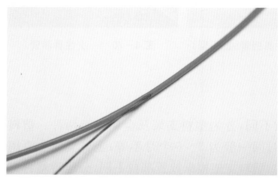

图 4-74　导丝从器械 C 型开放槽分离

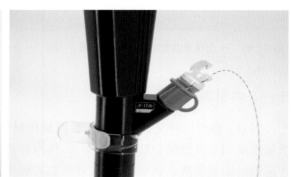

图 4-75　导丝锁

十三、胆道子镜直视系统

特点:进行胰胆管系统(包括肝管)内镜手术时,提供直接可视化功能,以便进行诊断和治疗。型号:BOSTON SpyGlass。

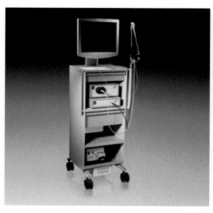

图 4-76A　SpyGlass 数字成像控制器

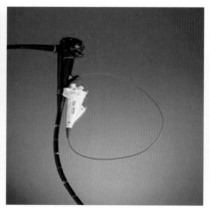

图 4-76B　一次性胰胆管成像导管

第三节　内镜黏膜下剥离术器械

一、IT 刀

特点：刀的远端有一个绝缘头,可以更大胆地在垂直方向上切割,并能够尽可能避免切割过深。整个刀身都可以用来切割。也可以在水平方向切割,可以用它来进行黏膜切除或黏膜下切除。但水平方向的切割很困难,通过推拉刀进行切割也是不可能的。在胃体中上部有更大的曲面的病变用它切除也比较困难,因为这种病变使 IT 刀必须与黏膜呈垂直方向。型号：KD-610L(图 4-77)。

二、IT 刀 2

特点：在 IT Knife 基础上适当改进,绝缘刀头底部设计有 3 个电极,快速灵敏切开的同时,减轻对深层组织的不必要切开,降低穿孔危险性。型号：KD-611L(图 4-78)。

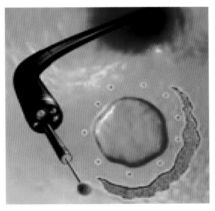 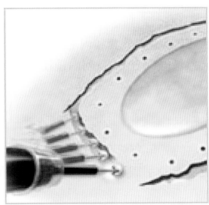

图 4-77　IT 刀(KD-610L 型)　　　图 4-78　IT 刀(KD-611L 型)

三、IT NANO

特点：绝缘头更小,可轻松滑入黏膜下层,实施有效剥离,切割刀丝更短,提高了操作性,适用于食管、结肠等腔道较狭窄的部位。圆盘形电极可精确控制切开范围,适用于黏膜层较薄的部位。型号：奥林巴斯 KD-612L/U(图 4-79)。

四、HOOK 刀(钩刀)

特点：先端采用 L 形设计,勾住组织纤维后实施剥离。通过旋转滑动把手,可以将 L 形前端调至所需方向。一般用在切除远端尚残留时,或者在切除黏膜下深层病变时,此外还有病人情况较差,需要快速完成手术时。型号：KD-620LR/QR/UR(图 4-80)。

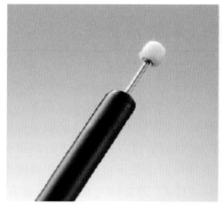

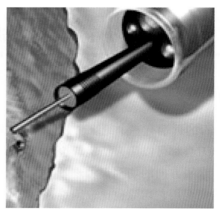

图 4 - 79　IT NANO 刀　　　　　　图 4 - 80　HOOK 刀

五、FLEX 刀

特点：由套管和螺旋状刀丝组成，柔软材质实现了各个方向的顺畅切开和剥离。切开刀采用环状设计，增大了刀丝与黏膜的接触面积，从而保证适当的切开速度。套管远端的袖套可以防止刀插入组织过深。通常使用这一把刀就可以完成切除术的所有操作，包括标记边缘。但对于初学者，较难确定外套和内芯之间的距离。同时由于刀较软，力量难以精确传导到到头部，所以 Flex 刀最好配合 M 系列内镜使用。对于表浅组织和易滑脱的组织，Flex 刀也较难使用。型号：KD - 630L(图 4 - 81)。

六、TT 刀(三角刀)

特点：前端的三角形切开刀适合 ESD 各个步骤的操作需要，即标记、切开、剥离等过程。三角刀的优点主要是不需要调节角度，它可以在任何方向有效切割。它的弱点是在切除严重纤维化的黏膜下组织时，容易切得过深。型号：KD - 640L(图 4 - 82)。

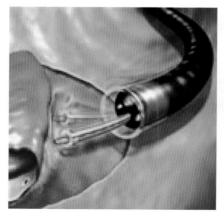

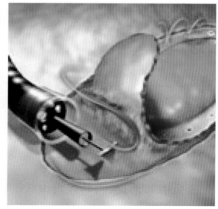

图 4 - 81　FLEX 刀　　　　　　图 4 - 82　TT 刀(三角刀)

七、Dual 刀

特点：刀丝可伸出和收回，且两个状态下刀丝长度固定，避免侵入组织过深。0.3 mm 到头前端的形状类似门把手，便于实施标记、止血等操作。鞘管前端为绝缘的陶瓷设计，即使鞘管与黏膜接触，也可安心操作。型号：KD-650L/Q/U（图4-83）。

八、FK 刀

特点：①针型刀头集中高电压切割更快，球形刀头可勾起黏膜，大面积凝血更好；②绝缘套先端，术中补充注水，无需更换注射针，即使没有前射水的内镜，也可实现射水功能。型号：DK2618JN10 DK2618JB/JN（15/20/25/30）（图4-84）。

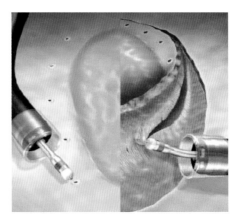

图4-83　Dual 刀

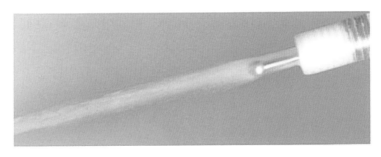

图4-84　FK 刀

九、CC 刀

特点：①形似止血钳可做切开刀，锯齿状钳口稳固抓紧黏膜；②绝缘外钳面减少周围组织灼伤，旋转功能最佳角度咬合目标。型号：DP2618DT35/50（图4-85）。

十、海博刀

特点：①一把海博刀完成手术全部步骤（标记，黏膜下注射，切开，止血），术中无需更换器械，缩短手术时间；②随时快速补充隆起，水束的压力可根据病灶的不同而调节，保证剥离安全性；③手术视野清晰：出血风险显著降低（血管受到水垫的挤压封闭）。型号：分3种型号，I 型 20150-061、T 型 20150-060、O 型 20150-062（图4-86）。

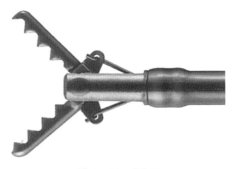

图4-85　CC 刀

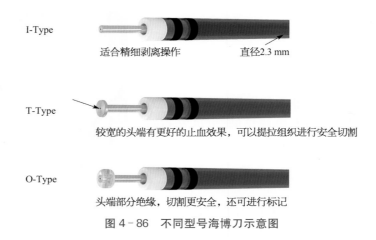

I-Type

适合精细剥离操作　　　　　　　　直径2.3 mm

T-Type

较宽的头端有更好的止血效果，可以提拉组织进行安全切割

O-Type

头端部分绝缘，切割更安全，还可进行标记

图4-86　不同型号海博刀示意图

十一、啄木鸟刀

特点：创新性地将Dual刀和IT刀二合一，一把刀即可满足标记切割剥离凝血等手术需求，尤适用于黏膜下肿瘤的挖除，减少器械交换时间，提高手术效率，降低手术费用。型号：EK-317D（图4-87）。

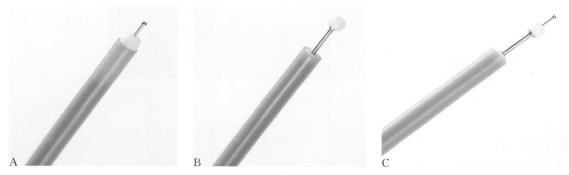

图4-87　啄木鸟刀。A. Dual刀模式图；B. IT刀模式图；C.整体机构图

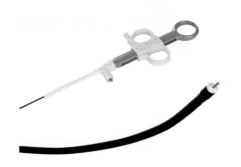

图4-88　一次性使用高频切开刀（黄金刀）

十二、一次性使用高频切开刀

特点：该产品在医疗机构中与内镜和高频电刀配合使用，刀头覆盖黄金涂层，有效防止粘连。纤细外管，具有良好的柔韧性和顺应性，吸引性能好。陶瓷绝缘末端，方便手术操作。型号：MK-T-1-195、MK-T-2-195、MK-T-4-195（图4-88）。

十三、高频止血钳

特点：术中快速高效止血，钳杯具有防滑功能，能够精确抓住出血点。在抓取过程中产生电凝效果止血,可旋转。型号:奥林巴斯 FD - 410LR、FD - 411QR/UR、FD - 412LR(图 4 - 89)。

FD - 410LR:先端尖细,便于精确抓取。FD - 411QR/UR:钳杯小巧,适合下消化道壁较薄的生理特点。FD - 412LR:钳杯开辐大,适合处理较粗血管,对大范围出血进行有效止血。

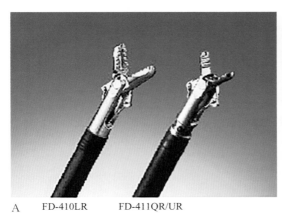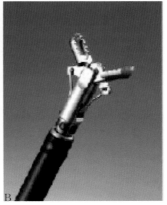

图 4 - 89 高频止血钳。A. FD - 411QR/UR 型高频止血钳;B. FD - 410LR 型高频止血钳

十四、OverStitch 缝合器械

特点:①能根据实际情况,进行间断或者连续缝合,应用范围广;②弯曲针帽设计能让术者控制缝合深度,使得全层缝合更为持久、牢固;③针帽可经钳道反复替换安装,避免内镜反复进出消化道,能使视野一直保持于手术区域;④使用固定器能快速、稳定收紧创口,无须复杂的外科打结法。型号:ESSG - G02 - 160、PLY - G02 - 020、CNH - G02 - 000、THX - 165 - 028(图 4 - 90)。

十五、结扎装置

特点:结扎环采用尼龙绳材质,结扎的同时可降低组织损伤的风险。用于息肉结扎和创面缝合等。型号:奥林巴斯 HX - 21L/Q/U - 1、MAJ - 254/340/339、MA - 479、HX - 400U - 30、LD - 165/195/230、Loop - 15/20/30/40 等(图 4 - 91,图 4 - 92)。

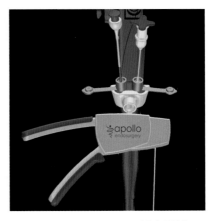

图 4 - 90 OverStitch 缝合器械

十六、透明帽

特点:侧孔可排除多余液体,保持内镜视野,辅助内镜操作。型号:奥林巴斯 D - 201 系列,FUJIFILM ST Hood 系列(图 4 - 93,图 4 - 94)

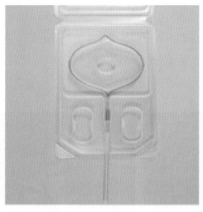

图 4-91 一体式结扎装置(免安装型)

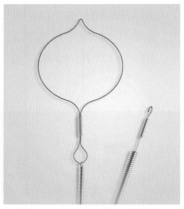

图 4-92 结扎装置

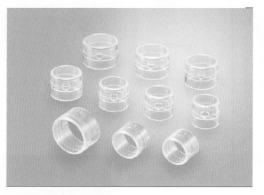

图 4-93 不同规格透明帽

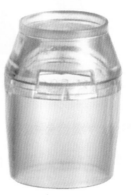

图 4-94 锥形帽

第四节 超声内镜引导下细针穿刺技术器械

特点:产品由无源器械、针、探针丝、针鞘、探针帽、手柄、针及针鞘调节锁、针鞘调节及针深度调节计、栓塞阀和注射器组成。与超声内镜配合,用于黏膜下病变、纵隔包块、淋巴结、胃肠道内包块或邻近胃肠道的腹膜及盆腔内包块的 FNB 细针活检。手柄采用人体工程学手柄,有防滑抓握表面便于控制穿刺针操控。深度控制旋钮可以控制穿刺针出针的深度。而且后端有一体式针芯帽,保护抽吸组织安全,有些提高样本处理能力。针尖由镍钛合金或者钴铬合金组成,有较强的抗损坏或抗变形能力。一般情况下根据针尖大小分为 19G、22G 和 25G。型号:COOK ECHO - 19/25、ECHO - 1/3 - 22、ECHO - HD - 19 - A/C、ECHO - HD - 22/25 - C、ECHO - HD - 3 - 20 - C(图 4 - 95);BOSTON Expect M00550000、M00550010、M00550020、M00550040(图 4 - 96);奥林巴斯 NA - U200H - 8022/8019(图 4 - 97);南京微创 EUS - 19/22/25 - O - N、EUS - 19/22/25 - 1 - N(图 4 - 98)。

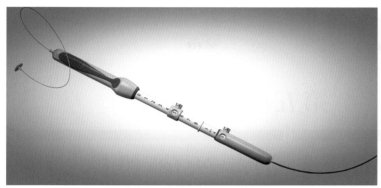

图4-95　COOK超声穿刺针

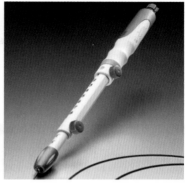

图4-96　BOSTON Expect超声穿刺针

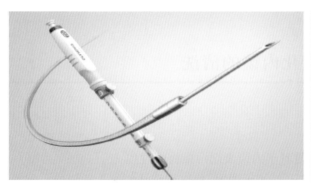

图4-97　奥林巴斯超声穿刺针

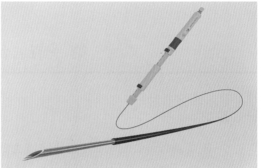

图4-98　南京微创超声穿刺针

（张小丹）

参考文献

［1］李兆申,张澍田主编.ERCP初级培训教程［M］.北京：人民卫生出版社,2015.
［2］周平红,姚礼庆主编.消化内镜切除术［M］.上海：复旦大学出版社,2012.
［3］徐美东,周平红,姚礼庆主编.隧道内镜治疗学［M］.上海：复旦大学出版社,2017.
［4］王萍,姚礼庆主编.现代内镜护理学［M］.上海：复旦大学出版社,2009.
［5］王书智,胡冰主编.ERCP护理培训教程［M］.上海：上海科学技术出版社,2016.

第五章

消化内镜的清洗、消毒、灭菌、维护

第一节　消化内镜的清洗

一、定义

（一）清洗（cleaning）　使用清洗液去除附着于内镜表面污染物的过程。

（二）清洗剂（cleaning solution）　按照产品使用说明书,将医用清洗剂加入适量的水配置成使用浓度的液体。目前被世界卫生机构所推荐的内镜医用清洗剂按化学成分主要可分为含酶、无酶及含有微抗菌成分的医用清洗剂。按 pH 分为酸性（pH<6.5）、中性（pH 在 6.5～7.5）及碱性清洁剂（>7.5）。含酶清洗液通常为中性或弱碱性。

二、软式内镜医用清洗剂的选择

内镜医用清洗剂应该符合低泡沫或无泡沫、化学有害成分含量低、非研磨、对内镜无损伤。使用酶清洗剂,则应选择含酶成分的清洗剂。内镜清洗一般选择 pH 偏中性或弱碱性为佳,有条件的还可选择含抗菌成分的清洗剂,以减少操作人员的感染风险。

（一）选择低泡沫或无泡沫的清洗剂

（1）含酶与无酶清洗剂应选择低泡沫或无泡沫清洗剂,高泡沫的清洗剂所产生的大量泡沫与物体的有效接触面减少,则可影响清洗的效果,同时泡沫又不易漂洗干净。

（2）清洗过程中,清洗剂所产生的大量泡沫,使操作者视野不清,可能导致操作人员的手被利器所刺伤,引起不必要的感染危害。

（3）高泡沫清洗剂易触发某些品牌的全自动内镜清洗消毒机器传感器报警,停止运行工作。

（二）选择相对安全、环保的清洗剂　清洗剂生产过程中,需要添加一些化学制剂起稳定作用,如乙烯乙二醇等,开放情况下,一定温度中具易挥发。部分化学稳定剂对人体具有明显的刺激性与副作用。洗消室应具备在良好的通风设施与环境中,操作者长期处于此环境,因个体的差异,敏感者易出现皮肤过敏、哮喘等副作用。同时还会对人体造成某些潜在的危害。

（三）酶清洗剂的选择

1. **酶清洗剂（Enzymatic solution）**　酶清洗剂可通过清洁刷和冲洗来加强去除生物污染物质。

2. **酶的含义与命名**　酶是一种存在于有机体内的有机化合物,是能加速反应的生物催化剂。酶具有专一性,一种酶只能对相对应的一种底物起效。通常根据酶所作用的底物或酶所催化的反应类型而命名。

3. **酶的分类——六大类酶**　氧化还原酶:对电子或氢原子得失的反应起催化作用的酶。水解酶:对底物和水所发生的水解反应起催化作用的酶,如蛋白酶、脂肪酶、淀粉酶等。其他还有转移酶、裂解酶、加和酶、异构酶等。

4. **酶的作用机制**　酶清洗剂经过表面活性剂增溶后,应该能有效地松动黏附在内镜附件上的有机物和无机残骸,并使物质分子链断裂,以便水流冲洗将它们有效去除。清洗的原理是通过降低污染物内部的黏着力而发挥作用。

由于人体内分泌的物质多种多样,消化道内镜及附件所接触的人体分泌物主要为有机物,如蛋白质、脂肪、碳水化合物、纤维素等,则应选择多酶清洗剂,而不应选择单酶清洗剂。消化道内镜的专用酶清洗剂主要成分有蛋白酶、脂肪酶、淀粉酶、纤维素酶等,一般同时还添加了稳定剂和表面活性剂。能有效去除有机物的污染,将来自人体的血液和残留组织的蛋白质分解,从而达到清除的目的。稳定剂是用来保证酶在稀释前处于休眠状态。表面活性剂能降低水表面的张力,增强多酶的渗透力,从而达到清洗效果。

（四）酶清洗剂正确使用方法与注意事项　酶清洗剂需要在一定的温度才能发挥它的效能,手工清洗温度（25～40 ℃）,机器清洗温度（40～60 ℃）。一定的 pH（选择中性或弱碱性）、一定的浸泡时间（10～15 min）才能达到最佳效果。

含酶与非酶清洗剂都应一镜一用一丢弃,酶液经使用后,浓度下降,去污力下降甚至失效。清洗液中的酶,其数量和质量决定了清洗的效果。

三、医用清洗剂使用注意事项

清洗剂重复使用可能导致医源性交叉感染,清洗过程中散发的气溶胶会增加从业操作人员的感染风险。清洗剂只有清洗作用,在清洗、浸泡物质的过程中,清洗剂自身有效成分被消释,并被污染。未知数量的污染物留在了清洗液里,这种不确定因素将造成上一根内镜的污物交叉感染至下一根内镜。

（一）抗菌清洗剂使用注意

1. **抗菌清洗剂**　在欧洲国家,通常会使用一些含有抗菌物质的洗涤剂,以降低操作人员被感染的风险,但这种含有抗菌物质的清洗剂绝对不可代替消毒剂来使用。

2. **不同效能清洗剂进行交叉使用**

（1）如果条件容许,在清洗时采用含酶清洗剂对内镜进行各种有机物的去除,还可以交叉使用特殊的含有抗生物膜形成功能的清洗剂进行清洗,能有效预防内镜管道生物膜的形成。

（2）不同的清洗剂清洗内镜，由于其所含的化学去污成分不一样，它的起效时间和所需的作用温度也有所不同。必须按照生产商的说明进行清洗。

第二节　消化内镜的消毒(灭菌)

一、定义

1. **高水平消毒剂(HLD)**　指能消灭所有病毒、细菌繁殖体、真菌、分枝杆菌和绝大多数细菌芽孢化学消毒制剂。

2. **灭菌剂(sterilant)**　指能消灭所有微生物，包括所有细菌芽孢的化学灭菌制剂。

3. **最小有效浓度(MEC)**　指满足可再度使用的高水平消毒剂/灭菌剂的标签要求所必需的活性成分的最小浓度。

根据世界及国家卫生机构的要求，内镜再处理过程必须要达到高水平消毒的程序，因此内镜使用的消毒剂必须是高水平的消毒剂。随着内镜微创技术的广泛开展与应用，内镜在高水平消毒的基础上，微创内镜再处理过程必须达到灭菌。因此，内镜消毒剂(灭菌剂)的选择正确与否，直接影响到内镜是否达到了高水平消毒和灭菌的效果。

二、内镜消毒(灭菌)剂的选择与要求

（一）广谱杀菌要求　理想的消毒剂应该对病毒、朊病毒蛋白质在内的绝大多数微生物病原体都有效。由于全国各个医院的客观条件、资源配置存在着较大的差距，但内镜的消毒必须是达到最低标准的高水平消毒，才能起到对内镜及附件的消毒效果。

（二）与器械的相容性　由于内镜及附件的材质昂贵又特殊，消毒时则又需要把内镜及附件全部浸泡在消毒剂中；同时还需要一定的浸泡起效时间，因此在选择内镜消毒剂时，pH应为中性，可以明显减少化学制剂对内镜电子及光导纤维、内镜外管道聚胺树脂材质的腐蚀及严重损耗。

（三）符合对环境与人体相对安全、环保

（1）内镜消毒剂浸泡以后，便于流水冲洗，内镜表面及内管道不容易残留消毒剂，刺激性小；对胃黏膜及肠黏膜不会造成直接的刺激与毒副作用；对患者及使用者安全。

（2）对内镜室的医护工作者及清洗消毒操作者来说，长期在有化学制剂的环境中工作，消毒剂容易在空气中形成毒雾和气溶胶。对环境是否能减少污染也是非常重要的，以免造成对医护人员的刺激与伤害。

（四）消毒(灭菌)剂作用快速，使用成本相对低廉　我国仍是一个发展中的国家，许多基层医院还面临着医疗资源紧缺。许多医院检查病人繁多，内镜器械数量少，而清洗消毒灭菌需要一定的时间。对于这些实际问题，在选择高水平内镜消毒(灭菌)剂的基础上，还需消毒时间符合内镜的周转频率；同时，还需要考虑基层医院成本支出，考虑患者的医保结算要求。内镜消毒(灭菌)剂起效快速、成本低廉将对临床对社会有着非常重要的实际意义。这样的消毒产

品寄希望于厂家进一步的研发。

三、目前被世界卫生机构所推荐的主要内镜消毒剂

（一）过氧乙酸　过氧乙酸（peracetic acid，PAA）是一种强氧化消毒（灭菌）剂，内镜高水平消毒和灭菌浓度为0.3%，作用机制是通过强酸性破坏细胞膜的通透性，使蛋白质变性、代谢酶失活，从而起到杀菌作用。

1. 过氧乙酸的优点

（1）广谱杀菌、消毒（灭菌）效果更优于戊二醛。

（2）内镜高水平消毒时间短，高水平消毒时间5 min；灭菌时间10~20 min。

（3）对操作者而言，相对戊二醛等其他内镜消毒剂，毒性与刺激性会小得多，对环境相对环保，无需中和可直接排放至下水道。

（4）由于其广谱杀菌活性作用，迄今还没有发现对病原微生物产生耐药。

（5）表面光谱学证实：过氧乙酸可以去除曾使用戊二醛后而在内镜活检腔道中存在的硬化物质。

2. 过氧乙酸的缺点

（1）使用不当，可氧化内镜表面材质，易导致内镜脱色，甚至使内镜管道损坏。

（2）质量好的过氧乙酸，价格昂贵。

（3）有醋味，对人体有一定的刺激性，大部分过氧乙酸不宜开放使用，欧洲多个国家规定必须采用机器封闭式使用。

（4）性能没有戊二醛稳定。

关于过氧乙酸的醋味与腐蚀性，根据国际有关内镜消毒规范认为，主要取决于产品的配方与反应合成路径；与pH、浓度、温度、消毒剂化学成分的组合等有着密切的关联。过氧乙酸有很多不同的品牌，不同品牌的过氧乙酸其杀菌效力和副作用也不相同。因此，在使用时还需认真阅读产品使用说明书。

（二）邻苯二甲醛　邻苯二甲醛（orthophthalaldehyde，OPA）是一种高效的消毒剂，含0.55%的苯二羧酸，性能稳定。即使在有机物存在的情况下，几乎不会影响它的杀菌效果，已被国内外一些研究和实验所证实。

1. 邻苯二甲醛的优点

（1）邻苯二甲醛杀灭分枝杆菌活性的效果明显优于戊二醛（在5 min内邻苯二甲醛使分枝杆菌减少5~10个对数）。

（2）消毒时间短，常规消毒5 min，即可杀灭全部的普通细菌，甚至可以杀灭有机物下面的部分分枝杆菌。

（3）特别对于戊二醛已产生耐药性的分枝杆菌，延长消毒时间>10 min是有效的。

（4）pH保持在3~9时，消毒效果稳定，不会形成有毒烟雾，无需催化剂催化激活。使用周期长，一般为2周。

（5）着色反应可以提示邻苯二甲醛有没有被彻底漂洗干净。

邻苯二甲醛因此被美国食品与药物管理局（FDA）和美国感染控制工作者协会（APIC）所

认可(摘自 2005 年 WGO)。

2. 邻苯二甲醛的缺点

(1) 产品价格昂贵:因经济水平的差异,我国仍有部分医院无法采用此消毒剂对内镜进行高水平消毒。

(2) 内镜清洗不彻底致有机物残留亦可导致蛋白质凝固形成生物膜。

(3) 邻苯二甲醛可与氨基、巯基反应,导致许多布类物品、皮肤、器械、清洗设备着色。

(4) 对人体的毒性不确定,对眼和呼吸道有刺激作用,不宜开放使用。日本、美国都是在全自动洗消机中封闭使用。

有关邻苯二甲醛的性质和消毒效力及对人体的毒性有待于进一步的研究。

(三) 酸性氧化电位水　　酸性氧化电位水(electrolyzed acid water)是在经过软化处理的自来水中加入低浓度的氯化钠(溶液浓度<0.1%),在有离子隔膜式电解槽中电解后,从阳极一侧生成的具有高氧化还原电位(ORP≥1 100 mV),低浓度有效氯(60 mg/L±10 mg/L),且具有速效、广谱杀菌能力的酸性水溶液称为酸性氧化电位水。无色透明,有轻微的氯味,低毒性,光照或暴露在空气中一定的时间即可还原为自来水。

《软式内镜清洗消毒技术规范(WS507 - 2016)》将酸性氧化电位水的应用列入国家规范,用于内镜的高水平消毒。但是,酸性氧化电位水用于内镜消毒的稳定性与腐蚀性一直是专业人士争议的焦点。近十几年来我国的临床实践认为:酸性氧化电位水对内镜进行浸泡消毒,需要加强对浸泡后的内镜实施细节上的维护;是否会造成对内镜的腐蚀,主要取决于酸性氧化电位水在生成时所产生的残余氯离子浓度,残余氯离子浓度越大,对内镜的腐蚀性越明显。从原理上讲,酸性氧化电位水生成器工作时所需的氯化钠用量越少,残余未电解的氯离子浓度也就越低。要解决这个问题,主要取决于酸性氧化电位水生成器中电解槽的工艺技术与质量。

1. 酸性氧化电位水的优点

(1) 消毒时间短:常规消毒 5 min 即可杀灭全部的普通细菌,能快速、高效地杀灭分枝杆菌(结核分枝杆菌、细胞内鸟分枝杆菌、龟分枝杆菌)、大肠埃希菌、铜绿假单胞菌、金黄色葡萄球菌、白念珠菌、枯草芽孢杆菌等。有研究报道,酸性氧化电位水对 30 支胃镜进行清洗消毒 1 min,胃镜外表面、内表面及胃镜整体上细菌的灭菌率分别为 99.88%、98.80% 和 99.54%。在不加有机物的条件下,酸性氧化电位水作用 10～20 min 可 100% 杀灭枯草杆菌黑色变种芽孢。

(2) 对人体无害,开放情况下可使用,数小时后能还原成水,因此对环境无污染。日本及国内检测部门均对酸性氧化电位水的安全性进行了严格的动物实验,发现对动物的眼、黏膜、皮肤等无不良刺激作用。

(3) 临床研究证实,可以使用在酸性氧化电位水生成过程中的碱性电解水对内镜进行预处理清洗,可以增加对有机污染物的去除力,提高酸性氧化电位水的杀菌效果。

2. 酸性氧化电位水的缺点

(1) 性能不稳定,特别是在有机物存在或者生物膜形成的情况下,消毒杀菌效应明显降低。有研究报道,在酸性氧化电位中加入 0.1% 的血清就会降低杀菌能力。

(2) 酸性氧化电位水的有效氯浓度超过 80 mg/L 时,对不锈钢可产生轻度腐蚀,而对铜、铝和碳钢均有中度腐蚀作用。

（3）若浸泡消毒时，操作细节维护不当，对内镜可能有损坏。

3. 酸性氧化电位水使用的注意事项

（1）以专用洗涤剂或碱性电解水清洗内镜与附件，彻底去除各种有机物。流动水反复冲洗内镜至少 3 min，用高压气枪吹干或用无菌纱布擦干。

（2）每天使用前应在出水口处分别测定 pH 和有效氯的浓度，保持浓度在正常范围内使用，以保证消毒效果。

（3）酸性氧化电位水浸泡消毒后的内镜与附件必须用无菌水冲洗或用酒精纱布擦拭表面，以免酸性液体残留，导致内镜外管被腐蚀，使得管道表面发白发黏、附件生锈、脆性增加等。

（4）为保证酸性氧化电位水的消毒效果与质量，盛装和输送酸性氧化电位水的容器和管材应由避光、密封、无有害物质溶出的材料制成。

（四）戊二醛　浓度为 2% 的碱性戊二醛是国内、外最常用的内镜高水平消毒剂，因其性能稳定，以往相当长的时间一直作为国内、外内镜消毒的常用首选消毒剂。

1. 戊二醛的优点

（1）消毒剂浓度持续时间长；有效期一般为 6～10 d。

（2）能起到广谱杀菌作用。

（3）价格便宜。

（4）不容易损伤内镜、各种附件及消毒机器等优点。

2. 戊二醛的缺点

（1）对医护操作者：戊二醛易在空气中形成毒雾；有刺激性、致敏性，容易引起哮喘、过敏、眼睛残疾、皮肤炎等疾病。随着戊二醛消毒内镜在开放情况下的广泛使用，它的毒副作用更加明显。有文献报道使用戊二醛对人体可产生细胞毒性反应。

（2）对患者：内镜消毒剂残留可致肠黏膜损伤引起的炎症反应，如化学性结肠炎、内镜检查后出现腹痛、肠黏膜脱落、肠出血等。

（3）对内镜：消毒时间较长。我国《软式内镜清洗消毒技术规范（WS507-2016）》虽然指定内镜常规消毒时间≥10 min，但是几乎所有的国际规范及指南规定：内镜进行高水平常规消毒采用时间为 20～30 min。内镜灭菌需要 10 h。我国 CDC 最新研究报道，杀芽孢需要 2 h。清洗不彻底，内镜管道表面易出现黄色结晶，时间长久易导致内镜表皮材质硬化开裂。管道内冲洗不彻底，有机物残留易导致蛋白质凝固形成生物膜。因此，由于上述的毒副作用与缺点，世界各国卫生机构近几年来对戊二醛在开放情况下使用的安全标准变得更加严格，建议不宜开放使用。在国际消毒剂气体管理标准中规定，除做好操作者自身防护工作外，消毒室的作业空间中戊二醛的最大允许浓度：英国、法国为 0.05 ppm；美国从原来的 0.2 ppm 提高到 0.05 ppm，日本虽然没有具体容许浓度的数据，但采取的是强排气通风装置，推荐换气 10 次/h。一些欧洲发达国家考虑到它对人体、环境的不良影响，将逐步淘汰、禁止使用。我国对戊二醛的使用，由于各地区经济水平的差异，目前暂时还没有出台具体的管理标准。这就需要操作者有义务进行持续的换气，保持消毒室内空气的流通，必要时安装强排风装置，积极做好自身与患者的防护工作尤为重要。

第三节　内镜再处理流程与维护

一、内镜清洗消毒(灭菌)前的准备工作

（一）操作人员个人防护装备　进内镜洗消室前,应穿戴好手术帽、手套、护眼罩、隔离衣、面罩或不会阻留蒸汽的简单手术口罩等。

（二）消毒室的准备

1. 工程学方面的控制　应独立设置、保持通风良好、如采用机械通风,宜采取"上送下排"方式,换气次数宜≥10次/h,最小新风量宜达到2次/h。

2. 内镜清洗消毒物品的准备　内镜搬运车或可放置内镜的塑料整理盒、不同规格的长短毛刷、普通清洗槽或智能化半自动内镜专用水槽、润滑剂、高压水枪、高压气枪、50 ml针筒、不同规格的灌流器连接管、洁净的泡棉或不掉纱的面布、纱布、内镜专用洗涤剂、内镜高水平消毒剂、气压式酶液喷雾器、塑料小桶等。

二、软式内镜手工清洗消毒(灭菌)维护操作流程

软式内镜再处理流程,无论是采用人工操作,还是采用全自动机器操作,整个流程是相同的。消化内镜必须采用全浸泡式清洗消毒,不能浸泡的内镜已不再为人们所接受,因为不能完全浸入液体中的内镜将无法进行充分的清洗和高水平的消毒。

（一）内镜床侧预处理　检查完毕,关闭"air""lamp"按钮,扳动上下角度卡锁、左右角度卡锁恢复到自由位。对具有软硬度调节功能的内镜,确认设置到了最软状态,调节软硬度调节环上的"●"标记与把持部底部的"I"标记对齐,立即将内镜外表面的黏液等分泌物用含清洗剂的湿纱布或含清洗剂的湿纸巾擦拭干净,镜头处沿喷嘴方向轻轻擦拭。

更换专用注气注水按钮,将内镜前端放入稀释好的内镜专用清洗液中,打开"air"按钮,反复注气、注水10 s,然后吸引,直至吸引皮管抽吸出干净清洗液。关闭"air"按钮,拆掉小按钮放入含清洗液的治疗碗中。

关闭图像处理装置,按顺序拆掉电缆接头,盖上防水帽,拆掉注水瓶接头、吸引皮管,拔下内镜,送到内镜洗消室(注意:操作需要避免污染,遵循由洁到污原则)。

（二）内镜初洗

（1）安装测漏装置进行内镜测漏。内镜测漏是通过向镜腔内注入空气,观察镜子注入腔内的空气是否有外溢的方式来判断内镜的密封结构是否完好的一种手段。

1）测漏装置试气:包括打开电源,供气确认(含指压测漏器金属棒、确定内镜接口、防水盖无水后安装),水上连接测漏器,注气观察前端部膨隆。

2）完全浸没内镜(小旋钮卡锁高点),内镜自然、大直径盘圈,无不当叠压。

3）轻压各个按钮、旋钮,扳动各个卡锁,观察各个连接处有无气泡冒出。

4）各个方向最大角度大"S"弯曲内镜先端、插入部、操作部、连接部等部分,观察是否有气

泡冒出。

　　5）测漏完成后空气中松开密封圈放气。

　　6）水上拆除测漏装置,内镜完全取离水面后,依次关闭电源、拔除测漏器插头,再卸下内镜端测漏口(防水盖)的接口。

　　(2)在流动水下彻底冲洗,用不掉纱头的棉布或泡棉反复擦洗镜身,同时将操作部清洗干净。

　　(3)用清洗毛刷或一次性清洗棉棒彻底刷洗活检孔道和导光软管的吸引器管道,刷洗时必须两头见刷头,并洗净刷头上的污物;毛刷或棉棒必须和内镜腔道相吻合。

　　(4)用高压水枪彻底反复冲洗各管路(有全灌流系统的直接接上灌流器清洗,并吸干管路水分,以免稀释清洗溶液。)

　　(三)内镜清洗

　　(1)内镜在清洗剂中浸泡的时间应不少于 3～5 min,或根据厂家的使用说明进行操作,同时用内镜专用泡棉蘸清洗剂彻底擦拭外表面。

　　(2)有灌流器的直接接上灌流设备进行所有管路的清洗剂灌流浸泡。

　　(3)如果没有灌流设备,也可用 50 ml 注射器将清洗剂直接注满各个管路。

　　(4)满足清洗剂浸泡时间后,用专用棉棒或毛刷再次刷洗各个管腔,使有机物等碎片脱落,便于流水冲洗。

　　(5)将取下的吸引器按钮、送水送气按钮和活检入口阀用刷子刷洗干净,用清水冲洗干净并擦干放入超声波机器中用内镜洗涤剂进行超声波震动洗涤 15～30 min。

　　(6)内镜清洗剂应当每清洗 1 条内镜后更换。

　　(7)如果场地有限,初洗和清洗可以共用一个水槽。

　　(四)内镜漂洗

　　(1)流动水冲洗镜身,用高压水枪冲洗管腔,时间至少 2～3 min。充分的漂洗可以达到充分的消毒。

　　(2)有灌流器直接接上灌流设备进行管腔内的冲洗,并用高压气枪吹干管腔内的水分,以免稀释消毒(灭菌)液。

　　(五)内镜浸泡消毒(灭菌)　　内镜与各个按钮一同浸泡消毒(灭菌)液中,有灌流器的直接接上灌流设备进行所有管路的消毒剂灌流浸泡消毒(灭菌)。如果没有灌流设备,也可用 50 ml 注射器将消毒剂直接注满各个管路进行浸泡消毒(灭菌)。从消毒(灭菌)剂浸泡的水槽中每取一支内镜,必须更换一双无菌手套。采用高水平消毒(灭菌)剂对内镜进行高水平消毒或灭菌,应根据生产商的使用说明书进行操作。应遵循产品使用说明书对消毒剂进行浓度监测,使消毒剂的浓度保持在正常使用范围,一旦浓度下降,应及时更换〔禁止对消毒(灭菌)剂进行浓度的勾兑〕。内镜除了化学灭菌剂液体浸泡灭菌,有条件的医院应选择环氧乙烷低温灭菌,低温蒸汽甲醛灭菌。

　　(六)内镜终末漂洗

　　(1)直接用流动纯化水(无菌水)冲洗镜身,用灭菌不掉纱头的棉布不断清洗镜身以及操作旋钮部分,取下的按钮附件在流动水中冲洗干净。

（2）有灌流器装置的直接进行各个管腔的灌流冲洗，并用高压气枪吹干管腔内的水分。

（3）内镜终末漂洗用水及注意事项：内镜终末漂洗水是内镜消毒（灭菌）成功的保障机制，是内镜再处理的最后保护屏障，因此，内镜终末漂洗用水我们必须关注与控制细菌的菌落数。内镜终末漂洗用水细菌菌落数应控制住 10 cfu/100 ml，不得检出致病菌。无菌内镜必须用无菌水进行漂洗，通过纯化水加过滤膜≤0.2 μm，经灭菌工艺处理的水应视为无菌水，但是，滤膜必须定期更换。经灭菌后的内镜，它所盛放的容器及包装、最后的操作步骤应按无菌操作步骤来完成。

（七）内镜干燥　干燥促使细菌脱水、蛋白质变性和盐类浓缩，从而阻碍细菌的代谢、生长、繁殖。保持内镜管道的洁净干燥，可抑制细菌的滋生繁殖，进而预防生物膜的产生。

（1）用酒精纱布擦拭镜身及按钮，用气枪将各个管路水分吹干。必要时按钮需润滑处理后待用。

（2）用灭菌不掉纱头的棉布擦干内镜与主机相连接的各个部分。

（3）取下防水盖，将各个按钮安装好，备用。

（4）每次操作之间及储存内镜之前应对内镜管道及附件进行干燥处理。

三、软式内镜全自动机器清洗消毒操作流程

采用全自动机器对内镜进行再处理，是内镜清洗消毒灭菌最终的发展趋势，应按照我国《内镜全自动清洗消毒机卫生要求（GB30689－2014）》进行选择。采用全自动内镜清洗消毒机不但可以减少许多人为所造成的不良因素，也可减少大量的人力投入，避免从业人员暴露在有害的化学气体中。但是，在进行全自动机器清洗消毒（灭菌）前，对内镜进行床侧预处理和手工初清洗这两道程序仍然是必不可缺少的。SGNA 规范指南中提出，内镜在手工清洗之后加一步自动化操作流程，这种重复无疑能提供额外的安全保障。指南警告使用者，在独立的研究和临床试验证实新机器的能力之前，不能省却床侧预处理、手工清洗与测漏的步骤。

（一）全自动清洗消毒机的操作步骤

（1）将手工初洗过的内镜放入全自动机器中，按内镜的结构盘放到位。

（2）按厂家的说明书要求，接好各个管路接口，盖好机器的盖子。

（3）按不同的需求，设置好不同的清洗、消毒时间。

（4）在全封闭状态下完成内镜的初洗—清洗—次洗—消毒（灭菌）浸泡—末洗—酒精吹干（全程测漏）等整个流程。

（5）随时注意机器各个功能报警系统的报警示意，及时解决报警问题，使机器保持正常运作状态。

（6）每天必须对机器内的消毒剂进行浓度检测，使消毒剂的浓度保持在正常使用范围，一旦浓度下降，应及时更换。

（二）内镜手工再处理与自动化机器再处理的比较

1. 手工再处理的缺点　①工作人员暴露在有害的清洗、消毒剂中；②清洗、消毒不充分；③不能进行过滤除菌；④不能全程测漏；⑤不能自动记录运行参数，难以进行质量控制；⑥受人为因素影响较多。

2. 手工再处理的优点　①消毒时间短不受水压影响;②清洗、消毒成本低廉。

3. 自动化机器再处理的缺点　①消毒时间长,受水压影响较大;②清洗、消毒成本价高。

4. 自动化机器再处理的优点　①工作人员不会暴露在有害的清洗、消毒剂中;②冲洗、消毒完全;③能直接进行过滤除菌;④完善的洗消机能全程测漏;⑤能自动记录运行参数,便于进行质量控制;⑥不受人为因素影响与干扰。

四、内镜储存

（一）内镜储存的基本要求　现代内镜储存新的理念是依据欧洲 BSEN16442-2015 标准,给软式内镜提供一个更好的受控存储环境,以确保内镜在存储过程中微生物特性不会下降,并在必要时对内镜管道及外部进行增补干燥,存放于洁净柜的内镜在厂商规定时间内无需再处理。

（1）内镜应储存在通风良好、洁净干燥区域。内镜储存库(柜)应尽量远离内镜清洗消毒室。

（2）存放内镜之前,内镜应经过规范的清洗、消毒(灭菌)、干燥流程。

（3）储存于普通储存库(柜)的内镜,存放之前应做彻底的管道干燥处理,镜体应悬挂,弯角固定钮应置于自由位,并取下各种按钮与阀门。

（4）储存于普通储存库(柜)的内镜,用防潮或非渗透柔软材料垫起内镜储存库(柜)的底部,避免内镜的远端碰触到储存柜的底部,以防不慎损坏内镜的先端部。

（5）储存于洁净储存柜的内镜,可以盘放储存,盘放直径应≥35 cm,以避免内镜折损。

（6）生产商规定的存放期限内使用内镜无需再处理,存放期限应遵循生产商使用说明书。

（7）储存于洁净储存柜的内镜,应将内镜各管道开口连接到柜内各种通气管道,以确保内镜干燥、洁净、通风等,并确保各运行参数在正常范围内。

（二）内镜储存时的注意事项

（1）内镜储存时,应务必确保阀、按钮与内镜分离储存,软式内镜不能长时间储存在运输容器内,正确储存将保护内镜不受暴力撞击,从而防止器械外表的损伤。

（2）无菌内镜存储于高效洁净柜的时间一般不应超过 12 h(最终以医院自己的检测报告为依据)。

（3）内镜与附件储存库(柜)应每周清洁消毒 1 次,遇污染时随时清洁消毒。

（顾　青　方　英）

参考文献

[1] GB30689-2014 内镜全自动清洗消毒机卫生要求[S].
[2] WS507-2016 软式内镜清洗消毒技术规范[S].
[3] 刘运喜,邢玉斌,巩玉秀. 软式内镜清洗消毒技术规范 WS507-2016[S]. 中国感染控制杂志,2017,16(6)：587—592.
[4] 何建云. 医疗器械清洗质量评价方法的研究进展[J]. 预防医学情报杂志,2017,33(10)：1049—1053.
[5] 夏婷婷,施施,杨金燕,等. 国内外软式内镜清洗消毒技术最新进展[J]. 中华医院感染学杂志,2019,29(8)：1272—1277.
[6] 郭玉婷,费春楠,刘军,等. 2004—2017 年中国消化内镜清洗消毒管理现状的 Meta 分析[J]. 中华医院感染学杂志,2019,29(3)：459—464+472.
[7] 顾青,金慧,岑莉,等. 吸引清洗接头在内镜床侧预处理过程中的应用效果评价[J]. 中华医院感染学杂志,2020,

30(22)：3507—3511.

［8］夏洪芬,李丽娟,罗金容,等.预处理方式及不同储存环境对消毒后内镜清洁效果的影响研究[J].生物医学工程与临床,2020,24(3)：337—342.

［9］王伟民,马久红.消化内镜安全储存的研究现状及进展[J].中国消毒学杂志,2018,35(9)：689—692.

［10］宋燕琴,李水梅.软式内镜消毒剂的应用进展[J].当代护士(中旬刊),2019,26(8)：5—8.

［11］于梦娇,师瑞月,田艳辉,等.消化内镜清洗消毒灭菌的研究进展[J].中国当代医药,2019,26(34)：17—19＋23.

第二篇

诊断性消化内镜
检查及护理配合

第六章

电子胃镜检查及护理配合

　　胃镜检查包括食管、胃、十二指肠的检查,是应用最早、进展最快的内镜检查。其方法就是将胃镜插入患者食管、胃、十二指肠内,以协助诊断或治疗的一项操作技术,亦称上消化道内镜检查。

一、胃镜检查的适应证与禁忌证

　　(一)目的

　　1. 明确诊断　在胃十二指肠镜直视下确定病变的部位、性质、程度。

　　2. 治疗疾病　如上消化道息肉摘除、取出胃内异物、胃内出血者镜下止血、食管静脉曲张注射硬化剂与结扎及食管狭窄扩张术等。

　　(二)适应证

　　(1)出现不明原因的上消化道症状,可能与食管、胃、十二指肠疾病有关。

　　(2)不明原因的上消化道出血。

　　(3)已确诊的上消化道病变,需复查或进行治疗者。

　　(4)上消化道手术后仍有症状需确诊者。

　　(5)治疗性内镜包括食管、胃内异物夹取,息肉切除、电凝止血及胃、食管黏膜剥离术等。

　　(6)常规体检。

　　(三)禁忌证

　　(1)神志不清、精神失常,不能合作的患者。

　　(2)严重的心肺疾病如严重的心律失常频发室早等或极度衰竭不能耐受检查者。

　　(3)怀疑有胃肠穿孔或腐蚀性食管炎、胃炎的急性期。

　　(4)严重急性咽喉疾患者、严重的脊柱成角畸形或纵膈疾患如胸主动脉瘤等。

　　(5)严重高血压患者。

二、胃镜检查的护理配合

　　(一)术前护理

　　(1)术前询问病史是医师的职责,同时也是内镜护士的重要工作内容。详细了解病史,可以使操作者做到心中有数，给患者进行恰当的护理，应特别注意有无禁忌证及麻醉药物过敏史。

（2）测血压、脉搏、呼吸，发现异常及时通知医师进行处理，如有义齿，应在检查前取下，以防脱落发生窒息。

（3）体位插镜是否顺利和患者的体位有着密切关系。患者应以屈膝左侧卧位、垫以高低适宜的枕头为好，嘱患者解松衣领扣和裤带，然后使头略前倾，下颌内收，以减少脊柱前凸度。

（4）予口侧垫以消毒巾或纸，其上放置弯盘，以承接口腔流出的唾液或呕吐物。术前准备检查当天需禁食水 4～6 h，在空腹时进行检查。

（5）为了使插镜顺利进行，减少咽喉反应，达到理想的麻醉效果，咽喉麻醉剂为 1% 地卡因或利多卡因胶浆，时间不应 <30 min，喷雾要达咽后壁。为预防麻醉意外，第 1 次用地卡因药量要少，在局麻过程中要严格观察有无过敏反应，如用药后出现头晕、呼吸困难、面色苍白、脉搏细弱等不适时应立即停用，并进行适应处理，及时报告医师。若使用利多卡因胶浆口服液，先含在咽部 1～3 min，无头晕、心悸等症状再咽下，30 min 后再检查，效果较好。

（二）术中护理

（1）嘱患者含上口垫，轻轻咬住，护士右手固定口垫，站在患者身后，检查床沿，嘱患者以鼻深呼吸，头不能动，全身肌肉放松，胃镜经过口垫进入口腔，当插入舌根部至食管入口时，嘱患者做吞咽动作，胃镜可顺利通过咽部。

（2）在插镜过程中若有阻力，不能强行插管，可让患者休息片刻，然后再借吞咽动作将镜端部送入。

（3）在插镜过程中密切观察患者的呼吸、面色等情况，同时不断向患者作简单解释，指导其作深呼吸，不能吞下口水，让其自然流至弯盘内。

（4）需做活检者，使用活检钳要稳、准、轻巧、小心地钳取病灶组织，放入 10% 福尔马林溶液中固定，及时送检。

（三）术后护理

（1）术后告诉患者，无活检者等咽后壁麻醉感消失后（约 1～2 h），可进正常饮食，禁辛辣食物。若活检者，则需进食温、凉流质饮食，以减少对胃黏膜创伤面的刺激。

（2）术后可有咽喉部不适或疼痛，或出现声音嘶哑，告诉患者在短时间内会有好转，不必紧张，可用淡盐水含漱或用喉片。

（3）注意观察有无活动性出血，如呕血、便血，有无腹痛、腹胀，有无重要生命体征改变，如心率、血压等。

（4）发现异常立即就诊，给予及时有效的处理。

（5）彻底清洗和消毒内镜及有关器械，避免交叉感染。内镜和器械应妥善保存，以延长使用时间。

（四）心理护理　心理压力普遍存在，初次检查的患者对胃镜了解甚少，患者听闻到有关检查的负面信息，均存在不同程度的恐惧、紧张等心理压力，即便是复查的患者，临床中发现仍存在紧张心理，但程度较轻。明显存在的心理压力为焦虑，患者对自己的病情和检查、治疗效果、预后及疾病对生活、学习、工作的影响等各方面感到焦虑、担心，部分患者对经济负担的加重感到担忧等。通过对接受胃镜检查的患者采用一定的方法进行心理护理,以提高患者对检查的配合与耐受。

1. 检查前的心理护理措施

(1)预约检查时间,向其介绍负责检查的医护人员、检查地点等信息,以消除其陌生感。

(2)详细介绍检查前注意事项,如术前晚餐后禁食、禁水、禁药、禁烟;喷雾法或口含法应用咽部麻药的注意要点;有活动义齿者应予以摘除,以防脱落造成窒息;松解衣领、腰带的必要性等。

(3)检查当日晨做好患者的接待工作,并评估患者各项准备情况及心理状态,告知其检查过程中可能出现的不适,帮助患者减轻紧张不安的情绪。

2. 检查中的心理护理措施

(1)利用语言沟通与非语言沟通的方法,给予患者心理安慰,向其介绍其他患者成功接受检查的范例,鼓励患者树立信心,调整心理状态。

(2)在胃镜的诊查室中设立播放器、音箱等设备,检查过程中播放音量适中、舒缓的音乐,从而达到镇静、转移注意力、放松情绪的作用。音乐疗法在胃镜检查中的作用,经实践证明是有效的,患者的紧张情绪得以缓解,促进了检查的顺利完成。

(3)在检查的过程中给予患者在配合方法上的具体指导,尤其注意指导患者调整呼吸,利用深慢呼吸、哈气的方法来减轻恶心、呕吐等反应。可应用适当的皮肤接触如握住患者的手,同时运用语言安慰、鼓励的手段,给予其心理上的支持,切忌对患者出现的不适反应进行批评或埋怨。

3. 检查后的心理护理措施

(1)绝大多数患者在检查过程中口角会流出较多唾液和黏液,部分患者表示感到自我形象受损和尴尬,护士要及时帮助清理口面部污物,使其尽快恢复良好自我形象,给予心理安慰,消除不良情绪。

(2)检查后及时对患者进行饮食、休息、服药等方面的指导,对患者提出的疑问要详细、耐心地说明、解答,介绍其他患者成功治疗的范例,使用积极性言语鼓励患者树立坚持完成疗程的信心,同时增加了患者对医务人员之间的信任感,促进患者产生良好的情绪,有利于疾病的治疗与机体的恢复。

对患者检查全过程的心理护理,必须要科学性与艺术性相结合,基于以人为本的理念,有针对性地进行,方可达到医护患的和谐配合。现代护理模式主要是在传统护理模式的基础上增加了对患者的心理护理,研究及相关资料表明,胃镜检查的并发症约有 $4\%\sim5\%$ 是源自患者不能配合医生操作,或患者对检查过程的不了解所造成的。通过现代护理模式的护理提高患者的认知度与心理配合,是完全可以降低胃镜检查的并发症发生率的。

三、胃镜并发症的防治与护理

多年的临床实践证实,胃镜检查具有很高的安全性,但是也会发生一些并发症。并发症发生的原因可能是胃镜检查指征把握不严格,操作不慎,个别患者体质异常,或患者不配合检查。并发症可分为严重并发症和一般并发症。严重并发症是指心、肺意外,严重出血、穿孔;一般并发症是指下颌关节脱臼、喉头痉挛、癔症等。根据资料统计，并发症的发生率为 0.03％～0.2％,严重并发症的发生率为 0.01％左右。

（一）一般并发症

1. **局部麻药利多卡因过敏**　有过敏史的患者检查前应主动向医生说明,可不做咽部的局部麻醉。

2. **咽部疼痛或不适感**　常由胃镜对咽部轻微擦伤引起,一般休息数日或口服适量的润喉片,避免饮食刺激,数日后可完全恢复正常。

3. **检查术后少量出血**　可能是因为病理活检以后局部黏膜少量出血,或因患者剧烈的恶心、呕吐,造成局部黏膜的擦伤或食管贲门撕裂伤所致。少量出血一般不需要处理,多可自愈。检查当天应温凉饮食。

4. **下颌关节脱臼**　可在检查以后复位。

5. **腮腺、颌下腺肿胀**　不需特殊处理,一般可自己恢复。

6. **咽部血肿**　多由患者剧烈呕吐,胃镜与咽部摩擦引起。不需特殊处理可以自愈。

7. **腹痛**　因注气过多过快,引起胃肠急剧胀气,引起腹痛。X线检查可排除穿孔,排气后症状消失。

8. **胃镜嵌顿**　因局部肌肉痉挛或胃镜打卷引起。

（二）严重并发症

1. **心脏意外**　是指心律失常、心绞痛、心肌梗死、心跳骤停。有冠心病的患者在胃镜检查前应遵医嘱服用扩血管药物;近期有心绞痛发作的患者应告知医生,以便采取相应措施。

2. **肺意外**　一般指吸入性肺炎。大多数这种意外在服用了超剂量镇静剂后发生,另外,假如患者有胃潴留或大量出血,或年老体弱,也可能造成吸入性肺炎。预防的办法是勿吞咽口腔内分泌物,取左侧卧位时,尽量使左口角放低,以利于唾液流出;用前视胃镜检查,特别在咽下部时一定要看清食管腔后才能将胃镜向前推进,否则胃镜头端易误入气管。

3. **穿孔**　是胃镜检查的严重并发症。通常发生的部位是食管下段或咽喉梨状窝,也可是胃或十二指肠。一旦确诊为穿孔,应立即手术治疗。

（沈　锐　叶　静）

参考文献

［1］王萍,姚礼庆主编. 现代内镜护理学［M］. 上海:复旦大学出版社,2009:119—123.
［2］李钊. 无痛胃镜与普通胃镜在消化内科临床应用效果研究［J］. 当代医学,2017,23(20):69—70.
［3］郭梅芳,徐宏伟,高明芳,等. 经鼻超细电子胃镜检查的护理干预［J］. 实用临床医药杂志,2017,21(20):154—155.
［4］凌发银. 护理配合在无痛胃镜联合肠镜检查并发症预防中的应用［J］. 实用临床护理学电子杂志,2018,3(14):137＋140.
［5］黄福秀,亢媛,吕长虹,等. 舒适护理干预在无痛胃镜联合肠镜检查并发症预防中的应用分析［J］. 实用临床医药杂志,2017,6:68—70.

第七章

电子结肠镜检查及护理配合

电子结肠镜检查（diagnostic colonoscopy）始于 20 世纪 60 年代初期，在 20 世纪 70 年代得到了广泛的应用，是诊断结肠疾病和治疗结肠息肉的新技术，主要是通过内镜的操作和肠腔的气体调节，使结肠缩短变直，结肠镜便可顺利地通过直肠、乙状结肠、降结肠移行部、脾曲、肝曲送达盲肠及回肠末端，并可全面观察肠壁及皱褶的情况。随着电子内镜的发展和电子结肠镜检查术的提高，电子结肠镜不仅能对各种大肠疾病做出正确的诊断，在治疗方面也体现出重要的地位，目前电子结肠镜已成为结肠疾病诊断和治疗中常用的、有效的方法。

一、适应证与禁忌证

（一）适应证

1. **原因不明的下消化道出血**　便血是下消化道最常见的症状之一。临床上经过一系列传统的检查，仍无法明确出血原因者，即称为原因不明的下消化道出血。大肠疾病如大肠炎性疾病、大肠癌、息肉、血管畸变等多数以出血为主要症状，通过电子结肠镜检查可以明确诊断，故电子结肠镜检查是诊断原因不明的消化道出血的重要手段。

2. **原因不明的腹泻**　慢性腹泻是结肠炎性疾病的常见表现，其他疾病如肠功能紊乱、右半结肠肿瘤也会有类似的症状。电子结肠镜检查结合活组织病理学检查，不仅能够明确病变的性质，还能估计病变的程度、范围，为下一步的临床治疗提供足够的依据。

3. **结肠息肉、早期癌的诊治**　电子结肠镜检查的一大优点是通过内镜能够对结肠息肉及早期癌进行治疗。目前采用在内镜下行高频电切法、内镜下黏膜切除术（EMR）、内镜黏膜下剥离术（ESD）等治疗方法对结肠息肉及早期癌进行微创手术，已基本取代了外科手术治疗，既减少了患者的痛苦，避免了麻醉和开腹手术的风险，又降低了医疗的费用。

4. **钡灌肠发现肠道异常，需进一步明确诊断**　目前钡剂灌肠检查仍是诊断肠道疾病的重要手段，但是由于肠道准备或生理性痉挛等干扰因素，X 线片上表现为龛影、黏膜破坏或狭窄等病变性质无法确定，尤其是在乙状结肠等肠道转折处，更容易漏诊和误诊。通过电子结肠镜检查，可以对钡剂灌肠异常的患者进行鉴别诊断，还可以发现一些微小或早期的病变，以弥补钡剂灌肠检查的不足之处。

5. 原因不明的低位肠梗阻 随着大肠癌发病率的增加,大肠癌造成的梗阻已经成为低位肠梗阻的主要原因。低位肠梗阻的患者,除了常规的胃肠减压缓解症状外,还可以进行电子结肠镜检查,既可明确梗阻的原因,又可在内镜下进行乙状结肠扭转复位及放置肠梗阻导管,缓解患者的梗阻症状,为进行大肠癌根治术创造条件。

6. 腹部肿块无法排除大肠或末端回肠疾病 结肠肿瘤、克罗恩病、肠结核、阑尾脓肿和肠套叠等均可形成肿块,电子结肠镜检查有助于明确诊断和鉴别肿块是否来自结肠。

7. 大肠手术后内镜随访 大肠手术后的一个重要随访内容即电子结肠镜检查。电子结肠镜检查可发现吻合口黏膜有无炎症、糜烂、溃疡或隆起性病变,吻合口有无狭窄,通过活组织检查可以明确有无复发。息肉手术切除的患者也应该定期随访,因息肉呈多发倾向,故息肉术后常规1年复查一次结肠镜。多发性息肉患者应6个月左右随访一次,根据病情逐渐延长随访时间。

8. 大肠癌普查 近年来,随着人们生活水平的提高,饮食结构的改变以及其他的理化因素,大肠癌的发病率逐年提高,大肠癌5年生存率和Dukes分期密切相关。因此,通过结肠镜的普查,有利于早期发现,早期治疗,对于患者的预后非常重要。

9. 其他内镜治疗 通过电子结肠镜检查,采用高频电凝疗法,可对较小的黏膜血管病变进行治疗;对结肠的良、恶性狭窄可进行内镜下扩张、支架放置等治疗。

(二)禁忌证

1. 相对禁忌证 严重心肺功能不全、可能出现脑血管意外者、休克、腹主动脉瘤、急性腹膜炎、肠穿孔、极度衰弱不能耐受术前肠道准备者、精神病患者及不能配合检查者女性妊娠或者月经期等。

2. 绝对禁忌证 腹膜炎患者(无论是否伴有肠穿孔)、憩室炎伴急性发作患者、近期发生的心肌梗死或肺栓塞患者、暴发性溃疡性结肠炎患者。

二、术前准备与术中护理

(一)术前准备

1. 器械准备

(1)电子结肠镜的准备:电子结肠镜在使用前必须严格按照《软式内镜清洗消毒技术规范(WS507—2016)》的要求进行清洗消毒,并将电子结肠镜连接主机、冷光源、电缆线、注水注气瓶、吸引装置,开启电源。为了保证电子结肠镜检查的质量,结肠镜、高频电发生器等设备在检查前必须处于最佳状态,应从以下几个方面进行检查。

1)内镜图像:将内镜置于白平衡专用帽中,当监视器中出现白色图像时,按住图像处理中心白平衡键(WHITE BAL键),持续1 s,待白平衡指示灯灭后,白平衡调节完成。

2)水气:用广口杯装半杯灭菌水,将电子结肠镜先端置入水中,用示指轻轻塞住送水送气按钮,观察水中气泡溢出为正常;将电子结肠镜先端从杯中取出,将送水、送气按钮按到底,观察注水情况,按钮按下30 s后见到水从注水口中喷出呈线状而不是呈滴水状流为正常。

3)吸引:将结肠镜先端部置入水杯中,按下吸引按钮,观察吸引功能是否正常。

(2)其他相关器械的准备和检查(需活检者或切息肉者准备以下物品)

1) 结肠镜活检钳:确认活检钳在有效期内,检查活检钳的钳瓣开合情况,手柄是否灵活。

2) 高频电发生器:接通电源,连接镜身,将电极板粘贴于患者的腿部,打开电源开关,检查有无报警,如警示灯亮,提示在整个电路中有连接不当或接触不良,应逐个部位检查电路的连接,找出原因,正确连接。

3) 圈套器、注射针、热活检钳、热探头、尼龙绳套扎器、三爪钳、止血夹等器械的准备并确保各器械在消毒期内,且性能良好。

2. 药品、物品准备 ①装有10%甲醛溶液的标本瓶、载玻片;②常用药品(解痉药和镇静药)、生理盐水、注射器(10 ml、50 ml)、染色剂等;③电子结肠镜检查裤(开裆裤);④乳胶手套、消毒纱布、卫生纸、治疗中单等。

3. 患者准备 护士在电子结肠镜检查前必须了解患者进行电子结肠镜检查的目的及主要症状(如便血、腹泻、便秘、腹痛等)和症状程度;了解以往电子结肠镜检查的情况(如肠道清洁如何,检查前、中、后的痛苦情况等);了解患者清洁肠道前的身体状态;了解患者平时的排便情况,以确认患者是否存在肠梗阻或肠道蠕动功能低下等。在肠道准备中护理宣教是不容忽视的。正确地对电子结肠镜检查患者进行肠道准备的饮食、用药指导;服药过程中并发症的预防;服药后指导患者如何判断肠道清洁度等宣教。电子结肠镜检查的肠道准备包括饮食准备和清洁肠道。

(1) 饮食准备:电子结肠镜检查前肠道准备的清洁度将直接影响检查的结果,甚至造成漏诊。肠道准备不充分,肠腔内的粪便可掩盖黏膜病变,根据报道因肠道准备不充分而遗漏扁平腺瘤的发生率可高达27%,甚至可因视野不清、肠腔走向不明导致肠穿孔、出血等严重并发症。为确保患者的肠道清洁,于检查前1天患者应进食无渣半流质(粥、蒸蛋、肉松等),禁食茎叶类蔬菜及含籽带皮的水果、坚果等,并在检查当日禁食、禁水4~6 h。

(2) 清洁肠道:电子结肠镜检查前的肠道准备方法很多,疗效存在差异,选择清肠效果好,对身体干扰小及适应范围广的一种肠道准备方式很重要。虽然肠道准备有多种方法,但目前来说口服聚乙二醇电解质散剂(PEG‑ELS)是最好的。但是,对于便秘及结肠冗长患者来说,此液体量不够,必须根据排便情况适当地在检查前一晚加用缓泻药或检查当日追加口服PEG‑ELS的液体量。为了判断肠腔的清洁状态是否适应高质量的内镜检查,由工作人员(或指导患者及家属)观察大便是很重要的,在日本的一些医院内,将肠道清洁度做成卡片以供患者取用,这样有效地保证了电子结肠镜检查时肠道的清洁度。

1) PEG‑ELS溶液的服用方法

A. 首次服用1000 ml:检查前一天,进食无渣流质/半流质饮食,如面条、藕粉等,忌蔬菜、坚果、带籽水果等。晚餐后禁食,晚上8时,准备1000 ml温水中加入等同于1L PEG‑ELS药物,均匀溶解,水温以25~40℃为宜,1h内服用完毕(建议每10~15 min服用250 ml),其间保持走动以促进排便,一般服药后约1h开始排便,排泄至无便意时方可睡觉。

B. 再次服用(2000 ml):检查当日禁食。检查前4~6 h,准备2000 ml温水中溶解等同于2L的PEG‑ELS药物,均匀溶解,水温25~40℃为宜,2 h内服用完毕(建议每10~15 min服用250 ml),其间保持走动以促进排便,一般服药后约1h开始排便,排泄5~8次,排出物为无色或黄色透明水样便即达到肠镜清洁要求(图7‑1)。

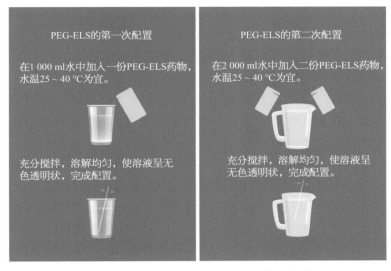

图 7-1　肠道准备时 PEG-ELS 配置示意图

2）肠道清洁度的判断：一般患者（无便秘病史）在服用泻药后，排便数次后如达到水样便肠道清洁度标准图（图 7-2）即达到电子结肠镜检查所需的肠道要求。

（3）特殊人群的肠道准备

1）老年患者：根据资料统计，老年人 65 岁以上电子结肠镜检查患者至少占所有检查人数的 20%，老年人更容易发生肠道准备不完全情况，随机对照试验的 80～89 岁使用磷酸钠（NAP）与 4 L PEG-ELS 比较，两组类似的肠道准备质量，患者使用 NAP 或 PEG-ELS 良好或优良评级在 77%～81%。正如所预期的，PEG-ELS 比 NAP 使患者产生脱水的情况少。另一项研究，比较使用 PEG-ELS 与 NAP 报告，老年患者的整体结肠清洁质量比较类似，患者接受 NAP 准备的容忍性比那些使用 PEG-ELS 准备的好，但差异无显著统计学意义。

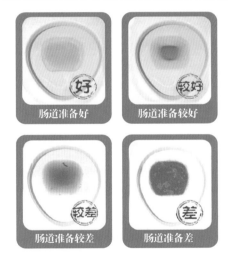

图 7-2　肠道清洁标准图

2）小儿患者：儿童电子结肠镜检查前通常建议使用 PEG-ELS 做肠道准备，但往往伴随着腹部腹胀和呕吐。国外有一种改进的 PEG-ELS，需 4 d 以上肠道准备，可扰乱儿童上学和参加其他活动。一般来说，儿童口服 NAP 耐受性比 PEG-ELS 更好，但是可能会出现高磷血症。

3）慢性便秘患者：慢性便秘患者的肠道准备必须充分，包括措施：①延长 48 h 饮食控制；②在 PEG-ELS 准备方案或 NAP 准备方案中加入口服比沙可啶或番泻叶；③增加 PEG-ELS 的总量 4～6 L，此外，充足的水分将有助于改善肠道清洁质量。

（4）术前用药：完成全电子结肠镜检查或多或少会给患者带来不适感，严重者无法忍受腹痛或腹胀等痛苦,不得不终止电子结肠镜检查。因此,可术前给予解痉、镇痛药物或身体条件较好者选择静脉麻醉法。

1) 抗胆碱能药物:结肠镜可刺激大肠黏膜并促进肠蠕动甚至引起肠痉挛。检查前10 min 肌注抗胆碱能药物(阿托品 10 mg 或山莨菪碱 10 mg),可减少肠蠕动,便于更好地观察、治疗等,但青光眼和前列腺肥大者禁用。

2) 镇静、镇痛药:对于精神紧张、耐受性差或病情需要者可于检查前 10 min 肌注地西泮 5～10 mg。

3) 麻醉药:由麻醉医师执行。根据药物不同的药理学特点和起效快慢,制订药物给予的先后顺序。以芬太尼和丙泊酚为例,先静脉注射芬太尼,待被检查者放置合适的体位后,再缓慢注射丙泊酚;丙泊酚的用量以被检查者入睡,对刺激无反应为宜,需要时再追加。

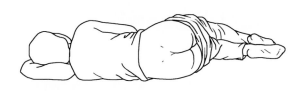

图 7 - 3　电子结肠镜检查体位

(5) 体位的摆放:受检者的体位基本取左侧卧位(图 7 - 3),其理由如下:①由于确保了术者的手柄操作部的空间,易内镜操作;②乙状结肠与横结肠易短缩;③不使受检者与术者面对面,可以减轻受检者的羞涩心理。但是乙状结肠过长及肠粘连者,仅采取左侧卧位有时也很难插入。此时,可以变换成仰卧位等体位,有时还必须改变大肠弯曲部的角度,尤其在对 C 型特征的肠管进行操作时特别要注意。一般情况下,无肠粘连者,大多采取左侧卧位即可送达回盲部。

(6) 其他准备

1) 检查床上垫一次性中单于被检者腰部以下,以防粪水污染检查床,每例检查后均应更换中单。

2) 检查前需将润滑胶浆涂于肛门口以及镜身。

3) 向患者做必要的解释工作,告知患者在操作中应注意的事项,指导患者练习深呼吸,嘱患者在检查过程中深呼吸,防止或减少腹胀、腹痛、恶心等不适反应。

4) 在麻醉之前应先取得患者基础的监测数据,包括脉搏、血压、呼吸、氧饱和度。

(二) 术中护理配合

1. 肛门指检的准备工作　在插入内镜之前,医生先要做肛门指检。一方面是为了检查肛门是否有异常,另一方面就是往肛门管涂抹润滑油,为进一步插入内镜提供便利。

2. 双人插镜法　国内电子结肠镜检查的开展有双人操作法,主要助手插镜,最基本的操作是循腔进镜,一般应有两名助手配合,一名助手配合插镜,一名助手负责台下配合如活检、高频电手术、辅助手法等。

3. 单人插镜法　现推广单人操作法。单人操作法与双人操作法基本相同,但是由于单人操作法中医生可以随时感知插镜中的阻力,只要不盲目推进则具有较大的安全性。由于随时缩短肠管,不使肠管过度伸长和反复抽吸肠内气体,既可避免延伸肠管,加剧弯曲和结袢,又可使肠管短缩和直线化,不仅有利于快速进镜而且也可减轻或避免腹胀和疼痛。所以,不论是从人数还是从检查地点考虑,不受限制的单人操作法是适合当今形势的。而且,护士可以从插镜的工作中解脱出来,更好地完成电子结肠镜检查或治疗的配合工作。

4. **术中监护**　检查时要注意观察患者的生命体征。因患者对疼痛的敏感程度不同、体质不同、病情不同,有些患者在检查的过程中可出现面色苍白、出大汗、心率加快等不良反应,护士应注意观察,及时给予适当的处理,如停止检查,口服糖或巧克力等。检查过程中应做好患者的心理护理,护士可耐心讲解检查情况,使患者了解自己的病情。对急诊、危重、心肺功能不全等患者更应密切观察,随时向医生汇报,必要时请相关科室专科医生协助进行监护,同时建立静脉通道以备抢救及术中用药。

5. **辅助手法帮助进镜**

(1) 常规腹部按压手法帮助进镜:用手按压有时候会出现向深处推进内镜中,其前端反而后退的矛盾动作(paradoxical movement),这是肠轴偏离,内镜形成弯曲的明证。这种情况发生时,由助手按压患者腹壁,有时会十分奏效。但是,这种用手压迫的方法只有在尽量充分地拉回内镜完成肠短缩、直线化之后才会产生效果。如果遇到患者属 B 型走行、C 型走行等类型的肠管,在难以顺利消除肠管的扭曲,乙状结肠降部移行部过分弯曲(急峻的锐角)时,从患者左侧背部推压,并向上托举 SD 移行部的辅助操作是很有效的。这种方法就是通过手的推压来防止位于后腹膜腔的降结肠末段与其相连的乙状结肠之间的弯曲部分形成锐角。在通过脾曲时,如果想减轻乙状结肠的弯曲,就需要向盆腔的方向按压右下腹部。另外,如果患者的横结肠向下方伸展,就应该从脐下部向上方推压。通过肝曲时,常采取按压脐部的方式防止横结肠的下垂,有时也可从外侧按压右季肋部。但是,在实行轴保持短缩的状况下,基本上不需要用手压迫。患者采取右侧卧位或左侧卧位时,应采用自下向上托举式地按压腹壁。采用按压法时,应该伸开五指,使手掌尽可能大面积地接触按压部位,参照手掌所感知鼓起的内镜情况,寻找有效果的按压部位。如果技术熟练,用手一摸就能找准部位实行极为有效的压迫操作。助手也应仔细观察内镜画面,自己判断按压是否有效,如果没有产生效果,就应该稍微改变按压部位。

本文列举说明了几个具有代表性的按压部位(图 7-4),然而,即使按压相同的部位,其结果也因患者不同有细微的差异,并非一致。例如,虽然是按压右下腹部,如患者取左侧卧位,开始时要向右下方加力连续按压,然后一边观察一边慢慢地把按压部位移于脐下部,并且要根据情况在指尖、手掌、小指外侧、手腕部位之间选择或改变施力点,同时改变施力大小、按压方向(图 7-5)。必须通过这种方式找出更为有效的按压部位。助手理所当然地要听从术者的指示,但同时也需要根据自己以往的经验,手上的感觉和监视器中得到的信息自行做出判断。除此之外,按压需要与术者的操作配合默契,这一点也十分重要。一句话,用手压迫的操作的确是一门深奥的手上功夫。

(2) 困难结肠镜腹部按压手法帮助进镜:上述的常规腹部按压手法,在通常情况下可以解决大部分结肠镜检查的进镜问题,但在困难结肠镜操作中,常规腹部按压往往很难取得满意的进镜效果,尤其是遇到腹部较大、松软,结肠特冗长、张力较弱的患者,需要根据进镜的肠段进行适时的按压手法和力度的变化,再配合一定的体位改变,才能达到理想的进镜效果。

进镜至乙状结肠段时,很容起袢,操作者在进镜至此处肠段前,助手予以如图 7-4B 所示腹部按压,会较容易顺利通过乙状结肠。但在操作不当已经起袢时,操作者解袢拉直镜身后,

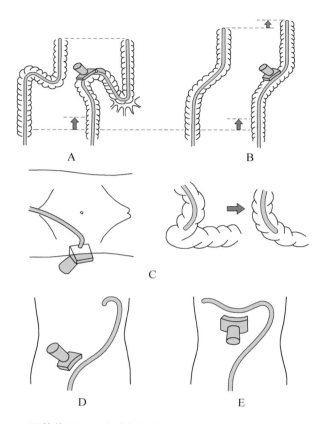

图 7-4　按压部位。A. 肠管伸展且形成袢曲状态时,试图采用压迫进一步插入,也只会导致弯曲部加重内镜无法前进。B. 在肠管短缩、直线化的状态下,用手按压就会阻拦住肠管的弯曲。内镜就会更顺利地向深处插入。C. SD 移行部角度过锐时,在左侧背部采取向上托举式的推压方式,可以使 SD 移行部变为钝角状态。会更顺利地向深处插入。D. 在通过脾曲时,为了阻拦乙状结肠的弯曲,就需要向骨盆腔的方向按压右下腹部,从而如图所示那样,使肠管的弯曲形成钝角。E. 通过肝曲时,向背部方向按压脐部,可以抵制横结肠的下垂。

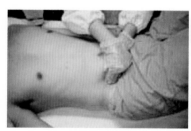
乙状结肠较长时

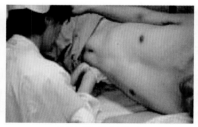
通过 SD 移行部时

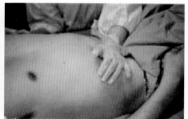
短缩横结肠并使它不再伸展开来,应从脐下部,用力向头颅方向推压

图 7-5　用手按压的实际操作

助手予以如图 7-4B 所示腹部按压时,往往达不到很好的进镜效果,经过反复的尝试后,更加难以进镜,究其原因往往在于起袢时,乙状结肠肠段有了更大的"游离空间",如图 7-6A 所示,反复起袢解袢的操作手法则会使乙状结肠的"游离空间"变得更大,并向各个方向扩展。再者肠壁在进镜时,往往具有一定的张力,一旦进镜起袢解袢操作后,肠壁的张力会有所减弱,变

地更加松软，不利于进镜操作。麻醉结肠镜者腹部松软，肠壁张力减弱也是进镜困难的另一因素。此时腹部按压需要多点按压，在拉直镜身的情况下，一只手在右下腹部施一向左下腹的力，一只手在左下腹部施一向右下腹部的力进行按压，即左右下腹部同时给予腹部按压，使乙状结肠的"游离空间"有所限制，如图7-6B所示。对于腹部较大者，往往还需要施加一垂直于腹部（乙状结肠处）向下的力，进行腹部按压，进一步限制乙状结肠的"游离空间"。在腹部多点同时进行按压，以达到理想的进镜效果。左侧卧位仍无法进镜者，应配合改变患者体位，往往会取得满意效果。

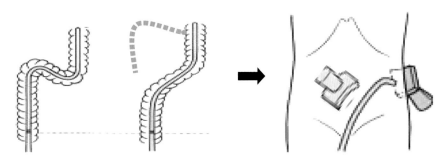

图7-6　按压部位。A. 虚线处为乙状结肠起袢后形成的"游离空间"。反复的起袢解袢后，其"游离空间"会向各个方向延伸扩展。B. 需要双手在左右腹部同时相向进行按压，腹部较大者，往往需要在腹部（乙状结肠处）再施一垂直方向的力，进行腹部按压。

结肠镜很难通过脾区，往往与操作者在乙状结肠段带袢进镜，患者脾区角度较大、腹部紧张、屏住呼吸有很大关系。清醒患者，嘱其平静呼吸，放松腹部，操作者将镜身拉直后，患者左侧卧位时，助手紧贴患者后背，双手托住患者左侧上下腹部用力拉向自己；患者仰卧位时，可左手按压脐部，右手将患者左上侧腹拉向自己。

结肠镜通过横结肠时，易在横结肠下垂部位起袢，尤其结肠冗长、腹部松软较大者，往往很难通过。助手可用右手按压患者中上腹部，并向上挤压，将横结肠下垂部上抬，使横结肠变直，便于结肠镜通过。若此时还是无法进镜，往往与乙状结肠处有一定的关系，可在按压患者中上腹的同时，用手将患者左下腹同时拉向自己。

结肠镜在肝区段时，通过术者旋转镜身等操作，一般情况下会很容易通过。但在患者结肠冗长、腹部松软较大、乙状结肠起袢的情况下，结肠镜往往较难以通过肝区肠段。此时，助手可一手按压脐部，另一手按压患者右侧上腹部。患者仰卧位时，可双手将患者左右腹部向中间挤压。

当结肠镜进入升结肠后，可顺利到达回盲部，但有时存在回盲部可望不可及的现象。此时，助手可一手按压患者右上腹部，另一手按压右下腹部并向右上腹部方向用力，可使结肠镜顺利进入回盲部。在患者结肠特冗长时，还可以让患者右侧卧位，再配合上述腹部按压手法，可顺利进镜至回盲部。

困难结肠镜的腹部按压手法需要不断的实践和总结经验，因人而异，力度与手法的奥秘尽显于方寸之间。

6. **变换体位** 变换体位是利用患者自身腹部的重量或内脏的重力,促使容易观察和容易进镜的一种手段。

三、电子结肠镜检查的术后护理

(一)患者护理

(1)检查完毕后应帮助患者擦净肛门周围粪水及润滑剂,穿好裤子。

(2)询问患者腹胀、腹痛及排便情况,如患者主诉腹胀明显,做好解释工作,鼓励患者多做蹲厕动作,必要时进行内镜下吸气,以缓解患者的痛苦。

(3)麻醉患者必须卧床休息 30 min 左右,直至完全清醒和能控制分泌物。做好生命体征的观察。患者应有 1 名家属陪同。

(4)患者出现腹痛、便血等症状时,应马上报告操作医生。

(5)发放电子结肠镜报告,并告知复诊时间等事项。

(二)健康宣教

(1)检查后应按医生的建议进行饮食,一般普通患者在电子结肠镜检查完毕后即可进普通饮食,病情需禁食者应严格禁食。

(2)电子结肠镜检查后腹痛、腹胀未缓解时,可指导患者适当走动,帮助排气。或者采用热敷,频繁地改变体位以及垫高臀部,还可进行电子结肠镜下吸气或肛管排气。

(3)检查后要注意观察粪便的颜色、性质和量,如有异常及时就医。

(4)无痛电子结肠镜检查的患者 24 h 内不得驾驶车辆和进行机械性操作,不得进行精密计算,2 h 后可进温软饮食,离开检查室须有家属的陪伴,以免发生意外。

(沈 锐 宋 燕)

参考文献

[1] 王萍、姚礼庆主编. 现代内镜护理学[M].上海:复旦大学出版社,2009.
[2] 孙昕,邹瑞珍,王颖,等. 西甲硅油在结肠镜检查前肠道准备中的应用[J].世界华人消化杂志,2009,17(2):218—220.
[3] 蔡文智,智发朝主编. 消化内镜护理及技术[M].北京:科学出版社,2009.
[4] Pavis G,Santac A,Morawskis G,et al. Development of a lavage solution associated with minimal water and electrolyte absorption or secretion [J]. Gastroenterology,1980,78(5):991—995.
[5] Vanner SJ,MacDonald PH,Paterson WG,et al. A randomized prospective trial comparing oral sodium phosphate with standard polyethylene glycol based lavage solution (Golytely) in the preparation of patients for colonoscopy [J]. Am J Gastroenterol,1990,85:422—427.
[6] Society of American Gastrointestinal and Endoscopic Surgeons. ASGE/ASCRS/SAGES Guidelines for Bowel Preparation Prior to Colonoscopy [EB/OL]. 2006 - 04 [2008 - 08 - 02]. http://www. sages. org/publications/publication. php? id=BOWEL.
[7] 吴锡身. 消化道内镜术[M].南京:江苏科学技术出版社,1992:670.
[8] 金有豫. 药理学[M].5 版.北京:人民卫生出版社,2001:264—265.
[9] 赵立民,卢艺,林中,等. 番泻叶加硫酸镁行结肠镜检肠道准备的效果观察[J].现代护理,2004,10(12):1149.
[10] 工藤进英主编.孟尼丽译. 大肠内镜治疗[M].沈阳:辽宁科学技术出版社 2007.
[11] 张媛媛,钮美娥,汪茜雅,等.肠道准备关键点指导方案在老年患者结肠镜检查中的应用研究[J].中国内镜杂志,2018,24(11):22—27.
[12] 程芃,柏愚,方军,等.内镜下结直肠息肉切除术后迟发性出血的危险因素分析[J].中华消化内镜杂志,2018,12(5):332—335.

第八章

无痛胃肠镜检查及护理配合

　　胃肠镜诊疗技术是消化道疾病最常用、最可靠的方法,在消化道肿瘤的筛查和随访中具有重要的临床意义。常规胃肠镜检查,往往给患者带来不同程度的痛苦及不适感,患者耐受性较差,严重者可被迫终止检查。随着生活水平的提高,人们对生命质量和医疗服务的要求日益重视,对胃肠镜检查的舒适需求也在日益增加。在胃肠镜检查中给予患者镇静/麻醉,可使患者在轻松、无痛苦的状态下完成胃肠镜的检查操作,降低检查操作给患者带来生理和心理刺激,解除患者的焦虑、紧张和恐惧的情绪,既确保患者检查过程的安全和舒适,又便于临床医生的检查操作。无痛胃肠镜检查也因其具有操作性好、痛苦小、患者依从性较好等明显优势,受到越来越多患者的青睐。目前我国已有很多单位开展了无痛胃肠镜检查。但是,需要认识到,镇静/麻醉本身具有较高风险,在进行无痛胃肠镜检查的过程中,如果操作和护理不当,很容易给患者带来一系列的麻醉相关风险和并发症,有些并发症可造成严重后果,甚至死亡。因此,对消化内镜诊疗镇静/麻醉流程实施规范化的管理,采取安全管理措施,对可能出现的并发症作出预见性判断,并及时给予有针对性护理干预,可有效降低并发症发生率,提高患者消化道疾病诊疗效果和护理满意度。

一、适应证和禁忌证

(一)适应证

(1)所有因诊疗需要并愿意接受消化内镜诊疗镇静/麻醉的患者。

(2)消化内镜诊疗心存顾虑或恐惧感、高度敏感而不能自控的患者。

(3)一般情况良好,ASA(美国麻醉医师协会)Ⅰ级或Ⅱ级患者。

(4)处于稳定状态的 ASA Ⅲ级或Ⅳ级患者,可酌情在密切监测下实施。

(二)禁忌证

(1)有常规内镜操作禁忌证或拒绝镇静/麻醉的患者。

(2)ASA Ⅴ级的患者。

(3)未得到适当控制的、可能威胁生命的循环与呼吸系统疾病,如未控制的严重高血压、严重心律失常、不稳定心绞痛以及急性呼吸道感染、哮喘发作期等。

（4）肝功能障碍(Child-Pugh C 级以上)、急性上消化道出血伴休克、严重贫血、胃肠道梗阻伴有胃内容物潴留。

（5）无陪同或监护人者。

（6）有镇静/麻醉药物过敏及其他严重麻醉风险者。

（三）相对禁忌证　以下情况须在麻醉医生管理下实施镇静/麻醉,禁忌在非麻醉医生管理下实施镇静/麻醉。①明确困难气道的患者如张口障碍、颈颏颌部活动受限、类风湿脊柱炎、颞颌关节炎等。②严重的神经系统疾病者(如脑卒中、偏瘫、惊厥、癫痫等)。③有药物滥用史、年龄过高或过小、病态肥胖、排尿困难等患者。

二、术前准备与术中护理

（一）术前准备

1. 无痛胃肠镜检查前的场所与设备要求　开展消化内镜诊疗镇静/麻醉除应符合常规消化内镜的基本配置要求以外,还应具备以下条件。

（1）每个诊疗单元面积不宜小于 15 m^2。

（2）每个诊疗单元除应配置消化内镜基本诊疗设备外,还应符合手术麻醉的基本配置要求,即应配备常规监护仪(包括心电图、脉搏氧饱和度监测仪和无创血压计)、除颤仪、供氧与吸氧装置和单独的负压吸引装置、静脉输液装置、常规气道管理设备(麻醉机或简易呼吸囊、麻醉咽喉镜与气管内插管用具等)和常用麻醉药物,如丙泊酚、依托咪酯、咪达唑仑、阿片类药物等,以及常用的心血管药物如阿托品、麻黄碱、去氧肾上腺素等。经气管内插管全麻下消化内镜操作时间较长或高危患者还应配有麻醉机,并考虑监测呼气末二氧化碳分压和(或)有创动脉压力。

（3）具有独立的麻醉复苏室或麻醉复苏区域,建议麻醉复苏室与内镜操作室床位比例不低于 1∶1,并根据受检患者数量与镇静/麻醉性质设置面积。其设备应符合麻醉复苏室的基本要求,即应配置常规监护仪、麻醉机和(或)呼吸机、输液装置、吸氧装置、负压吸引装置以及急救设备与药品等。

（4）消化内镜诊疗区域须配备麻醉机、困难气道处理设备(如喉罩、视频喉镜等)和抢救设备如心脏除颤仪,以及常用急救药品如肾上腺素、异丙肾上腺素、利多卡因等与拮抗剂如氟马西尼和纳洛酮。

2. 无痛胃肠镜检查人员配备与职责

（1）消化内镜诊疗的轻度、中度镇静可由经过专门镇静培训的医师负责。消化内镜诊疗的麻醉/深度镇静应由具有主治医师(含)以上资质的麻醉科医生负责实施。根据消化内镜患者受检人数与受检方式以及镇静/麻醉的性质合理配备麻醉医生人数。

（2）实施深度镇静/麻醉的每个诊疗单元配备至少 1 名麻醉科高年资住院医生,建议配备 1 名专职护士,其中护士负责麻醉前准备和镇静/麻醉记录、协助镇静/麻醉管理。

（3）每 2～3 个诊疗单元配备 1 名具有主治医生(含)以上资质的麻醉科医生,指导并负责所属单元患者的镇静/麻醉以及麻醉复苏。

（4）麻醉复苏室的专职护士数量与床位比宜为 1∶(2～4)配备,负责监测并记录患者麻醉恢复情况。

（5）麻醉医生与专职护士宜相对固定，以保证镇静/麻醉过程及麻醉复苏过程的患者安全。

3. **无痛胃肠镜检查前的访视与评估**　在进行消化内镜诊疗镇静/麻醉前，麻醉医生需充分做好麻醉前访视，具体如下：

（1）麻醉前评估主要内容包括三个方面：病史、体格检查和实验室检查。重点判别患者是否存在困难气道、恶性高热；是否存在未控制的高血压、心律失常和心力衰竭等可能导致围手术期严重心血管事件的情况；是否有阻塞性睡眠性呼吸暂停（OSA）、急性上呼吸道感染、肥胖、哮喘、吸烟和未禁食等可能导致围手术期严重呼吸系统事件的情况；是否有胃肠道潴留、活动性出血、反流或梗阻等可能导致反流误吸的情况。

（2）患者知情告知应告知患者和（或）患者受托人镇静/麻醉的操作方案，并向患者和（或）受托人解释镇静/麻醉的目的和风险，取得患者和（或）受托人同意，并签署知情同意书。

4. **消化内镜诊疗镇静/麻醉前准备**

（1）消化内镜诊疗镇静/麻醉前准备与普通消化内镜术前准备基本相同。

（2）患者术前禁食至少 6 h，术前禁水至少 2 h；可按需服用＜50 ml 的黏膜清洁剂。

（3）如患者存在胃排空功能障碍或胃潴留，应适当延长禁食和禁水时间，必要时行气管内插管以保护气道。

（4）口咽部表面麻醉：轻度与中度镇静下，口咽部表面麻醉可以增强患者耐受性，抑制咽反射，利于内镜操作；深度镇静及全麻状态下，可不使用口咽部表面麻醉。

（5）当日实施麻醉的主管医师应当对镇静/麻醉前评估与准备记录进行确认，并且再次核实患者身份和将要进行的操作。

5. **消化内镜诊疗镇静/麻醉的实施**

（1）患者入室，根据检查类别摆放好体位，连接监护设备，自主呼吸下充分给氧去氮（8～10 L/min，3～5 min），开放静脉通道，并记录患者生命体征。

（2）根据消化内镜的诊疗目的和镇静/麻醉深度的需求，可采用不同的麻醉或镇静方法。

（3）患者呼吸略缓慢但平稳、睫毛反射消失、全身肌肉松弛即可开始内镜操作。

（4）操作过程中严密监测患者呼吸和循环情况，确定是否需要气道支持（如托下颌、鼻咽通气管甚至辅助或控制呼吸）和循环药物支持（如麻黄碱、阿托品）。如果诊疗时间稍长或操作刺激较强，根据患者体征如呼吸加深、心率增快，甚至体动等，可每次静脉追加给药。诊疗过程中应维持良好的镇静/麻醉深度，以确保患者无知觉和体动，直至检查结束。

（5）消化内镜操作要求的体位明显影响呼吸或消化内镜诊疗过程可能明显影响呼吸时，宜选用常规气管内插管全身麻醉。值得注意的是，联合应用镇静药与麻醉性镇痛药时，宜适当减少药物剂量，并密切观察有无呼吸循环抑制。

（二）术中护理配合　患者生命体征监测是消化内镜诊疗镇静/麻醉中的重要环节。因此，护士在患者进入镇静/麻醉状态的过程中，要密切监测患者的生命体征及患者反应。常规监测应包括心电图、呼吸、血压和脉搏血氧饱和度，有条件者可监测呼气末二氧化碳分压；气管插管(包括喉罩)全身麻醉宜常规监测呼气末二氧化碳分压。

1. **心电图监测** 密切监测心率和心律的变化和异常,必要时及时处理。约90%的心搏骤停前会发生心动过缓,若无连续动态的心电监护则很难及时发现。因此,在镇静/麻醉期间必须严密监测心电图。

2. **呼吸监测** 应密切监测患者呼吸频率与呼吸幅度,并注意有无气道梗阻。呼吸变慢变浅,提示镇静/麻醉较深;呼吸变快变深,提示镇静/麻醉较浅。如出现反常呼吸,往往提示有气道梗阻,最常见原因是舌后坠,其次是喉痉挛。托下颌往往即可解除因舌后坠引起的气道梗阻,必要时可放置口咽或鼻咽通气管。

3. **血压监测** 一般患者无创动脉血压监测(间隔3~5 min)即可,但特殊患者(严重心肺疾病,循环不稳)可能还需有创动脉压监测。一般患者血压水平变化超过基础水平的±30%,高危患者血压水平变化超过基础水平的±20%,即应给予血管活性药物干预并及时调整镇静/麻醉深度。

4. **脉搏血氧饱和度监测** 在实施镇静/麻醉前即应监测患者血氧饱和度,并持续至完全清醒后。值得注意的是,脉搏血氧饱和度主要代表肺的换气功能,其反映低通气早期不敏感;脉搏血氧饱和度下降提示通气功能已明显下降。因此需要严密观察患者呼吸状态。

5. **呼气末二氧化碳分压监测** 可利用鼻面罩或鼻导管或经气管导管监测呼气末二氧化碳分压,并显示其图形的动态变化。该方法可在患者血氧饱和度下降前发现低通气状态。研究表明,通过二氧化碳波形图发现患者肺泡低通气比视觉观察更为敏感,因此对于深度镇静或无法直接观察通气状态的患者宜考虑采用该方法。

三、术后护理

(一)患者护理

(1)无痛胃肠镜检查术后尚未清醒(含嗜睡),或虽已清醒但肌张力恢复不满意的患者应进入麻醉复苏室。麻醉复苏室是镇静/麻醉结束后继续观察病情、防治镇静/麻醉后近期并发症、保障患者安全的重要场所。

(2)观察指标包括患者血压、心率、呼吸、脉搏血氧饱和度和神志状态以及有无恶心、呕吐等。

(3)严密监护,确保患者不发生坠床、摔伤等意外事件。

(4)患者生命体征平稳、意识恢复正常、步态稳定、无头晕、无恶心、无呕吐、无明显腹痛等,可由亲友陪同离院。如为住院患者,可由专职护送人员安全护送回病房。

(二)健康宣教

(1)告知患者,一般情况下检查结束2 h后,方可进食,特殊情况需遵医嘱进食。

(2)告知患者24 h内不可从事驾驶、高空作业,不得进行精密计算工作等。无痛胃肠镜下治疗的患者2周内应避免剧烈运动、负重物、短期内长途旅行等。

(3)告知患者检查后应保持大便通畅,观察大便颜色、性质和量,如有异常,出现较明显腹痛、呕血、便血等情况,应及时急诊就诊,并给予患者文字指导,提供紧急情况联系电话。

四、并发症及护理

麻醉医护人员在消化内镜操作期间既要解除患者疼痛与不适,保障其生命安全并为内镜操作提供方便条件,还应积极防治镇静/麻醉期间可能的意外和并发症。

(一)呼吸抑制 镇静/麻醉及麻醉恢复期间应密切观察患者的呼吸频率与呼吸幅度。如怀疑舌后坠引起的气道梗阻,应行托下颌手法,必要时放置口咽或鼻咽通气管;同时应增加吸氧流量或经麻醉面罩给予高浓度氧。必要时嘱内镜医生退出内镜。如果患者脉搏血氧饱和度低于 85%,应立即处理。可通过大声询问和压眶刺激患者加深呼吸。如采取上述措施后仍无效,则应给予辅助或控制呼吸,必要时行气管内插管或放置喉罩。

(二)反流与误吸 镇静/麻醉能使胃肠道蠕动减弱,加上胃镜检查过程中大量的注气和注水,使胃肠道张力下降。如果患者伴有胃食管交界处解剖缺陷、口咽或胃内大量出血或幽门梗阻等均可增加反流与误吸风险。无论固体或液体误吸入呼吸道均可造成呼吸道梗阻、气道痉挛、吸入性肺不张和吸入性肺炎等严重后果。因此应采取措施来减少胃内容物和提高胃液 pH;降低胃内压,使其低于食管下端括约肌阻力;保护气道等。当 EUS 检查,胃腔内需要大量注水时,注意注水的部位,如位于食管、贲门等距咽喉部声门裂较近,应采用气管内插管全身麻醉,不宜施行深度镇静。

一旦发生误吸,则应立即退出内镜并沿途吸引,尤其口咽部;同时立即使患者处于头低足高位,并改为右侧卧位,因受累的多为右侧肺叶,如此可保持左侧肺有效的通气和引流;必要时应及时行气管内插管,在纤维支气管镜明视下吸尽气管内误吸液体及异物,行机械通气,纠正低氧血症。

(三)血压下降 患者血压下降可给予或加快输液速度,必要时遵医嘱给患者血管活性药物,维持血流动力学稳定。对于操作时间较长、深度镇静/麻醉的患者应常规预防性补液。

(四)坠床 坠床是消化内镜镇静/麻醉的严重并发症之一,轻者可造成患者四肢和躯体创伤,重者可危及患者生命。严密监护,并始终妥善固定与防护患者是防止坠床的关键。

(五)心律失常 内镜操作本身对自主神经的刺激以及镇静/麻醉药物的作用均可能引起心律失常。窦性心动过速一般无需处理。如心率<50 次/min,可遵医嘱注射阿托品 0.2~0.5 mg,可重复给药;必要时可静脉给予肾上腺素 0.02~0.1 mg。预防心律失常的关键在于及时发现,并及时处理。

(六)心肌缺血 消化内镜操作无论是否采取镇静/麻醉均可能诱发或加重心肌缺血。在内镜操作过程中吸氧可以显著减少 ST 段压低。因此应加强监测,维持良好的心肌氧供与氧耗。

(七)其他内镜诊疗并发症 内镜诊疗过程中,术者操作粗暴或麻醉效果不完全而致患者躁动挣扎,均有较大的危险,轻者引起消化道黏膜擦伤或撕裂,重者可引起消化道穿孔,甚至死亡。故在内镜操作过程中,需要内镜医生与麻醉医生积极有效地配合,共同完成。

(沈 锐)

参考文献

[1]李兆申,邓小明,张澍田,等.中国消化内镜诊疗镇静/麻醉的专家共识意见[J].中华消化内镜杂志,2014,31(8):

421—428.

[2] Riphans A，Wehrmann T，Weber B，et a1. S3 Guideline：Sedation for gastrointestinal endoscopy 2008[J]. Endoscopy，2009,41(9)：787—815.

[3] 李鹏,冀明,张澍田.无痛消化内镜操作共识[J].中国实用内科杂志,2010,30(7)：605—607.

[4] 郑曼.内镜操作的镇静与麻醉[J].中华消化内镜杂志,2012,29(6)：304—306.

[5] Riphaus A，Geist F，Wehrmann T. Endoscopic sedation and monitoring practice in Germany：reevaluation from the first nationwide survey 3 years after the implementation of an evidence and consent based national guideline［J］. Z Gastroenterol，2013,51(9)：1082—1088.

[6] 岳伟,张丽,郭强.无痛苦胃肠镜技术应用十年分析[J].中华消化内镜杂志,2013,30(2)：97—99.

[7] Paggi S，Radaelli F，Amato A，et a1. Unsedated colonoscopy：an option for some but not for all ［J］. Gastrointest Endosc，2012,75(2)：392—398.

[8] Shergill AK，Ben-Menachem T，Chandrasekhara V，et a1. Guidelines for endoscopy in pregnant and lactating women ［J］. Gastrointest Endosc，2012,76(1)：18—24.

[9] Haq MM，Faisal N，Khalil A，et a1. Midazolam for sedation during diagnostic or therapeutic upper gastrointestinal endoscopy incirrhotic patients ［J］. Eur J Gastroenterol Hepatol，2012,24(10)：1214—1218.

[10] Tang DM，Simmons K，Friedenberg FK Anti-hypertensive therapy and risk factors associated with hypotension during colonoscopy under conscious sedation ［J］. J Gastrointestin Liver Dis，2012,21(2)：165—170.

[11] 陈凯琪.无痛胃肠镜患者跌倒的风险因素分析及对策[J].护理实践与研究,2012,9(12)：97—98.

第九章

单(双)气囊小肠镜检查及护理配合

　　小肠是人体最长的器官,由于小肠解剖结构的特殊性及有效检查手段的缺乏,小肠疾病的临床诊疗一直以来都比较困难,漏诊、误诊率相当高,严重影响了人民的生活质量。随着气囊辅助小肠镜的发明和临床应用,小肠疾病的诊疗水平有了明显提高;同时,小肠镜可以内镜下活检明确病灶性质,因此是小肠疾病诊断的"金标准"。

　　传统的推进式小肠镜进入小肠肠管时,往往只是将屈曲的肠管拉长,而内镜并不能进入小肠的深部,因此观察范围十分有限。双气囊小肠镜(double-balloon enteroscope, DBE)于2001年在日本问世,2003年进入中国,它主要由主机、带气囊的内镜和外套管、气泵三部分组成,通过对两个气囊的注气和放气等方法,将内镜送达小肠深部,从而实现对小肠疾病的诊治。2007年,单气囊小肠镜(single-balloon enteroscope, SBE)在日本问世,SBE是在原推进式小肠镜的基础上,加装了带气囊的外套管和气泵,也使得内镜能被送达小肠深部。2008年,美国又推出了螺旋式小肠镜(spiral enteroscope, SPE),其由内镜和带螺纹的外套管组成,通过旋转外套管将小肠肠管套叠并固定于外套管上,使得内镜逐渐到达小肠深部。目前,我国临床应用最广泛的小肠镜是DBE和SBE,因两者均有气囊辅助,故又统称为气囊辅助小肠镜(balloon-assisted enteroscope, BAE)。

一、小肠镜设备

　　根据患者的不同情况选择合适的小肠镜有利于操作的顺利进行。目前在临床上常规使用的DBE分为诊断镜和治疗镜两种,直径为7.5~9.4 mm,镜身长度为152~200 cm,操作孔径为2.2~3.2 mm。其中,细镜身DBE主要用于儿童患者,短镜身DBE主要用于困难结肠镜无法完成的全结肠检查和常规十二指肠镜无法完成的ERCP,而长镜身DBE则主要用于深部小肠检查。SBE的直径为9.4 mm,镜身长度为200 cm,操作孔径为2.8 mm,亦可完成对多种小肠疾病的诊治。

　　(一)双气囊小肠镜　双气囊小肠镜(图9-1)于2003年由日本医生Yamamoto发明。双气囊小肠镜是利用有效长度仅2 m的内镜和柔软的外套管交替插入小肠内,并用两个气囊交替固定小肠管来完成对6 m小肠的检查。可根据患者病情及具体情况选择经口进镜和(或)经肛门进镜,操作比较简单,既能进行全小肠的直视检查,同时还能进行活检、黏膜染色、标记病变部位、黏膜下注射、息肉切除等处理。双气囊小肠镜对不明原因消化道出血(怀疑小肠出血)的病因确诊率达80.0%~90.7%,是目前小肠疾病诊疗最有效的技术之一。

常用的双气囊小肠镜的型号有:Fujifilm EN-580T、EN-530T 和 EN-450T5。其参数见表9-1。

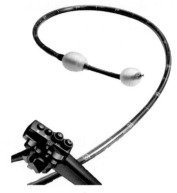

图9-1 双气囊小肠镜

表9-1 EN-580T/530T 和 EN-450T5 型内镜的主要参数

参考数	EN-580T/530T	EN-450T5
景深(mm)	2~100	4~100
视角范围(°)	140°	140°
镜身外径(mm)	9.4	9.4
活检孔道(mm)	3.2	2.8
有效长度(mm)	2 000	2 000

(二)单气囊小肠镜 单气囊小肠镜于2007年开始应用,2009年进入中国,功能类似于双气囊小肠镜。它省略了双气囊小肠镜镜身前端的气囊,通过前端的弯曲部与外套管气囊的配合实现对小肠的全面检查,也是诊断小肠疾病的有效手段(图9-2)。

常用的单气囊小肠镜型号为 OLYMPUS SIF-Q260,其参数见表9-2。

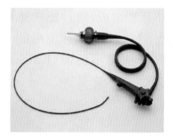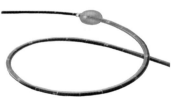

图9-2 单气囊小肠镜

表9-2 SIF-Q260 型内镜的主要参数

有效长度	2.345 m
视角范围	140°
镜身外径	9.2 mm
活检孔道	2.8 mm

(三)单(双)气囊小肠镜的优缺点比较 DBE 和 SBE 各有优缺点,但都是诊断与治疗小肠疾病的有效工具。

在疾病诊断和治疗方面,目前研究数据表明,DBE 对小肠疾病的总体诊断率40%~80%,总体治疗率为15%~55%;SBE 的总体诊断率为41%~65%,总体治疗率为7%~50%;对于不明原因消化道出血病例,DBE 的诊断阳性率为91.2%,SBE 的诊断阳性率为66.7%;相比之下,DBE 占优。同时,随着 3.2 mm 大活检孔道 DBE 的推出,可兼容更多内镜辅助器械进行内镜下治疗,如息肉切除、止血、异物取出、狭窄扩张、EMR 等,相信 DBE 的治疗率将进一步提升。

在安全性方面,DBE 与 SBE 均是一项安全的内镜检查技术,总体并发症发生率低于 1%,常见并发症为消化道出血、穿孔和胰腺炎,发生率分别为 0.9%、0.2% 及 0.1%。其他并发症包括腹胀、腹痛、咽喉肿痛、黏膜损失等。

在器械准备与操作方面,与双气囊小肠镜相比,单气囊小肠镜器械准备时间要低于双气囊小肠镜;而双气囊小肠镜有两个气囊交替充放气,所以插入性会更好,并可获得较大的进镜深度,全小肠检查完成率更高,以协助较深部小肠疾病的诊断。

二、适应证与禁忌证

(一) 适应证

(1) 潜在小肠出血(及不明原因缺铁性贫血)。

(2) 疑似克罗恩病。

(3) 不明原因腹泻或蛋白丢失。

(4) 疑似吸收不良综合征(如乳糜泻等)。

(5) 疑似小肠肿瘤或增殖性病变。

(6) 不明原因小肠梗阻。

(7) 外科肠道手术后异常情况(如出血、梗阻等)。

(8) 临床相关检查提示小肠存在器质性病变可能。

(9) 已确诊的小肠病变(如克罗恩病、息肉、血管畸形等)治疗后复查。

(10) 小肠疾病的治疗:如小肠息肉切除术、小肠异物(如胶囊内镜等)取出术、小肠血管病变治疗术、小肠狭窄扩张术等。

(11) 困难结肠镜无法完成的全结肠检查。

(12) 手术后消化道解剖结构改变导致十二指肠镜无法完成的 ERCP。

(二) 禁忌证

1. 绝对禁忌证　①严重心肺等器官功能障碍;②无法耐受或配合内镜检查。

2. 相对禁忌证　①小肠梗阻无法完成肠道准备;②有多次腹部手术史;③孕妇;④其他高风险状态或病变(如中度以上食管胃静脉曲张、大量腹水等);⑤低龄儿童(小于 12 岁)。

三、护理配合

(一) 患者准备

1. 经口进镜

(1) 肠道准备:经口进镜检查者仅需术前禁食、禁水 12 h 即可。

(2) 术前准备:术前 10~20 min 口服 10 ml 利多卡因胶浆,协助患者取下义齿,咬好口垫,并妥善固定;行全麻者,需气管插管。

(3) 卧位:左侧卧位,双腿弯曲,全身放松。

2. 经肛进镜

(1) 肠道准备:肠道准备的方法与结肠镜检查时的肠道清洁基本相同。检查前两天少渣饮食,忌食水果、蔬菜,检查当日早晨禁食,服用复方聚乙二醇电解质散进行肠道准备。上午检查者于检查当日晨5时左右,将复方聚乙二醇电解质散137.12 g用2 000 ml温开水溶解后分次于2 h内喝完,以排出无渣水样液为完成肠道清洁准备。下午检查者于检查当日上午9时左右服用,方法同前。如患者不能耐受禁食,为避免发生低血糖可于检查当日早晨食用少量糖水。便秘患者,建议先吃2 d流质后再服用肠道清洁剂进行肠道准备。

(2)术前准备:更换检查用服,患者腰部以下垫尿垫,以防污染诊疗床。

(3)卧位:左侧卧位,双腿弯曲,肛门朝向检查者。

(二)术前用药 遵医嘱肌注镇静药及止痛剂,镇静剂有地西泮、咪达唑仑,止痛剂有盐酸哌替啶等。

(三)器械准备 器械准备包括单(双)气囊小肠镜及其光源、气泵、外套管、小肠镜活检钳、注射针及其他相关附件、润滑剂、纱布、染料等。此外还需准备心电监护仪、吸引器、吸氧装置、心脏按压板等急救设备。

1. 双气囊小肠镜气囊及外套管的安装 在外套管的注水通道注入10~20 ml灭菌水以减少外套管和镜身之间的摩擦;将外套管套于镜身上,然后将气囊套于内镜头端,用橡胶圈将气囊的两端固定,注意勿将内镜头端的注气孔覆盖,否则气囊不能充盈;用专用软管将外套管与内镜的气囊管道分别与气泵相连;检查气泵注气、放气情况,确认气泵使用状态正常后,按压控制面板上的内镜气囊及外套管气囊的充气/放气键,使气囊充气,检查气囊是否能够正常充盈;随后将充盈的气囊浸没在水中,检查气囊是否漏气;确认气囊完好可以使用后,将气囊中的气体排空。

2. 单气囊小肠镜气囊及外套管的安装 在外套管内注入10 ml灭菌水润滑外套管腔,套入小肠镜身后,检查小肠镜能否在外套管中自由进出,连接气泵,将外套管气囊充气,并置入水中检查气囊是否漏气,确认气囊完好可以使用后,将气囊中的气体排空。

(四)术中配合

1. 双气囊小肠镜术中配合 双气囊小肠镜操作需由1名医生和2名护士共同完成。1名护士负责推送外套管,另1名护士负责观察患者的情况及台下巡回。

开始进镜时,两个气囊均不注气。当进镜约50 cm,即内镜镜身全部插入外套管时,术者将内镜头端气囊充气以固定肠管。接着护士沿镜身将外套管推入约50 cm,然后术者将外套管的气囊注气以固定肠管,将镜身及外套管同时外拉使肠管短缩,再将镜身前端气囊的气体抽出并继续向前插入内镜。在插镜过程中,护士右手扶稳并固定接近操作部的外套管头端,左手固定接近患者口腔或肛门部的外套管,两手用力外展,使外套管基本成一直线,以方便术者进镜。待内镜镜身再次全部插入外套管时,重复上述步骤,同时结合勾拉等技巧,将肠管依次套叠在外套管上使肠管短缩,使内镜向深部小肠推进,直至发现病变为止。进镜时边进边仔细观察肠黏膜,防止遗漏病灶。对于需要全小肠检查者,可在第一次检查时内镜插入的肠腔最深部进行染色剂定位,以便于第二次从反方向进镜时能够找到第一次内镜到达的部位,继而实现全小肠的检查。

2. 单气囊小肠镜术中配合 单气囊小肠镜需由医生护士各1名。医生负责控制内镜的旋钮,护士在医生的左侧扶持镜身协助进镜。进镜时,内镜前端及外套管先端插至十二指肠水平段(经口腔侧)或回肠末端时(经肛门侧),在内镜不能再前进时,将内镜前端弯曲勾住肠管,护士将外套管沿着内镜滑至内镜前端,随后术者将外套管气囊充气,然后将外圈管及镜身缓慢外拉使肠管短缩。待肠管充分套叠于镜身后,将内镜镜身缓慢向前插入,如此反复重复上述操作,使内镜缓慢向小肠深部推进。退镜步骤相反。对于需要全小肠检查者,可在第一次检查时内镜插入肠腔最深部进行染色剂定位,以便于第二次从反方向进镜时能够找到第一次内镜到达的部位,继而实现全小肠镜的检查。

(五)活检与治疗　小肠镜进镜深,弯度大,镜身柔软,管腔较小,小肠镜的活检钳及其他附件也比胃镜、肠镜活检钳长且细,要准确钳取病灶绝非易事,故不仅需要医护密切配合,还要做到眼疾手快。在胃镜下活检时,医生只要把病灶放到视野中间,活检钳送出就能准确钳取组织;而在小肠镜检查中,活检钳或其他附件送入后,由于插入的附件把镜身相对拉直了,而这时很难用旋钮再把病灶放于视野中间,且由于弯度大,活检钳等附件到达目标部位后也常常发生难以张开的情况,致使操作更加困难。因此,在小肠镜活检及治疗中医护应密切配合,抓紧瞬间机会,钳取组织或实施治疗。

(六)术中注意事项

(1)因双气囊小肠镜外套管和镜身长度相差 55 cm,因此进外套管时不能超过镜身的 155 cm 刻度(有的小肠镜镜身上有一白色标识);单气囊小肠镜相差 60 cm 左右,进外套管时不能超过镜身的 150 cm 刻度。

(2)在操作过程中,护士要保持体外的镜身始终处于直线状态,以便于医生操作。

(3)始终保持外套管和镜身之间的润滑,必要时可从外套管的注水通道注入灭菌水。

(4)当内镜向深部插入困难时,护士协助患者变换体位,或通过按压患者腹部,配合医生回拉镜身,反复将肠腔套叠在内镜上,减少肠襻形成。

(5)检查过程中应严密观察患者病情变化,尤其是经肛门检查的患者术中多数会出现腹胀、腹痛,护士应适时的进行安慰,必要时根据医嘱给予药物。

(6)对于实施无痛诊疗(即在全身麻醉状态下实施小肠镜检查)的患者,需严密观察生命体征,检查中持续吸氧,及时清理患者的口咽分泌物,保持呼吸道通畅。全程监护血氧饱和度、呼吸、脉搏、血压的变化。

(七)健康宣教

(1)经口检查者,外套管反复摩擦咽喉,出现咽喉疼痛,一般不需特殊处理,如无特殊治疗要求,术后 1 h 可进食,且以进食清淡温凉半流质 1 d 为宜,忌食过热、刺激性及粗糙食物,以免引起咽喉部出血,次日饮食照常。

(2)经肛门检查者,术后可能会出现轻微腹胀,个别患者会出现腹痛,护士应适时的进行安慰,嘱患者多行走,指导或协助患者进行腹部顺时针按摩,以促进排气,告知患者排气后腹胀、腹痛情况会逐步改善;如腹胀腹痛症状持续不缓解甚至有加重倾向,须告知术者及时处理。如无特殊情况,可正常饮食或遵医嘱。

(3)小肠镜因检查时间长,部分患者在检查过程中不能很好配合,护士要多鼓励,加强术中心理支持,引导患者积极配合。

(彭　阳)

参考文献

［1］蔡文智,智发朝,主编. 消化内镜护理及技术［M］.北京：科学出版社,2009：37.

［2］中华医学会消化内镜学分会小肠镜和胶囊内镜学组. 中国小肠镜临床应用指南［J］.中华消化内镜杂志,2018,10：1007—5232.

［3］Chauhan SS,Manfredi MA,Abu DBK,et al. Enteroscopy［J］.Gastrointest Endosc,2015,82(6)：975—990.DOI：10.1016/j.gie.2015.o6.012.

［4］Zhi FC,Xiao B,Jiang B,et al. Double-balloon enteroscopy in detecting small intestinal bleeding［J］.Chin Med J(Engl),2005,118(21)：1834—1837.

［5］白杨,智发朝,刘思德,等. 单气囊内镜的临床应用价值初步探讨［J］.中华消化内镜杂志,2009,26(11)：561—564.

［6］智发朝. 中国小肠镜临床应用指南修订解读［J］.中华消化内镜杂志,2018,35(10)：702—703.

［7］智发朝,姜泊,潘德寿,等. 全小肠直视检查的双囊电子小肠镜的初步临床应用［J］.中华医学杂志,2003,83：2381—2382.

［8］王莉慧,智发朝,郭瑜,等. 双气囊电子内镜的操作配合体会［J］.中华消化内镜杂志,2006,23(1)：6.

［9］李至秦,甘丽美,聂晓英. 83 例单气囊小肠镜检查的护理配合［J］.中华护理杂志,2011,46(11)：1128—1129.

［10］周晓亮,李雯,蔡薇,等. 单气囊小肠镜检查的护理体会［J］.江苏医药.2011,37(9)：1114—1115.

［11］王燕,刘芝兰,德吉措姆,等. 无痛单气囊电子小肠镜检查的护理配合［J］.青海医药杂志,2011,41(9)：48—49.

第十章

胶囊内镜检查及护理配合

由于人的小肠长约 5～7 m，传统电子内镜检查时带来很多痛苦，早在 20 世纪 80 年代，就有学者提出无线内镜的设想。世界上第一颗无线胶囊内镜终于在 1999 年由以色列的电光学工程师 Gavril J. Iddan 和英国伦敦的 C. Paul Swain 研制成功。他们成立的 Given Imaging 公司推出了第一代无线胶囊内镜（图 10 - 1），当时称之为 M2A，意思是"mouth to anus"（从口到肛门），经过临床验证和应用后，M2A 胶囊内镜分别在 2001 年 5 月和 8 月被欧洲和美国 FDA 批准应用于临床。美国 FDA 当初批准 M2A 用于小肠疾病诊断的辅

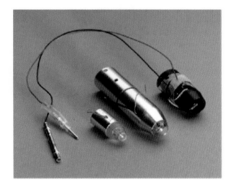

图 10 - 1　胶囊内镜雏形

助工具，2003 年 7 月正式批准它作为小肠疾病的一线检查工具。2004 年 Given Imaging 公司推出了用于食管检查的胶囊内镜，因此 M2A 从此更名为 PillCam，用于小肠、食管和结肠的胶囊内镜分别称之为 PillCam SB、ESO 和 Colon。截止到 2009 年 5 月，Given Imaging 公司的胶囊内镜的全球使用量已经超过 100 万颗。

OMOM 胶囊内镜是由我国重庆金山公司自主研发，继 Given Imaging 公司的世界上第二个胶囊内镜，2005 年通过我国的 SFDA，当年即投入临床使用，目前已经在英国、俄国、马来西亚、印度以及我国广泛使用。金山公司于 2008 年也推出了结肠胶囊内镜和 pH 检测胶囊内镜。OMOM 胶囊内镜系统具有实时监视、调整拍摄频率等"胶囊-工作站双向调控"的独特功能。另外两种新型胶囊内镜分别是由日本奥林巴斯生产的 Endocapsule 以及韩国 IntroMedic 公司生产的 MiroCam。这两种胶囊还未广泛使用于临床。欧洲和美国的研究证实 Endocapsule 与 PillCam，两者诊断小肠疾病能力相当，前者图像质量更佳而且工作时间更长，因此全小肠检出率要略高于后者。MiroCam 采用电场传输系统，应用人体作为导体，节省了胶囊内镜的电源，工作时间更长，全小肠检查率也很高。图 10 - 2 是 4 种胶囊内镜的外形及拍摄到的小肠图像。

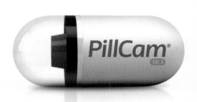
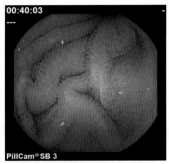

PillCam 胶囊内镜及其拍摄到的小肠黏膜图像

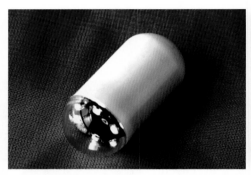
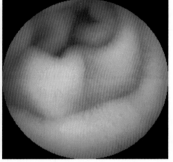

OMOM 胶囊内镜及其拍摄到的小肠黏膜图像

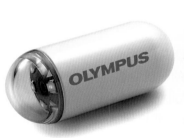
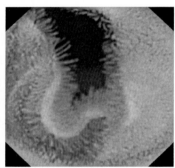

Endocapsule 胶囊内镜及其拍摄到的小肠黏膜图像

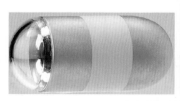
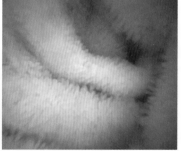

MiroCam 胶囊内镜及其拍摄到的小肠黏膜图像

图 10 - 2 4 种胶囊内镜拍摄到的小肠图像

一、OMOM 胶囊内镜的组成

OMOM 胶囊内镜全称为"OMOM 智能胶囊消化道内镜系统",也称为"医用无线内镜系统"。

OMOM 胶囊内镜的组件与特性　OMOM 胶囊内镜由 3 个主要部分组成:智能胶囊、图像记录仪、影像工作站,另外还有手持无线监控仪作为选配件(图 10-3)。

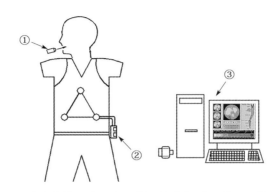

图 10-3　OMOM 胶囊内镜系统组成。①智能胶囊;②图像记录仪;③影像工作站

二、智能胶囊的结构

智能胶囊启动后由患者吞服进入消化道,用于拍摄及传输彩色图像信息,它将照相模块、电池和无线收发模块密封在一个胶囊形状的医用高分子材料外壳中,不会被人体消化,实现拍照、编码、调制并将所拍照片通过无线收发模块传输到图像记录仪等功能。

智能胶囊的结构　智能胶囊(图 10-4)和包装组成一个整体,胶囊由外壳、LED 光源、光学镜头、图像传感器、图像处理器、电池、RF 模块等组成;包装内部有一个永磁体,它是胶囊的电源开关,如果胶囊从包装内拔出,胶囊将会启动拍摄。

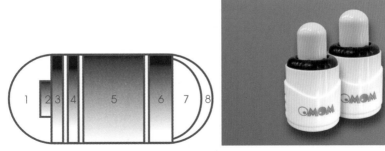

图 10-4　智能胶囊。1.光学前盖;2.镜头;3.图像传感器;4.图像处理器;
5.电池;6.图像发射器;7.天线;8.高分子材料外壳

三、图像记录仪的结构和功能

图像记录仪分为 3 种型号:JS-ME-Ⅰ型(以下简称Ⅰ型)、JS-ME-Ⅱ型(以下简称Ⅱ

型)、JS－ME－Ⅲ型(以下简称Ⅲ型),其中Ⅱ/Ⅲ型记录仪为两者通用。

(一) Ⅰ型记录仪

1. Ⅰ型记录仪外观　见图10－5。

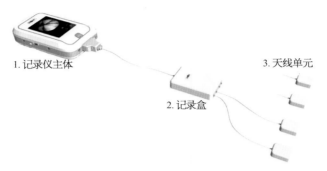

图 10－5　Ⅰ型记录仪外观

2. 正面观标识说明(图10－6)

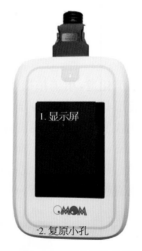

图 10－6　Ⅰ型记录仪主体正面观

(1) 显示屏:显示电量、实时图像、记录仪故障代码等信息。

(2) 复原小孔:用大头针长按此孔,可将记录仪恢复到出厂设置。

3. 左侧面观按键及标识说明(图10－7)

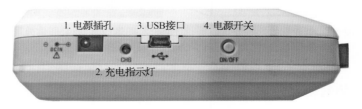

图 10－7　Ⅰ型记录仪左侧面观

（1）电源插孔：连接充电电源。

（2）充电指示灯：绿色提示正在充电，熄灭提示充电饱和，闪烁提示记录仪内环境温度超出使用范围。

（3）USB 接口：连接 USB 数据线。

（4）电源开关：打开/关闭记录仪。

4. **上侧面观按键及标识说明**（图 10 - 8）

（1）屏幕开关：打开/关闭屏幕显示。

（2）状态指示灯：绿色闪烁提示记录仪正在通信，绿色长亮提示记录仪开启但无通信。

5. **背面铭牌**（图 10 - 9）　含产品信息。

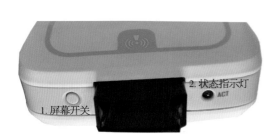

图 10 - 8　Ⅰ型记录仪上侧面观

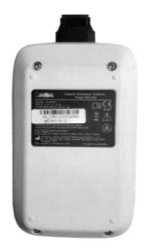

图 10 - 9　Ⅰ型记录仪背面铭牌，含产品信息

（二）Ⅱ/Ⅲ型记录仪

1. **Ⅱ/Ⅲ型记录仪外观**　见图 10 - 10。

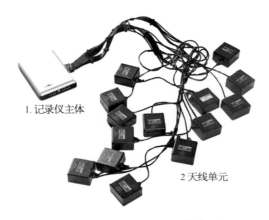

图 10 - 10　Ⅱ/Ⅲ型记录仪外观

2. 上侧观按键及标识说明　见图 10 - 11。

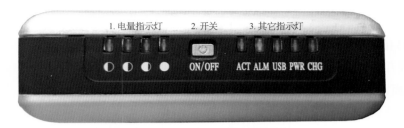

图 10 - 11　Ⅱ/Ⅲ型记录仪上侧面观

（1）电量指示灯：显示记录仪电量。

（2）开关：开启/关闭记录仪。

（3）其他指示灯

1）ACT：工作指示灯,闪烁提示记录仪正在进行通信。

2）ALM：告警指示灯,闪烁提示电量不足或 CF 卡写满。

3）USB：USB 连接状态指示灯,闪烁提示正在进行图像传输。

4）PWR：电源指示灯,常亮为工作状态。

5）CHG：充电指示灯,绿色为充电状态,熄灭提示充电结束。

3. 左侧面观标识说明　见图 10 - 12。

（1）电源插孔：连接记录仪充电电源线。

（2）USB 接口：连接 USB 数据线。

（3）升级接口：记录仪升级时连接升级连接线。

4. 后面观标识说明　见图 10 - 13。

（1）复原小孔：用大头针长按此孔,可将记录仪恢复到出厂设置。

（2）铭牌：显示产品信息。

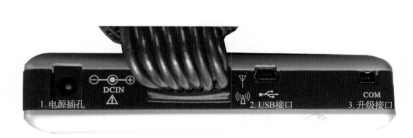

图 10 - 12　Ⅱ/Ⅲ型记录仪左侧面观

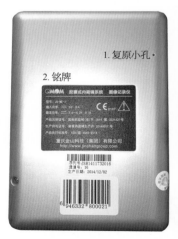

图 10 - 13　Ⅱ/Ⅲ型记录仪后面观

（三）组成　图像记录仪由收发信号的天线单元、处理图像信息的记录盒、储存图片数据的存储体、提供电源的可充电锂电池组成；附件包括电源充电器、记录仪背心/腰带、USB 数据线等。记录仪腰带和背心用于固定记录仪，见图 10-14、图 10-15。

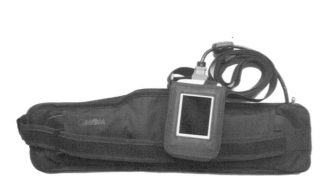
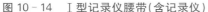
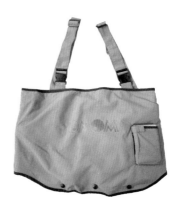

图 10-14　Ⅰ型记录仪腰带（含记录仪）　　　图 10-15　Ⅱ/Ⅲ型记录仪背心（含记录仪）

（四）功能　胶囊内镜检查过程中，图像记录仪接收并存储胶囊传送的图像信息，检查结束后，用户将图像信息从图像记录仪导出至图像处理软件进行处理分析。

（五）工作原理　图像记录仪的天线单元可实现图像信息的收发，记录仪内的记录盒、存储体可实现数据的存储及导出。

（六）使用条件记录仪的使用环境应满足以下要求

（1）远离强磁场。

（2）工作温度：5～40 ℃。

（3）防水。

（七）使用

1. **开启/关闭**　按住电源键 2 s，开启记录仪。再次按 2 s，关闭记录仪。

2. **电量检查**　Ⅰ型记录仪的电量通过屏幕显示，按住屏幕开关 2 s 打开屏幕。电量指示如表 10-1。

表 10-1　Ⅰ型胶囊电量指示

电量指示	描述	电量
	4 颗灯亮	＞85%（饱和）
	3 颗灯亮	60%～85%
	2 颗灯亮	35%～60%

（续表）

电量指示	描述	电量
	1 颗灯亮	10%～35%
	全灭	<10%

　　Ⅱ/Ⅲ型记录仪的电量通过侧面的电量指示灯显示,电量指示描述见表 10 - 2。为保证完成检查,应在检查前确保电量饱和。

表 10 - 2　Ⅱ/Ⅲ型胶囊电量指示描述

电量指示	描述	电量
	4 颗灯亮	>85%(饱和)
	3 颗灯亮	60%～85%
	2 颗灯亮	35%～60%
	1 颗灯亮	10%～35%
	全灭	<10%

　　3. **连接影像工作站**　用配备的 USB 数据线连接记录仪与影像工作站。

　　4. **状态观察**　在胶囊内镜检查中,患者需随时注意记录仪的状态指示灯。

　　(1) ACT：检查正常时,ACT 灯按照胶囊工作频率闪烁。当胶囊电量耗尽,或记录仪接收信号中断时,Ⅰ型记录仪 ACT 灯显示为常绿状态,Ⅱ/Ⅲ型记录仪 ACT 灯则熄灭;

　　(2) ALM：检查过程中出现异常时,ALM 灯闪烁,需结合告警提示音判断异常原因。

　　5. **告警提示音**　记录仪内置蜂鸣器,当检查期间出现异常时会发出告警提示音。Ⅰ型记录仪告警提示音为单次"嘀"声(周期性),同时记录仪屏幕上显示错误代码。Ⅱ/Ⅲ型记录仪的告警提示见表 10 - 3。

　　6. **数据下载**　检查结束后需将记录仪中的图像信息下载至图像处理软件分析处理。

　　7. **充电**　图像记录仪使用内置可充电锂电池为电源,每次使用后,都需要及时充电。请务必使用配备的专用充电器。充电步骤如下：①关闭图像记录仪电源;②将充电器的电源输

表 10-3　Ⅱ/Ⅲ型记录仪告警提示描述

环境	告警描述	说明
开机后	单次"嘀"声(周期性),ALM 灯同步闪烁	电池电量不足
	三次"嘀"声(周期性),ALM 灯不闪烁	SD 卡未插好
	二次"嘀"声(周期性),ALM 灯同步闪烁	SD 卡写满
工作过程中	单次"嘀"声(周期性),ALM 灯同步闪烁	电池电量不足
	二次"嘀"声(周期性),ALM 灯同步闪烁	SD 卡写满
	五次"嘀"声(周期性),ALM 灯同步闪烁	电池电量严重不足,即将自动关机

出端连接到图像记录仪的充电口;③将充电器的电源输入端连接到匹配的插座;④充电时充电指示灯(CHG)变成绿色,当指示灯熄灭时,提示充电完成,取下充电器;⑤完成一次充电大约需要 11 h。

8. **天线单元的使用**　天线单元用于接收胶囊式内镜发送的图像信息,并对胶囊式内镜发送命令。天线单元阵列使用的正确与否直接影响信号的接收与发送。

Ⅰ型记录仪只有 4 个天线单元,穿戴腰带时确保信号传导正常即可。

Ⅱ/Ⅲ型记录仪天线单元包含 14 个天线单元,分别为天线单元 A01~天线单元 A13,B01,它们按下图规律分布在人体表面,其中 A01~A13 用于与胶囊的通信。使用时应确定天线固定在背心和人体表面的位置(图 10-16)。

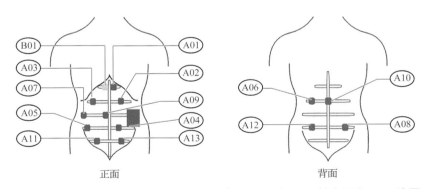

图 10-16　Ⅱ/Ⅲ型记录仪天线位置示意图。正面:01:剑突下左,09:脐周,11:右腹股沟区,13:左腹股沟区。背面:10:脊中穴,08:右肾区,12:左肾区,06:12 的垂线与 10 的平行线相交处

图像记录仪的主要功能:①处于开启状态时,完成胶囊的初始化。②接收胶囊图像数据。③存储胶囊拍摄的图片。④影像工作站借助图像记录仪完成对胶囊工作模式的控制与参数调整。⑤连接胶囊与影像工作站进行图片的实时传输与下载。

四、影像工作站和应用软件

(一)影像工作站的组成

1. **组成及外观**　三种型号的胶囊共用同一个影像工作站。影像工作站由计算机、图像处

理软件、彩色打印机组成,有台车式或便携式两种(图10-17、图10-18)。

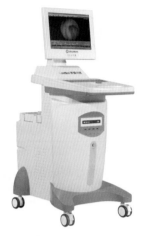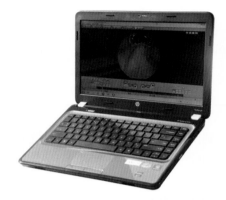

图 10-17　台车式影像工作站(不含打印机)　　图 10-18　便携式影像工作站(不含打印机)

OMOM 胶囊内镜的影像工作站软件是由金山科技公司开发的一套专用软件,全面支持胶囊内镜检查的各种使用需求,具有胶囊控制功能、图片编辑和处理功能、图片浏览功能、数据库处理功能。

2. **功能**　影像工作站主要实现以下功能:①读取或清除记录仪内图像;②校对记录仪日期、时间;③在实时监控中调整胶囊参数;④同时进行 4 个患者的实时监控图片浏览功能;⑤播放图片,设置浏览速度,支持暂停、保存、同时显示张数等功能;⑥静态显示图片,直接跳转到某一区域的图片浏览图片编辑和处理功能;⑦支持图片放大或缩小;⑧对图片做标注(如画线、圆、矩形等)以及添加注释功能;⑨对图像进行锐化、平滑、边缘增强等处理数据处理功能;⑩可将患者信息、医生结论、图片、数据分别存储于相应患者的数据库;⑪数据库具备检索、备份、整理的功能;⑫可将患者数据以 SCV. 格式导出。

3. **影像工作站软件特性**　①软件语言:简体中文,英文;②输出格式:BMP 格式、JPEG格式、AVI 格式图片,WORD、PDF 报告单;③显示帧频率:0.5~30 fps;④能同时实时监控 4台记录仪;⑤查看模式:1~20 幅;⑥病灶标记:暂停播放,勾选可疑图片。

(二)影像工作站主要功能

(1)检查之前:录入患者信息,通过图像记录仪对胶囊进行参数设置和调校。

(2)检查期间:对胶囊内镜工作状态进行实时监视和胶囊运行参数控制。

(3)检查结束后:导入记录仪中图像数据进行浏览、筛选、诊断,填写及打印报告单。

五、胶囊内镜检查前准备

(一)饮食准备　一般患者只需在胶囊内镜检查前一天的晚餐进食半流质即可。平素有便秘的患者建议在胶囊内镜检查的前两日起即开始少渣饮食,检查前一天的晚餐进食半流质。

(二)肠道清洁准备　以聚乙二醇电解质散剂(商品名恒康正清)为例,具体方案为:使用恒康正清 2 盒,每盒(内含 A、B、C 各 1 包)溶入 1 000 ml 温水中,在 1.5～2 h 服完,观察排出的大便接近清水样即可。肠道清洁准备后可饮水但不能再进食,在检查前 4 h 起停止饮水。

(三)消除肠道气泡　在胶囊内镜吞服前 30 min,服用消泡剂(西甲硅油乳剂或二甲硅油散)。

(四)小肠胶囊内镜检查的适应证

1. **不明原因的消化道出血及缺铁性贫血**　胶囊内镜检查是不明原因的消化道出血的首选。可应用于急性、复发性及隐性消化道出血,胃镜及结肠镜检查无异常的患者。大约有 10% 的消化道出血是不能通过胃镜及结肠镜找到原因的,既往通常采用的常规手段包括钡餐、肠系膜血管造影、核素扫描等方法的诊断率均低于 20%。由于胶囊内镜检查属于无创性、侵入性诊断方法,因而尤其适用于合并有严重的心脑肾脏器疾病患者及难以承受肠系膜动脉血管造影、小肠钡灌肠等有创性检查的老年患者。胶囊内镜检查发现不明原因的消化道出血的主要病因是血管畸形,其次是小肠肿瘤和克罗恩病,肠道寄生虫(如钩虫等)也是不可忽视的因素。

2. **疑似克罗恩病**　克罗恩病多累及小肠,而局限在小肠的克罗恩病的诊断比较困难,通常见于青中年患者出现腹泻、腹痛、贫血和 C 反应蛋白增加等克罗恩病的可疑临床表现而胃镜和结肠镜检查正常的患者。

3. **疑似小肠肿瘤**　在胶囊内镜问世之前,小肠肿瘤的发病率一直被认为很低,检出时通常是其晚期。而目前国内外的研究结果均表明,胶囊内镜的应用明显提高了小肠肿瘤的诊断率。小肠肿瘤患者通常是因为消化道出血或贫血而行胶囊内镜检查。常见的小肠肿瘤包括腺癌、间质瘤、淋巴瘤、类癌、血管瘤、腺瘤等。

4. **监控小肠息肉综合征的发展**　胶囊内镜可以用于监测家族性或遗传性息肉病患者,其中 50% 的息肉直径 >1 cm,用于监测家族性腺瘤性息肉病以及皮肤黏膜色素沉着-胃肠道多发息肉综合征安全有效,有可能避免手术治疗。

5. **疑似或难以控制的吸收不良综合征(如乳糜泻等)**　小肠吸收不良综合征病因众多,为黏膜的自身改变,钡餐等检查阳性率低。胶囊内镜检查能通过对黏膜的直接观察而发现异常,多为绒毛萎缩(扇贝样、裂隙样、马赛克样、黏膜变平、环行皱襞消失及结节样改变),此外还有其并发症相关的表现,如溃疡性空肠炎、肠病相关性 T 细胞淋巴瘤及小肠腺癌等。

6. **检测非甾体类抗炎药相关性小肠黏膜损害**　胶囊内镜检查可以清晰地展示药物对小肠黏膜的损伤,包括红斑、糜烂、小溃疡、狭窄蹼等。研究结果显示,其对非甾体类抗炎药相关性小肠黏膜破损的检出率可高达 55%,远远超过其他传统方法。

7. **临床上需要排除小肠疾病者**　此外,某些临床病例虽无明确证据证明病变部位在小肠,但需要临床排除(如不明原因的腹痛、腹泻、消瘦等),也是胶囊内镜检查的指征。

8. **对消化道功能性疾病**　胶囊内镜依靠消化道的运动向前推进,因此胶囊内镜在消化道内的运行时间可反应消化道的运动功能。有人用胶囊内镜对消化道运动及传输时间进行了初步的研究,认为对消化道动力的研究有一定的价值。

(五)胶囊内镜检查禁忌证　胶囊内镜检查最大的并发症就是胶囊不能排出,如果胶囊在胃肠道内停留超过 2 周以上则定义为胶囊滞留,滞留的胶囊一般不引起症状,但部分仍需要通过外科手术及相关内镜取出,因此,该检查的禁忌证主要就是围绕胶囊滞留而确定。国内 OMOM 胶囊内镜临床应用规范共识意见规定如下:

1. **绝对禁忌证**　无手术条件或拒绝接受任何腹部手术者(一旦胶囊滞留或无法通过手术取出)。

2. **相对禁忌证**　①已知或怀疑胃肠道梗阻、狭窄及瘘管;②心脏起搏器或其他电子仪器植入者;③吞咽障碍者;④孕妇。

（六）胶囊内镜检查

1. **穿戴记录仪**

(1) Ⅰ型记录仪腰带穿戴:Ⅰ型记录仪腰带的穿戴过程见图 10 - 19～22。

(2) Ⅱ/Ⅲ型记录仪背心穿戴:Ⅱ/Ⅲ型记录仪背心穿戴比较简单,如图 10 - 23 所示,松紧以患者舒适为宜。为避免两侧肩带下滑,应使其在背后交叉。

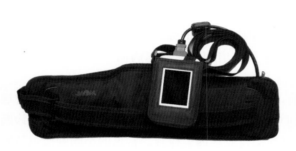

图 10 - 19　取出腰带,将记录仪装入挎包

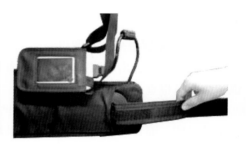

图 10 - 20　将魔术带的一端固定在腰带上

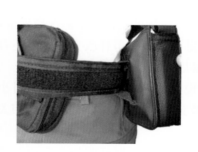

图 10 - 21　为患者斜挎戴上记录仪,并将魔术带穿过记录仪挎包的扣子

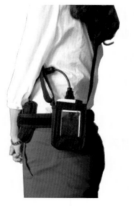

图 10 - 22　调整魔术带的长短,使患者佩戴舒适

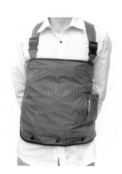

图 10 - 23　Ⅱ/Ⅲ型记录仪背心穿戴效果图

2. **受检查者信息的记录**　受检查者穿戴完毕胶囊内镜接收记录仪背心后,打开影像工作站和记录仪的电源,通过连接线连接记录仪和影像工作站,登陆影像工作站的软件,自动进入系统准备,建立受检者信息档案。按照界面提示将受检查者的检查编号、一般信息、简要病史

和辅助检查的结果依次录入(图 10 - 24)。

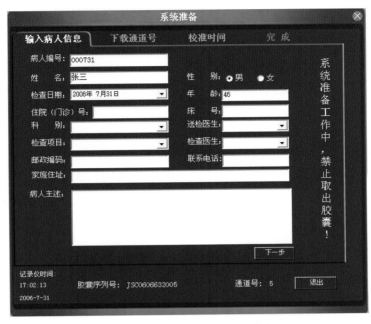

图 10 - 24　建立受检者信息档案

3. **吞服胶囊**　输入胶囊编号、通道编号并核对正确无误后,清空图像记录仪中的数据,然后打开胶囊包装,取出胶囊。当胶囊闪烁表明胶囊已经激活并开始工作,按照界面提示进入图像监测系统,首先嘱受检查者手持胶囊,镜头对准自己面部,在图像监视界面下可以看到患者自己的图像,观察记录仪指示灯闪烁正常后,让受检查者将胶囊放入口腔,饮水少许吞下。多人同时检查时,应该使用不同通道号的胶囊。

4. **检查过程中的实时监视**　在胶囊通过幽门之前,应该保持对胶囊运行的实时监视。受检查者右侧卧位有利于胶囊尽快通过幽门。当胶囊进入十二指肠以后,受检查者可以继续实时监视,或者取下连接线自由活动。

5. **图像数据的下载与备份**　当实时监视的图像昏暗、出现图像静止,或者记录仪指示灯闪烁频率减慢甚至停止,表示胶囊记录仪已经终止数据记录,胶囊内镜检查结束。取下受检查者穿戴的记录仪背心,按照界面提示下载数据保存于电脑中建立的受检查者病历资料文档。记录仪中的数据保持到下次检查前再清除。

6. **胶囊内镜检查的注意事项**

(1) 吞服胶囊前注意营造轻松愉快的环境,避免受检查者精神紧张,导致喉肌痉挛,胶囊吞服失败。

(2) 检查前 20~30 min 口服祛泡剂可以改善近段小肠黏膜观察的清晰度。

(3) 胶囊滞留在食管,可以通过胃镜推送入胃。

(4) 右侧卧位有利于胶囊通过幽门,如果胶囊长时间(1~2 h)不能进入十二指肠,肌注甲氧氯普胺有助于胶囊通过幽门。

（5）在整个检查过程中，不能脱下穿戴在身上的记录仪，不能移动记录仪的位置。

（6）在整个检查过程中，不要接近强电磁波信号源，以免造成信号干扰。

（7）检查过程中避免剧烈运动。

（8）检查过程中不能进食，出现饥饿感，可饮用少许糖水或静脉滴注糖水。

（9）检查结束后，提示受检查者在胶囊排出体外前，应使用便盆排便，以便观察胶囊是否排出。如胶囊1周以上未排出应告知医师，可行腹部X线检查，确定胶囊所在的位置。

六、护理配合

（一）磁控胶囊胃镜机器人产品组成　磁控胶囊内镜机器人主要由 NaviCam 控制台、NaviCam 胶囊、ESNavi 软件、便携记录器、胶囊定位器构成（图 10 - 25）。

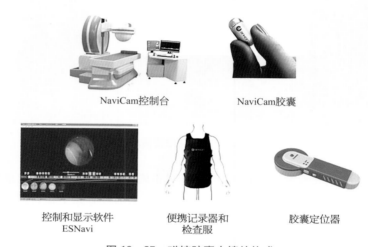

NaviCam控制台　　　　　NaviCam胶囊

控制和显示软件　　　便携记录器和　　　　胶囊定位器
ESNavi　　　　　　检查服

图 10 - 25　磁控胶囊内镜的构成

1. NaviCam 控制台　NaviCam 控制台由平移旋转台、检查床、磁体、操作控制台构成（图 10 - 26，图 10 - 27）。

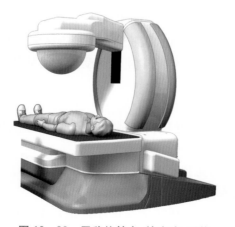

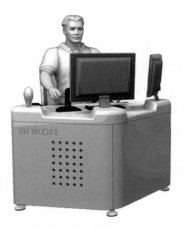

图 10 - 26　平移旋转台、检查床、磁体　　　　图 10 - 27　操作控制台

（1）平移旋转台：包含五维运动系统即三维直线运动、二维旋转运动，可以实现磁体三轴直线运动和两轴旋转运动。

（2）检查床：用于受检者检查时使用，可通过按钮控制的方式，导出或者导入，方便受检者上下床。

（3）磁体：为永磁体，产生的磁场用来控制胶囊的运动。

（4）操作控制台：如图 10 - 27 所示，由相应控制面板、计算机及 ESNavi 软件组成，通过操作平移旋转台的运动，控制胶囊内镜在人体内的运动，并可完成图片处理受检者信息处理等相应工作。

2. NaviCam 胶囊 NaviCam 胶囊是一个做成胶囊形状的内镜，内置有：摄像头、无线收发装置、发光二极管和磁铁等装置，用来拍摄人体消化道系统内部影像的医疗器械。胶囊大小为 11.8 mm×27 mm。

3. 便携记录器 便携记录器是一种内置可充电锂电池的便携式数据接收装置，在检查过程中放置于受检者所穿着的检查服中，它用来接收和存储胶囊无线传输的图像数据。

（1）外观：便携记录器配备有 14 个感应器阵列，外形如图 10 - 28 所示。使用时，便携记录器和感应器阵列都嵌入在配套的检查服中，如图 10 - 29 所示。

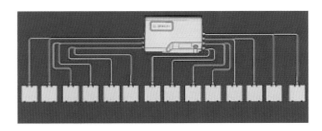

图 10 - 28 便携记录器

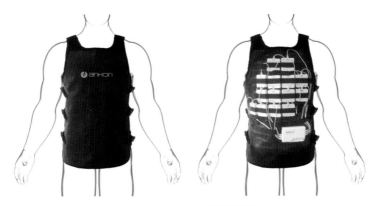

图 10 - 29 感应器放置图

（2）使用说明：便携记录器上有电源开关、USB 接口、LED 灯、按键，相应的标识和位置，如图 10 - 30 所示。

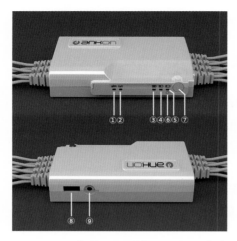

图 10 - 30　便携记录器操作面板。①告警指示灯,红色;②运行指示灯,绿色;③、④、⑤电池电量指示灯;⑥充电指示灯,白色;⑦电源开关;⑧ USB 接口;⑨充电接口

1) 便携记录器开启方式:长按电源开关直到 5 个 LED 灯(图 10 - 30 中标识为①②③④⑤)全亮了再松开,就使得便携记录器正常上电了。

2) 便携记录器关闭方式:通过 ESnavi 软件中的关闭按钮进行操作。另外,如果便携记录器没有通过 USB 连接到计算机,这种状态下如果持续 15 min 没有接收到胶囊发出的信号,便携记录器也会自动关机,节省能源。

3) 便携记录器指示灯说明:告警指示灯(图 10 - 30 中标识为①,下方有 alm 字符),红色,如果一直亮着,表示没有检测到胶囊的信息;如果一亮一灭闪烁着,表示检测到胶囊存在,只是上层软件还没有下发命令让胶囊拍摄图像信息。

运行指示灯(图 10 - 30 中标识为②,下方有 run 字符),绿色,每次接收到胶囊传送的图像信息,就亮一下,然后很快熄灭;接收到下一张图像信息,就会再亮一下,然后再熄灭。

电池电量指示灯(图 10 - 30 中标识为③④⑤,下方有电池电量的图形标识,分别为三格/二格/一格),绿色,表示电池当前的电量信息。如果③④⑤都亮表示电量高于 90%,如果④⑤两个亮表示电量高于 70%,如果只有⑤一个亮表示电量高于 40%,如果只有⑤处于亮/灭闪烁,表示电量很小了。另外,如果便携记录器处于充电状态,这 3 个 LED 灯会循环着亮和灭。充电指示灯(图 10 - 30 中标识为⑥),白色,如果一直亮着,表示正在充电(无论便携记录器是否上电,只要充电,它都会亮)。充满电了,充电指示灯会自动熄灭。

4. 胶囊定位器　胶囊定位器主要有两个功能:①开启胶囊;②探测胶囊。相应的标识和位置见图 10 - 31。

(1) 开启胶囊:开启便携记录器以后,将胶囊镜头光敏开关正对胶囊定位器 IR 标识指示灯处,长按 INT 按键,相应缓慢地旋转胶囊,如果胶囊开始发光闪烁,表示胶囊已经启动,如图 10 - 32 所示。

(2) 探测胶囊:胶囊探测方法如下:

1) 受检者站立在检查室中间,确保周围无磁性环境、身上无金属物质(例如皮带上的铁扣,铁质纽扣等)。

2) 将处于关机状态的胶囊定位器放置与人体的腹部间隔约 50 cm 处,拨动开机按钮。此时绿色的 LED 灯(run)闪烁,而黄色的 LED 灯(scanning)不亮。

3) 可上下、左右、前后移动胶囊定位器,将胶囊定位器缓慢靠近人体,在人体表面可水平或垂直移动。观察黄色 LED 灯(scanning)的状态,如果常亮表示体内有胶囊,不亮则胶囊已排出(图 10 - 33)。

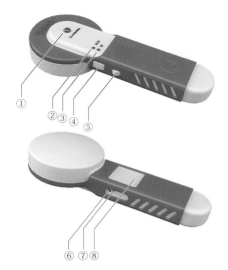

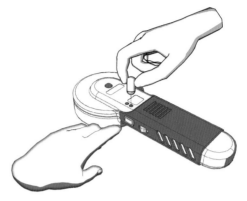

图 10-31　胶囊定位器图。①扫描指示灯,黄色;②工作指示灯,绿色;③胶囊启动红外光源;④按键;⑤电源开关;⑥充电接口;⑦电源指示灯,白色;⑧铭牌

图 10-32　胶囊定位器开启胶囊。长按"INT 按键"过程中,绿色和黄色两个指示灯,都会常亮;若 run 绿灯闪烁需要重新启动胶囊定位器

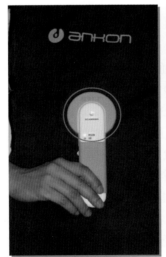
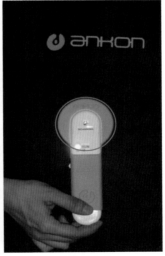

有胶囊显示　　　　　无胶囊显示

图 10-33　有或无胶囊显示图

（二）适应证与禁忌证

1. 适应证

（1）不明原因消化道出血,经上下消化道无阳性发现者。

（2）有上消化道症状,包括上腹不适、胀痛、烧心及反酸、吞咽不适哽噎、嗳气、呃逆及不明原因食欲不振、体重下降、贫血等。

（3）CT、MRI、超声等其他检查提示的胃肠影像异常。

（4）上消化道钡餐造影检查不能确定病变或症状与钡餐检查结果不符者。

（5）需随诊的病变如溃疡病、萎缩性胃炎等癌前病变者。

（6）上腹不适，疑似上消化道病变。

（7）无法解释的腹痛、腹泻。

（8）吸收不良综合征（主要临床表现腹痛、腹泻等）。

（9）炎症性肠病（如 Crohn 病）。

（10）胃肠道血管畸形（AVM、毛细血管扩张、血管瘤）。

（11）NSAIDS 药物所致肠道疾病。

（12）高危人群食管癌、胃癌高发区的普查。

（13）体检。

2. 禁忌证

（1）临床已知或怀疑消化道畸形、梗阻、狭窄、憩室、急性穿孔及瘘管、食管及胃底静脉曲张、食管裂孔疝等；腐蚀性食管损伤的急性期。

（2）既往腹部手术史。

（3）不明原因的胃潴留。

（4）严重胃动力障碍。

（5）体内已安装心脏起搏器、除颤器或其他植入性电子设备或铁磁材料。

（6）吞咽障碍。

（7）孕妇、婴幼儿。

（8）各种急性肠炎、严重的缺血性疾病、缺血性肠病、放射性胃炎、放射性肠炎；细菌性痢疾活动期、溃疡性结肠炎急性期（尤其是暴发者）等。

（9）严重心、肺、肾、脑功能不全及多脏器功能衰竭，严重肺部疾病，哮喘、呼吸衰竭不能平卧者。

（10）对高分子材料过敏或对检查中需要使用的药物过敏。

（11）将要在吞服胶囊的 7 d 内接受 MRI 检查者。

（12）病情危重，难以对器械的有效性和安全性做出确切评价。

（13）明确诊断为精神病，意识明显障碍不能合作者。

（14）无手术条件或拒绝接受任何腹部手术者（一旦胶囊滞留将无法通过手术取出）。

（15）医务人员认为存在不适合入选或影响受检者参与检查的其他因素。

注（术前准备）：钡餐钡剂可能附于胃肠黏膜上，特别是溃疡病变的部位，使消化道检查困难，故需在钡餐检查 3 d 后再做检查。

（三）检查前后注意事项检查方法

1. 检查前注意事项

（1）嘱咐患者检查前 2 d 内勿做钡餐或钡灌肠检查，以免钡剂残留影响检查结果。

（2）检查前一日，晚餐需进食无渣类食物。避免不易消化的食物，晚上 8 点之后禁食（直至检查完成），禁烟。

（3）向患者说明检查目的和大致经过以解除患者顾虑和恐惧，取得患者合作，签署知情同意书。

（4）检查前以及检查过程中，禁止喝任何带颜色的液体饮料。

（5）第一颗胶囊排出体外前,不宜吞服第二颗胶囊。

（6）检查时,穿宽松衣服,不系皮带,禁止随身携带手表、手机、钥匙、硬币、磁卡等物品。

（7）携带身份证（或驾照）等个人有效证件。

2. **操作流程**　见表 10 - 4。

表 10 - 4　操作流程

步骤	检查流程	注意事项及说明
1	连接 220 V 电源线	
2	打开电脑电源	启动电脑,正常启动后,两个显示器均点亮
3	打开电源开关（电机上电）	按下开关,电气部分上电
4	打开 ESNavi 软件	点击桌面 ESNavi 软件
5	实时检查	1. 穿检查服 2. 打开便携记录器,并连接至电脑 3. 病例录入,输入受检者信息 4. 点击'确定'按钮,自动打开 ESNavi 软件,等到软件提示"旋转电机找原点完成"后,可使用软件各功能按钮 5. 开启胶囊,并让胶囊连续拍摄 200 幅图片后给受检者吞服 6. 左侧卧位吞服胶囊,检查食管,少量饮水;胶囊进胃后,服用 300 ml 水,平躺,实施胃部正常检查 7. 检查完成后,告知注意事项
6	数据导出	1. 再次连接检查服便携记录器 USB 接口 2. 点击工具栏的"数据导出按钮" 3. 点击快速导出为 RAW 文件 4. 导出完成后点击"从已导出的 RAW 文件解析为录像文件" 5. 选择需要解析的数据 6. 数据导出后,点击"关闭便携记录器"按钮
7	数据处理,病例报告	1. 解析完成后,点击菜单"文件"按钮,打开录像功能,找到需要标注的数据 2. 阅片、标注病变 3. 点击"报告"按钮,进行病例报告内容编辑 4. 预览、保存报告 5. 打印报告
8	关闭电源开关	关闭电气部分电源
9	关闭电脑	
10	移除 220 V 电源线	

（1）签署知情同意书:在临床医疗检查过程前,均需受检者亲自签署《胶囊内镜检查知情同意书》;

（2）胃准备

1）检查前日晚 8 点开始禁食。

2）受试者检查提前 45 min 二甲硅油散配 100 ml 40 ℃温水溶液进行去黏液准备。

3）受试者检查提前 15 min,饮用温水 500～800 ml 40 ℃温水将胃部充盈,直至有饱腹感。

4）吞胶囊时候，饮用 40 ℃温水 300～500 ml。

5）中途因检查需要补水充盈胃部，按照 40 ℃温水 150 ml/次。

（3）检查步骤

1）双击点开 ESNavi 软件 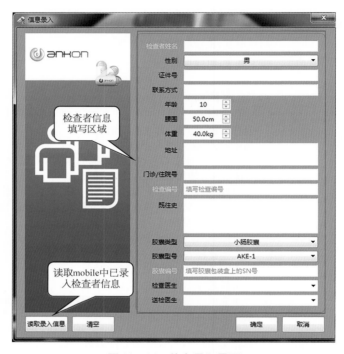点击工具→信息录入（图 10 - 34）。进入信息录入界面，输入患者信息并保存到便携记录器中。在进行信息录入操作时，需要打开便携记录器并通过 USB 与计算机连接。

图 10 - 34　信息录入界面

2）点击工具→实时控制进入实时控制界面（图 10 - 34）。

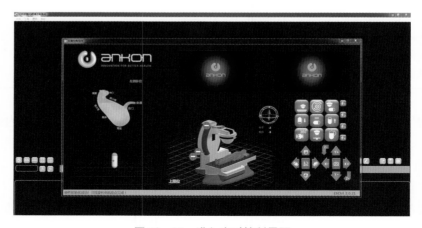

图 10 - 35　进入实时控制界面

3）受检者穿戴检查服（摘掉所穿戴的手表、手机、钥匙、硬币、磁卡等物品禁止随身携带）（图 10 - 36）。

4）胶囊定位器开启，胶囊内镜开始检查（图 10 - 37）。工作 2 min，观察胶囊工作电压是否稳定，如果稳定则继续进行，如果不稳定，并且电压低于 2 900 mV，需更换胶囊，如当天受检者检查两位及两位以上需开启胶囊后切换胶囊无线通道，两粒胶囊信号通道且不能在相同一通道。

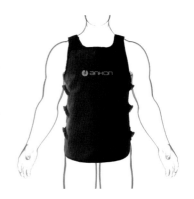

图 10 - 36 受检者穿戴检查服

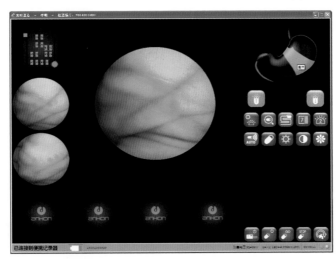

图 10 - 37 胶囊内镜开始检查

3. 临床检查

（1）食管检查（检查方式）

1）受试者平躺于检查床上，磁球抬高到最高位置处，垫起后背约 15°～30°，保持该体位吞服胶囊，吞服时，需提示受试者用舌头调整镜头朝向，使镜头朝向咽喉部，以增加观察齿状线完整度，胶囊进入食管后，间隔 3～5 s 多次饮水，每次控制在 20 ml 左右，在吞服力的作用下，沿着食管内壁下滑，如图 10 - 38 所示。

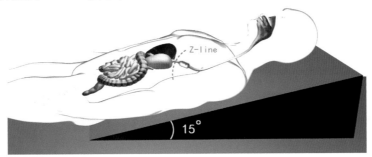

图 10 - 38 仰卧位 15°～30°

2）受试者侧卧躺于检查床上，保持该体位吞服胶囊，吞服时，需提示受试者用舌头调整镜头朝向，使镜头朝向咽喉部，以增加观察齿状线完整度，吞服胶囊后，间隔 3～5 s 多次饮水，每次控制在 20 ml 左右，使胶囊在吞服力的作用下沿食管自主下滑，如图 10 - 39 所示。

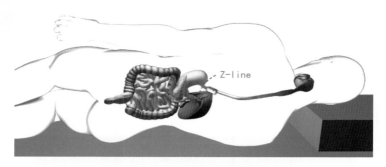

图 10 - 39　侧卧位(左侧卧)

（2）胃的检查（检查步骤和方法）

1）胃底

● 动作一(图 10 - 40)：联动控制胶囊至胃底，吸起胶囊至胃底前壁，镜头水平偏下约 30°，自动 360°旋转一周，平躺体位。

● 动作二(图 10 - 41)：放下胶囊至胃底后壁，镜头水平偏上约 30°，自动 360°旋转一周，平躺体位。

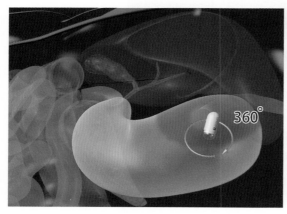

图 10 - 40　有效检查位置：胃底前壁、贲门

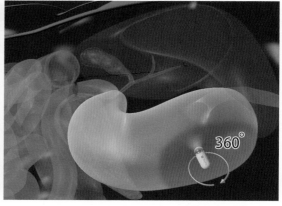

图 10 - 41　有效检查位置：胃底后壁、贲门

2）胃体

● 动作一(图 10 - 42)：联动控制胶囊至胃体，吸起胶囊至胃体前壁，镜头水平朝下约 30°，自动 360°旋转一周；可选 2～4 个检查位置点，平躺体位。

● 动作二(图 10 - 43)：放下胶囊至胃体后壁，镜头水平偏上约 30°，自动 360°旋转一周；可选 2～4 个检查点位置点，平躺体位。

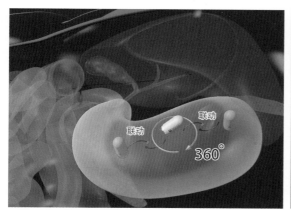

图 10 - 42　有效检查位置：部分胃体前壁、部分
大弯侧、小弯侧

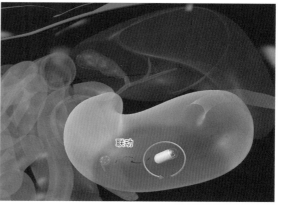

图 10 - 43　有效检查位置：部分胃体后壁、部分
大弯侧、小弯侧

3）胃窦（图 10 - 44）：联动胶囊至胃窦，吸起胶囊至胃窦前壁，镜头朝下约 45°对准幽门，观察胃窦，平躺体位。

4）幽门（图 10 - 45）：联动胶囊至幽门附近，放下胶囊，调整镜头方向对准幽门；平躺体位。

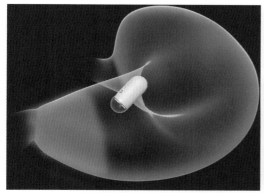

图 10 - 44　有效检查位置：胃窦、幽门

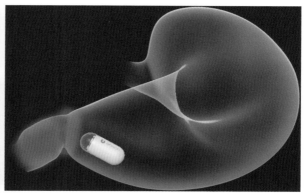

图 10 - 45　有效检查位置：幽门（十二指肠球部）

（3）小肠检查

1）移动磁球至约人体胃窦位置上方，吸起胶囊，调整胶囊镜头对着幽门，放下胶囊，胶囊靠近幽门口，近距离观察幽门，等待幽门张开时，胶囊随胃蠕动进入幽门。如图 10 - 46 所示。

2）胶囊进入幽门后，到达十二指肠球部，抬高磁头至 Z 向最大位置处，点击"360°自动扫描"按钮，十二指肠球部自动扫描。如图 10 - 47 所示。

胶囊通过十二指肠后，点击"实时查看"界面"小肠模式"按钮，自动切换到小肠检查模式。

3）检查结束，移出检查床，辅助受检者下床，只做胃镜的受检者，可协助受检者脱下检查服；如果受检者还需要做小肠检查，需提示受检者注意事项后，方可穿着检查服自行离开。（受检者在穿着检查服走动或离开前，请注意整理检查服上的数据线）

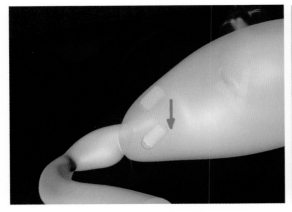

图 10 - 46　辅助胶囊进幽门

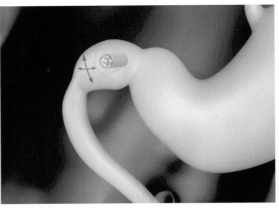

图 10 - 47　观察十二指肠球部

4) 数据导出(图 10 - 48)。受检者归还检查服后,打开便携记录器并连接计算机,点击工具→数据导出进入数据导出界面,勾选导出并解析为录像文件,点击"开始导出"按键,图像数据从便携记录器中导出为 ESNavi 直接打开的录像文件格式。

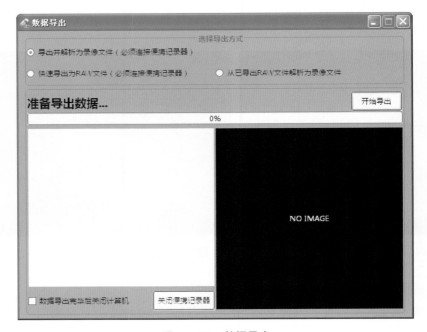

图 10 - 48　数据导出

(4) 胶囊排出确认:胶囊检查后,需提醒受试者注意排便时的胶囊排出情况,如在 72 h 内未发现胶囊排出,请联系至医院做胶囊是否排出的复查。具体步骤如下:

1) 第一步:首先人体远离胶囊定位器,然后将电源开关拨到 ON 位置,完成上电操作;正常上电以后,绿色的工作指示灯会每秒闪烁 1 次,黄色的指示灯不亮。

2) 第二步:接着使人体靠近胶囊定位器,使定位器贴近人体平缓移动。当有胶囊未排出，并定位器接近胶囊时，黄色 LED 灯会闪动或常亮。

4. 检查后注意事项

（1）检查完成后，在未安排完整小肠检查情况下，可以马上进食；如安排小肠检查，需在胃部检查完成并确认胶囊进入小肠 2～6 h 后再进食。

（2）检查完成后，注意每次排便的情况，用便盆或采取其他措施，查找并确认胶囊是否排出。确认胶囊排出后，记录排出时间，电话告知主治医生。

（3）如在 7 d 内没有观察到胶囊的排出，可以联系医生，使用胶囊定位器检测胶囊是否排出。

（4）如在检查 14 d 后，胶囊仍在体内，需向医生咨询是否需要采取干预措施。

（5）患者的检查结果以及诊断报告，请根据医生通知，按时到医院领取。

5. 并发症　①胶囊滞留；②高分子材料过敏；③急性肠梗阻；④检查过程中出血、穿孔（即时穿孔和迟发性穿孔）；⑤误吸入气管。

（四）常见报警及处理方式

1. 便携记录器与计算机未连接

（1）问题现象

1）进行病历录入时，弹框提示"不能连接到便携记录器，请检查 USB 端口！"。

2）进行病历录入时，点击"读取录入信息"，弹框提示"不能从便携记录器中读取信息！"。

3）实时查看界面下边框上红色大字提示"无法连接到便携记录器"，各功能按键均为灰色。

（2）问题原因

1）可能是便携记录器上 USB 端口松动。

2）便携记录器驱动未安装或未安装成功。

3）USB 未识别。

（3）处理方式

1）首先检查 USB 查看是否松动，将两端的 USB 接口插紧后再查看是否连接。

2）查看桌面上是否有被软件界面挡住的驱动安装界面，若有，点击"下一步"自动安装驱动。

3）若已成功安装驱动，设备管理器中已有便携记录器硬件却仍未识别，断开便携记录器与电脑的连接后重新连接。

4）若都不行，断开便携记录器与电脑连接，重启电脑，打开软件后，连接便携记录器。

（4）问题图片：见图 10 - 49～51。

2. 进行信息录入

（1）问题现象：便携记录器与胶囊握手成功，实时查看界面上显示实时画面时，软件下边框上红色大字闪烁提示"数据没有保存到便携记录器，请先进行病历录入"。

（2）问题原因：便携记录器与胶囊通信前，没有进行病历录入。

（3）处理方式：打开信息录入界面，进行信息录入并保存。

（4）问题图片：见图 10 - 52。

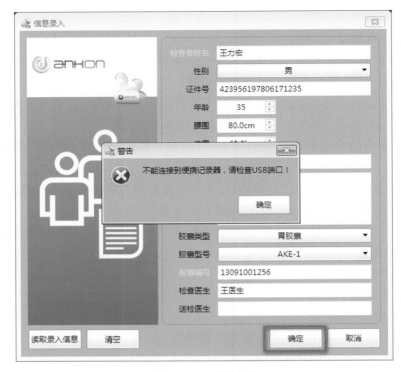

图 10‑49　报警信息

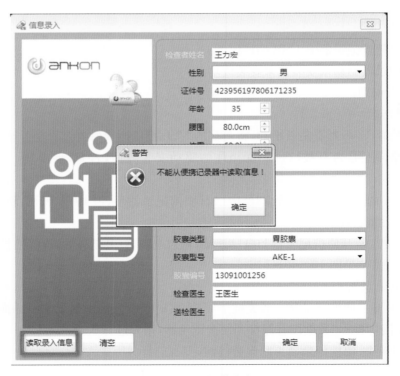

图 10‑50　报警信息

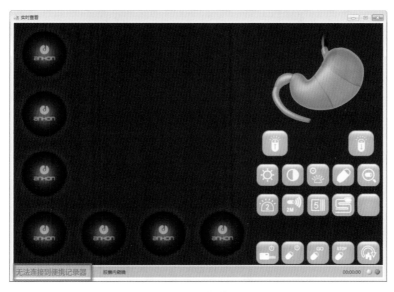

图 10‑51　报警信息

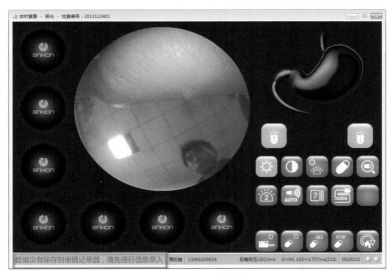

图 10‑52　报警信息

3. 胶囊天线无线信号差报警

（1）问题现象（图 10‑53）

1）信号显示界面，握手信号灯为绿色，天线信号灯部分熄灭，圆灯绿色常亮。

2）信息显示界面，握手信号灯和天线信号灯全部熄灭，圆灯红色闪烁，右下角告警指示灯红灯闪烁。

3）图像停止更新。

（2）问题原因：胶囊无线信号差，便携记录器与胶囊通信不畅。

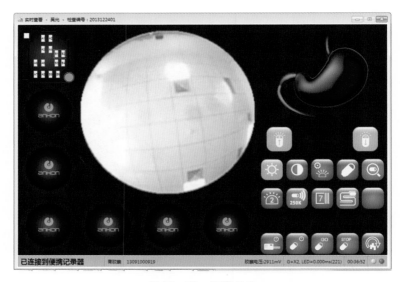

图 10‐53 报警信息

(3)处理方式

1)查看天线状态,握手信号灯亮表示胶囊在工作。

2)切换到 250 K 数据传输。

3)降低 Z 轴吸起胶囊并使胶囊头朝上。

4)切换为手动曝光,将曝光参数迅速调低到较低值。

5)如果都不行,则暂停检查,让检查者稍微活动后再继续检查。

6)连续出图后再尝试恢复自动曝光。

7)再恢复到 2 M 数据传输。

(4)问题图片:见图 10‐53。

4. 便携记录器内部存储卡错误报警

(1)问题现象:打开实时查看时,左下角红色大字闪烁提示"便携记录器内部存储卡错误"。

(2)问题原因:便携记录器中没有插入 SD 卡或 SD 卡松动。

(3)处理方式

1)如果是在临床前出现此问题,则将便携记录器重启后重新录入病历,进入实时查看界面查看是否已 OK;还是不行,则更换便携记录器。

2)若是在临床过程中出现此问题,可不理会,做好记录,并在检查结束后返回该便携记录器。

(4)问题图片:见图 10‐54。

5. 便携记录器内部定时器错误报警

(1)问题现象:实时查看界面左下角红色大字闪烁提示"便携记录器内部定时器错误"。

(2)问题原因:便携记录器在由 USB 供电,内部电池没有供电。

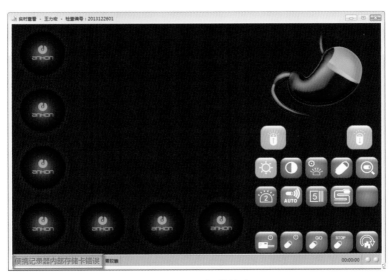

图 10 - 54　报警信息

（3）处理方式

1）如果是在临床前出现此问题，则将便携记录器重启后重新录入病历，进入实时查看界面查看是否已 OK；还是不行，则更换便携记录器。

2）若是在临床过程中出现此问题，可不理会，做好记录，并在检查结束后返回该便携记录器。

七、胶囊内镜检查流程见图 10 - 55。

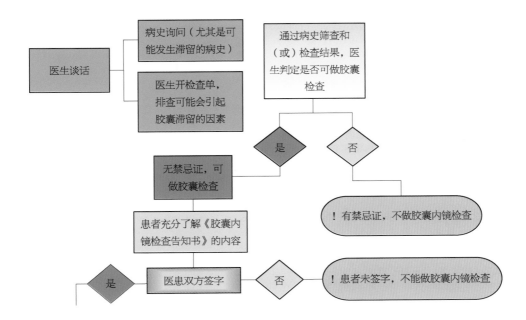

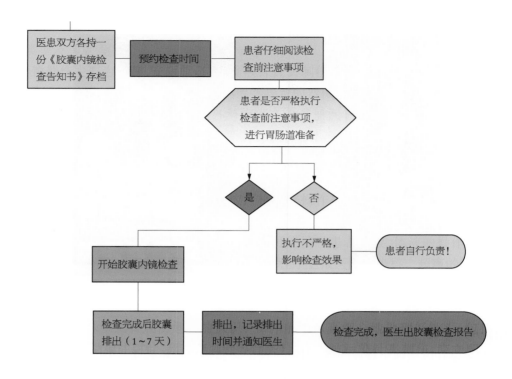

图 10-55 胶囊内镜检查流程图

（周 巍 孔金艳）

参考文献

[1] Nakamura T, Terano A. Capsule endoscopy: past, present, and future [J]. J Gastroenterol, 2008,43: 93—99.

[2] Cave DR, Fleischer DE, Leighton JA, et al. A multicenter randomized comparison of the endocapsule and the PillCam SB [J]. Gastrointest Endosc, 2008,68(3): 487—494.

[3] Hartmann D, Eickhoff A, Damian U, et al. Diagnosis of small-bowel pathology using paired capsule endoscopy with two different devices: a randomized study [J]. Endoscopy, 2007,39(12): 1041—1045.

[4] Bang S, Park JY, Jeong S, et al. First clinical trial of the "MiRo" capsule endoscope by using a novel transmission technology: electric-field propagation [J]. Gastrointest Endosc, 2009,69(2): 253—259.

[5] 中华消化内镜学会小肠镜和胶囊镜学组. 中华消化内镜学会胶囊内镜临床应用规范[S]. 中华消化内镜杂志,2008,25(7): 337—338.

[6] 戈之铮,胡运彪,萧树东. 胶囊内镜诊断小肠克罗恩病的应用研究[J]. 中华消化内镜杂志,2004,21(2): 96—99.

[7] 张洁,王邦茂,曹小沧,等. 胶囊内镜在老年人不明原因的消化道出血诊断中的应用[J]. 中华老年医学杂志,2006,25(10): 729—731.

[8] Iddan G, Meron G, Glukhovsky A, et al. Wireless capsule endoscopy [J]. Nature, 2000,405: 417.

[9] Iddan GJ, Swain CP. History and development of capsule endoscopy [J]. Gastrointest Endosc Clin N Am, 2004,14: 1—9.

[10] Fisher LR, Hasler WL. New vision in video capsule endoscopy: current status and future directions [J]. Nat Rev Gastroenterol Hepatol, 2012,9: 392—405.

[11] Kwack WG, Lim YJ. Current status and research into overcoming limitations of capsule endoscopy [J]. Clin Endosc, 2016,49: 8—15.

[12] Liao Z, Hou X, Lin-Hu EQ, et al. Accuracy of magnetically controlled capsule endoscopy, compared with conventional gastroscopy, in detection of gastric diseases [J]. Clin Gastroenterol Hepatol, 2016, 14 (9): 1266—1273.

第十一章

超声内镜检查及护理配合

在内镜引导下,在消化道腔内对消化道及消化道周围的脏器进行超声扫描的检查方法,称为内镜超声检查(endoscopic ultrasound,EUS)。

EUS 可以近距离地对病灶进行扫描,排除了体表超声检查可能遇到的种种干扰,可清晰显示消化道壁及周围脏器的良恶性病变,对食管、纵隔、胃、十二指肠、胰胆系统和肾上腺等处的良恶性病变的定位、定性诊断和介入治疗均具有极高的价值。

EUS 不同于常规内镜检查,常规内镜在消化道管腔内对消化道黏膜和病变的表面进行观察,而 EUS 不仅可观察消化道管腔内的黏膜病变,还可观察消化道壁各层组织结构的变化及消化道周围组织器官的病变,因而许多接受常规内镜检查不能确诊的疑难病例,往往可以通过 EUS 确诊。同样,EUS 也不同于一般的腔内超声,因为 EUS 不仅是腔内超声,同时还是一种内镜,可以提供清晰的电子内镜影像,对胃肠道进行良好的观察。近年来,EUS 已不囿于疾病的诊断,在 EUS 高分辨率超声图像的引导下,可以精确地将穿刺针穿刺至消化道及其周围特定的

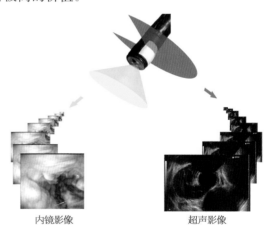

内镜影像　　　　　　　　超声影像

图 11-1　超声内镜示意图

部位,进行细针穿刺抽取细胞学检查、引流以及细针注射治疗,这些技术极具发展前景,为许多疑难疾病提供了微创治疗手段,大量患者在接受 EUS 检查的同时也得到了微创治疗,因此,EUS 已成为集诊断和治疗于一身、近乎"All in One"的医学新技术(图 11-1)。

本章将简单介绍有关 EUS 的基本知识及 EUS 检查的适应证、禁忌证及护理配合等。

一、超声内镜的基础知识

(一)超声成像的原理　声波是由物体的机械振动所产生,是一种机械能的形式,同时,声波同光一样,是以波的形式传播,可以用频率和波长来表示。声波的传播需要介质,它不能在

真空中传播，但可以在介质（如人体组织）中传播。

日常生活中人耳所能听到的声音频率一般在 20～20 kHz，频率大于 20 kHz 的声波则称为超声波。声波既具有传导性又具有反射性，当声波通过两个不同密度介质的界面（如水和空气、黏膜层与黏膜下层等）时，一部分声波被反射回来，另一部分声波则继续向前传导。由于人体各组织及体液的密度不同，因此超声波在各组织中传导速度也不同，被反射回来的声波强弱也不同。超声探头通过不断有序地发射超声波、接受反射波，并根据反射波的强度、时间进行计算机处理，最终得到超声图像（图 11 - 2）。

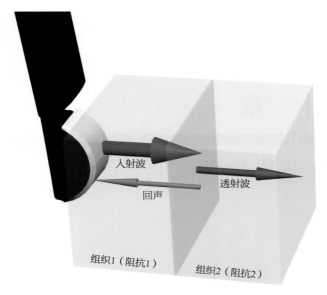

图 11 - 2　超声成像示意图

（二）超声波的特征　不同频率的超声波其扫差深度及分辨率不同。超声波频率越大，衰减越大，可扫查深度就越浅，其分辨率就越高；频率越小，衰减越小，可扫查深度就越远，其分辨率就越低。另外，超声波声束与被扫查对象垂直时，分辨率最高，被扫查对象在探头焦距范围内时，分辨率比较高，过近或过远分辨率均不高。

超声波作为一种波，具有频率、声速和波长几个特性。

1. 频率　是指在单位时间内介质质点完成全振动的次数。医用诊断的超声波频率一般为 1～30 MHz，应用在腹部和盆腔超声频率多在 2.5～7.0 MHz 范围，大多数的内镜超声频率在 5～30 MHz。超声波频率决定着声束的穿透力和影像的质量。

2. 声速　是指超声波每秒钟传播的距离。它与介质的密度和弹性有密切关系。我们测量超声波在不同组织中传播的时间，并根据时间测量组织的大小。

3. 波长　是指在振动的一个周期内波所传播的距离。超声波的波长通常非常小，一般小于 1 mm。超声波的频率越高，波长越短，分辨率越高，但穿透力越差。反之，频率越低，波长越长，分辨率越低，但穿透力越强。因而选择合适的换能器的超声频率、波长决定超声影像的质量。

当超声换能器发射出的超声波进入组织，超声波被反射形成回声（反射波）返回换能器，换能器作为接收装置侦测回声，这些回声经过处理形成影像。既然各种组织中声速是相近的，超声波从换能器发出、被目标反射并回到换能器所需要的时间与换能器和目标之间的距离是相关的。从目标反射回来的多束声波经过收集、处理形成二维超声影像。

（三）组织的超声特征　超声波在水、血液及均质性实质中传导最快，反射及衰减最少，遇到脂肪、骨骼等反射最强，衰减最大。因此，在人体组织中，含有液体的囊腔、血管、均质性器官（肝、肾、脾等）或结节等均表现为无回声或低回声，而脂肪、骨骼、结石等则表现为强回声，不均质性实质则表现为混合性回声。另外，超声波在空气中穿透力极差，衰减很大，因此在行胃肠道 EUS 检查时,应尽量将胃肠道内气体清除同时向其注水(或用水囊),从而减少超声波的衰减,增强超声波的传导。

超声波的反射使我们能够得到超声影像。没有反射,从探头发出的声波就不能返回形成影像。声束的一部分穿过界面进入第二种组织,称为透射。反射多少,透射多少,取决于两种组织声阻抗的差异。两种组织声阻抗的差异越小,在界面上反射的声波越少,透射的声波越多。通常人体大多组织内部的声阻抗变化很小,所以反射的声波也很少,透射的声波较多;而人体内两种组织间的声阻抗差异则较大,所以反射的声波较多,透射的声波较少。

超声耦合剂能提高声波在界面的透射力。体表超声用的超声胶就是耦合剂,使探头与皮肤良好接触,减少附着气体的影响,减少被皮肤反射回来的声波。在 EUS 中,水和水囊起到同样的作用,水作为耦合剂,使换能器发出的声波更好地穿过消化道黏膜。如果没有水这种耦合剂,胃肠道气体常使换能器与黏膜之间的声阻抗差异过大,此时绝大部分的声波被反射,只有很少的声波能进入黏膜组织,不足以形成组织的超声影像。

(四)彩色多普勒超声　目前,彩色多普勒技术目前已广泛应用于 EUS,已成为 EUS 技术不可缺少的重要组成部分。彩色多普勒的技术原理系根据多普勒效应来测定物体的运动。物体向换能器的方向运动将影响反射回来声波,使其频率上升;物体远离换能器运动使声波频率下降。当物体朝向与声束垂直的方向运动,换能器发出的声波及接收到的声波频率无变化,也就无法测定出物体的运动。物体运动的速度与频率的变化成正比,所以测量发射声波频率与反射回来的声波频率之间的差异,就能计算出物体运动的方向和速度,并将在原有的二维超声影像的基础上,叠加彩色信号以显示血流的流动特性,称为彩色多普勒血流成像。

例如,运用多普勒超声扫查血管时,超声探头发射的超声波遇到流动的血液,就会产生多普勒效应。如果血流迎向探头,反射频率就高于发射频率,屏幕上显示为红色;如血流背离探头,反射频率则低于发射频率,屏幕上则显示为蓝色。另外,还可以计算出血液流动的速度、组织前后的压力差等。

将彩色多普勒技术应用于 EUS,具有重要的临床和科研价值。目前主要有以下几方面应用:区别血管和胰胆管,肿瘤侵犯血管的判断,囊性病变和血管性疾病的鉴别,了解器官和病变的血运情况,了解穿刺进针路线有无血管。

二、超声内镜的类型

目前进行 EUS 的方法分为两类,一种是应用微探头(mini probe)进行检查,通过在内镜工作管道(或称钳道)将微探头插至消化道腔内,甚至胰胆管内,来进行超声检查,特别适于微小病变的快速诊断。另一种是应用超声内镜进行检查,超声内镜是头端具有微型超声探头的一种内镜,通过操控这种内镜,不仅可以对疾病做相应诊断,还可以进行一系列的介入治疗。

(一)微探头超声内镜　微探头超声内镜是由常规内镜加微型腔内超声探头构成,其可插入各种消化内镜的管道,使用优点包括:微探头可经内镜活检孔道插入,在常规内镜检查时可根据需要随时插入超声探头进行超声检查,无需更换内镜及重复进镜,可减轻患者的痛苦;探头直径细,几乎不受管腔狭小的限制;设备简单、方便,在有内镜中心的医院,只需增加超声微探头即可进行超声内镜检查;如与双孔道内镜合用,可开展介入性超声内镜(图11-3)。其缺点有:不具备彩色多普勒功能;占用活检孔道;在相同频率下其分辨率低于环扫和线阵超声内镜。

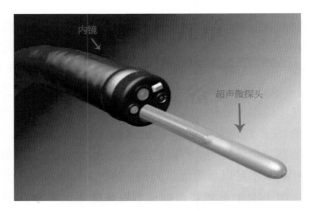

图 11-3　微探头超声内镜

　　(二)环扫超声内镜和线阵超声内镜　按照超声探头的扫描平面来分,可将超声内镜分为环扫超声内镜和线阵超声内镜(图11-4)。

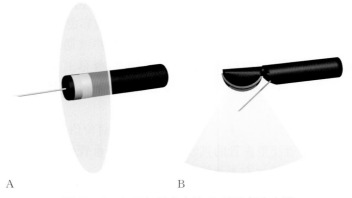

A　　　　　　　　　　　　　　B

图 11-4　A.环扫超声内镜;B.线阵超声内镜

　　1. 环扫超声内镜　内镜为具有直视视野的电子内镜,超声的扫描平面与内镜的长轴垂直,因为能得到管壁一周的环形超声视野,所以与线阵超声内镜相比,超声的声束更易与消化道管壁垂直,因而消化道管壁的成像质量好,定位相对容易。如果应用这种超声内镜进行穿刺,穿刺针在超声下仅显示为一点,不能显示针尖推进的过程,因而不适于针对微小病变的穿刺,一般只应用于消化疾病的诊断,但可以作为内镜介入治疗的辅助工具(图11-5)。

　　2. 线阵超声内镜　超声内镜的扫描平面与内镜的长轴平行。应用这种超声内镜进行检查称为线阵EUS检查。在进行穿刺时,穿刺针始终在超声影像的监视之下,不仅可以应用于诊断,更可开展EUS介入诊断和治疗技术。因而此类超声内镜,也可以称为介入性超声内镜(图11-6)。

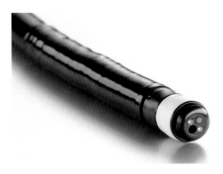

图 11-5　环扫超声内镜

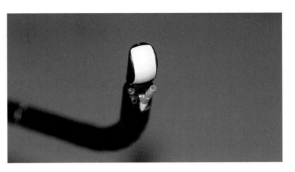

图 11-6　线阵超声内镜

（三）直视超声内镜、侧视超声内镜和斜视超声内镜　按照内镜视野来分，可将超声内镜分为直视超声内镜、侧视超声内镜和斜视超声内镜。

1. 直视超声内镜　内镜视野在正前方，与常规内镜的视野一致，有利于进镜的操作，特别适于结肠 EUS 和有狭窄的上消化道 EUS 检查。电子环扫彩色多普勒超声内镜具有直视视野，操作特别方便，内镜医生无需适应即可轻松上手（图 11-7）。

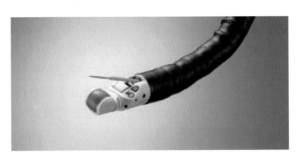

图 11-7　直视超声内镜

2. 侧视超声内镜　内镜视野与胃镜的长轴垂直，与十二指肠镜视野一致，所以也叫超声十二指肠镜。在对壶腹部进行超声检查的同时，可以进行 ERCP 和乳头肌切开等操作，对胰胆疾病的诊断很有意义。

3. 斜视超声内镜　内镜的视野与胃镜的长轴呈一夹角，采用斜视视野的超声内镜有利于术者准确控制探头接触消化道病变，也便于进行相应的介入操作，但斜视视野不利于通过狭窄，容易造成穿孔。

三、超声内镜的检查过程及护理配合

小探头超声内镜因使用简单方便，本章节内不做重点介绍，主要介绍电子环扫式超声内镜和电子线阵式超声内镜两种检查操作的过程。

（一）术前的准备工作　由于目前各方面技术的限制，EUS 一般还不能像体表超声或常规内镜那样作为筛选检查。因为，消化道解剖形态的变异较大，限制超声探头的位置，不能像体表超声那样容易地显示整个脏器的全貌，仅在有需要高分辨率图像的明确指证时才进行 EUS。

在进行 EUS 前，我们应当首先复习患者的病史，初步了解患者的临床资料，明确 EUS 要解决的问题。

（1）确定患者是否符合 EUS 的适应证，有无禁忌证。

(2) 搜集的相关影像学检查资料,如 CT、MRI、体表超声等。

(3) 对有需要进行 EUS 引导下细针穿刺的患者,应当了解其有无凝血功能障碍。

(二)适应证、禁忌证　超声内镜检查的适应证相对较广,即一切消化道病变均可进行超声内镜检查,尤其当需要判断其浸润范围、深度,或需要鉴别是黏膜下病变还是外压性改变及观察消化道周围脏器病变如纵隔肿瘤、腹膜后淋巴结、胰腺肿瘤等。

1. 适应证

(1) 消化道黏膜下肿物:判断其起源、大小、性质及与壁外脏器、血管的关系等。

(2) 消化道肿瘤:判断其 TNM 分期,了解肿瘤浸润深度、有无周围淋巴结转移及邻近器官侵犯,协助判断化疗效果等。

(3) 消化道周围脏器病变:判断与鉴别消化道邻近脏器的病变如胆管癌、胰腺癌、胰腺炎及梗阻性黄疸等。

(4) 治疗用超声内镜:超声内镜引导下进行穿刺活检、注射药物、粒子植入等,如纵隔肿物穿刺活检、腹腔神经节阻滞、^{125}I 粒子植入等。

需要说明一点的是,超声内镜由于其对操作医师的操作技能要求较高,因此不能作为常规内镜检查使用,只有在普通内镜检查发现病变需要进一步检查时,才有必要进行超声内镜。

2. 禁忌证

超声内镜检查的禁忌证与普通内镜检查的禁忌证相似,在此不作赘述。

(三)患者的准备　同普通胃镜基本类似。

(1) 作为一种有创的检查方法,首先应当向患者交代 EUS 和相关介入操作的并发症,患者需签署 EUS 和 EUS 介入操作的知情同意书。

(2) 询问患者有无乳胶过敏史,如果患者有乳胶过敏史,应避免在超声内镜的前端安置水囊。

(3) 在上午检查的患者,检查前一天的晚餐,患者可进食易消化食物,晚 8 点以后开始禁食,当日空腹来检查。如果在下午检查的患者,当日清晨应禁食,但无糖尿病者可以适当喝些糖水,即在检查前应空腹 6~8 h。对于做内镜穿刺的患者,应禁服阿司匹林和其他非甾体抗炎药物 1 周以上,而且血小板计数不低于 $8×10^4/mm^3$,凝血酶原时间比值(INR)<1.5。

(4) 麻醉:咽部麻醉可以以 2% 丁卡因或 0.8% 达克罗宁溶液喷雾于咽喉部黏膜表面,也可以嘱患者口服含有消泡剂的利多卡因或达克罗宁胶浆。为减少泡沫、提高成像质量,可在检查前口服西甲硅油 30~50 ml。同时,在口服利多卡因胶浆基础上,检查前 20 min 加服链霉蛋白酶颗粒,也可进一步消除胃内黏液,提高成像质量。肌注地西泮 10 mg 的镇静作用有可能减轻患者的痛苦。静推咪达唑仑或吸入笑气进行"清醒镇静",效果更为理想。"清醒镇静"既能使患者不适感降至很低,又能使患者配合医生的操作,在操作的过程中必须监测患者的脉搏、血压和血氧。

对于有全身麻醉的患者,可以在麻醉师的帮助下,行双异丙酚静脉麻醉,能使患者在检查过程中完全无痛苦,但检查过程中患者无法配合操作,要求操作者具有丰富的经验,尤其要注意避免误吸的发生。

(5) 开始进行 EUS 时患者多采用左侧卧位或俯卧位,尤其在静脉麻醉下进行消化管壁扫查需要大量注水时或胰腺囊肿引流可能导致胃内进入大量引流液时,建议采取俯卧位,可减少误吸的发生,也有学者认为,患者采用俯卧位,有时可以更好地显示胰头和壶腹部。为了方便患者在检查时改变体位成俯卧位,患者可以采用 ERCP 的体位,在左侧卧位时左臂置于身后。也有学者认为,为更好地显示胃窦可以令患者采用右侧卧位,但应用这种方法术者很难操作,常常令患者很痛苦。而且在操作过程中患者翻转体位,极容易造成致命的误吸,建议慎用。

（四）设备的准备

1. **设备连接**　将超声内镜分别连接于超声主机及内镜主机,并接上相应的负压吸引器和注水泵。

2. **水囊的安装**　超声内镜的水囊可使探头表面与消化道壁保持最佳的距离,使要显示的目标置于超声探头的焦距范围内,以获得清晰的图像。近年来,随着超声内镜设备的进步,超声探头的近场视野得到了较大幅度的提高,焦距范围更大,水囊已经逐渐成为一个"不必备"的装置。尤其在扫查消化道周围器官时,水囊的作用更小。水囊为一次性使用,电子线阵式超声内镜和电子环扫式超声内镜的水囊差别较大,使用前正确将其置于探头前端。水囊内注水检查水囊质量。

（五）操作过程中的配合　超声内镜检查过程同常规胃肠镜检查过程相似,除超声内镜镜身较常规内镜略粗、前端硬性部略长外,余检查过程无太大区别,其护理配合也与常规胃肠镜的护理配合相似。对于注水法和水囊法的患者应分别协助注水和装卸水囊,对于需要活检和穿刺的患者,需协助医生进行活检、穿刺等操作。在有条件的地区,可在麻醉状态下行超声内镜检查,其护理配合同无痛内镜护理配合相似,在此不作赘述。

四、造影增强内镜超声

造影增强内镜超声是在 EUS 下应用超声造影剂得到体内组织高分辨率超声图像的方法。采用此技术可以增强显示血管内彩色血流信号,提高对低速血流的微小血管的检出敏感性,从而有利于肿瘤新生血管的显示,有助于判断肿块的良、恶性。

（一）超声造影剂　超声造影剂是一类能显著增强超声背向散射强度的化学制剂,其主要成分是微气泡,一般直径为 $2\sim10\,\mu m$,可以通过肺循环。与 CT 或 MRI 造影剂不同的是,超声造影剂存在于血管内,并不弥散进间质内,对肝肾功能没有损害,不含碘成分,无放射性危害,使用安全。

（二）超声造影成像原理　造影剂微气泡在超声的作用下会发生振动,可以产生高回声,散射强超声信号。由于微小气泡的大小与红细胞相近,这就使其在静脉注射后限制在血管系统内,从而在图像上更清晰地显示血管位置和大小,有效地显示血液组织灌注情况。气泡散射还有一个十分有意义的特性——气泡共振。当入射声波的频率与气泡共振频率一致时,入射声波的能量全部被气泡共振吸收,形成共振散射,散射截面更大。

（三）操作方法　我们以注射超声造影剂声诺维为例。

（1）先行常规 EUS 检查,观察病变的部位、大小、边界、回声,找到目标病灶或区域后,调整超声功率设置。

（2）向小瓶内注入生理盐水 5 ml,用力振荡瓶子 20 s,直至冻干粉末（25 mg）完全分散,配成 5 g/L 浓度的均一的白色乳状液体。将微泡混悬液抽取至注射器后在较短的时间内快速注入外周静脉(一般选择肘部浅静脉,单次剂量约 2.4 ml),随之应用生理盐水 5 ml 快速推入冲管。混悬液配制后 6 h 内可随时将所需容量抽取到注射器中使用。抽取前,振摇小瓶使微泡重新均匀分散后抽取至注射器中备用注射。

(3) 自注射超声造影剂后开始计时,嘱咐患者平稳呼吸,连续动态观察靶组织的不同时相的造影剂情况,造影过程中保持各参数不变,直至增强效应基本消失,获取 3～5 min 动态图像并保存,以备结果分析。

(4) 由于超声造影剂安全性较高,且患者对超声造影剂有比较好的耐受性,在造影过程中可根据需求重复给药,但一般至少应间隔 5 min 以上。

(四)造影增强内镜超声临床应用 随着 EUS 技术的不断进步及超声造影剂的发展,造影增强内镜超声已被应用于很多疾病,包括胰腺、淋巴结、胃肠道黏膜下肿瘤、胆囊、炎症性肠病、消化道肿瘤的浸润及分期等。此外,造影增强内镜超声可使用造影剂显示肿瘤新生血管,有助于评估和监测抗血管生成药物的疗效,并且可以通过量化肿瘤灌注进行分子成像。造影增强内镜超声亦可在一定程度上弥补常规 EUS 对小病灶检查的不足。

(王彩霞)

参考文献

[1] 孙思予. 电子内镜超声诊断及介入技术[M]. 人民卫生出版社,2006.
[2] 杨云生,刘庆森. 实用消化内镜新技术[J]. 北京:人民军医出版社,2007:3.
[3] 金震东,李兆申. 消化超声内镜学[J]. 北京:科学出版社,2006:238.
[4] 罗艳红. 超声内镜引导下胰腺穿刺患者的护理[J]. 护理学杂志,2005,20(5):31—32.
[5] 李雯,陈湘玉. 超声内镜引导下细针穿刺活检术的护理配合[J]. 护理学杂志,2007,22(13):31—32.
[6] 王蓓,吴碎英,吴明,等. 上消化道超声内镜检查的护理配合[J]. 护理与康复,2007.
[7] 阳桂红,马久红,何怀纯,等. 超声内镜引导下胰腺肿瘤穿刺活检术的护理配合[J]. 实用临床医学,2013,21(8):43.
[8] 李琴. 超声内镜引导下经胃行胰腺假性囊肿引流术的护理[J]. 上海护理,2011,11(5):49—51.

第十二章

不同经口直视胆管镜检查及护理配合

胆管镜以经口胆管镜(peroral videocholangioscopy，POCS)的方式操作最早是在 1976 年有文献报道。经口胆胰管镜最先使用的是胆道母子镜系统(mother-baby scope system，MBSS)，在内镜逆行胰胆管造影术(ERCP)中，子镜就像导管一样通过十二指肠镜的工作通道，沿着内镜导丝进入胆胰管，能直视下观察胆胰管内黏膜、血管结构情况。而且一种具有窄带成像(NBI)系统功能的经口电子胆管镜也已应用于临床，可以提供更清晰的黏膜血管和结构的图像。但是使用该系统的电子胆管镜存在以下缺点：①脆弱性，操作几次后需进行常规检修；②工作通道直径的限制；③需要两名熟练的操作人员同时使用两种内镜系统，这些因素限制了其临床应用。随着内镜仪器设备的不断发展和内镜技术的日益成熟，临床上出现了不同类型的经口直视胆胰管镜系统应用于胆胰管疾病诊治。目前可供临床选择的经口胆管镜包括以下 3 种系统：胆道母子镜系统(MBSS)、直接经口胆管镜(DPOCS)和 SpyGlass 直视胆道镜系统(SGDVS)。每一种经口胆管镜系统既有优点，也有缺点，因此，了解它们之间的区别很重要(表 12 - 1)。

表 12 - 1　不同经口胆管镜的特征

经口胆管镜类型	胆道母子镜 （子镜）	经口电子直视 胆管镜（超细内镜）	SpyGlass 直视胆 管镜系统（第一代）	SpyGlass DS 直视 胆管镜系统（第二代）
镜体直径	3.4 mm	5.0～5.9 mm	3.3 mm	3.6 mm
工作腔道直径	1.2 mm	2 mm	1.2 mm	1.2 mm
可调角度功能	2 个方向	4 个方向	4 个方向	4 个方向
图像质量	很满意	很满意	一般	满意
图像增强功能	有	有	无	无
插入胆管难易度	容易	困难	容易	容易
可操作性	困难	困难	相对容易	容易
需要内镜操作人员	两人	单人	单人	单人

第一节 经口胆管镜检查及护理配合

目前临床上使用的经口胆管镜(CHF-B260；景深3~20 mm；奥林巴斯)具有双向角度调节功能，外径3.4 mm，工作通道直径1.2 mm。这个电子胆管镜提供了比以前光纤系统更好的图像，还具有NBI系统(图像增强系统)(图12-1)。此电子胆管镜用作为子镜，通过常规治疗性十二指肠镜(TJF-200/TJF-260/JF-260 V/TJF-260 V；奥林巴斯)的4.2 mm附件通道插入胆管。这种经口胆管镜(POCS)插入方法称为胆道母子镜系统(MBSS)，具有以下优点：①获得图像良好；②可以使用NBI系统；③插入胆管比较容易；④胆管内定位和操作稳定；⑤外径小，可用于正常胆管或扩张的胰管。另一方面，也存在以下缺点：①脆弱性，操作几次后需进行常规检修；②工作通道直径的限制；③需要两名熟练的操作人员同时使用两种内镜系统(图12-2)。

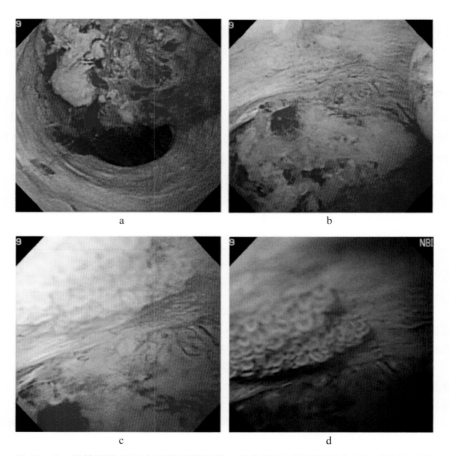

图12-1 胆管癌的经口电子胆管镜图像。非常清晰，特别是具有NBI功能可以很详细地描述胆管内皮的黏膜结构(d)。

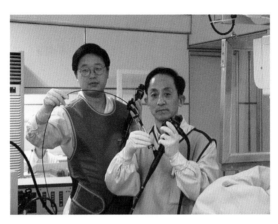

图 12‑2 双人母子镜操作

一、适应证

（一）胆管检查 ①各种原因引起的阻塞性黄疸，为明确阻塞原因者；②胆总管、肝管及胆囊结石的鉴别；③胆管内巨大结石的碎石治疗；④判定胆管结石碎石后的疗效及有无残余结石；⑤胆管内微小病变的鉴别；⑥胆管良恶性狭窄的诊断与治疗。

（二）胰管检查 ①不明原因的胰管扩张；②胰腺囊性病变；③胰管内占位性病变；④临床怀疑胰腺癌，特别对早期的、仅局限于胰管的小胰癌肿的价值大；⑤胰管良恶性狭窄的鉴别诊断；⑥慢性胰腺炎；⑦可疑结石导致梗阻性胰腺炎；⑧胰管内病变的活检；⑨胰管结石碎石后效果的判定。

二、禁忌证

（1）有严重的心、肺功能不全者，不能耐受内镜下手术治疗患者。

（2）上消化道内镜检查禁忌证者，上消化道梗阻、有大动脉瘤患者。

（3）凝血机制严重障碍不能纠正者，有出血性疾的患者。

（4）急性胰腺炎或慢性胰腺炎急性发作期（除结石阻塞引起的胰腺炎）。

（5）胆管的急性炎症或化脓感染者。

（6）严重肝硬化，门静脉高压的患者，易发生严重并发症，为相对禁忌证如需操作应特别谨慎。

三、术前准备

（一）患者准备

（1）向患者做好解释工作，介绍胆道母子镜系统操作的简要过程和注意事项，消除或减轻患者紧张与不安的情绪，使患者以良好的心理状态接受检查和治疗。

（2）检查术前的相关检查是否完善。

（3）了解患者有无禁忌证有无高血压、心脏病，有无安装心脏起搏器、青光眼及麻醉或碘等药物过敏史。

（4）术前应禁食、禁饮 6 h 以上。

（5）摘除金属配饰及影响透视摄片的衣着,患者内衣应着没有纽扣的棉毛内衣,外着病号服,取下活动性的义齿。

（6）术前口服盐酸利多卡因或盐酸达克罗宁胶浆和西甲硅油或二甲硅油祛泡剂,可对咽喉部黏膜局部浸润麻醉,以减轻内镜插入咽喉部的不适反应和去除胃内黏膜表面的黏液。术中一般采用中、重度镇静或无痛麻醉。

（7）未成年患者应对性腺和甲状腺部位做好放射防护。

（二）器械准备

（1）十二指肠镜即母镜,选用大孔道活检钳道的内镜,如奥林巴斯 TJF240、TJF260（4.2 mm）等;子镜奥林巴斯 CHF - B 260 型电子胆管镜（图 12 - 3）及插入子镜的附属装置。

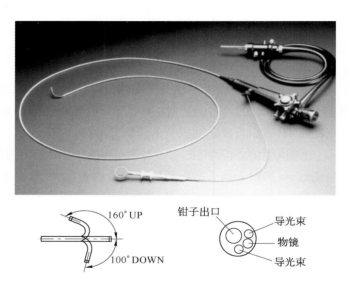

图 12 - 3　CHF - B260 型电子胆管镜

（2）导丝、造影导管、取石篮、胆道活检钳等。

（3）备高频电及高频电刀。

（4）碎石设备。又分液电压碎石器和激光碎石机器及光纤。

（三）其他物品准备　同 ERCP 用防护设备,铅衣、铅围脖等。冲洗用水、生理盐水 250 ml 若干袋,输液器 1 副,50 ml、20 ml 注射器,换药碗,干纱布,酒精纱布,灭菌手套,清洁硅油,吸引器等。

四、术中配合

（一）胆管内检查的护理配合

（1）插入母镜：ERCP 成功后先行内镜下乳头括约肌切开术（EST）,切开的长度以子镜容易插入胆管为原则。母镜因其头端外径较粗,插入时动作应熟练、轻柔,以防损伤咽喉部及引起贲门撕裂。循腔插入至十二指肠降部上段,将乳头调整在视野的左上方,并拉直镜身呈"倒 7 字"形。

（2）插入子镜：经母镜的活检孔道口注入清洁的硅油润滑剂，并在活检孔道口装上子镜插入用的附属装置，通过该装置插入子镜。子镜插入母镜钳道时，要完全放松弯角钮，当子镜的远端插至母镜的抬钳器时，应将抬钳器完全放松，再插入子镜，直至弯曲部完全伸出钳道。

（3）子镜插入胆管：ERCP 和 EST 完成后保留内镜导丝在胆管内，导丝穿过子镜附件通道，子镜沿着内镜导丝滑入胆总管。在操作过程中，当子镜出母镜的抬钳器后，调节子镜向上弯角钮和母镜大角钮（尽量少用抬钳器，以防止子镜损伤）（图 12-4）。

（4）胆管内观察：子镜插入胆管后，通过注水和吸引，循序观察，在 X 线透视下确定子镜的位置，先后通过胆总管，肝总管和肝左、右管分叉处。（图 12-5）操作过程中时刻注意母镜在十二指肠的合适位置及与子镜间的夹角，防止母镜滑入胃腔，折断子镜。防止过度注水使胆总管压力升高，引起、逆行性感染和腹痛等症状。

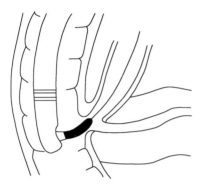

图 12-4 子镜沿导丝插入胆管

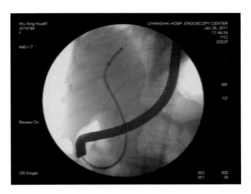

图 12-5 X 线透视下子镜插入胆管

（5）对胆管内巨大结石进行直视下激光碎石：子镜在胆管内到达需要位置后，拔除内镜导丝，将激光光纤插入子镜附件通道，待光纤达到理想的位置，调整碎石的参数进行激光碎石。由于子镜的附件通道直径只有 1.2 mm，而且子镜通过十二指肠镜进入胆管后镜身会非常弯曲，插入光纤时动作要轻柔、控制光纤前进的速度，同时还要注意光纤前进时的阻力，否则不仅光纤容易折断，子镜附件通道内皮也容易损伤，碎石后同 ERCP 方法将胆管内结石取出。

（6）观察和治疗结束后，将子镜的角度放松，同时将母镜的镜身向前轻推，使母镜与子镜的夹角变成钝角，放松母镜的抬钳器，保持母镜在拉直的状态下缓慢退出子镜，再退出母镜。

（7）操作过程中应全程使用 CO_2 泵，CO_2 在血液中的溶解度是空气的 25 倍，可迅速溶于血液中，防止气体栓塞的发生。

（二）胰管内检查的护理配合

（1）插入子镜前先行 ERCP，找到病变处并测量胰管直径后再插入子镜。

（2）将子镜从十二指肠镜母镜的附件通道中插入，经乳头的开口部沿内镜导丝插入主胰管。

（3）在 X 线透视下将子镜导管插入病变部位，注射无菌生理盐水保持视野的清晰，操作时要注意胰管内的压力，防止胰管内压力过高而引起胰腺炎，边退镜边观察。

（4）必要时放置鼻胰引流管。

（5）检查结束后，将胰管镜的角度放松，同时将母镜的镜身向前轻推，使母镜与子镜的夹角变成钝角,放松母镜的抬钳器,保持母镜在拉直的状态下缓慢退出子镜,再退出母镜。

五、术后护理

(1) ERCP 术后咽喉部会有轻微的疼痛,向患者和家属做好解释,一般不需特殊处理,1~2 d 后可恢复正常。

(2) 患者护理:给予输液、吸氧,监测血压、氧饱和度、脉搏、呼吸,向患者及家属交代术后注意事项,如卧床休息、禁食、禁水 24 h。术中和术后要重点观察有无发生空气栓塞并发症,术后待患者完全清醒生命体征平稳后有专职人员送回病房。检查血象及血、尿淀粉酶,观察患者有无腹痛、腹胀。术后常规使用抗生素及胰酶抑制剂,预防胆道感染及胰腺炎的发生。

(3) 回病房后护士应密切观察患者的生命体征,注意倾听患者的主诉以及加强与患者的交流,评估患者是否出现剧烈的腹痛、腹胀等情况,密切观察有无 ERCP 相关并发症的发生,一旦发现异常及时通知主管医生,做到早发现早处理。若术中放置了鼻胆或鼻胰引流管,还需观察引流液的颜色、量及性状以及引流管是否通畅,必要时对引流液进行生化检查。

(4) 内镜及附件处置:操作完毕进行床边预处理,用酶洁液纱布擦净母镜及子镜表面粘液,并在含酶液体中反复注气吸引至少 10 s,按规范要求进行清洗酶洗和吹干后,对十二指肠镜和电子胆管镜应使用过氧乙酸进行灭菌处理。

第二节　直接经口胆管镜检查及护理配合

1977 年 Urakami 等首次报道了使用纤维胃镜直接经口进入胆管进行检查的技术,超细内镜具有管径细、可操控性强、图像清晰和工作通道大的特点。随着超细内镜功能的不断发展和改进,如何将超细内镜直接送入胆管成为直接经口胆管镜(D - POCS)是近年来内镜技术研究的一大热点。超细内镜最初是专为儿童患者和经鼻腔插入应用而设计的,目前临床上可以使用的有以下几种超细内镜:GIF - XP260N/GIFXP260/GIF - XP290N(奥林巴斯)、EG16 - K10(宾得)和 EG - L580NW(富士)。这些超细内镜具有四个方向可以调节的功能,插入部直径为 5.0~5.9 mm,工作通道为 2 mm。D - POCS 提供了出色的图像,2 mm 工作通道可增加很多治疗功能。而且超细内镜具有图像增强功能系统:窄带成像、I-扫描、蓝色激光成像。D - POCS 的优点是:①能获得了优良的图像;②具有图像增强功能系统;③只需要一个的内镜操作者。但 DPOCS 也存在很多缺点:①插入困难,因为超细内镜镜身较软,易在胃腔内打弯,难以进入胆总管;②胆总管内操作时镜身稳定困难,且由于外径较大,难以进入胆管二级分支以上,限制了其使用的适应证;③D - POCS 只能用于扩张的胆管,操作前必须先行 ERCP 和十二指肠乳头括约肌切开术(EST),外加使用乳头球囊扩张术,否则超细内镜通过未充分扩张的胆管壶腹部较为困难。

一、适应证与禁忌证

同经口胆管镜检查。

二、术前准备

同经口胆管镜检查。

在 D-POCS 整个操作工程中必须使用 CO_2 泵,以防止气体栓塞的发生。

三、术中护理配合

由于十二指肠的解剖学特点,直接经口胆管镜的临床运用有一定的限制性,目前操作时都需要通过特殊的辅助附件引导来增加成功率,如锚定球囊＋超细内镜、双气囊小肠镜外套＋超细内镜、钢丝引导插入等等,但在临床操作前都需要评价其可操作性、安全性及有效性。目前临床上在可操作性、安全性和插管成功率较高的 D-POCS 操作方法是圈套器＋超细内镜的操作方法。

具体操作方法为:①ERCP 成功后行十二指肠乳头括约肌切开术,然后行乳头柱状球囊扩张,退出十二指肠镜;②配合护士将圈套器套住超细内镜弯曲部然后收紧,操作者将超细内镜和圈套器一起送至十二指肠乳头部,将超细内镜镜身对准胆道开口后,配合护士轻微牵引圈套器,操作者适当旋转镜身使得内镜进入胆管;③空气栓塞是 D-POCS 的一个严重并发症,操作中必须使用 CO_2 降低空气栓塞的风险,但亦有文献报道即便是使用 CO_2 仍可导致空气栓塞,因此,当超细内镜进入胆管后以注水为主,减少充气,注水时要做到及时吸引,保证有效水交换,否则会导致胆管内压力过高引起患者的不适、躁动和逆行性感染;④虽然超细内镜是经过过氧乙酸灭菌处理,但内镜有可能将咽部细菌带人胆总管内,发生胆道感染的概率较高。因此,D-POCS 术后需常规放置鼻胆引流管。

四、术后护理

同经口胆管镜检查。

（楼奇峰　方爱乔）

参考文献

［1］Nakajima M,Akasaka Y,Fukumoto K,et al. Peroral cholangiopancreatosocopy（PCPS）under duodenoscopic guidance［J］. Am J Gastroenterol,1976,66(3):241—247.

［2］Ishida Y,Itoi T,Okabe Y. Types of peroral cholangioscopy:how to choose the most suitable type of cholangioscopy curr treat options gastro［J］. 2016,14(3):210—219.

［3］国家消化内镜质控中心国家麻醉质控中心.中国消化内镜诊疗镇静/麻醉操作技术规范［J］.中华消化内镜杂志,2018,35(12):946—949.

［4］Urakami Y,Seifert E,Butke H. Peroral direct cholangioscopy（PDCS）using routine straight-view endoscope:first report［J］. Endoscopy,1977,9(1):27—30.

［5］黄永辉,常虹,姚炜,等.圈套器辅助超细胃镜实施经口直接胆道镜技术的初步应用［J］.中华消化内镜杂志,2015,32(2):86—88.

［6］吴静静　顾红祥　张亚历.直接经口胆道镜诊治胆道疾病的临床进展［J］.现代消化及介入诊疗,2018,23(1):121—124.

［7］Kondo H,Naitoh I,Nakazawa T,et al. Development of fatal systemic gas embolism during direct peroral cholangioscopy under carbon dioxide insufflation［J］. Endoscopy,2016,48(Suppl 1):E215—216.

第十三章

SpyGlass 直视胆道镜系统应用及护理配合

SpyGlass 直视胆道镜系统(SGDVS)在 2006 年由波士顿科学公司引入市场,Chen 等在 2007 年首次介绍了 SpyGlass 系统,2012 年 Hammerle 等通过大样本研究证明了 SpyGlass 与 ERCP 相比其并发症的发生率并没有增加,进一步证实了其安全性。其操作方法如下:行 ERCP 和 EST 后留置内镜导丝在病变部位以上,将光纤摄像头插入至传送导管内,在内镜导丝的引导下将传送导管通过十二指肠镜的工作通道送至目标位置,观察胆胰管内的黏膜和血管情况。

SpyGlass 直视胆道镜系统主要用于:胆胰管结石;不明原因胆管狭窄;胰管内肿瘤的诊断。随着内镜下技术的发展及系统的应用,学者们开始逐渐将其应用于不同的领域包括辅助无放射线 ERCP 取石、在急性胆囊炎患者中选择性胆囊管支架引流、胰管内塑料支架取出、通过结肠镜引导 SpyGlass 对 Roux-en-Y 术后患者行治疗性 ERCP 等。

SpyGlass 直视胆道镜系统由可重复使用的光纤摄像头(光纤摄像头;波士顿科学公司)和一次性导管(SpyScope;波士顿科学公司)组成。导管具有前、后、左、右四个方向可以调节的功能,外径 3.3 mm,附件通道 1.2 mm。与电子胆管镜相比,由于是四个方向可以调节更容易寻找到目标位置。此外,输送导管各个腔道分离,有专用的注水腔道,这是 SGDVS 的一个重要特征。专用注水腔道通过水泵可以持续注水,这对于保持胆管内视野清晰是非常重要的。而且,导管可以依附在十二指肠镜上(图 13-1),一个内镜操作者便可完成。但是 SGDVS 是光纤成像,图像质量质量较差(图 13-2),远远低于电子胆管镜和超细内镜,影响了其对病变的直接观察,且光纤在准备及使用过程中极易受损,进一步影响图像质量。外加安装复杂费心,还要时刻防止光纤摄像头被折坏等因素影响了其在临床中的广泛应用。

随着技术的不断改进 SpyGlass 系统的成像技术也从纤维光学成像向电子光学成像发展,即第二代 SpyGlass 系统 PY-DS 不仅镜下直视图像更加清晰、安装方便(图 13-3),其活检通道的增大有助于一次性活检钳(SpyBite)的通过和病理组织阳性率的提高。

一、适应证

(1) 临床怀疑胆、胰管疾病,X 线、超声、CT、MRI 等不能明确诊断者皆为 SpyGlass 子镜

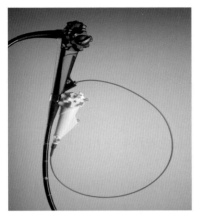

图 13‑1　一次性导管依附在十二指肠镜上

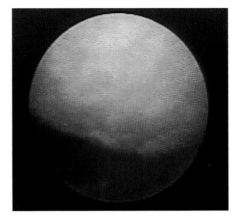

图 13‑2　纤维光学成下像胆总管内巨大结石

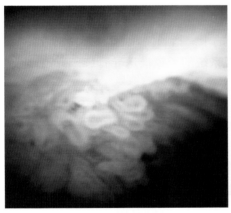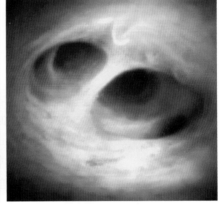

图 13‑3　电子光学成像下胆管内乳头状黏液性肿瘤(BT‑IPMN)和肝管分支图像

光纤直视系统应用的适应证。主要有：①性质不明的胆、胰管狭窄、扩张成充盈缺损。②胆、胰管狭窄或充盈缺损性病变的良恶性鉴别诊断。③早期仅局限于胆、胰管腔内的微小病变的诊断，利用活检钳取得病理诊断。④Mirrizz 综合征的鉴别诊断。⑤胆管内出血的原因诊断。⑥胆胰管内黏液性病变的诊断与病变范围确定。

（2）胆、胰管内结石需在直视下行液电或激光碎石术及术后效果的判定。

1）ERCP 机械碎石器碎石失败的胆管内巨大结石、嵌顿结石、肝内胆管结石。

2）胰管结石碎石。

二、禁忌证

同经口胆管镜检查。

三、术前准备

（一）患者准备

（1）向患者做好解释工作，介绍 SpyGlass 直视胆道镜系统（第一代 SpyGlass）/SpyGlass

DS 系统(第二代 SpyGlass)操作的简要过程和注意事项,消除或减轻患者紧张与不安的情绪,使患者以良好的心理状态接受检查和治疗。

(2)检查术前的相关检查是否完善。

(3)了解患者有无禁忌证,有无高血压、心脏病,有无安装心脏起搏器、青光眼及麻醉或碘等药物过敏史。

(4)术前应禁食、禁饮 6 h 以上。

(5)摘除金属配饰及影响透视摄片的衣着,患者内衣应着没有纽扣的棉毛内衣,外着病号服,取下活动性的义齿。

(6)术前口服盐酸利多卡因/盐酸达克罗宁胶浆和西甲硅油/二甲硅油去泡剂,可对咽喉部黏膜局部浸润麻醉以减轻内镜插入咽喉部的不适反应和去除胃内黏膜表面的黏液。术中一般采用中重度镇静或无痛麻醉。

(7)未成年患者应对性腺和甲状腺部位做好放射防护。

(二)器械准备

1. **十二指肠镜**　工作管道内径为 4.2 mm 的十二指肠镜,如奥林巴斯的 TJF 系列。此类型的十二指肠镜适合于 SpyGlass 子镜光纤直视系统的子镜推送导管(3.3 mm)通过工作管道进入胆、胰管腔内。

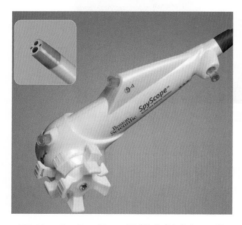

图 13-4　SpyGlass 子镜光纤直视系统的子镜推送导管

2. **子镜推送导管**(第一代 SpyGlass,图 13-4)　子镜推送导管是一次性使用,单人操作者控制的 10F(3.3 mm)器械,设计用于为诊断和治疗器械提供进入胆、胰管的通路。它由两个主要部件组成:一根灵活的推送导管,带有手柄,设计采用旋转式控制器提供导管头端定位。导管有四个开放的内腔:一个是光学通道,一个是工作器械通道,还有两个是冲洗通道。子镜导管固定在工作管道为 4.2 mm 的标准十二指肠镜上,可实现单名医师同时操作两台内镜。子镜导管的头端具有四向偏转功能,实现在胆、胰解剖结构中更为精准的定位。当装载入专用光学端口时,SpyGlass 子镜光纤直视系统实现 360°全景可视功能。该功能能够拓展可视化诊断和提高对靶组织获取的能力。

子镜导管各腔道规格:①1.2 mm 专用配件通道,以备采用 SpyGlass 子镜光纤直视系统的专用活检钳(SpyBite)重复获取活检标本,或采用内镜下液电碎石(EHL)或激光光纤进行碎石治疗。②1 mm 光学通道,供插入直视可视化探头便于照明和进行内镜可视化操作。③独立的冲洗管道,供液体抽吸,并清除残留物质,清洁子镜探头的可视视野。④推送导管直径为 10F(3.3 mm),长度 230 cm(图 13-5)。

3. **子镜直视可视化探头**　直视可视化探头(光纤摄像头)是用于捕捉和传输内镜影像以及将光线传导,适应胆、胰管的解剖结构并进行照明的光纤器械。探头包括一根 6 000 像素的

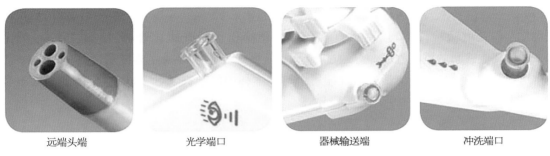

远端头端　　　　　　光学端口　　　　　　器械输送端　　　　　　冲洗端口

图 13 - 5　第一代 SpyGlass 子镜推送导管各端口

传像束,周围由大约 225 根光线传导纤维围绕。可提供光线视域。传像束和光导纤维由外部护套包裹,其设计具有柔韧性和推进性。在远端尖端部有个镜头连接至传像束,可跨越 70°的视场捕捉图像。探头通过近端的铝制主体连接目镜和光源电缆。探头工作长度 231 cm,视场角度 70°,最大插入部分直径 0.81 mm,所需最小工作通道 1 mm。

子镜目镜为探头与视频摄影机头提供机械和光学连接。光源电缆将光线从光源传输至子镜探头。子镜直接可视化探头通过 SpyGlass 推送导管进入胆、胰管。在手术后,可对子镜探头进行高级灭菌以备再次使用。探头应当在小号或大号子镜存储盘内存放和保护。

4. SpyGlass DS 直视胆管镜系统

(1) 采用数字传感器和数字信号成像,图像质量显著优于光纤成像。

(2) 采用主机、光源一体化设计,具有单一连接口,可以即插即用,简化了操作程序(图 13 - 6)。

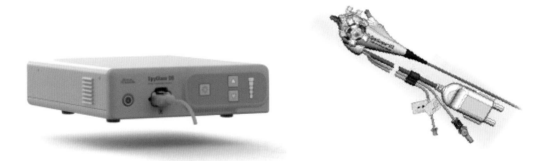

图 13 - 6　第二代 SpyGlass 主机与导管

(3) 改进了光源设计,数字传感器和双 LED 光源内置在 SpyScope DS 成像导管的远端,使胆管内更明亮,并且可以调节光亮强度,成像更清晰。

(4) SpyScope DS 成像导管前端呈锥形设计,工作通道出口<9 fr,方便于进行乳头插管(图 13 - 7)。

(5) 比一代导管直径增加了约 100 μm 双注水管道,工作通道直径 1.3 mm,面积增加 21%,方便附件通过。

5. 一次性活检钳(SpyBite)　SpyBite 一次性活检钳电缆直径 0.99 mm,钳口外径 1.0 mm,钳口开度

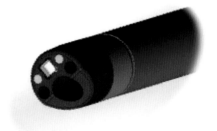

图 13 - 7　第二代 SpyGlass 呈锥形设计成像导管前端

4.1 mm、55°,工作长度 286 cm,需要的内镜工作通道 1.2 mm。采用 SpyBite 一次性活检钳可以重复定位获取活检样本,以便在直观接可视化操作下检查胆总管,促使加快诊断,减少 ERCP 和其他诊断的重复程序。可通过 SpyGlass 推送导管内的独立器械端口,将 SpyBite 活检钳送入胰胆管。Spy-Bite 活检钳设计用于与样本杯中的中央长针一同使用,协助固定小型组织样本(图 13-8)。

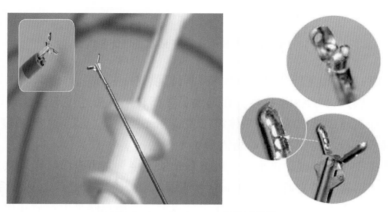

图 13-8　SpyBite 一次性活检钳

6. 其他设备　还应备有手推车和三接头伸展臂、摄影机和摄影机头、光源和光源电缆、目镜、视频显示器、冲洗泵和脚踏开关、隔离变压器、电源电缆、SpyGlass 探头存储盘(图 13-9)。

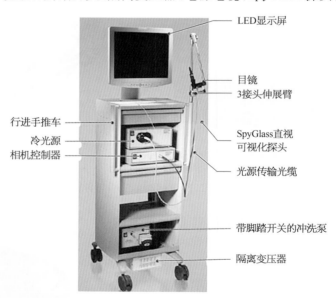

图 13-9　第一代 SpyGlass 子镜光纤直视系统的其他设备

四、术中护理配合

患者同 ERCP 姿态卧于 X 线检查台上。内镜医师同时操作十二指肠镜和 SpyGlass 子

镜。内镜护士协助医生固定子镜,传递相关附件,做胆、胰管内活检等工作。具体操作步骤如下:

(1)内镜下逆行胰胆管造影技术找到病变的胆管或胰管,并将导丝留置于胆管或胰管管腔内。用专用固定绑带将 SpyGlass 子镜固定于十二指肠镜工作钳道插入部下方的镜身上。推送导管经十二指肠工作管道循导丝进入胆、胰管,导丝经器械输送端口引出。对于第一代 SpyGlass 操作步骤:子镜可视化探头从存储盘内取出,通过三接头伸展臂末端连接于 SpyGlass 目镜,探头通过 SpyGlass 推送导管光学端口进入胆、胰管。将 SpyGlass 冲洗配管通过冲洗泵连接于冲洗端口,通过调节冲洗泵控制冲洗流速,按下脚踏开关提供持续流量(图 13-10)。对于第二代 SpyGlass 操作步骤:相比于第一代操作更为简便,只需将子镜导管单一接口插入主机即可。

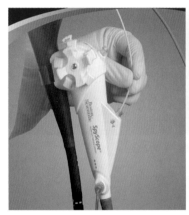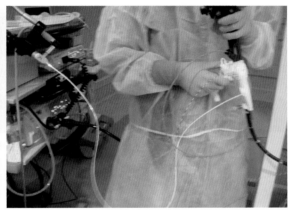

图 13-10　第一代 SpyGlass 子镜光纤直视系统的操作示意图

(2)在可视化探头引导下,子镜推送导管插至病变处。由于探头的柔软性及推进性设计,对于狭窄段的胆、胰管,在推送导管无法到达的情况下,可以将探头继续向前推进,以便于观察管壁局部的情况。

(3)对于病变的胆、胰管,需要做活检时,拔除导丝,用 SpyGlass 专用活检钳(SpyBite)经器械输送端口到达病变部位进行活检取样。也可经器械输送端口插入液电或激光碎石探头到达胆、胰管,在直视下进行胆、胰管结石的碎石治疗。

五、SpyGlass 子镜光纤直视系统应用的注意事项

(1)SpyGlass 子镜光纤直视系统的子镜推送导管系一次性使用的器械,但是可视化探头经过高级灭菌后需储存于专用存储盘内反复使用。根据光纤的打折次数,探头的使用寿命在 5～15 次。因此,操作时手法要轻柔。前方无视野时,探头不要强行插入,否则会影响探头使用寿命。

(2)虽然第二代 SpyGlass DS 改进了光源设计,数字传感器和双 LED 光源内置在 SpyScope DS 成像导管的远端,但在操作时避免直接用子镜导管插胆胰管,应通过内镜导丝引导下进入胆胰管,否则导管前端的数字传感器和 LED 光源很容易受损。

（3）无论第一代还是第二代 SpyGlass 直视胆道镜系统在操作时都必须注重有效的水交换处理（即从导管冲入水量与从导管吸出的水量相当），否则患者胆管内压力增高后容易引起心律失常、躁动和逆行性感染。

（4）第二代 SpyGlass 直视胆道镜系统图像更加清晰，安装使用方便，进入临床使用后是不是该弃用第一代 SpyGlass 直视胆道镜系统？两代 SGDVS 联合互补使用能使更多的患者受益，第二代 SpyGlass 子镜导管直径 3.6 mm，对于胆管下段狭窄而肝门部扩张或胰头部狭窄但胰体尾部扩张的患者不能进行直视下观察，这时可利用第一代 SpyGlass 光纤摄像头借助三腔切开刀的内镜导丝腔道进入狭窄的部位，然后直视下观察病变部位（图 13 - 11）。

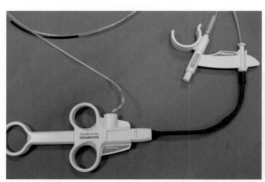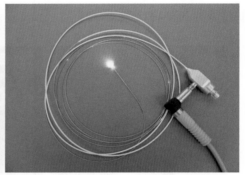

图 13 - 11　用三腔切开刀和光纤摄像头的组合

六、术后处理

（1）SpyGlass 检查或治疗术后的患者应卧床休息，禁食 1 d。术后 3 h 及次日早晨抽血测血清淀粉酶。单纯淀粉酶升高而无症状者，可继续观察淀粉酶变化，不需特殊处理。

（2）如血清淀粉酶升高同时伴有发热、腹痛、白细胞计数升高等现象，应按急性胰腺炎处理。

（3）可视化探头非一次性使用的耗材，使用后应经高级灭菌后妥善保存在相应的存储盘内。以便下一次取出使用。其他耗材，如推送导管、SpyBite 活检钳使用后均应销毁丢弃。

目前已有的经口胆管镜主要由 MBSS、D - POCS 和 SGDVS 的 POCS 组成。每个系统都有其优点和缺点，因此，了解它们的特点并根据目的或情况的需要使用不同的系统是很重要的。经口胆管镜检查已显示出从诊断应用到治疗应用的巨大进步，随着内镜器械的研究及操作技术的不断进步，相信未来 POCS 可以获得更好更广泛的应用。

（楼奇峰　陈　洁）

参考文献

［1］ Chen YK，Pleskow DK. SpyGlass single-operator peroral cholan giopancreatoscopy system for the diagnosis and therapy of bile duct disorders：a clinical feasibility study（with video）［J］. Gastrointest Endosc，2007，65（6）：832—841.

［2］ Hammerle CW，Haider S，Chung M，et al. Endoscopic retrograde cholangiopancreatography complications in the era of cholangioscopy：is there an increased risk？［J］. Dig Liver Dis，2012，44（9）：754—758.

［3］ Thosani N，Zubarik RS，Kochar R，et al. Prospective evaluation of bacteremia rates and infectious complications among patients undergoing single-operator choledochoscopy during ERCP［J］. Endoscopy，2016，48（5）：424—431.

第三篇

治疗性消化内镜检查及护理配合

第十四章

非静脉曲张性消化道出血的内镜下止血治疗及护理配合

非静脉曲张性消化道出血是指除食管胃底静脉曲张破裂出血以外的其他上消化道出血，主要包括溃疡出血、上消化道良恶性肿瘤（食管、胃及十二指肠的间质瘤和恶性溃疡）出血、黏膜下恒径动脉破裂出血（杜氏病）、食管贲门黏膜撕裂综合征（mallory-weiss syndrome）出血，以及出血性胃炎等。急性非静脉曲张性胃内大出血是消化内科常见的危急重症，病情凶险，常危及生命，及时止血是关键。内镜下止血术是近年来开展非手术治疗上消化道大出血的新方法之一，能迅速有效地控制急性上消化道出血。具有方便、易行、创伤少、疗效可靠等优点，成为非静脉曲张破裂出血的首选方法。目前，急性非静脉曲张性上消化道出血十分常见，其具有较高的发病率和病死率，一旦发病未及时进行内镜下治疗，就会导致其再出血，加大患者疼痛。内镜下止血治疗具有起效迅速、治疗成效明显的优势，因此，在临床上广泛运用。常用内镜下止血方法有局部注射止血（注射肾上腺素、硬化剂）；局部药物喷洒止血（肾上腺素、凝血酶）；压迫止血（止血夹止血）；凝固止血［微波凝固；氩气刀凝固法（APC）；激光止血和高频电凝止血］等方法。临床对于胃内较大血管出血单纯用上述内镜治疗方法难以奏效时，药物、介入和手术等联合治疗已成为治疗急性非静脉曲张性胃内大出血的趋势。

一、适应证

（1）消化性溃疡出血。
（2）上消化道良恶性肿瘤出血。
（3）息肉出血。
（4）食管贲门黏膜裂综合征出血。
（5）出血性胃炎等。

二、禁忌证

（1）严重的心肺疾病或极度衰竭不能耐受检查者。
（2）精神病或严重智力障碍不能合作者。

（3）怀疑有胃肠穿孔或腐蚀性食管炎、胃炎的急性期。

（4）严重脊柱畸形或纵隔疾患如胸主动脉瘤等。

（5）严重高血压患者。

三、术前准备

（一）术前评估　检查前，评估患者的既往史、现病史、生命体征、神志、阳性体征、出血量等，如患者以前是否做过手术或内镜下治疗；评估血液检查结果、用药情况以及患者的心理状况，做好解释与安慰，减轻紧张、恐惧心理；根据对患者一般情况和出血情况的评估，准备各种止血用的器械。

（二）物品准备　普通上消化道内镜治疗必备的物品、急救车（包括气管插管、急救药品等）、监护仪、吸引器、止血器械（氩气刀凝固系统、高频电凝装置等）、治疗耗材（内镜注射针、钛夹等）、药品（10%氯化钠注射液、盐酸肾上腺素注射液、重酒石酸去甲肾上腺素注射液、蛇毒血凝酶注射液等）。

（三）患者准备　建立静脉通路，并保持静脉管路畅通；向患者和家属讲解治疗的目的、方法、并发症等风险以及术中配合要点，对患者进行呼吸训练、心理疏导，缓解紧张情绪，取得患者和家属的理解及配合，并签署知情同意书。对于大出血患者，先行扩容、抗休克治疗，待血压稳定后，保持静脉通路行急诊内镜检查；对于高龄或心血管疾病患者给予心电监护并备好抢救药品。胃镜检查时，患者检查前 20 min 口服消泡剂（二甲基硅油散或西甲硅油乳剂等）和咽部麻醉剂（利多卡因胶浆或达克罗宁胶浆等），取左侧卧位，协助固定咬口、口垫、牙垫，在胃镜通过咽喉部时可做吞咽动作或放松；嘱患者深呼吸，用鼻吸嘴呼或用嘴哈气等方法来减轻不适。

四、术中护理配合

（1）取左侧卧位，解开衣领，头稍后仰，下颌贴口污袋，置入咬口，嘱其放松心情。密切观察患者的生命体征变化，尽量进行心电监测，观察心电图、血氧饱和度和呼吸频率的变化，每 5～10 min 测量血压 1 次。

（2）对于喷射性动脉出血患者采用钛夹进行钳夹止血。经内镜钛夹止血相当于外科血管钳和血管缝扎。主要适用于直径约<3.0 mm 的血管破裂出血及局灶性出血，尤其适用于消化道溃疡出血。因夹取组织少，钛夹治疗不会导致产生溃疡或使原有溃疡加重，对于血管性喷血有止血迅速、再出血率低的优点。止血治疗时，术者及助手需配合默契，动作轻巧、迅速、熟练，配合护士将装好钛夹的钛夹释放器自内镜活检管道插入，钛夹在距离病灶 3 cm 位置时，将钛夹张口角度推至最大，并与出血病灶位置对准，通过吸引、调节钛夹的方向，沿垂直方向靠近后深压组织，对准出血灶释放钛夹，当钛夹夹住正在出血的血管时，出血停止或出血量明显减少，钛夹往往处于直立位，依照病灶大小和性质确定使用铁夹数目，钳夹后反复冲洗，直至不出血为止。钛夹止血作为一种紧急止血措施，因费用低、止血率高、操作方便而广泛应用于非静脉曲张上消化道出血（图 14-1）。对单纯钛夹止血效果欠佳时，可同时用肾上腺素高渗生理盐水（10%氯化钠注射液 10 ml＋肾上腺素 1 mg）在出血局部黏膜下注射。研究表明，钛夹钳夹止血及联合肾上腺素高渗生理盐水治疗消化道动脉性出血效果满意。据有关研究资料表明，

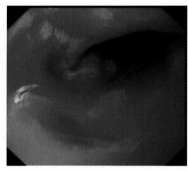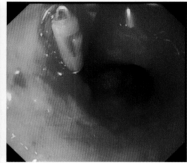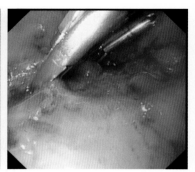

图 14-1 钛夹止血过程

采用内镜下联合治疗方式,将各种治疗方式优点集于一身,进一步提升治疗效果,减少再出血率。对非静脉曲张消化道出血患者实施内镜下联合治疗方式,72 h 内的治疗成效十分显著,值得进一步采纳推广。早期实施内镜下治疗,可将治疗成效提升,减少治疗花费,降低再出血率、外科手术率和死亡率。总之,经内镜钛夹治疗非静脉曲张消化道出血,安全可靠,即时止血成功率高,无明显并发症,是一种值得临床推广应用的好方法。

(3)对于渗出性出血患者:通常采用黏膜下注射 10% 氯化钠注射液 10 ml＋肾上腺素 1 mg 止血。此法是利用肾上腺素的收缩血管作用和注射部位注射液对组织血管的挤压作用,使出血减缓至停止,但黏膜下注射止血形成的黏膜肿胀,持续时间较短,黏膜下注射等渗盐水黏膜肿胀仅能维持数分钟,黏膜下注射高渗盐水肿胀也仅能维持 30 min,肿胀消退后不稳定。内镜下注射止血药物前应检查内镜注射针是否通畅并排气,将注满高渗肾上腺素盐水的注射针针尖收入外套管内,自活检管道插入,到注射部位后,伸出针尖配合医生掌握好注射的部位和深度,于出血灶周围 2～3 mm 处,分多点进行注射,每个位点注射 0.5 ml。注射时,需保持针头与黏膜夹角为 15°～30°,控制内镜注射点的数目,以确保注射剂能够聚集在黏膜下,推药速度均匀,退针时动作迅速。以上治疗有效时,可见出血灶周围黏膜肿胀发白,显示出血停止。注射时,出针要及时准确,以防过早出针或未能及时收回,损伤其他黏膜或加重出血现象(图 14-2,图 14-3)。

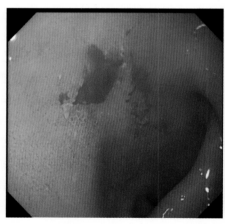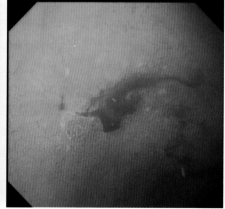

图 14-2 渗出喷洒止血

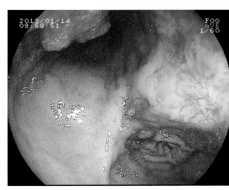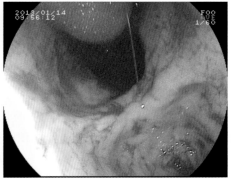

图 14 - 3　胃角溃疡出血黏膜下注射止血

（4）对于无出血但可见血管残端及血管显露患者：采用 APC 热凝止血，可防止再出血的发生，其最大优点为探头与组织非接触式电灼电凝，可避免血痂与探头粘连，视野清晰，电凝时间为 2～3 s，可治疗多次直至不出血为止。此法可大面积止血。APC 止血覆盖了所有的热凝止血领域，适应证广泛，对大面积糜烂出血效果更好。APC 止血时，应使氩气电极前端与内镜插入部前端保持安全距离，再行止血治疗，以防对内镜造成损伤，当氩气电极前端出现紫蓝色火光时做止血处理，当病灶表面的颜色变成黄色或是黝黑色时，可将腔内的烟雾洗干净，以察看病灶具体出血状况（图 14 - 4，图 14 - 5）。

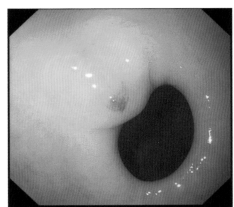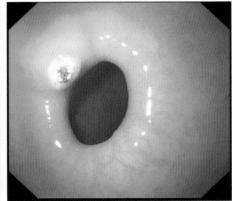

图 14 - 4　胃窦畸形毛细血管出血＋电凝止血术

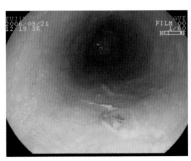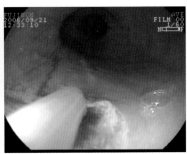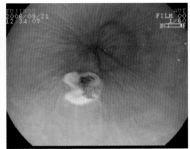

图 14 - 5　食管畸形血管出血＋氩气烧灼止血术（APC 术）

五、术后护理

（1）术后禁食 24 h 后可进流质饮食，以后逐渐恢复正常饮食。

（2）遵医嘱给予抗生素 2～3 d，并连续服用氢氧化铝凝胶 3 d，留置胃管，静脉滴注组胺 H_2 受体拮抗药。

（3）严密观察病情，定时测定血压、脉搏，观察有无呕血、便血，注意有无并发症出现，如出现迟发性出血、溃疡、穿孔等并发症，给予积极处理。

（刘丽萍　李健鹏）

参考文献

［1］钟先东.内镜止血在急性非静脉曲张性上消化道出血治疗中的应用观察［J］.临床医药文献电子杂志,2016,3(31)：6193—6193.

［2］许迎红.非静脉曲张性消化道出血行内镜下止血治疗 168 例护理配合［J］.齐鲁护理杂志,2013,19：75—76.

［3］姜琼,黄永辉,车筑萍等.内镜下金属止血夹治疗消化道出血体会［J］.中国内镜杂志,2006,12(9)：1003—1005.

［4］卜玲玲,吴菁.内镜下治疗急性非静脉曲张性上消化道出血的临床效果［J］.检验医学与临床,2016,13(24)：3512—3514.

［5］苏丽华,姜学军.非静脉曲张性消化道出血的不同内镜下止血方法及效果对比［J］.中国农村卫生,2018,18(9)：83.

［6］赵银彪,陈平.内镜治疗在非静脉曲张性上消化道出血老年患者中的应用［J］.实用临床医药杂志,2015,19(17)：84—85.

［7］冀文敏.内镜下注射硬化剂治疗非静脉曲张消化道出血的临床研究［J］.大家健康(中旬版),2015,21(1)：110—111.

［8］张秋瓒,王秀茹,张淑贤,等.内镜下止血夹治疗在急性非静脉曲张性消化道出血中的应用［J］.临床消化病杂志,2010,22(6)：327—330.

第十五章

食管、胃底静脉曲张的内镜下治疗及护理配合

内镜下食管、胃底静脉曲张治疗术是经内镜用注射或套扎方法治疗食管胃底静脉曲张的方法。食管胃底静脉曲张出血大部分属于急诊手术,少数情况下可择期进行治疗。消化内镜技术不仅可用于食管、胃底静脉曲张及其出血的诊断,更大的价值在于治疗,经内镜注射硬化剂、栓塞剂、套扎及联合治疗,效果确切、安全、简便,并发症少,是治疗食管胃底静脉曲张出血的主要方法。本章将食管、胃底静脉曲张的内镜治疗分为结扎治疗术、硬化治疗术、内镜下组织胶注射术三大类叙述。

第一节 套扎治疗术及护理配合

内镜食管静脉曲张套扎术(endoscopic esophageal varix ligation,EVL)是用"O"形圈套器结扎曲张静脉,阻断静脉血流,使曲张静脉纤维化,从而预防和减少出血。EVL 目前主要用于食管及 GOV1 型静脉曲张破裂出血的紧急止血及预防再出血。其原理类似痔疮橡皮圈结扎法,EVL 是一种安全、有效、简单的食管静脉曲张破裂出血止血和预防出血的治疗方法。1986年 Stiegmann 等首次报道了对食管静脉曲张患者成功地实施经内镜结扎治疗,这一方法日益受到各国学者的注意。1991 年开始国内学者在各大医院开展了此项技术,取得了满意的疗效。目前采用的 EVL 有单次结扎和连续结扎(六连环、七连环等)两种。由于单环单发使用过程中需提前在食管内插入直径为 2.0 cm 外套管,患者不易耐受,连续结扎器的发明成功将单次结扎器逐渐淘汰。对于快速消除食管曲张静脉,结扎术是目前最为简单而有效的内镜下治疗方法,但其风险较大,操作时须谨慎。

一、适应证

(1) 急性食管静脉曲张出血。

(2) 外科手术等其他方法治疗后,食管静脉曲张再发急性出血。

(3) 既往有食管静脉曲张破裂出血史。

(4) LDRf 分型 D1.0～D2.0 曲张静脉适用。

(5) 当曲张静脉直径>2.0 cm 时,EVL 治疗后近期再发大出血风险增加。

二、禁忌证

①有上消化道内镜检查禁忌;②未纠正的失血性休克;③未控制的肝性脑病,患者不配合;④患方未签署知情同意书;⑤伴有严重肝、肾功能障碍、大量腹水患者。

三、术前准备

(一)术前患者准备

1. **心理指导**　多数患者出现反复出血或近期有大出血情况,对内镜下套扎止血的治疗方法不了解,担心治疗效果及术后的不良反应,易产生紧张、恐惧心理,从而增加术后并发症发生概率。因此必须向患者及家属做好解释工作,告知套扎止血术治疗的目的、方法、过程、优点和重要性,有效指导患者术中需配合事项及术后需观察的注意事项;介绍已治疗成功的病例,解除患者思想顾虑,让其放松心情,保持良好的心态;还可以通过与家属沟通,鼓励家属多与患者交流、陪伴并予支持,树立战胜疾病的信心。

2. **完善各项检查**　如心电图、肝肾功能、血常规、凝血功能、血型交叉配血等。

3. **术前准备**　指导患者术前禁食 6～8 h,嘱患者安静休息,保持情绪稳定,肌内注射山莨菪碱(654-2)以减轻患者紧张恐惧心理,减少分泌物,减慢胃肠蠕动。用静脉留置针建立一条静脉通路,保证输液通畅,并遵医嘱给予吸氧及多功能心电监护。同时准备好术中需要的药物及急救物品。

(二)术前器械准备

(1) 内镜:以大视野前视电子胃镜为佳,大孔道或双孔道胃镜便于出血时吸引和止血,可选择活检管道为 2.8 mm 的普通胃镜或 3.7 mm 的治疗胃镜。

(2) 准备两路吸引器:一路接胃镜,一路及时吸引患者口咽部呕吐物,确保吸引器的吸力正常。

(3) 氧气、心电监护仪、急救设备、抢救药品等。

(4) 冲洗液(无菌水)、灌洗管和冲洗设备。

(5) 内镜下配合止血的设备、附件、药物等。

(6) 带橡皮筋的口圈、张口器、约束带等。

(7) 套扎器:有单环套扎器与多环套扎器,在治疗时根据曲张静脉的多少和治疗次数的不同选择合适的套扎器(图 15-1,图 15-2)。多环套扎器主要由美国 Boston7 连环套扎器及 COOK 多环套扎产品。其原理类似痔核结扎术,按说明书安装,将套扎器正确套在内镜端部,插入后观察食管静脉曲张状况,通常先从下端,近贲门侧开始,先套扎最有可能出血的曲张静脉,用吸引器将曲张静脉吸入套扎器内,转动控制器或抽拉尼龙绳,将橡皮圈套住曲张静脉基底部。成功后,再分别套扎其他曲张静脉。套扎成功关键是:正确安装套扎器,注意牵引绳索之方向与活检钳道一致;套扎前必须将静脉瘤完全吸附至套扎器内(此时内镜视野消失)。套扎时避免在同一根静脉上多次套扎或在同一水平上套扎多根静脉,以免引起食管腔狭窄。术后应注意结扎橡皮圈脱落导致继发性出血可能(图15-3)。

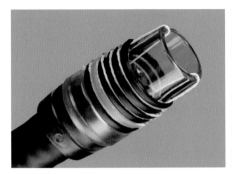
图15-1　五环套扎器

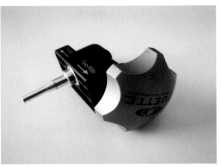
图15-2　操作手柄

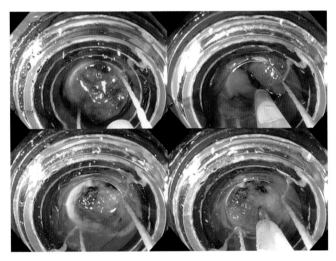
图15-3　橡皮圈套套扎食管静脉瘤

四、术中护理配合

(1) 同一般胃镜检查的护理,取左侧卧位,解开衣领,头稍后仰,下颌贴口污袋,置入口圈,嘱其放松心情。完成普通胃镜检查,明确套扎指征。

(2) 尼龙单套的护理配合:将事先准备好的尼龙环和结扎装置交给操作者,并顺着活检孔道插入。当塑料套管出现在视野时,护士收回塑料套管,尼龙环露出于透明黏膜吸帽槽内,医生将内镜对准曲张静脉持续负压吸引,将曲张静脉吸入透明黏膜吸帽内。待满视野红时,护士回收手柄钳夹尼龙环直至手柄上胶布固定的刻度处,放开手柄使钩子与尼龙环脱落。退回塑料套管内,退出套扎装置,完成一次套扎。再次安装尼龙环,相同的方法完成对所有曲张静脉结扎治疗。尼龙单套时需2名护士娴熟的配合,确保手术治疗的成功。

(3) 连续套扎的护理配合:将安装好套扎器的胃镜送入食管齿状线附近,确定结扎部位。内镜对准曲张静脉持续负压吸引,将需套扎的曲张静脉完全吸入外套柱内,并接近镜面成球形出现红色征时,旋转手柄释放套圈。套圈脱落后牢牢地将曲张静脉结扎为饱满球形,旋转退镜,结扎后的静脉呈紫葡萄状,套扎时注意不要在同一平面上多次套扎,以免引起食管狭窄。重复上述操作,完成对所有曲张静脉套扎治疗。

五、术后护理

(一)基础护理 保持病室环境安静,做好口腔、排泄及皮肤护理,保持床铺平整干燥,衣着宜柔软、宽松,术后需卧床 24~48 h, 48 h 后协助患者取半卧位,床头抬高 35°~40°,保持呼吸道通畅,减少酸性胃液对套扎部位的刺激。

(二)饮食护理 术后需禁食禁水 48~72 h,如无出血症状,即可进食温凉流质,如米汤、藕粉、鸡汤等,术后 7 d 可慢慢过渡到无渣半流质或软质饮食,如汤面、蒸水蛋、粥、拌汤等,食品温度不宜过高,避免因热引起血管扩张导致出血,禁食生、硬、热及粗纤维食物,避免刮伤食管引起再出血。指导患者改变不良饮食习惯,严禁饮酒,严禁暴饮暴食。

(三)活动指导 绝对卧床休息 24 h,取舒适卧位,床栏防护,如术后 2~3 d 无出血症状,先取半坐卧位,坐起时动作要缓慢,在无头晕的情况下可以适当在床边活动。严密观察病情变化,监测生命体征,输液不宜过快,防止血容量过高引起门脉压力过高而致出血,如出现呕血、黑便及时报告医生。

六、术后并发症的预防和护理

(1) 套扎术最严重的并发症是再出血,多因术后过早进食或进食粗糙、刺激食物以及剧烈运动等造成。合理规律的饮食和休息是至关重要的,也是套扎术成功与否的重要环节。

(2) 术后大多患者会出现不同程度的吞咽困难或胸骨后烧灼感,这与食管痉挛及溃疡形成有关。首先稳定患者的情绪,安慰患者,嘱其不必惊慌、恐惧,与患者及家属做好沟通解释,讲解术后可能存在的不适感随着进食流质后症状可以逐渐减轻。根据患者情况可以适当应用解痉剂、制酸剂以及黏膜保护剂,及时予以对症处理。

(3) 术后需禁食,严格卧床休息,还应做好口腔护理,保持口腔清洁、湿润、舒适、预防感染。注意皮肤护理等基础护理工作。保持病房安静,减少探视,定时通风,保持空气新鲜,防止感染等并发症。

附:尼龙绳圈套套扎法

橡皮圈套套扎优点是操作较方便,一次性能套扎 5~6 个,但多环套扎数目恒定,不能根据病情随意选择套扎个数。尼龙圈套(图 15 - 4)较橡皮圈套细,且易套扎,结扎牢固性也更强。

将透明黏膜吸套(MH)(图 15 - 5)紧套于内镜先端部,将尼龙绳传送装置(图 15 - 6)钩住尼龙绳圈套器并收紧,经活检钳道置于透明黏膜吸套槽内(图 15 - 7);插入内镜,发现静脉瘤后,用负压将其吸入透明黏膜吸套内,后拉手柄以使尼龙绳圈套住静脉瘤,收紧传输装置手柄,至静脉瘤被套扎,推动手柄向前,使尼龙绳圈套与传送器脱钩,退出传输装置及内镜,即完成套扎。

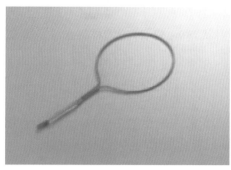

图 15‑4 尼龙圈套套扎器　　　　图 15‑5 透明黏膜吸套

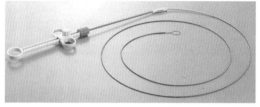 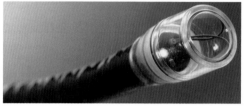

图 15‑6 套扎传送装置　　　　　图 15‑7 套扎器安装后外观

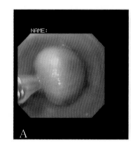 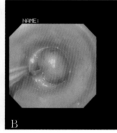 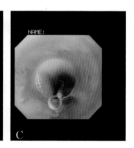

图 15‑8 尼龙绳圈套套扎器操作过程。A.将静脉瘤吸入透明黏膜吸套内,并结扎;B.脱钩,将静脉瘤退出透明黏膜吸套;C.退镜,完成套扎全过程

第二节　硬化治疗及护理配合

　　内镜下硬化术(EIS或EVS)是通过内镜下注射硬化剂治疗急性静脉曲张破裂出血及预防再出血的方法。1939年瑞典医生首次开展并证实内镜下硬化剂注射治疗疗效确切,随后众多国家的医生相继使用。常用硬化剂有聚桂醇、5%鱼肝油酸钠等。硬化剂注入静脉内损伤血管内皮,局部形成无菌性炎症,白细胞浸润,形成血栓性静脉炎,血栓机化导致曲张静脉闭塞。内镜下硬化术是治疗食管静脉曲张破裂出血的首选治疗方法。

一、适应证

　　1. 食管静脉曲张破裂出血　有出血史者预防再出血,或重度食管静脉曲张无出血史者预防初次出血。

2. **胃底静脉曲张破裂出血** 呈喷射状,有血囊、纤维素样渗出或其附近有糜烂或溃疡等,且无组织黏合剂栓塞条件者。

二、禁忌证

①有上消化道内镜检查禁忌;②未纠正的失血性休克;③未控制的肝性脑病,患者不配合;④患方未签署知情同意书;⑤伴有严重肝、肾功能障碍、大量腹水患者。

三、术前准备

(一) 术前患者准备

1. **心理护理** 大量出血情况会导致患者紧张、焦虑与恐惧,加之积血刺激导致频繁恶心、呕吐,患者配合欠佳。因此,做好心理护理取得患者配合是手术成功的基础。食管胃底静脉曲张破裂出血速度快,患者会表现精神紧张,我们要给病人及家属做好心理护理,讲解硬化剂治疗的目的、方法,及配合要点,此外多次治疗后、再发出血明显减少,5年生存率明显提高。

2. **术前准备** 禁食禁饮8h,抽血查血型、交叉配血,完善血常规、肝功能、生化等各项检查,使用生长抑素降低门静脉压力,减少术中出血,建立1~2条静脉通道,便于抢救。此外,使用制酸止血降门脉压药物及三腔二囊管压迫止血后仍有间断呕血及便血,大量输血后生命体征仍不能维持在正常范围,可考虑行急诊手术治疗。

(二) 术前器械准备

1. **内镜** 以大视野前视电子胃镜为佳。大孔道胃镜便于出血时吸引和止血。首选活检管道直径为3.7mm的治疗用前视性内镜,次选活检管道为2.8mm的普通内镜。

2. **物品** 治疗车(图15-9)上放:内镜专用注射针(25G),10ml、20ml注射器若干,50ml注射器两个(图15-9),0.9%氯化钠,注射用凝血酶,灭菌注射用水,亚甲蓝注射液等。另备三腔二囊管、止血钳若干(图15-10,图15-11)。

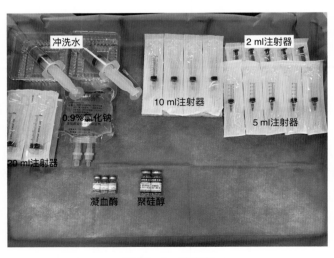

图15-9 治疗车

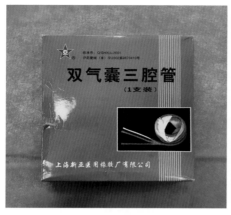
图 15 - 10　双气囊三腔管

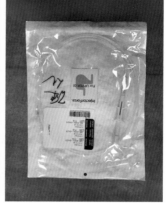
图 15 - 11　25G 注射针

3. 硬化剂　常用聚桂醇、5％鱼肝油酸钠。

四、术中护理配合

取左侧卧位,解开衣领,头稍后仰,下颌贴口污袋,置入口圈,嘱其放松心情。术中密切配合手术医生,通过显示屏认真观察手术进展,认真倾听医生的指挥,推注前应先使用聚桂醇将注射针内空气排尽,选择好注射点后,听指令快速推注聚桂醇,退针观察有无出血;同时患者应该尽可能地平稳呼吸,防止咳嗽,在治疗需要的时候要进行屏气。护士要做到注射硬化剂及更换注射器时动作要迅速,与医生配合要协调,组织硬化剂和亚甲蓝注射液现用现抽取,以免影响凝血的效果,护理操作应动作轻巧,向静脉注射时掌握好进针深度,防止组织硬化剂泄漏至黏膜下而产生溃疡,保证食管曲张静脉注射部位封堵效果,在注射后 30 s 内不要吸引,注意保护器械,护士配合内镜治疗动作要熟练,内镜治疗前护士应检查针头从套管内伸出和回缩是否顺利,注射时应快速将硬化剂注射至曲张静脉内,防止血液逆流入针管内与硬化剂产生反应,引起管腔阻塞,因此,加强术中配合护理是保证内镜硬化治疗成功的重要环节,护士注意力应高度集中,注意观察食管静脉曲张病变,仔细倾听医生指令,随时做好进针和退针的准备,护士动作要准、稳、快,防止因动作不协调将曲张静脉划破,可引起大出血等并发症,时刻观察患者的表情和生命体征变化,如发现异常及时报告医生,马上对症处理(图 15 - 12)。

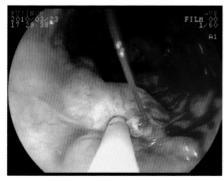
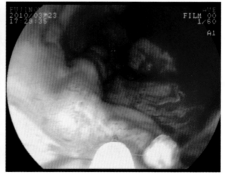
图 15 - 12　硬化治疗过程

五、术后护理

告知患者卧床休息,呕吐时头偏向一侧,保持呼道通畅,予心电监护及吸氧,密切观察生命体征及排便、呕吐物的颜色、性状和量,避免用力咳嗽,及增加腹内压的动作,术后控制输液量,保持血压控制在正常值临界范围,以免血压过高,循环负荷过重,增加再出血的风险,遵医嘱予制酸止血降门脉压治疗,病情稳定后逐渐减量。术后禁食、禁水24 h,补充足够的能量、维生素和电解质;无出血,可由流质逐步过渡到半流质,并给予高蛋白,高维生素、低纤维饮食,忌辛辣刺激饮食。

第三节 内镜下组织胶注射术及护理配合

内镜下组织胶注射术是利用 α-氢丙烯酸酯在微量阴离子存在的情况下,瞬间聚合固化的理化特性达到堵塞曲张静脉、即时止血的目的。在临床工作中不仅适用于胃静脉曲张破裂出血,还适用于食管静脉曲张及所有消化道紧急止血。2017年汪嵘等对单纯 EIS、EIS 联合组织胶注射术治疗食管静脉曲张破裂出血进行了对照研究,结果显示 EIS 联合组织胶注射术组的止血率较 EIS 组明显提升,静脉曲张缓解率、病死率较 EIS 组明显降低,并发症无明显增加。

一、适应证

组织胶注射疗法的原理与硬化剂注射疗法是相似的,因而其适应证也基本相同。①胃静脉曲张;②急诊可用于所有消化道静脉曲张出血,在食管曲张静脉宜小剂量使用。

二、禁忌证

同硬化治疗

三、术前准备

(一)术前患者准备 同硬化治疗患者。

(二)术前器械准备

1. 内镜 以大视野前视电子胃镜为佳。大孔道胃镜便于出血时吸引和止血。首选活检管道直径为 3.7 mm 的治疗用前视性内镜,次选活检管道为 2.8 mm 的普通内镜。

2. 物品(图 15-13,图 15-14) 治疗车上放:内镜专用注射针(如奥林巴斯 25G、23G),10 ml、20 ml 注射器若干,50 ml 注射器两支,0.9% 氯化钠,注射用凝血酶,组织胶,灭菌注射用水,50% 葡萄糖注射液等。另备三腔二囊管、止血钳若干。

3. 硬化剂 常用聚桂醇、5% 鱼肝油酸钠。

4. 组织胶。

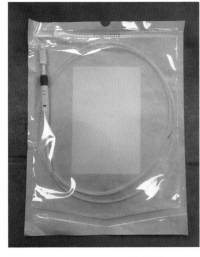

图 15 - 13　23G 注射针

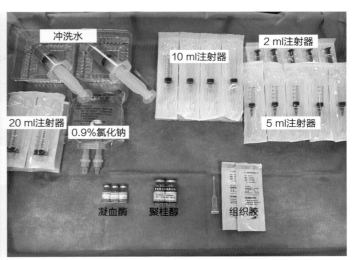

图 15 - 14　治疗车

四、术前患者准备

同硬化治疗。

五、术中护理配合

取左侧卧位,解开衣领,头稍后仰,下颌贴口污袋,置入牙垫,嘱其放松心情。术中密切配合手术医生,通过显示屏认真观察手术进展,认真倾听医生的指挥,推注前应先使用聚桂醇将一次性内镜注射针内空气排尽并记录注射针的容量,选择好注射点后,听指令快速推注,按照聚桂醇-组织胶-聚桂醇"三明治夹心法"的顺序推注,确保组织胶全部进入血管,退针观察有无出血。护士要做到注射及更换注射器时动作要迅速,组织胶和硬化剂现用现抽取,注射量约1 cm 瘤体 1 ml 胶,护士配合内镜治疗要熟练,内镜治疗前护士应检查针头从套管内伸出和回缩是否顺利,注射时应快速将硬化剂注射至曲张静脉内,防止血液逆流入针管内与组织胶产生反应,引起管腔阻塞。因此,加强术中配合护理是保证治疗成功的重要环节,护士注意力应高度集中,注意观察胃底静脉曲张病变,仔细倾听医生指令,随时做好进针和退针的准备,护士动作要准、稳、快,每一个注射点使用一把注射针,时刻观察患者的表情和生命体征变化,如发现异常及时报告医生,马上对症处理(图 15 - 15~17)。

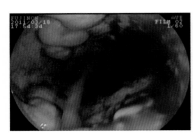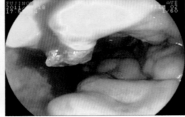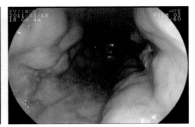

图 15 - 15　食管静脉曲张组织胶注射过程

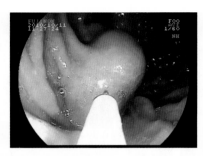

图 15-16　胃底静脉曲张出血＋组织胶止血术

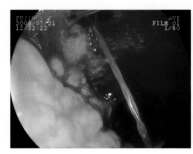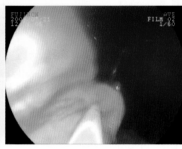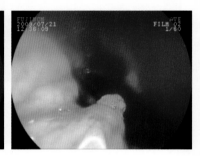

图 15-17　贲门静脉瘤出血＋组织胶止血术

六、术后护理

（1）同食管静脉曲张硬化剂治疗患者的术后护理。

（2）治疗后患者可感胸骨后疼痛、恶心、呕吐、发热及白细胞升高等，少数有进食不适、吞咽困难，一般 2～3 d 后疼痛可消失。

（3）主要并发症为肺和门静脉栓塞，但发生率很低。并发症产生的主要原因是栓塞技术错误和用量过大。

（刘丽萍　李健鹏　任秀英）

参考文献

［1］陈兰兰,韩文.门静脉高压食管胃底静脉曲张破裂出血内镜下治疗现状［J］.国际消化病杂志,2018,38(10)：283—286.

［2］中华医学会肝病学分会,中华医学会消化病学分会,中华医学会消化内镜学分会.肝硬化门静脉高压食管胃静脉曲张出血防治指南［J］.中华内科杂志,2016,55(1)：57—72.

［3］李芬芳.内镜下食管胃底静脉曲张套扎术的护理影响［J］.中国现代药物应用,2018,12(2)：167—168.

［4］石泽亚,刘小明.胃底静脉曲张组织黏合剂栓塞术护理配合［J］.护理学报,2007,14(9)：72—73.

［5］戴清香,陈欢欢,赵娟.内镜下组织胶＋硬化剂治疗食管胃底静脉曲张并发症的护理［J］.护理研究,2017,7：218.

［6］张琴娟.食管壁静脉曲张内镜下硬化剂治疗的术中护理配合体会［J］.心理医生,2017,23(4)：72—73.

［7］安春.内镜下硬化剂套管注射治疗食管胃底静脉曲张的护理［J］.心理医生,2018,24(6)：353.

［8］汪嵘,赵丹瑜,郭补伟.内镜下聚桂醇传统注射与联合组织胶三明治心法治疗食管静脉曲张出血的疗效观察［J］.中华胃肠内镜电子杂志,2017,4(2)：49—52.

［9］中华医学会消化内镜学分会食管胃静脉曲张学组.消化道静脉曲张及出血的内镜诊断和治疗规范试行方案（2009 年）［J］.中华消化内镜杂志,2010,27(1)：1—4.

［10］张东伟,许树长,王志荣,等.不同方法治疗肝硬化食管胃底静脉曲张破裂出血的临床疗效分析［J］.国际消化病杂志,2016,36(5)：303—306.

第十六章

上消化道异物取出术及护理配合

一、概述

消化道异物多见于儿童，通常在玩耍时误吞硬币、别针、纽扣、笔帽等；成人少见（如胃柿石），但患有精神疾病或异食癖者可发生将玻璃、塑料等吞入胃内；也有部分限制自由者，为取得保外就医等特殊需求，将打火机、眼镜等吞入胃内；老人多见于误吞活动义齿。肠道异物相对少见，近年来有发展趋势，常见于有异常性癖好的患者，也有胃内异物下滑或取出失败落入肠道。

有学者认为消化道异物自然排出率较高，儿童可达 $60\% \sim 80\%$，但众多学者认为大多数消化道异物可经内镜安全取出，主张在确定没有穿孔的情况下应做紧急内镜检查，尤其对于较大而锐利的异物、不规则硬性异物及有毒异物，这些异物对于儿童不易自行排出，而且久留易引起消化道损伤和中毒等。

二、消化道异物产生的原因和种类

（一）原因

1. **机体因素**　多见于儿童和老年人。儿童顽皮好动，易误吞异物；老年人则因咽反射迟钝及有活动义齿等，可造成误咽。

2. **精神因素或异食癖**　患者的异常行为，如偏爱吃玻璃、煤渣、纸片、头发、圆珠笔、纽扣等。

3. **饮食因素**　可见于空腹进食过多未成熟的柿子，柿子中的柿胶酚及红鞣质等在胃液作用下形成植物性胃柿石。胃内直径＞4 cm 的结石难以取出时，可通过内镜用活检钳捣碎成糊状物后随胃肠道蠕动排出体外。

4. **其他**　醉酒、昏迷、麻醉状态时，容易导致误吞。

（二）分类

1. **按形状分类**

（1）球形、圆形异物：如硬币、纽扣电池、纽扣、小玩具等。

（2）长形钝性异物：钥匙、打火机、眼镜架和笔等。

（3）长形锐利异物：别针、缝针、鱼刺等。

2. 按来源分类

（1）外源性：如游戏币、电池、钥匙和笔等。

（2）内源性：胃石等。

3. 按滞留部位分类 有食管（包括咽喉部）、胃腔以及十二指肠异物。

三、临床表现

患者的症状和体征多样，无特殊性。一般可表现为中上腹痉挛性疼痛、饱胀感和幽门梗阻症状，偶尔可扪及块状物。多数患者可提供详尽的异物吞入病史，但也有一些患者不知自己吞食了异物，而是在当天、数天或数年后出现并发症的相关症状。食管异物可引起吞咽疼痛、吞咽困难或完全性食管梗阻，有的伴反酸及流涎。婴幼儿可表现为拒绝进食或慢性吸入性肺炎。胃的异物可无症状，也可出现出血、幽门梗阻、饱腹感及穿孔所致的严重疼痛。

四、适应证和禁忌证

1. 适应证 上消化道内任何异物，凡可能自然排出困难，尤其较大而锐利的异物，不规则硬性异物及有毒异物应积极试取。

2. 禁忌证 ①异物已部分或全部穿出消化道外；②＞2.5 cm 的锐利异物及不规则形状的异物；③硬质异物长度＞20 cm，且有嵌顿者；④估计不能通过贲门取出的胃内巨大异物；⑤凝血功能障碍及口服抗凝药物未处理者；⑥患者一般情况差、心肺功能不全不能耐受手术者；⑦对内镜检查或麻醉有禁忌的患儿（大多儿童异物取出需在麻醉下进行）。

五、术前准备

（一）器械准备

1. **内镜** 选用活检孔道较大的胃镜（直径＞2.8 mm），以利各种钳取器械的通过。

2. **常用取异物器械** 器械的选择主要取决于异物的性质和形状。目前主要包括：圈套器、爪钳、鳄鱼钳、鼠齿钳、篮型取石器、螺旋型取石器、内镜专用剪刀和一次性使用灭菌内镜异物取出钳等。辅助附件包括透明黏膜吸套等（图 16-1~5）。各种器械在使用前应在体外进行模拟试验，仔细检查其功能，确保操作顺利进行。

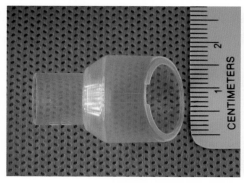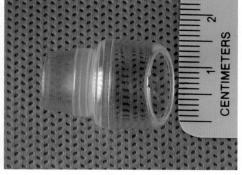

图 16-1　直径 1.8 cm 及 1.5 cm 透明黏膜吸套

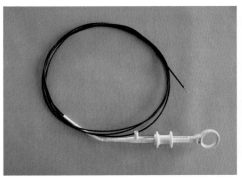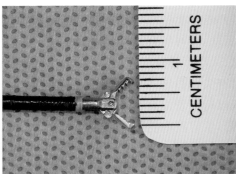

图 16‑2 异物钳

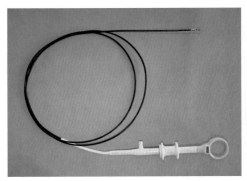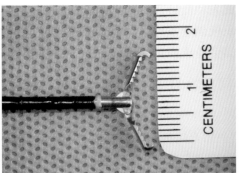

图 16‑3 长鳄鱼钳

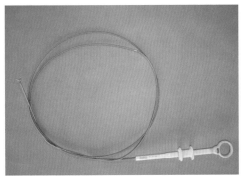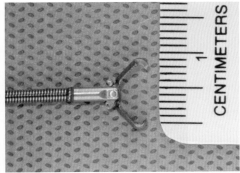

图 16‑4 鼠齿钳

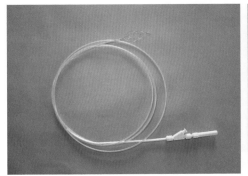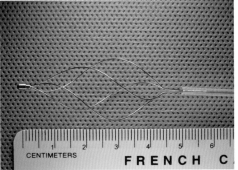

图 16‑5 螺旋取石器

（二）患者准备　X线检查是最基本的诊断性检查。除食物嵌顿在食管胃交界处引起症状的患者外,应对所有吞食异物的患者行胸部、腹部正侧位平片检查,确定异物位置,异物的性质、形状、大小及排除穿孔,怀疑异物在口咽部或上段食管者,应行颈部X线检查。嵌顿于食管,同时有尖锐边缘的异物,需行颈部CT检查排除穿孔;嵌顿食管的透光异物,如鱼刺、骨刺等,可予以行食管棉絮吞钡检查,确认有食管嵌顿者,可行胃镜下异物取出术,但可能会因钡剂影响视野,给胃腔内的异物取出造成困难。疑为纵隔瘘、消化道穿孔者,禁用钡剂造影检查,食管梗阻时禁用泛影葡胺。如X线检查证实异物存在,可进一步做内镜检查和异物取出术;如X线检查未能发现异物,而患者仍有症状,也应进行内镜检查,以明确诊断。

成人和能配合的大龄儿童可按常规内镜检查准备,禁食6h,确保胃内无食物残留。不能配合的成人和低龄儿童需要在全身麻醉下进行操作。值得一提的是异物如是纽扣电池等应在发现后积极创造条件尽快取出,因为电池外壳在胃内因胃酸作用而在短时间内破损,大量碱性液体泄漏会造成消化道严重灼伤甚至穿孔。

六、不同异物的操作方法和技巧

（一）薄片状异物　在婴幼儿中最多见的是误吞各种硬币或纽扣电池。一般用异物钳、鼠齿钳、鳄鱼钳直接抓取比较方便。在胃腔中的异物,由于大多滞留在胃底穹窿部,可在倒镜下,使异物钳伸出方向与异物平面平行,易抓取(图16-6)。

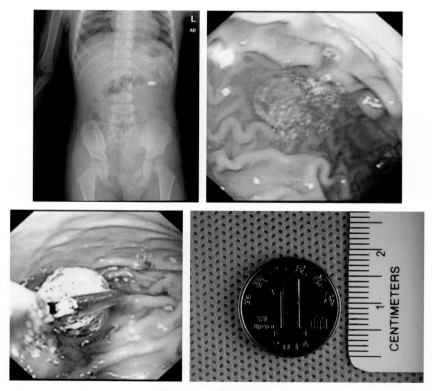

图 16-6　薄片状异物

（二）球形异物　如玻璃球、果核等，此类异物表面光滑，无法钳取，套取也较困难。可尝试用篮型取石器或螺旋型取石器套取。篮型取石器由于其钢丝呈直线型，更加容易套取异物，但固定力不够，如异物外壳光滑，则在取出的过程中尤其是在经过贲门、咽喉部、食管等狭窄处易滑脱。螺旋型取石器由于钢丝呈螺旋状，套取异物后的取出成功率更高，但螺旋型取石器套取异物的过程会更困难一些。我们的经验是：先将螺旋型取石器伸至异物下方（异物和胃壁之间），缓慢打开取石器后，将取石器前端顶住胃壁，使其变形后，螺旋钢丝与钢丝之间的空隙增大，依靠重力作用和旋转内镜将异物套住后收紧取出；也可使用传统的方法，即在体外将螺旋取石器人为的调整至变形，使其钢丝之间的空隙增大，便于套住异物。

（三）长条形异物　如钥匙、汤勺、铁钉、笔等，此类异物套取的位置要尽可能接近其一端（光滑端及头大端优先），否则通过贲门及咽喉部会有困难。根据各自的特点可选用圈套器、异物钳、鼠齿钳、长或短鳄鱼钳，甚至在透明黏膜吸套辅助下取出。以取铁钉为例，可将圈套器套住铁钉的头端，但助手不能完全收紧圈套器，以免铁钉与胃镜呈接近直角，造成贲门和食管的损伤。助手可以收圈套器至圈套钢丝小于铁钉头端，这样铁钉不会脱落，而自由度也够大，通过贲门时，在重力作用下，铁钉与胃镜基本在一直线上，损伤也就最少了。我们的经验是：尽量使用透明黏膜吸套，使铁钉的锐利端进入吸套内，这样我们在取出的过程中就能尽可能避免铁钉对黏膜造成损伤。若是汤勺类的长条形异物，应用圈套器套住异物较大且已固定的一端，小心拖出，或应用双钳道治疗内镜，先用圈套器套住异物中段，再经另一管道用尼龙绳，套扎异物易固定一端，释放尼龙绳，异物钳钳夹尼龙绳游离端，随胃镜拖出。如果有尖端、异物较粗大等，可在透明黏膜吸套辅助下操作（图 16-7）。

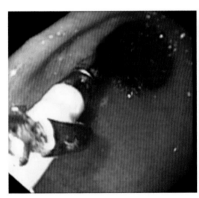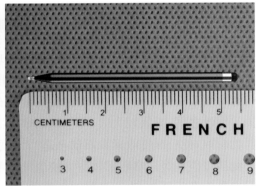

图 16-7　手机笔

（四）锐利异物　如张开的别针、缝针、刀片等异物。如果条件允许下，建议可先行胃镜检查，确认异物位置和形状之后，在透明黏膜吸套辅助下行异物取出术。这样可将异物部分或全部拉入透明黏膜吸套内，在退镜过程中透明黏膜吸套可起到扩张和支撑食管作用，最大程度上减少和避免异物的尖端及锐利边缘对贲门、食管和咽喉部的损伤，减少异物与食管的摩擦从而降低对异物钳或圈套器的牵拉。值得一提的是，目前市面上的透明黏膜吸套直径约 1～1.8 cm，在带透明黏膜吸套的情况下，进咽喉部较困难，尤其在儿童胃镜操作中，需要非常熟练的操作人员进行操作以避免对咽喉部的损伤，或由于在咽喉部滞留时间过长引起的血氧饱和度下降。如果是张开的别针,可以在胃腔内调整别针位置,使开口向下,用异物钳夹住别针 V 形的尖端取出(图 16 - 8)。

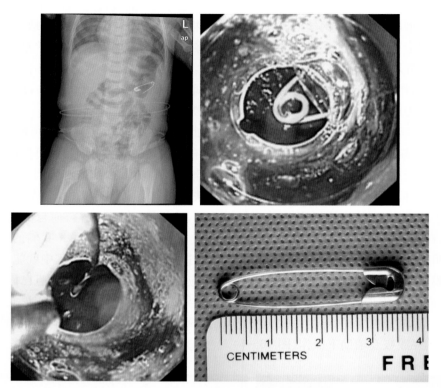

图 16 - 8　3 岁男孩误服开口别针

（五）食物团块　如有食管狭窄的患者,可能出现食物团块的梗阻。如果条件允许,可用圈套器或网篮型取石器将食物团块粉碎后送过狭窄段,送入胃腔。无法送入胃腔者,可用网篮型取石器或螺旋型取石器取出。我们的经验是把取石器伸至异物远端后打开,回拉,抖动取石器使异物掉入钢丝之间,异物较大时,可尝试把取石器前端顶住食管壁,使其变形,加大钢丝间的空隙将异物套取,此后缓慢收紧取石器至适当力度(过紧可能粉碎食物团块)后取出。由于食物团块的细屑可能在经过咽喉部掉落而使患儿误吸,因此,尤其在麻醉下,要严密监测患儿的血氧饱和度等生命体征的变化,必要时气管插管后行该操作。

七、注意事项和并发症

（一）注意事项

（1）严格掌握异物取出术的适应证和禁忌证,术前签署消化道异物取出同意书。

（2）条件允许下,儿童宜在麻醉下进行。

（3）术前完善各项检查,评估患者耐受能力,了解异物性质、形状、大小、滞留部位等,选择合适的器械。

（4）退镜带出异物时,尽量将异物靠近胃镜头端,不留间隙,否则可能发生异物与胃镜"脱节"现象。

（5）异物取出后复查胃镜，了解食管、贲门等处的损伤情况，必要时行止血治疗。可能造成穿孔的尖锐异物取出后，建议行 CT 检查排除穿孔。

（6）异物取出过程中，尤其是异物较大或锐利时，如果阻力较大，不要勉强用胃镜试取，应行外科手术治疗。

（7）有怀疑消化道黏膜损伤者，应禁食、留观或住院治疗。

（二）常见并发症

（1）消化道黏膜损伤、出血或穿孔：较大而锐利异物可能会造成消化道黏膜损伤、出血甚至穿孔。有黏膜损伤、出血及小穿孔者，应禁食、制酸及保护黏膜治疗，同时严密监测生命体征，一般在短期内自愈。出血较多者应行内镜下止血治疗，严重穿孔者应紧急外科手术治疗。

（2）感染及溃疡：黏膜损伤后可发生急性炎症、糜烂及溃疡，胃肠道细菌侵入可引起化脓性炎症，患者可出现高热、剧烈疼痛等症状。此类患者除上述治疗外，应给予足量广谱抗生素及支持治疗，严重者需行外科手术治疗。

（3）窒息及吸入性肺炎：在全麻下的婴幼儿较多见，因胃内容物吸入或异物细屑在咽喉部脱落导致误吸，一旦发生需紧急处理抢救。

（曹　艳　陈　莺　张　毅　徐雷鸣）

参考文献

［1］王小艾，魏义胜，秦光明，等. 上消化道异物 41 例胃镜下治疗分析［J］. 中国内镜杂志，2017，23（5）：79—82.
［2］刘晓文，甘红霞，郑静，等. 小儿上消化道异物现状调查与影响因素分析［J］. 护士进修杂志，2016，31（14）：1336—1338.
［3］方莹. 儿童消化道异物的内镜处理［J］. 中华消化内镜杂志，2017，34（2）：80—82.
［4］冯志强，张龙，赖晓波，等. 上消化道异物 267 例内镜诊治分析［J］. 胃肠病学和肝病学杂志，2018，27（7）：748—751.
［5］任晓侠，方莹. 儿童消化道异物的内镜下取出技巧及注意事项［J］. 中国实用儿科杂志，2018，33（11）：828—831.
［6］马镇坚，陈佩松，陈慧坚，等. 上消化道异物内镜取出失败的相关因素分析［J］. 胃肠病学和肝病学杂志，2016，25（5）：532—535.
［7］李佩武，龚伟，高俊泽，等. 电子胃镜加用不同型号透明帽在食管异物取出术的效果研究［J］. 现代消化及介入诊疗，2019，24（6）：638—664.
［8］周敏，徐雷鸣，瞿春莹，等. 内镜下上消化道异物取出术应用分析［J］. 国际消化病杂志，2017，37（2）：120—124.
［9］中华医学会消化内镜学分会. 2015 年中国上消化道异物内镜处理专家共识意见［J］. 中华消化内镜杂志，2016，33（1）：19—28.
［10］张凌云，姜艳，刘颖，等. 上消化道异物急诊内镜处理的回顾性分析［J］. 中国内镜杂志，2017，23（12）：98—102.

第十七章

内镜下息肉摘除术及护理配合

消化道息肉是一种常见的消化道良性肿瘤,由上皮或间质组织向腔内生长的局限性隆起病变,以结肠和胃息肉常见。主要与家族遗传因素、炎症及其他慢性刺激、种族、饮食成分(高脂肪、高动物蛋白、低纤维素)等因素有关。根据息肉数目分为多个与单发,由于息肉具有癌变的可能性,因此多主张一经发现及早治疗。内镜下胃肠息肉摘除,安全有效,并发症发生率低,是目前治疗息肉的首选方法,其操作方法繁多,如高频电切除术、光动力治疗(PDT)、内镜下黏膜切除术(EMR)、氩离子凝固术(APC)、高频电活检夹除术等,目前常用高频电切及氩离子凝固术(APC)治疗消化道息肉。

一、适应证

①各种大小的有蒂息肉;②直径小于 2.5 cm 的无蒂息肉;③多发性息肉,散在分布,数目较少。

二、禁忌证

①有内镜检查禁忌证者;②直径大于 2.5 cm 的无蒂息肉,或内镜下形态有明显恶变者;③家族性腺瘤或多发性息肉密集于某一区域者;④高龄、心肺功能障碍不能耐受手术者;⑤装有心脏起搏器者;⑥凝血功能障碍及口服抗凝药物未处理者;⑦严重糖尿病患者;⑧内镜下息肉形态为进展期癌。

三、术前准备

(一)术者准备 术者应熟练掌握内镜检查技术,了解电凝切除术的操作方法及原理,了解患者的病史、体征、合并症及有关实验室和 X 线片检查情况,掌握适应证及禁忌证。了解息肉的部位、大小、形态,以便选择适当的内镜及套圈器。

(二)器械准备

1. **高频电发生器** 其利用高频电流通过人体时产生的热效应,使组织凝固、坏死以达到息肉切除、止血等治疗目的。无神经效应,对心肌无影响,对人体绝对安全。

电切电凝和混合电流的强度选择：电流强度要根据息肉大小、有无蒂柄、蒂柄粗细等从小到大调节。电切组织损伤小，但凝血作用弱，易引起出血。电凝有止血作用，但组织损伤大、深，易引起穿孔。通常情况下应用凝切混合模式，即"切-凝-切-凝"的混合模式，相对能满足切的需要同时又能尽量减少出血的风险。凝切混合电切可以根据需要选择一定比例同时发出电凝、电切的混合电流。息肉切除时选择何种电流并无严格规定，需根据操作者习惯和息肉具体情况而定。一般选用先电凝，后电切，再混合电流交替使用逐渐切除。

2. **圈套勒除器**

（1）圈套器：根据圈套钢丝张开的形态分为六角形、半月形和椭圆形，都是纵径大于横径，操作容易。操作者可根据息肉的大小、位置、形态选择不同型号的圈套器。每次电切前都需检查套圈器性能、有无损坏等。注意开闭套圈时，把手滑动和套圈开闭是否顺畅，钢丝已扭曲变形、关闭不畅者应更换。

（2）电活检钳：与普通活检钳相似，只是两翼不刃，钳杯有型号的区别，钳身由绝缘套管组成，适用于 0.5 cm 以下无蒂息肉。也可用于电凝止血，止血的过程中注意电外科工作站模式的切换。

（3）氩气设备和氩气刀：现在的高频电发生器都与氩气设备相连接。氩气导管为空心塑料管，使用前检查是否有折痕、管腔内必须保持干燥，使用前进行排气，使用过程中注意不要打折。

3. **内镜注射针**　用于病灶切除前黏膜下注射，以预防出血、穿孔或止血治疗。

4. **金属止血夹**　用于止血和预防出血（提前夹住粗蒂息肉根部，阻断息肉供血血管，达到预防出血的目的），以及定位和封闭穿孔。

5. **尼龙结扎环**　用于有蒂息肉，切除前结扎息肉蒂部，以预防切除后出血。

6. **镜端透明黏膜吸套**　安装于内镜前端，在黏膜切除时，帮助负压吸引，以便圈套住局部病灶。

7. **息肉回收器**　包括鼠齿钳、取石网篮、三爪钳、圈套器、专用息肉回收器等，用于收集切下的组织标本。

（三）**药物准备**　常用黏膜下注射的药物有：①0.9％的生理盐水；②1：10 000 肾上腺素稀释液；③甘油果糖。

四、不同类型息肉切除方法

（一）**微隆起息肉切除术**　微型息肉指直径＜5 mm 的小息肉，使用普通活检钳机械性抓取息肉即可。根据息肉的大小、性质，考虑是否应用圈套器。微隆起息肉可使用电凝的方法，使之凝固坏死。微隆起息肉不是热活检的适应证，因此有造成穿孔的危险。

（二）**隆起息肉切除术**　隆起息肉是指息肉局部隆起生长而且无明确蒂可见。

1. **体位**　调整内镜或患者体位，使息肉正好处于视野的 6～7 点钟位置（内镜工作通道开口位置），并始终保持此位置，以利圈套息肉。若由于内镜结襻或是病人肠道扭曲等情况难以对内镜位置进行调整，可以选用六边形等圈套器，利于圈套息肉。

2. **圈套方法**

（1）息肉直径＜2 cm（小型）：采用直接切除法。于基底部圈套住息肉并收紧圈套器，抬起镜端,通过钳道将圈套器的外鞘稍微向上提起使套住的息肉远离,同时腔内适当充气避免息肉与对侧壁接触,而后使用电凝电流(指数3.5)电切息肉。

(2) 息肉直径2~4 cm(大型):采用注射后切除法。于基底部注射1:10 000肾上腺素或生理盐水3~5 ml,以托起息肉(使息肉与肌层分开)和预防出血。

(3) 息肉直径>4 cm(特大型):巨大息肉一次不能完全圈套住者,应采用"多块切除术",即从息肉最容易被圈套住的部分开始,逐块多次切除;根据病变情况等也可选择剥离的方式,完整切除病变。

3. 基底部处理及出血的处理

(1) 残留息肉:巨大息肉切除后,基底部特别是边缘部有一些息肉的残留部分,可用高频电凝凝固或氩激光电凝器灼烧;也可将圈套器的钢丝从外鞘管推出0.8 cm(视具体情况而定),置于病变上方进行烧灼。

(2) 出血:渗出性出血,可采用电凝方法止血,或基底部注射1:10 000肾上腺素以止血,也可使用止血药物局部喷洒止血,搏动性出血可采用电止血钳及金属止血夹止血。

(三) 有蒂息肉切除术

(1) 调整内镜,了解蒂的长短及直径以及息肉的直径。

(2) 于息肉基底部注射1:10 000肾上腺素,可起到预防出血和托起息肉蒂的作用;注射的过程中注意进针的角度及深浅,以及推注的速度,避免发生血肿。

(3) 息肉切除方法

1) 细蒂息肉(蒂直径<4 mm):息肉基底部注射后,直接使用圈套器圈套息肉蒂,于蒂中部近息肉体侧收紧圈套器。采取纯电凝电流切除息肉。

2) 中度蒂息肉(一枚止血夹恰好可以完全结扎蒂部者):息肉蒂部通常有滋养小血管,单纯注射预防出血有时不够,需使用一枚止血夹或结扎圈套与基底部结扎息肉蒂,然后结扎部远端切除息肉。

3) 粗蒂息肉(一枚止血夹不能完全钳夹者):其中常有较大的息肉滋养血管,蒂周围血供丰富,结扎前必须进行蒂的有效结扎,必须使用两枚或多枚止血夹,方能达到预防出血的目的。

(四) 扁平息肉切除术

1. 直径<2 cm的扁平息肉 使用圈套器直接圈套后通电切除之。非常扁平,先在息肉基底部黏膜下注射生理盐水,托起息肉,再行切除;或用圈套器钢丝在扁平息肉周围做1/2周或环周预切开,再圈套进行切除。

2. 直径>2 cm的扁平息肉 需用多块切除术。此类型的息肉也可以采取ESD的方式切除,具体ESD操作方法见相应章节。

方法:①注射,于息肉基底部黏膜下注射1:10 000肾上腺素,使息肉与肌层分开;②腔内充气:胃肠内充足气,使病变处与正常组织间的界限清楚;③圈套:伸出圈套器,选择病变最隆起处,使钢丝紧压贴在病变局部,收紧圈套器;④切除:再次充气张开胃肠腔,稍许抬起内镜前端,使息肉远离胃肠壁,通电切除。分块切除息肉余部,若切除后露出肌层,则达到了切除的深度,未能套入的残留组织,则将圈套器伸出管外0.8 cm进行电灼,确保切缘阴性,每块不宜超过1 cm,这样可保证操作安全。

3. **扁平息肉直径>3 cm**　常认为是内镜切除的禁忌证,主要原因是并发症发生率高,一般来说无蒂息肉我们只能靠肉眼来判断息肉是否完全切除,因为电切术后不能对创面活检,所以我们只能沿着黏膜下逐渐修剪切除组织来暴露肌层,在组织的边缘和残留病灶则进行电灼,完全切除的可能性及恶性可能性大。病理诊断为良性者,可采用多块切除术,以达到完全切除的目的。

对于直径>5 cm 的息肉,可以在 3～4 周内分次切除,以保证安全。

五、具体操作方法及术中护理配合

上消化道息肉患者采取左侧卧位.下消化道息肉患者开始采取左侧卧位,之后随肠镜所到之处根据医生要求随时改变体位。术前根据情况给予患者解痉剂,如间苯三酚、东莨菪碱等,以减轻胃肠道蠕动,方便医生操作。术中应密切观察患者,尤其对老年心肺功能不全者,用镇静剂和止痛剂后应加强监护,观察药物反应,如患者的神志、呼吸、脉搏和血压等变化,并注意观察患者对内镜、息肉切除的反应,注意患者的主诉及腹部情况。

（一）高频电刀切除法的护理配合　协助患者采取合适卧位,并根据需要改变体位,遵医嘱抽取 10 ml 亚甲蓝生理盐水,注射药物前先确保内镜注射针伸缩自如,针头长度适宜,并将注射针管腔内充满药液,排尽空气,将收针状态（针头处于套管内）的注射针递给医生送入钳道,注射时当针尖对准息肉基底部后遵医嘱出针,针头刺入黏膜下后匀速推注,根据病灶抬举情况选择是否进行多点注射,注射结束收针后再退出钳道。当息肉清晰地暴露于视野时,伸出圈套器靠近息肉,再将圈套钢丝伸出套入息肉至基底部,然后稍向上使圈套钢丝正好套在基底部稍上方,再轻轻收紧圈套,稍收紧后再轻柔的提拉,使息肉形成天幕状时即可通电。切忌收过紧,造成息肉钝性分离,机械切割极易出血,但亦不能过松,否则通电时会伤及邻近组织且可能对病变套取不完全。

息肉被圈套后才可通电,遵医嘱选择适宜模式,先电凝及见息肉蒂或基底部黏膜发白,同时冒出白色烟雾,后电切或混合电流切除,每次通电时间 2～3 s。通电时,护士慢慢收紧圈套,反复进行至息肉切下为止。息肉切除后,应立即观察残端蒂有无出血或渗血现象,正常情况下蒂的残端表面黏膜发白而无渗血现象。

（二）氩气刀电灼的护理配合　正确连接高频电发生器和电极板,选择适宜模式,保证导管腔内干燥,按下充气按钮,使管腔内充满氩气递给医生,逐一电灼。在使用过程中,保持氩气刀管道的通畅,避免出现折痕。

（三）尼龙套扎的护理配合　护士将套扎装置先端部露出钩子,扣住尼龙环的尾部后收紧推出塑料外套,将尼龙线收入塑料套管内,交给医生顺着活检孔道插入。当塑料管套出现在视野中时,护士收回塑料套管尼龙环露出,对准隆起病变基底部套入。我们可以使用预收套扎装置的方法套扎病变,这样可以最大限度地切除病变,将尼龙线圈对准隆起病变基底部时由医生控制好内镜旋钮,护士即可顺势送入套扎装置的透明外鞘管,送到外鞘管刚好抵拢至蒂根部,注意推送外鞘管的力度,根据套住蒂的多少来进行调整,当觉得套住的病变不是最理想的状态时可以向外退回白色外鞘管,放出尼龙线圈,再用同样的方法重复进行套扎,直至可以完全套住病变根部,但也要视具体情况而定,对于血供比较丰富的病变,在进行套扎时不要太贴近根部,在确定套扎位置不变后,护士左手向外退白色外鞘,右手向后拉动手柄,注意双手的操作是同时进行的,直至病变颜色变成紫红色为止,即完成套扎。对于隆起不足,尼龙套扎不便的,可安装有槽平口型透明黏膜吸套,持续吸引病灶入套后套扎。

（四）金属夹的护理配合

1. **奥林巴斯 HX－110LR/110QR/110UR 止血夹的护理配合**　根据内镜型号选择合适的钛夹推送器,将安装好的金属夹装置的前端交给医生,插入活检孔内。当看到病变部位且有足够的操作空间时向前推动手柄,轻轻将止血夹在体内张开至最大幅度,使张开的夹子与推送器顶端稍稍分离,根据创面部位进行动态的旋转,将夹子的方向调到最适位置,向后拉手柄,左手可根据情况调试推送器,医生将夹子对准病变压紧并充分吸引,助手向后拉手柄使夹子关闭,待夹子释放后轻轻向前推动手柄,使夹子与推送器完全分离再拔出钛夹推送器。

2. **Resolution™ 金属夹的护理配合**　无需安装,将金属夹装置的前端交给医生,插入活检孔内,去除红色保险卡,后退外套管,露出夹子。用与活检钳相同的操作方式向前推和向后拉动滑动竿可张开和闭合金属夹至少 5 次,便于准确定位。医生将夹子对准病变部位压紧,护士向后拉动滑竿直至超过阻力 2 次"咔嗒"声后即夹闭。夹完需前推滑竿,使金属夹与手柄装置分离,前推外套管回到塑料套管内后从钳道退出装置。

3. **南京微创和谐夹的护理配合**　无需安装,将金属夹装置的前端交给医生,插入活检孔内,用与活检钳相同的操作方式向前推和向后拉动滑动竿可张开和闭合和谐夹,可反复开闭便于准确定位。医生将夹子对准病变部位贴紧吸引,护士向后拉动滑竿进行预收,随即少量充气观察是否夹住创面,根据情况进行重新夹闭及释放,释放完毕拔出推送器即可。

（五）组织标本回收　对于较大的息肉,可用抓钳抓持息肉或用网篮网住息肉随内镜一同退出;对于可通过钳道的小息肉,于吸引管中间正确接入息肉回收器,镜头直接对准息肉吸引,息肉即可进入回收器中。多个息肉,可按照顺序旋转回收器网格,息肉分别进入不同的网格,以便于分别送病理检查;特大型息肉可利用圈套襻套住息肉轻轻收紧随内镜一起退出,注意观察息肉是否在胃肠生理狭窄部位或转弯处滑脱,如有滑脱必须重新寻找抓持回收。对远端结肠和直肠息肉,可嘱患者通过排便取出。

六、护理

（一）术前护理

1. **心理护理**　建立良好的护患关系,做好心理护理。内镜下息肉摘除术是一项新技术,此项操作属于微创技术,手术创伤小。但多数患者及家属对此不了解而易产生紧张、焦虑、恐惧等负面情绪。因此,在术前需了解患者的心理状态,使其有机会表达内心的感受,耐心、详细地向患者及家属解释内镜下息肉切除术的方法、目的、并发症及术前术后注意事项,并让其了解息肉有发生癌变的可能,应及早切除。同时向其介绍内镜治疗的安全性、先进性和优越性,消除其疑虑,以取得患者的配合。

2. **术前准备**　①消化道准备:上消化道息肉同胃镜检查准备,患者禁食、禁饮 8~12 h,胃排空延迟者需禁食更长时间;下消化道息肉同结肠镜检查准备。②术前应详细了解病情,询问有无出血性疾病病史,常规测定出凝血时间、凝血酶原时间和血小板计数。年龄大于 60 岁或原有心脏病患者应做心电图检查,必要时行心电监护,如有凝血机制异常,应予以纠正后才能实行切除术。③根据患者情况和医嘱,术前 15～30 min 肌注地西泮 10 mg,丁溴东莨菪碱 20 mg 或山莨菪碱 10 mg,以减少胃肠蠕动及患者的反应,但对≤6 岁或不能合作的儿童应采取静脉麻醉,其他准备同普通内镜检查。④仔细查看患者近期的检查报告,根据息肉类型和具体情况做好仪器及附件的准备,选用合适的胃(肠)镜、高频电发生器、圈套器及氩离子凝固器导管等。术前妥善连接各导线,测试性能完好。⑤备齐急救物品及药品,处于备用状态。

（二）术后护理

1. **休息**　患者术后卧床休息 1～2 d,对切除较大息肉、有蒂息肉或凝固范围较大者,应卧床休息 2～3 d,避免剧烈活动,同时注意密切观察病人生命体征变化,观察有无胸痛、腹痛、腹胀、肠鸣音的情况以及大便性质、颜色和量。

2. **饮食**　术后常规禁食 1 d,禁食期间注意有无水电解质平衡紊乱,合理安排输液。根据患者术后情况进行饮食调整,如无并发症的发生,可进食温凉流质,逐步转为正常饮食。1 周内无渣饮食,选择高蛋白质、高维生素、高热量饮食,忌粗纤维、生硬、辛辣等刺激性食物,禁食及少量进食期间遵医嘱予以静脉补充营养,维持水电解质平衡,防止低血糖发生。肠道息肉还应注意保持大便通畅,以防干硬粪便摩擦创面或致焦痂脱落过早导致出血。

3. **用药护理**　术后应遵医嘱应用制酸剂、黏膜保护剂及抗生素,防止创面感染引起溃疡、出血等。有凝血功能障碍者术前用药纠正后或有出血倾向者,术后应用止血剂。高血压患者术后血压应维持在正常范围内,以免导致血管扩张而出血。

4. **潜在并发症的观察与护理**　对于一般情况好,创伤小的患者一般情况平稳后方可离开,必要时留院观察 1～3 d。密切观察患者腹痛、腹胀的部位、性质、程度和持续时间以及大便的颜色、性状和量,有无血压、心率等生命体征的改变。告知患者如出现轻微的腹胀、腹痛属于正常现象,是由于治疗过程中向肠腔内充气引起的,可进行腹部按摩、采取膝胸卧位促进排气,必要时予以肛管排气。若腹部疼痛剧烈,有便血且出血量多,伴面色苍白、四肢发冷、脉速、血压下降等提示可能并发出血,应及时通知医生处理。若剧烈腹痛,查体有腹部压痛、反跳痛、肌紧张,腹壁僵硬,要考虑穿孔的可能,应立即通知医生并行相关检查,以明确有无穿孔,如确诊穿孔应立即对症处理,必要时行外科手术治疗。

5. **健康指导**　术后 2 周内避免过度疲劳和剧烈运动,1 个月内避免长时间用力下蹲或做屏气动作,不做重体力劳动,以免引起迟发性出血,保证充足的睡眠和休息,避免较长时间的热水沐浴。1 个月内忌食辛辣、刺激性食物,忌烟、酒、浓茶、咖啡,饮食仍以清淡、易消化食物为主,同时,保持大便通畅,必要时用缓泻剂,如发现异常,随时就诊。做好健康宣教,帮助患者及家属掌握消化道息肉的基本知识,有利于消除各种诱因,特别要讲明合理饮食的重要性。由于消化道息肉目前被公认为癌前病变,尤其是腺瘤性息肉,且易复发,嘱患者要高度重视,定期门诊内镜复查。

（曹　艳）

参考文献

［1］徐佳昕,蔡明琰,刘斌,等.氩离子凝固术在消化内镜治疗中的应用[J].中华消化内镜杂志,2017,34(8):602—606.

［2］谈涛,李蜀豫. 三种内镜治疗方法用于结直肠息肉治疗的疗效比较[J]. 世界华人消化杂志,2018,26(5)：305—310.

［3］蒋丽丽,于霞. 高频电切术与氩离子凝固术对胃息肉患者疗效和各项因子的比较分析[J]. 现代消化及介入诊疗,2018, 23(4)：494—497.

［4］陈瑜凤,芦茜,钱润林. 高频电切术、氩离子凝固术、内镜下黏膜切除术治疗结肠息肉临床效果比较[J]. 当代医学, 2016,22(6)：50—51.

［5］卢晨霞,施正君,王雪明. 胃肠镜下消化道息肉高频电切联合氩离子凝固术应用疗效及安全性观察[J]. 中国医疗设备, 2018,35(5)：55—57.

［6］孙叙秋,鲁朔焱. 根据内镜下肠息肉大小及形态选择不同内镜治疗方法的比较[J]. 健康必读,2019(34)：292—293.

［7］伍敏鹏,余建林. 应用结肠镜反转接触式氩离子凝固术治疗超低位直肠息肉的疗效分析[J]. 四川医学,2018,39(5)： 546—549.

［8］徐晓勤,桂道军. 内镜下黏膜切除术治疗胃肠道息肉样病变 82 例临床分析[J]. 医药前沿,2018,8(36)：104—105.

［9］阳光,王东,袁晓英,等. 425 例内镜下摘除结肠息肉患者术后并发症的临床分析[J]. 重庆医学,2016,45(35)： 4998—5000.

［10］栾兴龙,郭庆争. 内镜下不同电切疗法治疗胃结肠息肉的疗效比较[J]. 实用临床医药杂志,2016,20(5)：112—113.

第十八章

上消化道狭窄扩张和内支架治疗及护理配合

食管、贲门狭窄是上消化道常见病症,因有炎性狭窄、术后吻合口狭窄、良性或恶性肿瘤性狭窄、外压性狭窄、烧伤后狭窄、食管动力性狭窄(贲门失弛缓症)、发育异常等。患者大多不能进食,长时间可引起营养不良,脱水及水、电解质失衡等。内镜下治疗有安全、有效、方法简单、痛苦少等优点,为患者带来福音。

第一节　上消化道狭窄的扩张治疗及护理配合

一、术前准备

(1) 与患者及家属进行沟通,包括扩张的作用、并发症、费用等,取得患者及家属的理解和配合,并签署手术同意书。

(2) 进行扩张治疗之前,操作者应对患者病情做充分的了解,包括狭窄部位、特点及病因,进行必要的术前检查,如食管钡剂造影、胃镜等。

(3) 讲清配合要领,告知患者在术中扩张时由于黏膜轻度撕裂会有少许疼痛和渗血是正常的。若有不适可用眼神和肢体语言及时告知。

(4) 术前禁食 12 h,以免术中呕吐引起误吸,如果有残留食物再需延长禁食时间。

(5) 在病情允许的情况下,行无痛胃镜下进行检查。

(6) 除所有操作器械外,必须确保抢救设备能正常工作,预备氧气。

(7) 扩张用器械:主要分为两种类型,即探条式扩张器和球囊扩张器。

1) 探条式扩张器:由金属或聚乙烯等材料制作而成。目前国内使用较多的是由硅胶制成的探条扩张器,共由外径不同的 6 根探条和一根导丝组成,外径分别为 5 mm、7 mm、9 mm、11 mm、13 mm 和 15 mm。该扩张器的特点是前端呈锥形,为中空管,可以通过导丝,质软而有韧性,有不透光标志,可在内镜下和(或)X 线引导下进行。探条式扩张器一般用于非动力性狭窄、肿瘤性狭窄、吻合口狭窄和炎性狭窄等。术中必须随时清除口咽部从食管反流的液体,防止误入气道。对于静脉麻醉患者需严密观察生命体征,保持呼吸道通畅。

(2) 球囊扩张器:有很多种型号,目前主要有两种类型。①可以通过内镜活检孔的水囊扩张器:Ballon-CRE型水囊导管或COOK Eclipse TTC消化道水囊扩张器,均可以通过增加水囊内的压力而改变水囊的直径,外径有6~20 mm,长度有5~10 mm各种不同规格,可以通过导丝或不能过导丝。这种水囊扩张器可以用于各种狭窄,如晚期食管癌狭窄、吻合口狭窄和误服化学物质引起的严重烧伤性狭窄等。②不能通过内镜活检孔的大气囊:有3种规格,外径分别为3 cm、3.5 cm和4 cm;该气囊一般有3个刻度,在内镜下可以见到。同时刻度也有不透X线的标志,扩张时使中间的标志位于狭窄处。这种气囊扩张器多用于贲门失弛缓症的扩张治疗。

(8) 其他器械

1) 导丝:如斑马导丝,检查导丝是否平直,先端部是否损坏。

2) 压力泵、盐酸利多卡因凝胶、注射器等。

二、扩张方法

(一) 探条式扩张

(1) 可以在内镜、X线下或两者结合的情况下进行。

(2) 常规进入内镜,明确狭窄位置及长度,选用软头硬质导丝递交医生,经活检孔道插入狭窄近端,以防导丝损伤黏膜及管壁。将导丝穿过狭窄段置入胃腔内。如果导丝能进入胃腔长度较长或使用有标志的导丝,这种情况下使用探条式扩张并不都需要X线的引导。

(3) 保留导丝并退出内镜,此时要保证导丝位置没有移动,然后沿导丝送入扩张探条。送入扩张探条时用力要缓慢。当探条通过狭窄后停留1~3 min,保留导丝并退出探条。

(4) 然后根据病变的狭窄程度,从小到大进行逐级扩张。到最后使用的探条,连同导丝一并退出。扩张后应常规进行内镜复查以了解扩张的程度和局部的损伤情况。

(二) 水囊扩张

(1) 在内镜直视下对上消化道狭窄处产生一种均匀的横向扩张力。该水囊扩张导管是由高弹力性橡胶制成,具有高强度扩张和回缩功能(图18-1)。

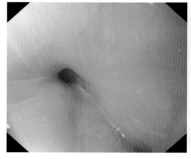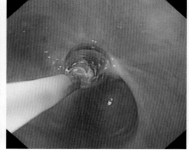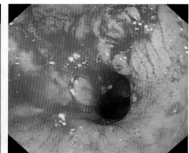

图18-1 食管狭窄水囊扩张法

(2) 水囊导管能注气也能注水,注水效果优于注气,一般注入无菌水。

(3) 操作时先于活检孔道注入2 ml盐酸利多卡因凝胶,再插入水囊扩张导管。当水囊段插入狭窄口,并且水囊中点位于目标扩张处,配合医生用压力泵于水囊内缓慢注水,根据病情需要使压力保持在 3~8 个大气压,此时水囊扩张直径分别在 12~18 mm。保持 2~5 min 后抽出水囊中的无菌水,把水囊导管退回活检孔内。该过程可反复多次。观察有无活动性出血及穿孔,对应处理。

(4) 由于水囊扩张过程中可能会滑出狭窄段,因此水囊加压时,务必固定好镜身和导管,使扩张起来的水囊恰好位于狭窄处,起到扩张狭窄处的作用。水囊加压时病人可感到局部胀痛,减压后缓解,术前应向患者交代清楚,以取得患者配合

(5) 食管静脉曲张硬化治疗后狭窄扩张:由于存在静脉曲张,因此扩张治疗有出血的危险。插镜和放置水囊时要轻柔,扩张压力要小,一般直径不超过 1.5 cm,压力不超过 4 kPa。

(三) 贲门失弛缓症的扩张

(1) 通过内镜活检孔置入软头硬质导丝,退出内镜,沿导丝送入气囊,然后再次进镜,在内镜直视下将中间刻度于食管狭窄处后进行扩张。

(2) 扩张时保持气囊有一定张力的情况下维持 1~3 min,休息 2~3 min 后再次扩张。一般要反复扩张 2~3 次。

三、术后护理

(1) 同胃镜检查的术后护理。

(2) 治疗后应短时间留院观察,注意有无胸痛、气急、咳嗽、发热等症状出现。术后 6 h 如无不适方可离院。

(3) 狭窄部的黏膜轻微撕裂而有少量渗血,不需要处理。若出血明显,予局部喷洒止血药物即可。

(4) 扩张术可能造成食管撕裂,创伤的修复可能造成食管再狭窄。创伤处理和预防再狭窄可以使用一些药物进行治疗,包括质子泵抑制药、胃黏膜保护药和胃肠促动力药等。

(5) 并发症及处理

1) 食管穿孔:可以出现剧烈的胸痛、皮下和(或)纵隔气肿等。对于食管小穿孔,可以内镜下修补或通过禁食、胃肠减压、肠外营养和抗感染等保守治疗。对于较大的穿孔则应进行外科修补治疗。

2) 食管出血:狭窄扩张后少量的出血较多见,但是大量出血则比较少见。对于表面少量渗血者多可以自行止血,不需要进行处理。有活动性出血者可以通过内镜下进行微波、热探头等治疗。局部喷血多是因为扩张造成血管破裂,这种情况多可通过内镜下用钛夹止血。

3) 其他:如发热,可能由吸入性肺炎所致,可进行抗感染治疗。

四、适应证与禁忌证

(一) 适应证　①炎性狭窄;②瘢痕狭窄:如化学灼伤后、反流性食管炎所致的瘢痕狭窄、放疗后、手术后、外伤或异物引起的损伤后的狭窄等;③晚期食管癌或贲门癌狭窄拟放支架前;④贲门失弛缓症等各种良性病变引起的狭窄;⑤先天性病变如食管蹼。

(二) 禁忌证　①患者不能合作;②合并严重心肺疾患或患者严重衰竭无法忍受治疗者;

③狭窄严重,导引钢丝无法通过,治疗非常困难者也视为相对禁忌证;④癌性梗阻者不放支架只扩张无长期疗效且易穿孔者,也属相对禁忌证;⑤食管灼伤后的急性炎症期,由于黏膜及食管壁炎症、水肿甚至坏死,此期不宜扩张,但可在炎症充血水肿坏死期后置入一胃管维持通道鼻饲,侍完全愈合后,一般主张在伤后3个月以上;⑥手术后瘢痕狭窄者在术后3周内也不宜扩张。

(刘　军)

第二节　上消化道狭窄的内支架治疗及护理配合

上消化道支架置入术是治疗食管狭窄的有效方法之一,具有创伤小,痛苦少的优点,通过内镜下内支架置入,以再通狭窄处,缓解梗阻引起的吞咽困难,阻断食管气管瘘,增进患者营养状况和生活质量(图18-2)。近年来,又出现了可回收食管支架,尤其适用于术后良性吻合口狭窄、扩张治疗后狭窄复发率高、需反复扩张的患者。一般放置7～14 d,治疗效果明显。

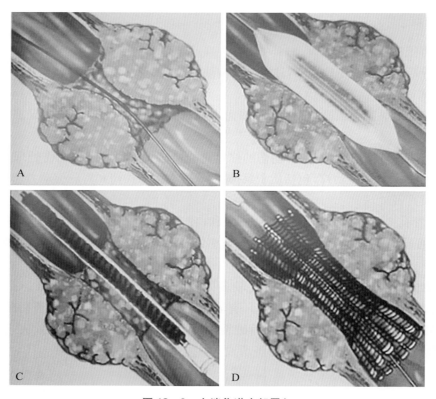

图18-2　上消化道支架置入

一、术前准备

(1) 同上消化道狭窄的扩张治疗。

（2）胃镜的准备：①若选择为钳道处释放，以选择细径胃镜较好。奥林巴斯 GIF-XP260 型胃镜前端部仅 5.0mm，易通过狭窄段；②支架的准备：备好各种类型（记忆合金/不锈钢、带膜/不带膜、钳道内释放/钳道外释放、可回收/不可回收）、尺寸（内径/长度）的支架，检查支架的包装有无破损，灭菌日期是否过期。

（3）标记物的准备：两条用回形针做成的长约 10cm 铅丝，在稍长的胶布上做外标记。也可用金属夹做内标记。

（4）导丝：尽量备好各种不同类型的导丝，如斑马导丝、超滑导丝、钢导丝等，以备不时之需。检查导丝是否平直，先端部是否有损坏。

（5）异物钳：可对释放的支架位置进行微调。

二、术中护理配合

（一）钳道外释放　适合各种类型的食管狭窄、胃肠吻合口狭窄等易于直接释放支架的病变。

1. **体位**　患者取俯卧位，头偏向右侧。

2. **要根据患者的情况行扩张后放置或直接放置**　目前随着超细胃镜的出现和支架输送系统的改良，大多数狭窄支架可直接通过，无需扩张，而球囊扩张有穿孔的风险，仅在支架置入困难的病例进行，不应作为常规。

3. **置导丝**　细径胃镜通过病变狭窄段，记下病变段的下缘及上缘距门齿的距离，了解病变段的长度，将硬导丝头端交于医师经钳道送入十二指肠远端。胃镜无法通过的，可先行扩张后通过。

4. **定位**　X 线透视下留置导丝，退镜达病变下缘，将一条事先准备好的铅丝与导丝相垂直定位于体外皮肤上；继续退镜至病变上缘，同样方法定位第 2 条铅丝。两条铅丝之间的范围即病变范围，选择支架时，一般上下缘均须超过病变部位 2cm 以上。

5. **退镜**　留置导丝，配合医师边送导丝边退胃镜，直到把胃镜全部退出。

6. **进支架**　配合医生将导丝穿入根据病变长度选择的支架头端的孔中，向前推进支架置入器，进入口腔时，将患者下颌稍向上抬，用浸有盐酸利多卡因凝胶的纱布润滑支架置入器后，就势将置入器送入食管内，在 X 线透视下见支架到达病变部，调整支架位置使支架中点基本与病变中点吻合。

7. **支架释放**　护士旋开保险帽，在 X 线透视下缓缓退出置入器的外套管释放支架。遵循"边入边拉"原则，即先满足远端，远端张开后边释放边往近端拖拉，对近端准确定位后再完全释放。

（二）钳道内释放　适合胃出口梗阻，包括胃、十二指肠和近端空肠梗阻需入置支架者。

1. **置导丝**　钳道胃镜进到病变上缘，将软头硬质导丝头端交于医师，经钳道送入病变远端。在 X 线透视下确定导丝越过病变部位进入远端肠腔。

2. **造影**　沿导丝插入造影管，退出导丝后注入造影剂。在 X 线透视下确定病变部位长度、狭窄程度。选择支架时一般上下端均须超过病变部位 2cm 以上。

3. **插入导丝**　在 X 线透视下再次插入导丝，并尽量深插。

4. **进支架** 在钳道内注入盐酸利多卡因凝胶 2 ml 润滑导丝,插入根据病变长度选择的支架。

5. **支架释放** 旋开保险帽,一边在胃镜下监视支架上端,一边在 X 线透视下缓缓退出置入器的外套释放支架。待支架完全张开后,将置入器连同导丝一起退出钳道,支架置入完成(图 18-3)。

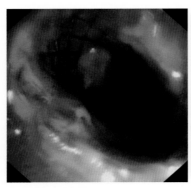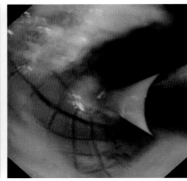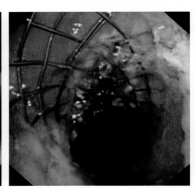

图 18-3 支架置入

6. **配合医生调整支架** 若近端位置不够,可用异物钳在 X 线透视下牵拉支架;若支架移位太多,则需取出支架重新释放。

三、术后处理

(1) 同胃镜检查的术后护理。

(2) 取下患者皮肤上的标记。

(3) 治疗后应短时间留院观察,如无不适症状方可离院。

(4) 饮食指导:切忌急于进食。补液1~2 d 后,从流质开始,逐步至半流质。等支架完全扩张后,方可改少渣饮食,但一定要忌菜叶、糯米等食物。

(5) 并发症与处理

1) 胸痛:最为常见,与置入支架的膨胀性刺激有关,一般可以忍受。

2) 内支架移位:移位后可再次重叠放置。移位至肠道,可通过胃镜尝试取出支架。极少数患者须开腹取出。

3) 内支架阻塞:常因肿瘤生长或食物阻塞引起,可通过胃镜下激光治疗和取出食物解决。

4) 其他:包括胃、食管反流,穿孔,出血等。

(刘 军 张弘炎)

参考文献

[1] 范慧宁,陈尼维.支架在消化道狭窄治疗中的应用研究进展[J].胃肠病学和肝病学杂志,2014,23(11):1359—1361.

[2] 许剑,刘文,周会新,等.全覆膜可回收支架在常见食管狭窄病变中的临床应用[J].医学临床研究.2012,29(3):483—485.

［3］常风娟,马俊宝.经内镜食管狭窄扩张及支架置入术患者围手术期的护理效果观察［J］.首都食品与医药,2018,25(3)：62—63.

［4］康娜婷.护理干预在食管狭窄行内镜下食管扩张术或支架植入术中的应用［J］.中外医学研究.2017,15(35)：79—80.

［5］丁静,陈莉,郝波,等.黄斑马亲水导丝置换硬钢丝导引探条扩张术治疗腐蚀性食管狭窄的配合与护理［J］.中华现代护理杂志.2013,18(35)：4366—4368.

［6］王萍,姚礼庆.现代内镜护理学［M］.上海：复旦大学出版社.2009.

［7］邱枫,钟英强.实用消化内镜治疗技术［M］.北京：人民军医出版社.2009.

第十九章

内镜黏膜下剥离术及护理配合

近年来,随着消化内镜微创技术的广泛开展与普及,伴随着染色内镜、放大内镜、图像增强内镜、超声内镜技术的临床应用,内镜医生诊治水平不断提升的同时,使发现与诊断消化道早期癌成为可能。内镜黏膜下剥离术(endoscopic submucosal dissection,ESD)是在内镜下黏膜切除术(endoscopic mucosal resection,EMR)的基础上发展而来,并具有更高的病变整块切除率及更精确的术后标本切缘评估优势,对符合适应证的病变可获得与外科手术相同的治疗效果。目前 ESD 技术已经成为消化道早期癌内镜治疗的重要手段,具有创伤小、疗效好、费用低等特点,但对内镜操作医生技术水平要求较高,同时对护理配合提出了更高的要求。配合的护理人员不仅要熟练掌握 ESD 操作技术规范,还应熟练操作相关仪器设备,与内镜医生的默契配合是 ESD 手术成功的关键。

一、概念及操作方法

(一)概念 ESD 是对消化道不同部位、大小、浸润深度的病变,在进行黏膜下注射后使用特殊电刀逐渐分离黏膜层与固有肌层之间的组织,将病变黏膜及黏膜下层完整剥离的内镜治疗方法。

所有经内镜切除的标本经规范病理处理后,必须根据最终的病理结果,决定是否需要追加其他治疗。

(二)操作步骤 操作大致分为 5 步:①病灶周围标记;②黏膜下注射,使病灶充分抬举;③部分或环周切开黏膜;④黏膜下剥离,使黏膜与固有肌层完全分离开,一次性完整切除病灶;⑤创面处理,包括创面血管处理与穿孔等的处理。具体操作见图 19-1。国内学者对经典 ESD 技术进行改进,并发明了隧道式黏膜剥离技术(标记—注射—远端开口—近端切开—建立隧道—两边切开),是治疗大面积食管病变的理想方法,有效简化了操作步骤,缩短了内镜手术时间,使内镜手术更加安全快捷。

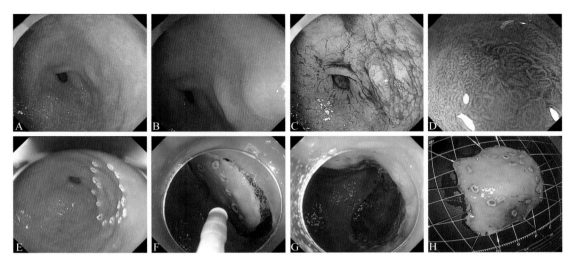

图 19‐1　ESD 操作步骤。A、B. 白光内镜观察(远、近,配合气量改变)提示胃窦后壁轻微隆起平坦型(Ⅱa)病变;C、D. 染色及 NBI 放大内镜观察提示病变边界清晰,表面结构不规律,考虑早期胃癌,分化型,浸润深度为黏膜层;E. 标记后;F. 黏膜下注射后切开黏膜;G. 完整剥离病变并仔细检查创面;H. 切除后标本

二、适应证与禁忌证

(一)适应证

1. 早期食管癌及癌前病变

(1)食管鳞癌适应证

1)绝对适应证:上皮内瘤变;病变局限在上皮层(M1)或黏膜固有层(M2)的 T1a 期食管鳞癌,未发现淋巴结转移的临床证据。

2)相对适应证:病变浸润黏膜肌层(M3)或黏膜下浅层(T1b‐SM1,黏膜下浸润深度<200 μm),未发现淋巴结转移的临床证据。范围大于 3/4 环周、切除后狭窄风险大的病变,同时有手术禁忌证者可视为内镜下切除的相对适应证,但应向患者充分告知术后狭窄等风险。

(2)食管腺癌适应证:癌前病变直径≤2 cm、可完全切除和组织病理学评估证明良好或中度分化、深度不超过浅层黏膜下层、未发现淋巴结转移的临床证据者。

2. 早期胃癌及癌前病变

(1)绝对适应证:①未合并溃疡的分化型黏膜内癌(cT1a);②病灶直径≤3 cm、有溃疡分化型黏膜内癌(cT1a);③胃黏膜高级别上皮内瘤变(high-grade gastric intraepithelial neoplasia,HGIN)。

(2)扩大适应证:病灶直径≤2 cm、无溃疡未分化型黏膜内癌(cT1a)(表 19‐1)。

3. 早期结直肠癌及癌前病变

(1)绝对适应证:直径>20 mm 的 Is 型腺瘤(图 19‐2a),黏膜内癌。

(2)相对适应证:直径>20 mm 的向黏膜下层轻度浸润癌(SM1 期癌)(图 19‐2b)。

表19-1 早期胃癌内镜下切除适应证

浸润深度	溃疡	分化型		未分化型	
		*		≤2 cm	>2 cm
cT1a(M)	UL(-)	████████████████		▓▓▓▓	
	UL(+)	≤3 cm	>3 cm		
		████████			
cT1b(SM)					

██ 绝对适应证　　▓▓ 扩大适应证　　□ 非适应证

注:cT1a(M):术前诊断为黏膜内癌;cT1b(SM):术前诊断为黏膜下癌;UL:溃疡形成(瘢痕);＊不再限定病变大小

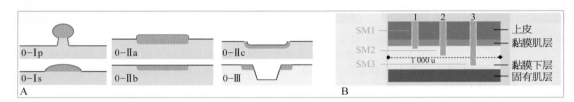

图19-2　A.巴黎分型示意图。0-Ⅰp有蒂型,0-Ⅰs扁平型,0-Ⅱa浅表隆起型,0-Ⅱb浅表平坦型,0-Ⅱc浅表凹陷型,0-Ⅲ凹陷型。B.黏膜下浸润深度判断

（二）禁忌证　没取得患者同意;患者不配合;有出血倾向,正在使用抗凝药;一般情况差、无法耐受内镜手术者;生命体征不平稳者;怀疑肿瘤黏膜下深浸润,有脉管浸润风险、淋巴结转移风险者;肿瘤位置不利于内镜治疗,如内镜控制不充分,内镜治疗操作困难,同时对出血、穿孔等并发症的对应处置也困难者为内镜下治疗的相对禁忌证。

三、内镜黏膜下剥离术的护理配合

（一）术前护理

1. 患者准备

（1）术前评估:生命体征、身高、体重、营养状况等;评估过去健康状况,既往病史,如有无高血压、冠心病、心律失常、糖尿病、肝肾功能不全、青光眼等疾病,有无过敏史、腹部手术史等。

（2）术前抗凝药物停用规范:详细了解患者术前使用抗凝和抗血小板药物的情况,建议阿司匹林和氯吡格雷至少停用3 d,但是对于需要预防严重出血并发症的特殊病例,应按照个体化要求酌情延长停用时间。若使用华法林,需在内镜检查前至少提前3 d停用,必要时可用低分子肝素替代治疗,最后一次使用低分子肝素的时间距离行ESD手术的时间间隔≥24 h。对于同时服用阿司匹林和华法林或达比加群酯的患者,ESD手术应推迟至可停用抗血小板药为止。根据需要,可在华法林换成阿司匹林或西洛他唑,或达比加群酯换成肝素后再行ESD治疗。当内镜下确切止血后,可恢复使用已停用的抗凝药,恢复用药后应密切观察以防术后出血。

（3）准确核对患者信息及相关检查结果报告:核对患者申请单信息及血常规、凝血四项、

心电图、肺功能、胸部 CT、疫情期间相关检查(核酸等相关传染性疾病专项检查)等检查结果报告,有效判断有无异常,是否影响手术,发现异常后及时与内镜操作医生和麻醉医生沟通。并协助内镜医师签署知情同意书。

(4) 做好患者心理安抚:耐心细致用科普知识性语言告知 ESD 手术的相关知识,缓解患者焦虑情绪,增强信心,利于更好的配合完成治疗。

(5) 饮食及消化道准备:①上消化道检查治疗患者,术前 8 h 禁食水,检查前半小时口服祛泡剂、祛黏液剂,保证视野清晰;②下消化道检查患者,检查前 4～6 h 进行肠道准备,详细告知不同种类清肠药物的服用方法,根据肠道准备药品,详细告知服用方法,保证肠道准备质量。

(6) 术前准备:①下消化道检查患者更换一次性检查裤;②检查内镜工作站,核对并提取患者信息;③监测生命体征,吸氧,建立静脉通道,必要时留置导尿,做麻醉前准备;④术前用药:根据医嘱,术前 15 min 给予盐酸消旋山莨菪碱注射液肌内注射 10 mg,以减少术中胃肠蠕动及痉挛。注意:对于患有青光眼、快速性心律失常和严重前列腺增生的患者,应避免使用抗胆碱能药物。

2. 配合护士准备

(1) 着装及防护规范:按软式内镜清洗消毒规范 2019 防护要求,穿隔离衣;佩戴一次性外科手术帽、口罩、橡胶手套、护目镜。

(2) 环境及物品准备:①操作间按非洁净手术间准备;②调整内镜主机、手术床、高频电设备、吊塔或操作台车、显示屏、诊疗床、护士台车位置合理,保证内镜医师操作流程规范有序,提高效率,有效降低出现不良事件的风险;③检查内镜主机、光源、显示屏、超声主机、监护仪、除颤仪、麻醉机、内镜用 CO_2 装置、高频电设备状态良好;④将高频电脚踏板、图像采集脚踏板、注水泵脚踏板等按医生操作习惯有序放置;⑤操作台车铺放无菌治疗单,布局合理,方便拿取,提高工作效率;⑥手术前后,用消毒湿巾擦拭操作台车。

3. 常用器械及附件准备

(1) 根据病变和诊治需求准备放大内镜,超声内镜(探头)、灭菌处理后的治疗内镜(孔道内径达 3.2 mm 以上的治疗内镜)。安装内镜,透明黏膜吸套或先端帽,注意先端帽的侧口和物镜对齐,保证冲洗物镜的水可以随时排除,不影响观察(图 19-3)。连接副送水接头、内镜用 CO_2 装置、关闭空气按钮,检查汽、水、吸引工作状态。

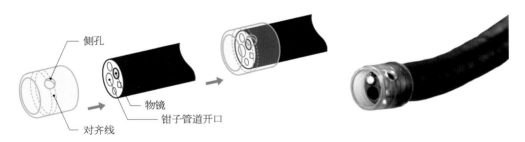

图 19-3　先端帽安装方法

(2) 一次性使用高频切开刀:见图 19-4～6。

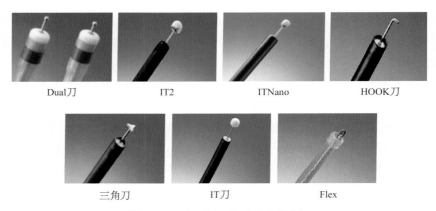

三角刀　　　　　　IT刀　　　　　　Flex

图 19 - 4　OLYMPUS 系列高频电刀

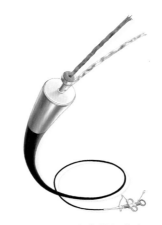

图 19 - 5　南京微创黄金刀

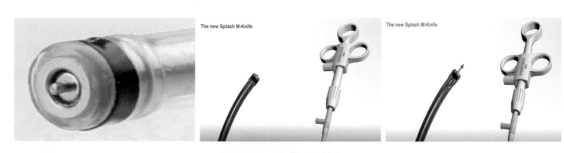

图 19 - 6　宾得- M 射水刀

（3）治疗用附件：注射针、金属夹、高频治疗钳、喷洒管、注射器等。

（4）染色剂：靛胭脂、冰醋酸、卢戈碘、结晶紫、亚甲蓝等。

（5）黏膜下注射液：无菌生理盐水、透明质酸钠、甘油果糖等。

（6）冲洗和供气装置：内镜送水泵、内镜用 CO_2 装置。

（7）高频电设备。

（8）其他用物：无菌手套及纱布、标本板、昆虫针、10％中性福尔马林、广口标本瓶、测量尺等。

（二）术中配合

1. **术中体位**　上消化道检查患者常规取左侧卧位,取下活动性义齿,放置并稳妥固定牙垫。结直肠 ESD 根据病变位置调整体位。

2. **明确病变边界,放大染色**　常规用放大内镜通过电子染色和 NBI 观察病变边界(图19-7),或利用染色内镜明确病变边界,注意:保证清晰的视野是染色内镜的基础。

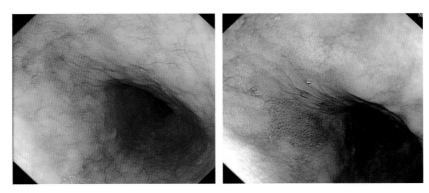

图 19-7　NBI 观察病变边界

（1）碘染色:0.6%～1.5% 的卢戈碘。方法:从 15 cm 起,使用喷洒管,自上而下的均匀喷洒,发现黄染后需延迟观察 2～3 min,正常的鳞状上皮会因为碘和糖原之间的化学反应而变成棕褐色,异型增生细胞和肿瘤性鳞状上皮中的糖原被过度糖酵解代谢消耗而不染或淡染,30 s 或 1 min 后,淡染变为不染区(图 19-8)。注意:碘液配置浓度适宜,浓度过高,容易出现食管痉挛或鳞状上皮剥脱。

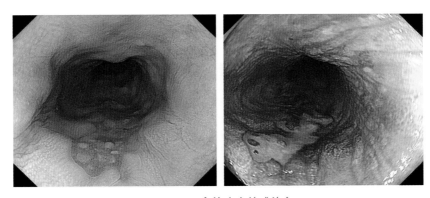

图 19-8　食管病变的碘染色

（2）靛胭脂染色:清洗病灶后,喷洒 0.2%～0.4% 靛胭脂,延迟观察。靛胭脂沉积于黏膜表面上的凹陷部位,可见病变清晰的边界和表面结构(图 19-9)。注意:有效祛除病变表面的黏液,否则容易造成病变更加模糊;精准的浓度配置;均匀染色、延迟观察以获得最佳效果。

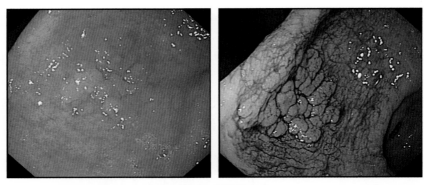

图 19‑9 靛胭脂染色

(3) 冰醋酸染色：1.5％冰醋酸染色,利于表面结构观察,突出显示病灶黏膜的细微结构变化。延迟观察后,肿瘤性病变会快速变红,而显示出范围(图 19‑10)。

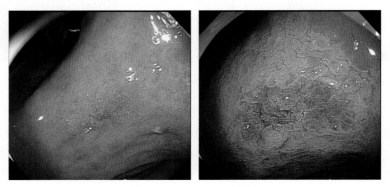

图 19‑10 冰醋酸染色

(4) 结晶紫染色：0.05％的结晶紫染色,病灶处使用专用喷洒管缓慢滴注,异常的肠黏膜、Barrett 腺癌吸收成青紫色。结肠病变直接显色 pit 结构(图 19‑11)。

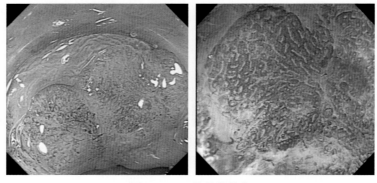

图 19‑11 结晶紫染色

3. 病变标记 配合护士协助内镜医师在病灶外缘 3～5 cm 处进行标记(图 19‑12),注意核对高频电设备参数(表 19‑2),操作中注意不要伸出刀头。

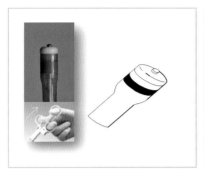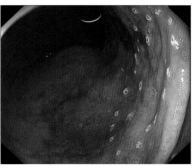

图 19 - 12　奥林巴斯 Dual 刀收回,标记/止血

表 19 - 2　奥林巴斯 ESG400 参数

技术/术式	ET	模式	功率(W)	功效
标记	切开刀(小压力)	强力电凝(ForecdCoag)	20～40	1
		软凝(SoftCoag)	40～60	1
预切开/切开	切开刀	混切(BlendCut)	30～40	2
		间断慢切/快切(PulseCut slow/fast)	30～40	2
黏膜下剥离	切开刀	间断慢切/快切(PulseCut slow/fast)	20～40	2
		多功能电凝(PowerCoag)	30～50	1
止血	切开刀	强力电凝(ForecdCoag)	20～40	2
		多功能电凝(PowerCoag)	30～50	1
	止血夹	软凝(SoftCoag)	50～80	1

增效功效(Effect)值:电切时切割深度增加,更多热效应;电凝时凝固深度增加,更多热效应

4. **黏膜下注射**　根据病变部位提前配置不同浓度的黏膜下注射液,透明质酸钠溶液黏膜下层注射维持时间长,不会迅速弥散导致反复注射。而甘油果糖在进行黏膜剥离时会产生烟雾,影响内镜视野,并非首选。注意黏膜下注射液颜色显淡蓝色,不宜过深。选取管腔细软的黏膜下注射针(管腔粗硬注射针可能影响内镜的角度)。结肠病变,一般选取口侧端首先进行注射,使病变部位暴露的更好,注射前先排气,注射时边进针边注射,确定没有出现血肿后继续注射。在第一次形成的黏膜隆起边缘进行第二次注射,如此反复形成一个连续的水垫(图19 - 13),进行剥离。在剥离过程中,根据术中情况,及时补充注射,防止出现未抬起的黏膜增加穿孔的风险。

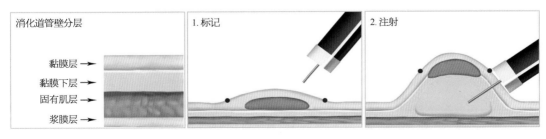

图 19 - 13　黏膜下注射

5. **黏膜层切开** 配合护士/师协助判断重力方向和积水位置,准确选择高频电切刀型号,以防穿孔的发生,一般胃黏膜切开使用奥林巴斯 Dual 刀头为 2 mm 的 KD - 650L,食管和肠黏膜切开使用刀头为 1.5 mm 的 KD - 650Q 或 KD650U。准确调换高频电切设备的参数。

6. **黏膜下层剥离** 配合护士应了解消化道解剖组织结构(图 19 - 14),根据病变部位和内镜医生操作习惯选择不同品牌、型号的一次高频电刀,术中根据情况及时调整高频电刀的参数,密切配合,剥离过程中必须有意识地预防出血(图 19 - 15)。

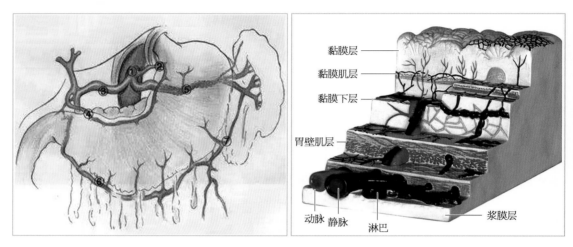

图 19 - 14 胃壁血供示意图

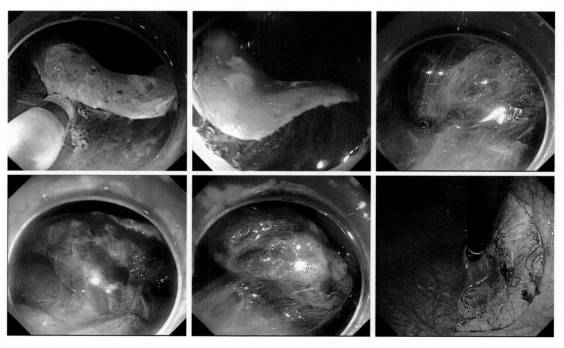

图 19 - 15 近端胃 ESD 剥离过程中紧贴血管进行剥离

7. 并发症预防与应急处理配合

（1）出血：配合护士应积极准备好各种止血钳及止血夹，应对各种突发性出血，对于少量出血，迅速回收刀头，附送水冲洗，精准寻找出血点，用刀头进行止血。大量出血时，立即更换热止血钳，调整高频电切刀到柔和电凝模式（soft coagulation），双眼紧盯出血部位，随时调整手柄，保持止血夹和出血点水平方向，夹准出血点，轻提热凝钳止血，止血后注水泵冲洗降温，缓慢释放止血夹（图19-16，图19-17）。

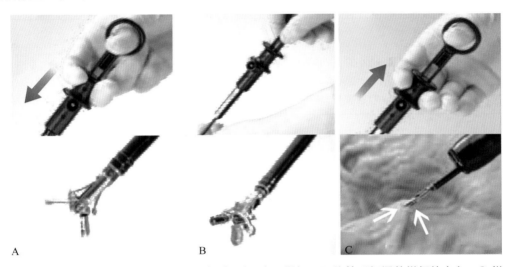

图19-16　热止血钳的操作方法。A.推动手柄，张开钳杯。B.旋转手柄调整钳杯的方向。C.钳杯对准目标组织并进行抓取。轻轻提拉组织，调至高频电装置参数为软凝。注：通电时向下按压组织，可能造成迟发性穿孔

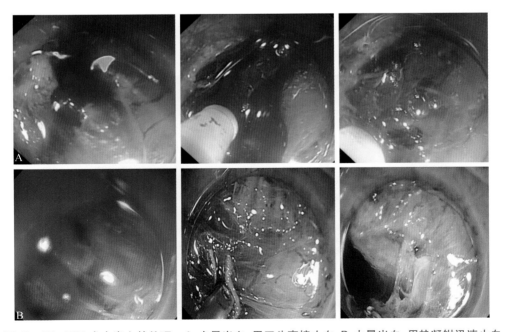

图19-17　ESD术中出血的处理。A.少量出血，用刀头直接止血；B.大量出血，用热凝钳迅速止血

（2）穿孔：准确迅速判断穿孔的指征（表19-3），若遇术中穿孔，配合护士应协助医生立刻吸净消化道腔内液体，避免过多注气及注水，采用适宜的方法迅速闭合穿孔部位（图19-18～20）。出现气腹时协助术者进行腹腔穿刺排气，严密观察胸、腹部及生命体征，术后采取合适体位，结合禁食、充分的胃肠减压、抗感染、抑酸、营养支持等治疗，必要时及早行外科干预。

表 19-3　穿孔的指征

穿孔病程	指　　　征
早期	直视下穿孔、微小穿孔、非透壁性的严重肌层损伤
中期	皮下气肿、气胸、血流动力学不稳定、呼吸困难、明显气腹等
晚期	局部炎症反应(腹膜炎、胸痛等)、全身炎症反应(发热、心动过速)、低血压、低氧、精神异常等

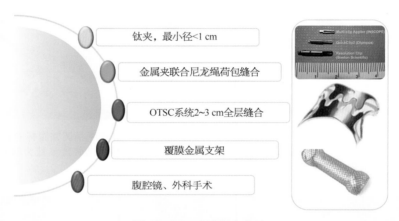

钛夹，最小径<1 cm

金属夹联合尼龙绳荷包缝合

OTSC系统2~3 cm全层缝合

覆膜金属支架

腹腔镜、外科手术

图 19-18　穿孔闭合方法

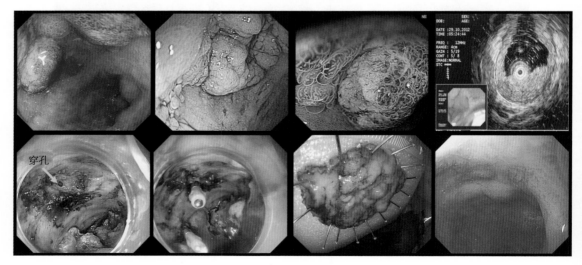

穿孔

图 19-19　十二指肠 LST 息肉，ESD 术中小穿孔，钛夹夹闭

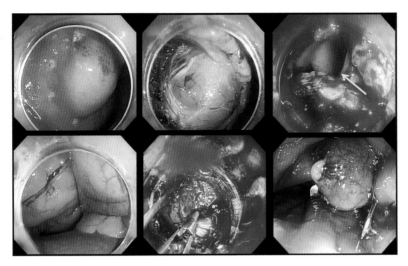

图 19-20　OTSC 系统闭合胃间质瘤 ESD 术中大穿孔

8. 标本取出配合及处理

（1）ESD 手术活检标本取出：ESD 手术切除的标本相对较大，可通过网篮或圈套器辅助取出。

（2）ESD 手术活检标本处理：展平标本，让黏膜层处于自然状态，应用昆虫标本针固定在标本板上，注意固定标本在标记点外，防止出现边缘假阳性，影响判断。必要时进行卢戈碘或靛胭脂进行染色，观察病变是否完整。标记口侧、肛侧，用标本尺测量病变的直径并照相。将固定好的标本完全浸入福尔马林溶液中，及时送检。

（三）术后护理

1. 出血的预防和护理　术后嘱患者卧床休息，1～2 周内避免剧烈运动及重体力劳动，以防出血。另外对高血压、动脉粥样硬化和凝血机制障碍者，应注意术后随时观察血压，大便的色、质、量，术后有出血倾向时应及时给予止血剂。如患者发生急性上消化道出血则应及时通知医生，采取止血补液对症治疗，必要时行内镜下止血及外科手术治疗。

2. 饮食护理　根据患者手术部位及有无穿孔等实际情况，进行饮食护理。一般情况术后禁食 24 h（如无术中穿孔，可不禁水），如无异常，第 2 天进清淡流质饮食，连续 3 d 后可进软食，1 个月内不吃芹菜、韭菜等粗纤维的食物，控制饮食量，防止便秘增加腹压，使焦痂过早脱落而出血。必要时使用缓泻剂。

3. 穿孔的观察与护理　观察患者有无腹胀、腹痛，如轻微疼痛患者能耐受，且无腹膜炎体征则属正常反应，嘱其精神不要过于紧张，如疼痛剧烈，应立即通知医生进行相关检查，以明确有无穿孔；如确诊穿孔应立即对症处理，必要时行外科手术治疗。

（四）术后随访　消化道癌前及早癌内镜治疗后，术后 3、6、12 个月定期内镜随访，肿瘤标志物、影像学检查，无残留和复发的每年连续随访，有残留和复发，视情况继续行内镜下治疗或追加外科手术，制定新的随访计划。

（王　昕　谢　惠　刘子燕　高峰鸿）

参考文献

［1］ 盛剑秋,金木兰,金鹏. 消化道早期癌内镜诊断技巧图谱［M］. 北京：人民军医出版社,2015.

［2］ 项平,徐富星. 消化道早癌内镜诊断与治疗［M］. 上海：上海科学技术出版社,2019.

［3］ 中华人民共和国国家卫生健康委员会. 食管癌诊疗规范(2018 年版)［S］. 中华人民共和国国家卫生健康委员会官网.

［4］ Ishihara R, Arima M, Iizuka T, et al. Endoscopic submucosal dissection/endoscopic mucosal resection guidelines for esophageal cancer ［J］. Dig Endosc, 2020,32(4)：452—493.

［5］ Xing J, Li P. Diagnosis and treatment of early esophageal squamous cell carcinoma and precancerous lesions ［J］. Zhonghua Nei Ke Za Zhi, 2020,59(4)：318—321.

［6］ 小山恒男,陈佩璐,钟捷. 胃癌 ESD 术前诊断［M］. 沈阳：辽宁科学技术出版社,2015.

［7］ 北京市科委重大项目《早期胃癌治疗规范研究》专家组. 早期胃癌内镜下规范化切除的专家共识意见(2018,北京) ［J］. 中华胃肠内镜电子杂志,2018,5(2)：49—60.

［8］ 陈万青,李霓,兰平. 中国结直肠癌筛查与早诊早治指南(2020,北京)［J］. 中国肿瘤,2021,(1)：1—28.

［9］ Muro K. Systemic chemotherapy for metastatic colorectal cancer — Japanese Society for Cancer of the Colon and Rectum (JSCCR) Guidelines 2016 for treatment of colorectal cancer ［J］. Nihon Shokakibyo Gakkai Zasshi, 2017, 114(7)：1217—1223.

［10］ 中华医学会肿瘤学分会早诊早治学组. 中国结直肠癌早诊早治专家共识［J］. 中华医学杂志,2020,100(22)：1691—1698.

［11］ Park CH, Yang DH, Kim JW, et al. Clinical Practice Guideline for Endoscopic Resection of Early Gastrointestinal Cancer ［J］. Clin Endosc, 2020,53(2)：142—166.

［12］ 杨金明. 消化道早癌内镜黏膜下剥离术的配合及护理探析［J］. 世界最新医学信息文摘,2018,18(81)：248.

第二十章

内镜下黏膜切除术及护理配合

内镜下黏膜切除术（endoscopic mucosal resection，EMR）是较早应用于早期胃癌内镜下治疗，通过内镜下将黏膜病灶整块或分块切除，诊断与治疗胃肠道表浅肿瘤的方法。EMR 是在息肉电切术和黏膜注射术的基础上发展起来的一种治疗手段。通过黏膜下注射肾上腺素或无菌生理盐水，将浅表型黏膜病变抬高后行圈套高频电流切除，可彻底切除黏膜层肿瘤或癌前病变。目前，EMR 已广泛用于消化道癌前病变及早期癌的内科治疗，并且随着消化内镜诊断与治疗技术的不断完善，内镜下黏膜切除术的治疗效果也更加显著。其优势在于能增加病变部位切除面积及深度，达到根治目的。EMR 安全可靠，并且可以获得与外治疗效果相同的疗效；尤其是 EMR 具有创伤小、并发症少、患者治疗后生活质量高、治疗费用相对较低等特点。

一、适应证及禁忌证

（一）适应证

（1）消化道黏膜病变常规活检后未确诊者，需获得组织标本用于病理学诊断。

（2）消化道扁平息肉、癌前病变、早期癌及部分源于黏膜下层和黏膜肌层的肿瘤。

（3）病变局限在上皮层（M1）或黏膜固有层（M2）的 T1a 期食管鳞癌；直径≤20 mm、可完全切除和组织病理学评估证明良好或中度分化、深度不超过浅层黏膜下层的食管腺癌，未发现淋巴结转移的临床证据。

（4）无溃疡性改变，且拟切除黏膜直径≤20 mm 的胃早期黏膜内癌。

（5）结直肠早期癌及癌前病变（图 20-1）：①5～20 mm 的平坦病变；②＞10 mm 的广基病变（Is）怀疑为绒毛状腺瘤或 SSA/P；③可疑高级别上皮内瘤变或黏膜下轻度浸润癌的病变；④≤20 mm，预计 EMR 能完整切除；⑤20～30 mm 的侧向发育型肿瘤（LST）颗粒型可选用内镜下分片黏膜切除术（endoscopy piecemeal mucosal resection，EPMR），如为结节混合型，应首选切除最大的结节（如≥10 mm）并整块送检；⑥尚未掌握 ESD 技术的内镜室，＞30 mm 的 LST 也可选用 EPMR，但应关注高残留/复发风险的病变并进行密切随访。

（二）禁忌证　有胃肠镜检查禁忌证者；内镜下提示有明显的黏膜下浸润表现，如组织坚硬、有溃疡、瘢痕、注射不能抬举等；肝硬化、血液病伴随凝血功能障碍及出血倾向者；超声内镜

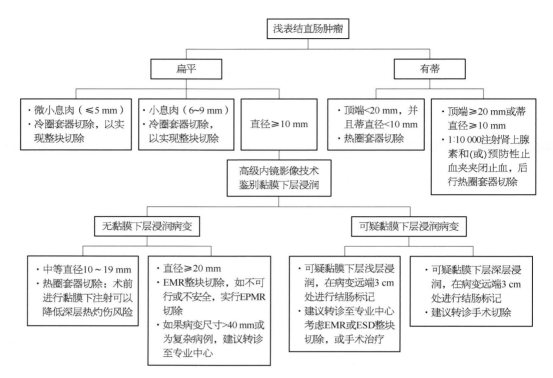

*当出血风险较高时(抗血小板或抗凝药物或凝血障碍导致),应采用个体化方法,并应考虑预防性机械止血。

图 20-1　结直肠息肉切除术及内镜下黏膜切除术(EMR)管理指南:欧洲胃肠道内镜学会(ESGE, 2017 年)

提示癌浸润过深或已有淋巴结转移者等。

二、操作方法和护理配合

随着内镜器械创新与技术进步,EMR 技术不断发展,在传统黏膜下注射-抬举-切除法的基础上逐渐演变出透明帽法(EMR with a cap,EMRC)、套扎法(EMR with ligation,EMRL)、分片黏膜切除术(endoscopic piecemeal mucosal resection,EPMR)等技术。各种 EMR 技术的基本原理相同,多是先通过黏膜下注射将黏膜下层与固有肌层分离,然后利用不同的方法切除局部隆起的黏膜病灶(图 20-2)。

(一)EMR 操作方法　可归为两大类。

1. 非吸引法　黏膜下注射-圈套切除法、黏膜下注射-预切-切除法等。

2. 吸引法　透明帽法和套扎法。

(二)术前护理

1. 患者准备

(1)评估患者的一般状况:评估患者全身状况,包括生命体征、体重、营养状态、接收 EMR 耐受程度;既往患病史,如有无高血压、冠心病、心律失常、糖尿病、肝肾功能不全、青光眼等疾病。有无腹部外科手术史、药物过敏史等。

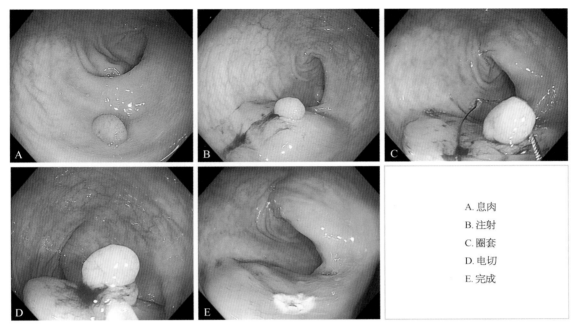

A. 息肉
B. 注射
C. 圈套
D. 电切
E. 完成

图 20-2　EMR 操作方法

（2）术前抗凝药物停用

1）术前服用抗凝或抗血小板药物的患者，建议阿司匹林和氯吡格雷至少停用 3 d，但是对于需要预防严重出血并发症的特殊病例，应按照个体化要求酌情延长停用时间。

2）术前服用华法林的患者，需在内镜检查前至少提前 3 d 停用，必要时可用低分子肝素替代治疗，最后一次使用低分子肝素的时间距离行 EMR 手术的时间间隔需≥24 h。

3）同时服用阿司匹林和华法林或达比加群酯的患者，则行 EMR 应推迟至可停用抗血小板药物为止。根据需要，可用华法林替换阿司匹林或西洛他唑，或达比加群酯替换肝素后再行 EMR 治疗，当内镜下确切止血后，可恢复已停用的抗凝药物，恢复用药后应密切观察有无出血倾向，防止 EMR 后出血。

（3）准确核对患者信息及审核相关检查结果：核实患者申请单信息，审核患者血常规、凝血功能检查、心电图、肺功能等检查结果，同时包括特殊疫情期间相关检查，如新型冠状病毒核酸检测、胸 CT 结果等，发现异常结果及时与内镜医师和麻醉医师沟通，共同分析异常结果对 EMR 的影响及存在的风险。并协助内镜医师签署知情同意书。

（4）做好患者心理安抚：EMR 术前访视患者，介绍 EMR 基本流程、需患者配合事宜，并用 EMR 成功案例介绍鼓励患者积极配合治疗，缓解患者焦虑情绪，增强信心，利于更好的配合完成 EMR 治疗。

（5）饮食与消化道准备

1）上消化道 EMR 患者，术前 8 h 禁食水，检查前半小时口服祛泡剂、祛黏液剂，确保内镜视野清晰。

2）下消化道 EMR 患者，检查前 4～6 h 进行肠道准备，依据肠道准备药品种类，详细告知服用方法,嘱患者直至排出无色或黄色透明水样便为肠道准备满意,保证肠道准备质量达到较高水平状态。

（6）患者行 EMR 前准备

1）下消化道检查患者更换一次性检查裤。

2）检查内镜工作站,核对并提取患者信息。

3）监测生命体征,吸氧,建立静脉通道,必要时留置导尿、做麻醉前准备。

4）术前用药：遵医嘱术前 15 min 给予盐酸消旋山莨菪碱注射液肌内注射 10 mg,以减少术中胃肠蠕动及痉挛。注意：对于患有青光眼、快速性心律失常和严重前列腺增生的患者,应避免使用抗胆碱能药物。

2. 配合护士准备

（1）内镜着装及防护：按《软式内镜清洗消毒技术规范（2019）》着装及防护,穿隔离衣,戴手术帽、外科口罩、手套、护目镜等防护用品。

（2）环境及物品准备

1）操作间按非洁净手术间准备。

2）调整内镜主机、手术床、高频电设备、吊塔或操作台车、显示屏、诊疗床、护士台车位置合理,保证内镜医生操作流程规范有序、提高有效工作效率、降低不良事件发生风险。

3）检查内镜主机、光源、显示屏、超声主机、监护仪、除颤仪、麻醉机、内镜用 CO_2 装置、高频电设备状态良好。

4）将高频电脚踏板、图像采集脚踏板、注水泵脚踏板等按医生操作习惯有序放置。

5）操作台车铺放无菌治疗单,布局合理,方便操作,提高工作效率。

6）手术结束后,用消毒湿巾擦拭操作台车。

3. 常用器械及附件准备

（1）准备灭菌处理后的治疗内镜（孔道内径达 3.2 mm 以上的治疗内镜）。安装内镜连接副送水接头、内镜用 CO_2 装置、关闭空气按钮,检查汽、水、吸引工作状态。

（2）治疗用附件：圈套器、注射针、金属夹、高频治疗钳、喷洒管、注射器等。

（3）染色剂：靛胭脂、冰醋酸、卢戈碘、结晶紫、亚甲蓝等。

（4）黏膜下注射液：无菌生理盐水、透明质酸钠、甘油果糖等。

（5）冲洗和供气装置：内镜送水泵、内镜用 CO_2 装置。

（6）高频电设备。

（7）其他用物：无菌手套及纱布、标本板、昆虫针、10% 中性福尔马林,广口标本瓶、测量尺。

（三）术中配合

1. 配合护士协助摆放患者术中体位　上消化道检查患者常规取左侧卧位,取下活动性义齿,放置牙垫并稳妥固定。结直肠 EMR 根据病变位置调整体位。

2. 配合护士协助明确病变边界及放大染色　配合护士协助内镜操作医生常规用放大内镜通过电子染色和 NBI 诊断病变边界,或利用染色内镜明确病变边界,特别注意：保证清晰的视野是染色内镜的基础。

3. **配合护士协助黏膜下注射**　配合护士根据病变部位提前配置不同浓度的黏膜下注射液(表20-1),透明质酸钠溶液黏膜下层注射维持时间长,不会迅速弥散导致反复注射。而甘油果糖在进行黏膜剥离时容易产生烟雾,影响视野,并非首选。注意黏膜下注射液颜色显天蓝色,不宜过深。选取管腔细软的黏膜下注射针(管腔粗硬的注射针可能会影响内镜的角度)。结肠病变,一般选取口侧端首先进行注射,使病变暴露的更好,注射前先排气,注射时边进针边注射,确定未出现血肿后继续注射,直至黏膜下注射满意为止,防止出现未抬起的黏膜增加穿孔风险。

表 20-1　常用黏膜下注射液的比较

注射液	黏膜下抬举持续时间	优势	不足
普通生理盐水	+	价格低,容易获得,注射顺畅,安全	快速吸收
高渗盐水	++	价格低,容易获得,注射顺畅	局部炎症,组织破坏
透明质酸	+++	维持时间长,整块切除率高,穿孔率低(结直肠)	价格高,不容易获得,非常黏稠,可刺激残留肿瘤细胞生长
甘油果糖	++	价格低,容易获得	产生烟雾

4. **配合护士协助圈套器套扎息肉**　根据病变大小和位置选取大小、功能适宜的圈套器。配合护士协助内镜医生在准确位置缓慢推送手柄,释放圈套器,边释放边套取病变,套取病变周边部分正常黏膜,随内镜医生吸气缓慢收回手柄,直到感觉阻碍感时停止操作,保证病变完整切除。

5. **配合护士协助黏膜切除**　配合护士准确选择高频电切设备的参数,随内镜医生踩踏高频电脚踏板,有节奏的收回圈套器,完成病变切除。

6. **配合护士协助创面处理**　配合护士应检查创面是否使用热凝钳或金属夹,夹闭可疑的出血点,防止发生迟发性穿孔。

(四)标本取出及处理

1. **标本取出**　对于较小标本,使用息肉回收器或纱布通过吸引管道回收。对于较大标本,通过网篮或圈套器辅助取出。

2. **标本处理**

(1)核对:准确核对患者信息及部位后,较小标本浸入到福尔马林溶液中;标本较大时,展平标本,让黏膜层处于自然状态,应用昆虫标本针固定在标本板上,注意固定标本在标记点外,防止出现边缘假阳性,影响判断诊断。

(2)特殊处理:必要时进行卢戈碘或靛胭脂进行染色,观察病变是否完整。

(3)标记:标记口侧、肛侧,标本尺测量病变直径并照相。

(4)及时送检:将固定好的标本完全浸入到福尔马林溶液中,及时送检。

(五)并发症预防及处理

1. **出血**　术中出现明确出血点可选择热凝钳止血,配合护士密切配合内镜操作医生,有效冲洗,明确出血点、准确夹取,观察无出血后,调试高频电刀为软凝参数,进行止血。或选用合适的金属夹夹闭出血点血管(图 20 - 3),若不能有效止血,可以采用硬化剂注射或金属止血夹夹闭出血点。

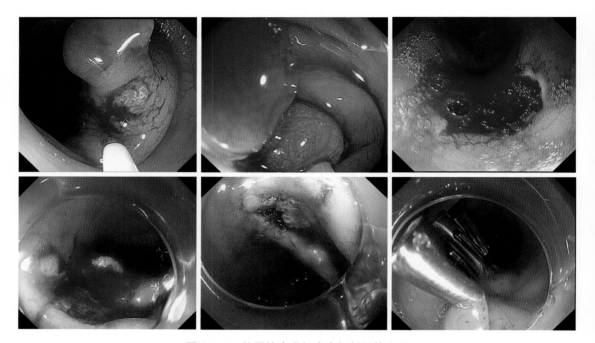

图 20 - 3　使用钛夹进行术夹闭创面并止血

2. **穿孔**　EMR 术中发生的穿孔一般较小,多数穿孔病例均可通过金属止血夹夹闭裂口进行修补,从而避免了外科手术的风险。由于术前患者多禁食或者肠道准备,若穿孔出现腹膜炎症状相对较轻,术后禁食、规范抗感染治疗;半卧位休息,保守治疗一般多能成功。此外,腹腔镜下修补术在处理此类穿孔病例中也逐渐取代传统的剖腹修补甚至造瘘手术,值得临床推广。术中护理配合的要点为:根据穿孔范围,选取合适型号的金属夹。配合护士将金属夹两边均匀地搭至创口两侧,内镜医生吸气缩小创口并贴实金属夹,缓慢关闭金属夹,闭合创面。

（六）术后护理

1. **EMR 后病情观察**　术后严格监测大便的颜色、次数、性质及量,严密监测患者血压波动范围,如出现胸痛、腹痛、腹胀、呕血、便血等症状立即通知医生。EMR 后应确保大便稀软顺畅,便秘者可适量应用缓泻剂协助排便,防止用力排便而引发出血。圈套、止血夹大约术后 1 周即可自行脱落,观察患者有无腹胀、腹痛,如出现轻微腹部疼痛且患者可以耐受,并无腹膜炎体征为 EMR 术后正常反应,嘱其精神不要过于紧张;如出现腹部疼痛加重,应立即通知医生进行相关检查,以明确有无穿孔;如确诊穿孔应立即对症处理,必要时行外科手术治疗。

2. **EMR 后饮食指导**　EMR 患者切除息肉<1 cm,根据手术情况,术后第一天流质饮食,如无异常,3 d 内半流质饮食。1 周内进软食。息肉>1 cm、无蒂息肉或凝固面积较大者,术后第 1 天禁食,如无异常,3 d 内进食流质或半流质饮食,2 周内进食软食。患者均需 2 周内禁止食用易产气引发腹部胀气、生硬、辛辣食物,1 个月禁食芹菜、韭菜等粗纤维食物,防止 2～3 周结痂形成,出现迟发性出血。指导患者选择科学健康饮食,防止发生迟发性出血,如出现持续性腹痛、呕血、黑便应及时就诊。

3. EMR 后休息与活动　EMR 患者切除息肉<1 cm,3 d 内限制活动休息,1～2 周内避免剧烈运动;息肉大于 1 cm、无蒂息肉或凝固面积较大者,卧床休息 2～3 d,2 周内禁止剧烈运动,防止圈套、止血夹较早脱离引发出血;1 个月内禁忌从事重体力工作。

4. EMR 后术后随访　随访时间为术后 1、6、12 个月,以后每年复查 1 次,2 年内未见局部复发者可认为治愈(图 20‑4)。

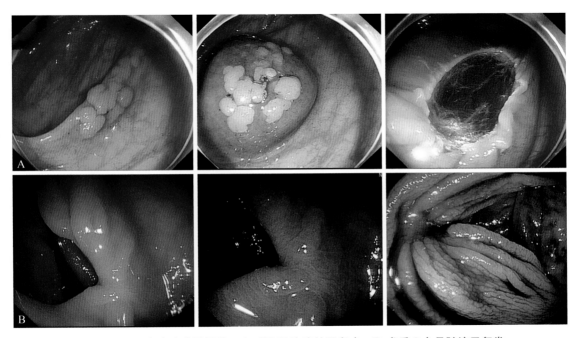

图 20‑4　肠息肉治疗及随诊。A. EPMR 治疗结肠息肉。B. 术后 6 个月随访无复发

(七)EMR 治疗的局限性　EMR 适用范围比内镜下黏膜下层剥离术广,与 ESD 相比,其整块切除率相对较低,病变复发率风险更高。并且对于无淋巴结及血行转移的小病灶内镜下黏膜切除术常能一次根治性切除,但对于较大病灶(>20 mm)由于内镜下黏膜切除术的技术限制,需多次分片切除,切除后的标本破碎,无法进行详细、准确的病理组织学评估,病灶残遗、复发率相对较高。

(王　昕　谢　惠　杨嫦娥　刘变英)

参考文献

[1] 项平,徐富星. 消化道早癌内镜诊断与治疗[M]. 上海:上海科学技术出版社,2019.
[2] Park CH, Yang DH, Kim JW, et al. Clinical Practice Guideline for Endoscopic Resection of Early Gastrointestinal Cancer [J]. Clin Endosc,2020,53(2):142—166.
[3] 中华人民共和国国家卫生健康委员会. 食管癌诊疗规范(2018 年版)[S]. 中华人民共和国国家卫生健康委员会官网.
[4] Ishihara R, Arima M, Iizuka T, et al. Endoscopic submucosal dissection/endoscopic mucosal resection guidelines for

esophageal cancer [J]. Dig Endosc，2020,32(4)：452—493.

［5］北京市科委重大项目《早期胃癌治疗规范研究》专家组. 早期胃癌内镜下规范化切除的专家共识意见（2018,北京）［J］. 中华胃肠内镜电子杂志,2018,5(2)：49—60.

［6］赵恩昊,李晓波,曹晖. 2015 年日本消化器内视镜学会《早期胃癌内镜黏膜切除术和黏膜下剥离术治疗指南》解读［J］. 中国实用外科杂志,2016,36(1)：79—83.

［7］Ferlitsch M，Moss A，Hassan C，et al. Colorectal polypectomy and endoscopic mucosal resection（EMR）：European Society of Gastrointestinal Endoscopy（ESGE）Clinical Guideline［J］. Endoscopy，2017,49(03)：270—297.

［8］陈万青,李霓,兰平. 中国结直肠癌筛查与早诊早治指南(2020,北京)［J］. 中国肿瘤. 2021,30(1)：1—28.

［9］中华医学会肿瘤学分会早诊早治学组. 中国结直肠癌早诊早治专家共识［J］. 中华医学杂志,2020,100(22)：1691—1698.

［10］Muro K. Systemic chemotherapy for metastatic colorectal cancer-Japanese Society for Cancer of the Colon and Rectum（JSCCR）Guidelines 2016 for treatment of colorectal cancer［J］. Nihon Shokakibyo Gakkai Zasshi，2017,114(7)：1217—1223.

［11］盛粉云,许燕玲,胡三莲. 临床路径在内镜下黏膜切除术中的应用［J］. 上海护理,2015,59(2)：54—56.

［12］韦雪. 优质护理干预在内镜下黏膜切除术治疗结肠息肉患者护理中的应用效果［J］. 中外女性健康研究,2018,20(15)：124＋130.

第二十一章

经皮内镜胃(空肠)造瘘术及护理配合

经皮内镜胃造瘘术(percutaneous endoscopic gastrostomy，PEG)是在内镜辅助下使用非手术的方法建立经皮穿刺进入胃腔的通路，并在胃内放置胃造瘘管，利用造瘘管进行肠内营养输注或进行姑息性胃肠减压的一种内镜技术。

经皮内镜空肠造瘘术(percutaneous endoscopic jejunostomy，PEJ)是在经皮内镜胃造瘘的基础上发展的一项内镜新技术，属于间接法的空肠造口。首先进行 PEG，再在 PEG 管中插入 1 根较细的空肠营养管，到达空肠上段，从而达到肠道营养的目的。

PEG 及 PEJ 可在胃镜室或病床前进行，操作简单易行，不需要剖腹手术，创伤小，恢复快，并发症少且经济实惠，对患者和护理人员都比较方便，适合长期肠内营养，并且提高了患者的生活质量，是值得推广的内镜技术。

一、适应证

①中枢神经系统疾病导致吞咽障碍者，如脑卒中、脑外伤、植物人等。②头颈部肿瘤(鼻咽、口腔)放疗或手术前后。③食管穿孔、食管瘘、食管广泛瘢痕形成。④呼吸功能障碍行气管切开、气管插管，需长时间管饲者。⑤有正常吞咽功能，但摄入不足，如烧伤、AIDS、厌食、骨髓移植后者。⑥胆汁引同肠道再利用(有胆外瘘、胆汁外引流者)。⑦腹部手术后胃瘫、胃肠郁积者。⑧重症胰腺炎、胰腺囊肿、胃排空障碍者(空肠营养管)。⑨各种原因所致持续、顽固呕吐(肿瘤化疗等)。⑩恶病质等其他不能进食的患者。

麻醉方式：根据患者病情可选择局部麻醉、静脉麻醉或全麻插管。

二、术前准备

(一)患者准备 ①了解患者身体状况、生命体征、既往史、过敏史，完善常规检查，尤其是凝血功能的检查。②向患者及家属讲明手术的必要性和风险性及手术的成功率，取得家属的理解和同意后，签署手术同意书。③术前 12 h 禁食，6 h 禁饮。鼻饲患者此时间段内不要鼻饲任何食物包括水。④局部麻醉的患者置管前向患者解释 PEG 的目的、方法及注意事项，可告之术中可能出现恶心、腹痛、腹胀等不适，可以通过深呼吸缓解，向其介绍配合术者置管的方法,以消除其紧张、恐惧心理。⑤建立静脉通道,保持静脉通路畅通。⑥不宜全身麻醉的、清醒且有吞咽功能的患者术前 10 min 口服局部麻醉药(达克罗宁或 2% 利多卡因胶浆)。遵医嘱适量应用镇静剂及解痉剂(肌注山莨菪碱 10 mg,地西泮 10 mg,强痛定 10 mg)。青光眼或前列腺肥大患者慎用山莨菪碱。⑦患者体位:通常先取左侧位进镜,穿刺置管时转为仰卧位,头胸部抬高 45°以防止误吸。还要暴露胸腹部,选择置管穿刺的位置时,应该注意避开外科手术的瘢痕,瘢痕可能会使得置管困难。⑧备齐急救药品,确保各种抢救及检查仪器性能良好。

(二)器械准备　①同胃镜检查常规准备设备。②胃(空肠)造瘘包(无菌胃造瘘包内无菌物品有造瘘管,穿刺针,手术切开刀,弯钳,缝合针和缝线,圈套器,润滑油,洞巾,纱布,棉球,剪刀。若是空肠造瘘则选择 PEJ 管和 PEG 管两者均有的造瘘包)(图 21-1,图 21-2)。不同的制造商造瘘包含的器件仅有少量不同。③器械台车上备有利多卡因、5 ml 注射器、皮肤消毒剂、消毒棉签、抗生素软膏、胶带,腹带,记号笔。④必要时准备好无菌止血钳和剪刀。⑤两路吸引装置。⑥氧器装置。⑦心电监护仪。⑧手术室内或操作台旁应有易调节光线强弱的灯管(腹壁穿刺定位点需要借助胃内内镜灯光来确定)。

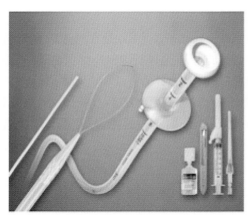

图 21-1　胃造瘘包内物品

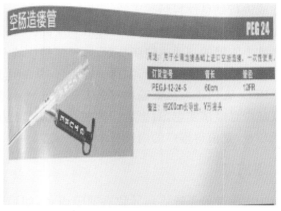

图 21-2　空肠造瘘管

三、术中配合

(一)患者监护

(1)给患者持续低流量吸氧,有效提高其血氧饱和度,减少心肺意外的发生。

(2)密切观察患者神志、面色及生命体征等情况以及手术过程中的反应,及时向术者报告患者生命体征的变化;安慰鼓励患者使其配合,保证治疗顺利完成。

(3)根据术者指令协助患者调整体位。

(4)因口腔不断有分泌物增加,因此,需要频繁的吸引,防止误吸。

(二)操作步骤及护理配合

1. PEG

(1)检查造瘘包的完整性及有效期。查看造瘘包内的物品是否齐全,备齐造瘘所用物品。

(2) 铺无菌台,打开胃造瘘包,将所需器械依次排放好,注意无菌操作。

(3) 按常规将胃镜插入胃内,并向胃内注气,因注气使胃腔充盈,胃前壁与腹壁紧密接触。

(4) 将室内灯光调暗,根据胃镜在腹壁的透光点,用手指按压局部腹壁,胃镜下可见到胃前壁压迹。一般穿刺部位选择在左上腹约左肋缘下 4~8 cm 处,以胃体前壁为佳,该区域血管也较少。触诊腹壁,确认没有脏器阻挡胃的穿刺通道(图 21-3)。

(5) 标记好穿刺点,用皮肤消毒剂消毒整个腹部(图 21-4)。带好无菌手套,从穿刺点向腹壁各层注入局麻药物(2%利多卡因),在腹部铺好无菌孔巾,漏出穿刺点。

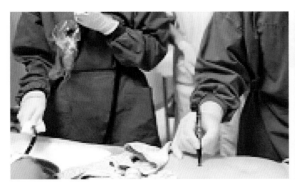

图 21-3 作好标记

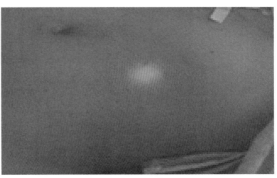

图 21-4 结合内镜灯光确定穿刺点

(6) 穿刺部位皮肤做小切口(约 0.5~1 cm)直至皮下,将 PEG 套管穿刺针从切口处垂直刺入胃腔,退出针芯,沿套管插入环形导丝入胃腔(图 21-5,图 21-6)。

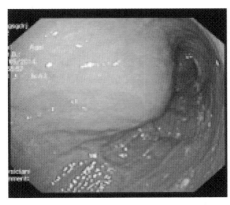

图 21-5 选择胃体前壁为穿刺点

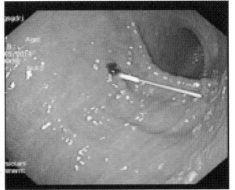

图 21-6 穿刺针穿刺入胃内

(7) 护士将圈套器或活检钳递于术者,术者经胃镜活检孔插入圈套器(活检钳)至胃腔,在胃腔内套紧(咬住)环形导丝,将胃镜连同圈套器(活检钳)和环形导丝一起从口腔退出(图 21-7)。

(8) 在体外护士将从胃腔拖出的环形导丝与造瘘管前端导管的环形导丝连接(呈"8"字形环扣)。护士牵拉腹壁外的导丝,在胃镜的直视下,缓慢将造瘘管经口送入胃腔并经腹壁开口处轻轻拉出,直至造瘘管蘑菇头紧贴胃壁(图 21-8)。

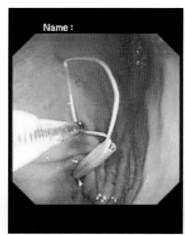

图 21 - 7　咬住环形导丝

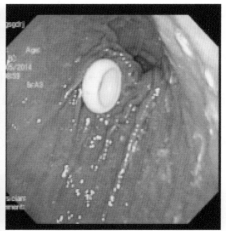

图 21 - 8　固定造瘘管蘑菇头于胃壁

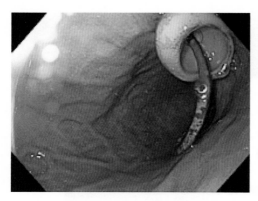

图 21 - 9　从胃造瘘管内置入空肠管后,再在内镜直视下准备送入空肠

（9）将腹壁外造瘘管留出适当长度（13～15 cm）后剪断,用硅胶腹壁固位盘片将造瘘管导管固定在腹壁,再用无菌敷料覆盖在切口处,最后用胶带加固,必要时可用腹带包扎辅助恢复。连接调节开关及三通接头即可。

2. PEJ　完成 PEG 后,通过 PEG 管置入空肠营养管,在胃镜辅助下,利用持物钳抓住营养管,通过幽门将其送入空肠上段,或通过 PEG 管首先插入导丝,经胃镜通过持物钳夹住导丝,通过幽门将导丝插入十二指肠悬韧带远端,后沿导丝置入空肠营养管至十二指肠降部,抽出导丝,保持空肠营养管位置不变,必要时可注入造影剂,X 线下确定营养管是否通畅和放置到位（图 21 - 9）。

四、并发症

①气腹为常见并发症,能自行吸收,可不必处理;②造瘘口周围感染及脓肿形成可预防性应用抗生素;③造瘘管滑脱;④胃肠道出血;⑤刺伤结肠或肝脏、坏死性筋膜炎和胃腹腔瘘以及造瘘口的肿瘤种植转移。

五、术后护理

(一)患者护理

（1）术后患者保持头部抬高或侧卧位直到完全清醒。

（2）术后遵医嘱适当应用抗生素及止血剂。

（3）PEG（PEJ）管饲护理

1）初次管饲时间:清醒患者胃造瘘管饲应在置管后 6～12 h 进行。先从造瘘口注入

50 ml 生理盐水,4 h 后再注入 50 ml,如无不适,可给营养液。昏迷患者应在 24 h 后进行管饲。

2)管饲体位:清醒患者取坐位或半卧位,昏迷患者抬高床头 30°,以防止食物反流和吸入性肺炎。

3)管饲物质:应为半流质或流质,从流质到半流质,酸碱饮食要隔开,避免化学反应致结晶,堵塞管路。

4)管饲的量和间隔时间:每次管饲前要确认造瘘管是在胃内,需判断胃内有无潴留物。管饲量为 100~300 ml,注意要少量多餐,每 4~6 h 1 次,管饲前后要注入 30~50 ml 温开水,保障管路通畅。

5)每次在管饲前应用 50 ml 注射器抽吸,以检查胃内食物潴留情况。如果食物潴留超过 50 ml,就不应再给予食物注入,并且报告术者。

6)管饲注射器的处理:使用温水充分灌洗注射器,并将其风干,妥善储存备下次使用。

(4)伤口的护理:①造瘘完成后,无菌敷料在第一个 24 h 内应每 4 h 检查 1 次,如有脓性或血性分泌物污染应及时更换。造瘘后 15 d 内伤口局部用络合碘消毒,无菌纱布覆盖,隔天换药一次,直至造瘘管周围切口闭合,没有分泌物排出。②窦道形成后,每天用棉签或小块纱布沾柔和的肥皂和温水由里至外作环形运动方式清洁瘘口,清洁后再用络合碘消毒伤口周围。③每次管饲均应检查伤口周围有无异常压痛或红肿等迹象。④保持造瘘口周围皮肤清洁、干燥,防止感染。

(5)PEG(PEJ)导管的护理:①妥善固定 PEG(PEJ)管,严防导管脱落。②保持 PEG(PEJ)管通畅,每次灌注营养液后用温开水冲洗导管,如需喂饲药物,必须充分捣碎溶解后方可注入,并用温开水冲洗导管。③长时间停止喂养时,至少每 8 h 应冲洗 PEG(PEJ)导管以防堵塞。④长期需要置管者应定期更换,每 8~12 个月换 1 次。

(二)健康宣教　护士应培训患者或家属如何喂饲,对于意识欠清患者,注意防止非计划拔管。还应培训其发现并发症的能力,一旦患者有呛咳、发热、局部皮肤感染、意外脱管等应立即就诊,以免造成严重的不良后果。嘱咐患者及家属要定期到医院复查及按时更换新的导管。

(乐梅先　刘　涛)

参考文献

[1] 周建平,王忠敏,刘涛,等. 经皮内镜下胃造瘘和胃空肠造瘘术的临床应用[J]. 介入放射学杂志,2011,20(4):271—283.
[2] 吴清,谢妮,傅念,胡杨,等. 经皮内镜下胃造瘘和胃空肠造瘘术在危重患者中的临床应用[J]. 中国内镜杂志,2012,18(8):829—831.
[3] 贾彦彦. 经皮胃镜下胃造瘘术的护理及护理配合[J]. 全科护理,2013,11(14):1296—1297.
[4] 蔡文智,智发朝主编. 消化内镜护理及技术[M]. 北京:科学出版社,2009.

第二十二章

隧道内镜技术及护理配合

消化内镜隧道技术（digestive endoscopic tunnel technique，DETT）是利用内镜在消化道黏膜下建立一条位于黏膜肌层与固有肌层之间的通道，通过该通道进行黏膜层侧、固有肌层侧及穿过固有肌层到消化管腔外的诊疗技术。DETT 原理简单，将消化管道管壁由 1 层变成 2 层（黏膜层与固有肌层），利用黏膜肌层或固有肌层的完整性隔离消化管腔与人体的其他腔隙，避免气体和消化液的进入，在治疗的同时保证人体结构的完整。

隧道内镜技术最早可溯源至 2004 年，Kalloo 等首次描述了在猪模型中利用胃镜行经胃腹腔活检术的可行性，由此激发了人们对经自然腔道内镜外科手术（natural orifice transluminal endoscopic surgery，NOTES）的极大热情。2007 年，Sumiyama 等首先报道了一种建立 NOTES 手术器械通路的新技术——黏膜安全瓣技术（mucosal flap safety valve technique）。同年，Moyer 小组几乎在同时描述了一种在猪模型中利用黏膜下隧道建立 NOTES 手术器械通道方法——STAT 技术（self-approximating transluminal access technique）。这两种基于动物实验的新技术证实了黏膜下隧道技术的可行性和安全性，进一步拓宽了消化道内镜诊断治疗的运用范畴。为了便于理解隧道内镜技术，提出了隧道内镜外科手术（tunnel endoscopic surgery，TES）的新概念，即通过黏膜下打隧道的方式和途径，利用自然腔道壁之间的空间进行内镜下手术治疗。2009 年，Yoshizumi 等报道了运用 ESD 技术成功建立黏膜下隧道作为 NOTES 手术器械的通路，这标志这隧道内镜技术的进一步成熟和安全。

继 NOTES、ESD 之后，2010 年日本学者 Inoue 首次成功为贲门失弛缓症的患者实施经口内镜下肌切开术（POEM）手术，取得了与外科手术等同的疗效。2010 年 8 月我国复旦大学附属中山医院内镜中心周平红等人在国内首次开展此项技术，因为 POEM 术创伤小、出血少、术后恢复快，减少了患者的住院时间和手术费用，全国各大医院也相继开展了此类手术，目前 POEM 术是一种相对安全、有效的内镜下微创治疗贲门失弛缓症（achalasia cardia，AC）的方法。2018 年 9 月中南大学湘雅二医院刘德良教授受邀参与国际食管疾病协会制定首部国际、多学科诊治贲门失弛缓症诊治指南，说明中国的隧道内镜技术在国际上也是得到了高度认可。

在 ESD 基础上，借鉴 POEM 技术的经验之后，又出现了另外两种隧道内镜手术方式。即隧道式黏膜下剥离术(endoscopic submucosal tunnel dissection，ESTD)和经黏膜下隧道内镜肿瘤切除术(submucosal tunneling endoscopic resection，STER)。

ESTD 主要适应于大于食管 1/3 周且符合食管早癌及癌前病变内镜切除适应证的病变。在胃和结直肠中，由于其腔隙不是直筒状，构建完整的黏膜下隧道十分困难，因此，ESTD 在胃和结直肠中的应用目前开展较少。

STER 技术应用于上消化道固有肌层来源肿瘤的切除。固有肌层肿瘤的治疗以往一般是通过胸外科、普外科手术进行治疗，若用传统的内镜下切除法，发生食管穿孔的风险高，因此内镜手术治疗局限于固有肌层以内。消化内镜隧道技术的出现，实现了切除固有肌层肿瘤的同时，也可以完整地保留食管的黏膜层。因此，STER 技术成了固有肌层肿瘤诊疗的首选方案，取代了大部分外科的手术。

随着胃肠镜和超声内镜检查的普及，消化道黏膜下肿瘤(submucosal tumor，SMT；主要包括黏膜肌、黏膜下、固有肌层隆起性病变)的检出率不断升高。临床上白光内镜发现 SMT 后，主要依靠超声内镜来鉴别 SMT 的类型以及肿瘤的定位，然后根据超声情况来选择治疗方法。而正确评估肿瘤与周围血管，脏器的毗邻关系则靠其他影像学(MRI，CT)检查。由于部分固有肌层起源的 SMT 具有恶性潜能，而内镜下活组织检查、超声内镜细针穿刺常难以获得确切的病理组织学结果，临床上常需要切除肿块行病理组织学检查，常用切除方式包括外科手术和内镜下切除。传统的外科开放手术切除虽然疗效确切，但严重破坏消化道的完整性，改变了原有的消化道走向，对恶性程度较低，瘤体体积较小的患者行外科治疗常常得不偿失，严重降低了患者术后的生活质量，而且当瘤体体积太小时，术中常难以明确病变的部位。相比外科开放式手术，内镜下切除 SMT 具有创伤小，并发症少，恢复快，费用低的优点。因此，固有肌层来源 SMT 首选治疗方式是 STER。

一、STER 的适应证及禁忌证

（一）适应证　短径≤3.5 cm 的食管及贲门固有肌层肿瘤。

（二）禁忌证　食管上段固有肌层肿瘤；没有建立隧道的余地或与黏膜层粘连分离困难的肿瘤；患者由于严重心肺功能障碍不能进行内镜操作；凝血功能障碍；隧道部位有大面积瘢痕或存在吻合口；固有肌层肿瘤表面黏膜破溃或怀疑恶性。

STER 术虽然技术成熟，优点多，但是隧道操作空间小，食管黏膜薄，黏膜下血管丰富，操作难度较大，对手术医生及护士配合默契度要求很高；对各类附件、耗材、电刀的使用要求相当精准，稍有不慎就会引起出血、穿孔、黏膜破损。所以，护士应熟知手术的步骤及进程，掌握并能灵活运用所有器械的正确使用方法和特点等来提高工作效率，保障手术的成功。

二、术前准备

（一）患者准备

(1) 禁食 24 h，禁水 12 h。

(2) 了解患者的体重、过敏史、现病史、用药史、全身重要脏器功能及各类检查结果等情况。有严重心肺疾病、血液病、凝血功能障碍者不宜行此项手术；血糖不正常者予以术前调整；

血白蛋白低于正常者可予以纠正;近期服用阿司匹林、非甾体抗炎药类和抗血小板凝聚类等药物者,应停用 7～10 d 再行手术。

(3) 再次评估行 STER 手术患者的检查结果(胃镜、超声胃镜、CT、MRI 等),了解肿瘤大小、位置、起源等。

(4) 患者签署麻醉和手术知情同意书。

(5) 对患者实施心理干预,告知患者拟采用的内镜手术开展情况,减少焦虑恐惧心理,帮助患者尽量以最佳心理状态积极配合治疗。

(二)麻醉前准备　麻醉方式——均采用全麻及气管插管。

(1) 术前用无菌水或盐水反复漱口。

(2) 协助患者松开领口及裤带,取下活动性义齿及眼镜。

(3) 术前半小时口服咽部局麻药物、祛泡药物和祛除胃内黏液药物,药量控制在 50 ml 以内;术前半小时肌内注射苯巴比妥(鲁米那)0.1 g,阿托品 0.5 mg,主要是为了放松平滑肌,抑制腺体分泌,增强麻醉效果。

(4) 为患者建立静脉通路并连接三通接头,宜用较粗的浅静脉留置针。

(5) 连接心电监护设备。

(6) 给予氧气吸入,做好患者的氧气储备。

(三)设备准备

1. **内镜设备**　灭菌治疗镜和灭菌白色透明黏膜吸套。

2. **高频电发生器**　根据不同品牌高频电发生器选择适宜工作模式和参数(安装心脏起搏器患者禁止使用高频单极电刀)。

3. **海博刀设备**　海博刀同时具有黏膜下注射、切开、剥离、电凝等几大功能,因此可节省更换手术器械的时间,明显缩短手术时间以减少并发症产生(有条件可准备)。

4. **麻醉相关设备**　校准麻醉机备用,麻醉车、气管插管用品(做好困难插管的评估和准备)、心电监护仪、氧气设备带(两路氧气)、吸引设备带(两路吸引)、静脉注射/穿刺用品、输液泵等。

5. **抢救设备**　抢救车、除颤仪、胸穿/腹穿包、胸腔引流装置等。

6. **水泵**(图 22-1)　应使用无菌生理盐水或蒸馏水,容器和管道应定时消毒。冲水设备可方便地进行大量无菌生理盐水或蒸馏水冲洗,适当调节水泵流水的速度有助于及时发现出血点,及时止血,保持良好视野以确保解剖结构清晰,并预防手术感染。

7. **CO_2 设备**　包括 CO_2 气瓶或管道、气瓶管或管道接头、内镜用二氧化碳装置(UCR)(图 22-2)、送气管、注水瓶和专用送气送水按钮。人体组织对 CO_2 的吸收速度是普通气体的 150 倍,即使手术时间长或出现皮下气肿等症状,CO_2 气体也可在数小时内吸收,加速术后恢复。

8. **手术器械台车设备**　铺无菌巾于手术器械台车上,按手术步骤,依次放置所需无菌器械。

(四)器械准备

1. **EMR 器械**　一次性内镜注射针、止血钳、圈套器等。

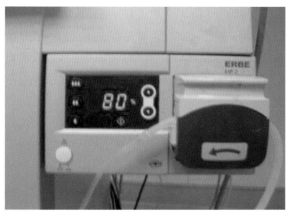
图 22‐1　ERBE 冲水设备

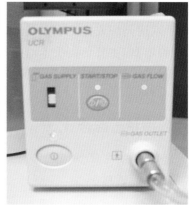
图 22‐2　内镜用二氧化碳装置(UCR)

2. ESD 器械

(1) 透明黏膜吸套：选择孔径和长度均适宜的透明黏膜吸套固定于内镜先端部(如 GIF‐Q260J 的内镜选择外径 12.4 mm 的透明黏膜吸套)。

(2) 黏膜下注射用液：0.1 ml 亚甲蓝＋1 ml 的肾上腺素(根据个人习惯也可选择不用)＋100 ml 的生理盐水(或甘油果糖、25 mg/2.5 ml 透明质酸钠等)。注意无菌操作,现配现用。

(3) ESD 专用电切刀：球形刀或 Dual‐knife(KD‐650)、钩刀 Hook knife(KD‐620LR)、绝缘刀 IT knife 2(KD‐611L)、三角刀 Triangle Tip knife(KD‐640L)、海博刀等。护士不仅要了解各器械的型号、特点、使用方法等,还要了解操作过程步骤和操作医生的个人偏好。

3. 取标本器械　异物钳、网篮、圈套器等。

4. 封闭隧道口器械　各种型号的缝合夹(尼龙绳可备用)。

5. 其他准备

(1) 抗生素：为预防感染,术前半小时给予患者静脉使用抗生素。

(2) 纱布、酒精和小刷、棉签(图 22‐3)：各种电切刀、热活检钳等通电使用后常有黑色凝固组织黏附在刀头和瓣内,影响下次使用,护士要及时用酒精纱布或酒精棉签将其清除干净。

(3) 盛有福尔马林的病理标本存放瓶。

(五) 环境和人员准备　STER 作为内镜室的无菌大手术,应安排在较大的房间进行,设备布局合理,应在洁净手术室间进行手术,尽量和普通诊室分开。手术时间相对要充裕,医护人员安排要充足。

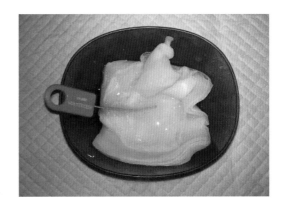
图 22‐3　纱布、酒精和小刷

护理配合方面,护士要有独立的操作台,配有专用器械架,也可用车边袋或叠加的无菌治疗巾增加空间。治疗用的附件标签要明显,放置合理,取用交换自如。操作台车的中层可放置充足的备用器械,以备不时之需。

一台手术房间应安排 2 名护士,一位为器械护士,必须经过系统的内镜诊疗护理配合培训,临床经验丰富,主要负责手术治疗的配合和器械管理;另一位为巡回护士,主要负责患者的手术前准备、术中病情观察和对器械护士适时支援,术后和病房护士的无缝对接等手术台下所有事物。

三、术中器械护士配合

(一) 手术步骤及配合(图 22 - 4)

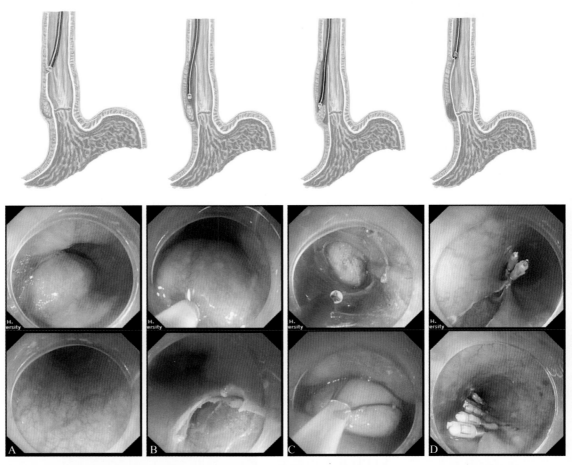

图 22 - 4　STER 的示意图和内镜图。A.定位;B.建立黏膜下隧道;C.剥离并取出肿瘤;D.缝合隧道口

1. **定位**　大量无菌生理盐水反复冲洗消化道,确保食管内清洁,减少细菌数量。冲洗过程中及时吸引,防止液体反流引起误吸;内镜寻找到肿瘤,并准确定位。对于定位困难的贲门周围 SMT,可以于肿块外面的黏膜面做少量亚甲蓝或靛胭脂注射以帮助定位,提高手术的效率。

2. **建立黏膜下隧道**　显露肿瘤选择距离 SMT 近口侧直线距离 3～5 cm 处食管或胃黏膜

作为切口,用内镜注射针将新鲜配制的黏膜下注射用液注射入局部黏膜下层至隆起。用电刀(根据医生习惯选择 KD-650、KD-620LR、KD-640L 或海博刀)倒 T 形(也可纵型或横型)切开黏膜 1.5~2 cm。初步分离切开处黏膜下组织,内镜即可借助头端透明黏膜吸套沿切口进入黏膜下。用电刀逐步分离黏膜下层及肌层,在黏膜下层和肌层之间形成一纵行隧道,分离直至跨过肿瘤 1~2 cm,为手术的操作提供足够大的空间和完整的视野。

3. **直视下完整剥离肿瘤并取出肿瘤**　应用电刀沿肿瘤周围分离固有肌层,保持瘤体包膜完整,将瘤体自固有肌层剥离。使用合适的圈套器、网篮或异物钳将肿瘤从隧道口取出至体外,注意瘤体是否卡在隧道口、生理狭窄位、咽喉部等,如有滑脱,重新寻找回收,紧接着对瘤体进行初步处理后送病理科检查。

4. **缝合黏膜切口**　肿瘤切除后,若食管外膜或胃壁浆膜层完整,可用大量无菌生理盐水反复冲洗黏膜下隧道。以热活检钳处理出血灶和裸露的小血管。将隧道内液体吸尽,内镜退出黏膜下隧道,应用金属夹或钛夹完整对缝黏膜切口。护士要熟练掌握金属夹的使用技巧,并且与操作医师默契配合,适当调节夹子的角度,对位满意后再夹闭。

(二)护理配合要点

1. **预防感染**　使用灭菌后内镜,前端安装无菌透明黏膜吸套(透明帽侧孔应在活检孔同侧)。术中全程应严格无菌技术操作,保护好各器械;每次更换器械时应使用酒精纱布清理器械前端残留组织及血渍,保证器械的清洁与性能良好。高频电导线接头为术中护士操作时必须接触的部分也是最容易忽略之处,应提前用一次性医用消毒巾消毒好,置于无菌台上,避免随意挂放。瘤体取出后,反复用无菌生理盐水冲洗完整隧道后再缝合隧道口。

2. **保持隧道的完整性**　建立隧道的过程中注意避免损伤黏膜面,剥离肿瘤时尽量避免损伤食管外膜或胃壁浆膜层。对于部分瘤体与浆膜紧密粘连的胃 SMT,若无法将瘤体直接剥离,可应用电刀沿瘤体周围切开浆膜,完整切除肿瘤。切除过程中如瘤体突向胃腔外,换用双钳道胃镜,异物钳拖拉瘤体至隧道内,应用圈套器圈套电切包括周围固有肌层和浆膜层在内的瘤体。注意避免切除的肿瘤落入胸腹腔内,同时注意切缘的止血,避免游离腹腔内的出血。

3. **保持视野的清晰**　预防出血和及时止血是关键,护士要及时清除刀头的焦痂,以免影响刀头导电。及时止血的要点是通过冲水迅速判断出血点位置,同时调整电凝的功率,快速电凝止血。护士要了解操作医生的想法并对其指令做出预判或能迅速作出回应。

四、巡回护士术前术中配合

(1)术前配合麻醉师气管插管,全身麻醉

1)术前身份识别,与麻醉师、手术医生做好三方核查登记。

2)评估观察患者的张口程度、颈部粗短程度、牙齿、咽喉部等情况。患者气道评估为困难气道时,按照困难气道处理原则进行处理。

3)患者面罩吸氧,心电监护。按医嘱静脉推注药物进行诱导。

4)患者去枕仰卧,肩部可略抬高 5~10 cm,充分暴露声门。口咽部分泌物多时要及时吸净痰液,以免影响插管视野。

5)先后递喉镜和已润滑的气管导管给麻醉师,插入后协助取出导管内芯,吸痰。确定导

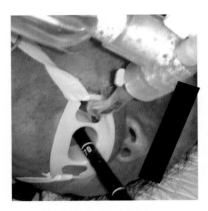

图 22 - 5 固定式牙垫与气管导管的固定

管位置正确后,一边向气囊注气 4～5 ml 固定插管位置,一边辅助机械通气。

6) 放入牙垫,连同气管导管用胶布固定(图 22 - 5)。麻醉师调节麻醉机参数后连接。

(2) 术前患者手术台上的准备

1) 改变患者体位为左侧卧位,两腿屈曲,双手固定于胸前。注意肢体摆放位置,头颈部垫软枕保持舒适体位,左肩下,后背部,两膝之间,左髂骨均垫软垫,防止左上肢因长时间受压而血运不良导致臂丛神经受压和压疮产生。

2) 垫无菌巾于患者胸前,形成一相对无菌区,避免镜身在操作时被周边环境污染,并可保护患者的上衣及颈部不受操作时喷溅的血液及体液污染。

3) 黏贴高频电发生器的负极板于患者肌肉组织厚实区域(单片负极板的长轴对着电流方向,双片电极板的中轴线对准电流来的方向),取下金属饰品。

(3) 术中严密监测患者生命体征,出现异常情况,配合麻醉医生处理。

1) 保持呼吸道通畅:注意血氧饱和度变化,气道分泌物较多者,应随时吸痰。

2) 保持静脉通路通畅:使用浅静脉留置针,翻身时防止输液管受压或三通接头脱落。

(4) 术中器械护士可帮助拿取物品,清除焦痂等。

(5) 术中紧急情况的处理:除去麻醉意外,术中食管黏膜损伤或穿孔后,早期出现的较为严重的并发症有皮下气肿、气胸、胸腔积液、气腹、大出血等(但随着隧道内镜操作技术的提高,MDT 多学科紧密配合,并发症的发生率较低)。

1) 皮下气肿、气胸、胸腔积液:术中若出现气道压增高,颜面部、颈部、前胸下握雪感明显,则警惕皮下气肿或气胸。胸腔积液常与气胸相伴发生,常发生于手术时间长的患者。轻度的气胸和积液如不伴发热,可以自行吸收。严重时可用深静脉穿刺细管替代常规粗的胸腔引流管,于气胸侧锁骨中线第 3、4 肋间处穿刺排气,术后接胸腔闭式引流瓶继续引流,促进压缩的肺组织扩张。

2) 气腹:若出现板状腹,则考虑气腹,可以用腹腔穿刺针或 20G 注射器针头于右下腹穿刺,持续排气,减轻腹压。确认无气体自排气针中排出时再拔除。

3) 大出血:术中难以处理的动脉或静脉大出血,尤其是浆膜面断端的血管出血,需根据情况进行紧急备血和输血,必要时配合转运至外科手术。

五、术后即刻护理

(1) 器械护士负责内镜和器械的处理。内镜和非一次性使用的器械按照卫生医疗发展委员会《软式内镜清洗消毒技术操作规范(2016 年版)》的要求进行及时清洗、消毒和保养。一次性使用的器械按照医疗废弃物的处理规范进行处理。

(2) 巡回护士负责配合麻醉护士对患者实施气管插管全身麻醉后苏醒护理,患者苏醒后送回病房,与病房护士做好无缝对接。

（3）巡回护士固定手术标本并标记后及时送检病理科。

六、术后护理

1. **体位与活动** 全麻未清醒时予去枕平卧，头偏向一侧。患者完全清醒后予半卧位，减少酸性胃液反流对病变部位的刺激。术后早期活动必须适当，避免用力或增加腹压的动作，如用力大便、提重物等，防止钛夹提早脱落造成的出血、愈合延迟等。

2. **饮食护理** 术后禁食 1 d，第 2 天如无胸闷、气急、腹痛，B 超检查无胸腔或盆腹腔积液可进流质。忌烫、辛辣和刺激性食物。

3. **用药护理** 遵医嘱给予质子泵抑制剂抑制胃酸分泌、抗生素预防感染、止血等治疗。为保证发挥药物的最大疗效，用药时掌握时间按时应用，以减轻胃酸对创面的刺激，促进创面早日愈合。

4. **并发症的早期发现及预防** 术后给予心电监护，密切观察血氧饱和度、血压、心率和呼吸的变化。注意有无胸闷、气急、发绀，有无腹痛、腹胀和腹膜炎体征。及时报告医生处理，如有必要，再次配合医生胃镜下治疗。

（1）如出现呼吸困难、颈部及前胸部皮下有捻发感，往往提示有术中纤维膜损伤导致的纵隔气肿及气胸的发生。一旦术后皮下气肿明显，呼吸困难，可行皮下穿刺放气，同时可使用静脉穿刺导管行胸腔穿刺闭式引流。

（2）如出现呕血，提示术后创面渗血或止血失败，根据出血量来评估手术创面情况，及时配合医生作出处理。

（3）如发生高热，则提示术后有发生感染的可能。

（4）询问患者有无疼痛，客观评分，必要时给予止痛处理。

5. **出院指导** 告知患者术后 2 周内要吃软、烂、细、无刺激性食物，忌食粗纤维食物。适量活动，避免劳累和受凉。嘱患者遵医嘱定时、定量服药，按时复查，观察创面愈合情况、病变有无残留和复发。

6. **归档** 术后标本的病理结果及时告知患者并病历归档。

（乐梅先 刘巧梅 王 萍 蔡贤黎）

参考文献

[1] Nishida T, Kawai N, Yamaguchi S, et al. Submucosal tumors: comprehensive guide for the diagnosis and therapy of gastrointestinal submucosal tumors [J]. Dig Endosc, 2013, 25: 479—489.
[2] 彭贵勇,代建华,房殿春,等. 内镜超声在消化道黏膜下肿瘤诊断与治疗中的价值[J]. 中华消化内镜杂志,2006,23: 102—105.
[3] 周平红,蔡明琰,姚礼庆. 隧道内镜技术的发展与临床应用[J]. 中华消化内镜杂志,2011,28(11): 601—603.
[4] Inoue H, Minami H, Kobayashi Y, et al. Peroral endoscopic myotomy (POEM) for esophageal achalasia [J]. Endoscopy, 2010,42(4): 265—271.
[5] 姚礼庆,周平红主编. 内镜黏膜下剥离术[M]. 上海:复旦大学出版社,2009.
[6] 赵治彬,孔宏芳,王娟. 内镜经黏膜下隧道肿瘤切除术治疗上消化道黏膜下肿瘤的临床研究[J]. 中国内镜杂志,2018, 24(12): 104—107.
[7] 杨晓钟,戴伟杰,王宏刚,等. STER 术治疗食管固有肌层肿瘤 23 例[J]. 世界华人消化杂志,2014,22(34): 5310—5314.
[8] 徐美东,姚礼庆,周平红,等. 经黏膜下隧道内镜肿瘤切除术治疗源于固有肌层的上消化道黏膜下肿瘤初探[J]. 中华消化内镜杂志,2011,28(11): 606—610.

［9］ Xu MD，Cai MY，Zhou PH，et al. Submucosal tunneling endoscopic resection：a new technique for treating upper GI submucosal tumors originating from the muscularis propria layer（with videos）［J］. Gastrointestinal Endoscopy，2012,75(1)：195—199.

［10］ 张明月,吴双,郭秀颖,等. 经黏膜下隧道内镜切除术治疗食管固有肌层肿物效果分析［J］. 世界华人消化杂志,2018,26(28)：1660—1666.

［11］ 荆玉洁,高鹏. 内镜经黏膜下隧道肿瘤切除术与内镜黏膜下剥离术治疗食管固有肌层肿瘤的多中心随机对照研究［J］.国际消化病杂志,2019,39(1)：54—57.

［12］ 齐志鹏,李全林,钟芸诗,等. 复旦大学附属中山医院经口内镜下肌切开术(POEM)治疗贲门失弛缓症诊疗规范［J］.中国临床医学,2018,25(2)：318—320.

［13］ 李平,王军,孙文静,等. 经内镜黏膜下隧道肿瘤切除术治疗黏膜下肿瘤 12 例护理研究［J］.检验医学与临床,2016,13(12)：1693—1695.

［14］ 谭玉勇,唐瑶,刘德良. 经黏膜下隧道内镜肿瘤切除术治疗消化道固有肌层肿瘤的现状［J］.世界华人消化杂志,2016,24(11)：1625—1631.

［15］ 李珑,陈晓莉,王佩茹. 黏膜下隧道内镜食管肿瘤切除术的护理新进展［J］.世界华人消化杂志,2015,23(34)：5417—5422.

［16］ 刘德良,谭玉勇,王学红,等. 经口内镜下肌切开术治疗贲门失弛缓症气体相关并发症的危险因素分析［J］.中华消化内镜杂志,2015,32(1)：10—13.

［17］ 谭玉勇,彭东子,刘德良. 经口内镜下肌切开术治疗贲门失弛缓症操作要点及其现状(含视频)［J］.中华消化内镜杂志,2016,33(7)：425—428.

［18］ 令狐恩强. 消化内镜隧道技术专家共识(2017,北京)解读［J］.中华胃肠内镜电子杂志.2017,4(4)：159—161.

［19］ 周平红,钟芸诗,李全林,等. 中国消化道黏膜下肿瘤内镜诊治专家共识(2018 版)［J］.中国实用外科杂志,2018,38(8)：840—850.

第二十三章

贲门失弛缓症内镜治疗及护理配合

贲门失弛缓症(esophageal achalasia，EA)是由胃食管结合部(esophagogastric junction，EGJ)神经肌肉功能障碍所致的功能性疾病。其主要特征是食管缺乏蠕动，食管下括约肌(lower esophagus sphincter，LES)高压和对吞咽动作的松弛反应减弱。临床表现为吞咽困难、胸骨后疼痛、食物反流以及因食物反流误吸入气道所致咳嗽、肺部感染等症状，严重影响患者生活质量。治疗贲门失弛缓症的方法主要有药物治疗、内镜治疗及外科手术治疗。由于内镜技术具有安全有效性、创伤少等特点，成为贲门失弛缓症主要的治疗手段。内镜下治疗方式主要有以下 3 种。

内镜下肉毒杆菌毒素注射(endoscopic botulinum toxin injection，EBTI)是治疗贲门失弛缓症简单、安全的方法。主要适用于不适合手术及气囊扩张术的患者，或者作为手术或气囊扩张术等更有效治疗的桥梁手段，但其长期疗效差，目前应用少。

内镜下气囊扩张术(endoscopic pneumatic dilation，EPD)是一种能改善贲门失弛缓症患者症状和吞咽功能的有效治疗手段，是治疗贲门失弛缓症的一线非手术治疗方案。推荐作为治疗 Heller 切开术治疗失败后症状复发的安全有效的方法，也可作为 POEM 术后复发所采取的方法。

经口内镜下肌切开术(peroral endoscopic myotomy，POEM)是一种通过隧道内镜技术进行肌切开的内镜微创技术。2010 年，日本 Inoue 等率先应用经口内镜下肌切开术治疗贲门失弛缓症，有效地缓解了贲门失弛缓症的临床症状。此后，我国也相继开展经口内镜下肌切开术，无论是短期还是中期的随访都表明 POEM 改善症状的疗效与 Heller 切开术及内镜下气囊扩张术效果相差无几。由于 POEM 创伤小、恢复快、疗效好，目前已成为治疗贲门失弛缓症的首选治疗方法。本章节主要介绍 POEM 及护理配合。

一、适应证和禁忌证

(一)适应证

1. **绝对适应证**　特发性贲门失弛缓症。
2. **相对适应证**　其他食管动力性疾病，如弥漫性食管痉挛等。

（二）禁忌证

1. **绝对禁忌证** 合并严重凝血功能障碍、严重器质性疾病等无法耐受手术者。
2. **相对禁忌证** 食管下段或食管胃结合部有明显炎症或巨大溃疡者。

二、术前准备

（一）患者的准备

（1）了解患者的一般情况，全身重要脏器功能，完善常规检查，尤其是凝血功能检查。

（2）了解患者病情，诊断经过包括现病史、既往史、过敏史等，了解患者食管测压、影像学检查、内镜检查等资料。

（3）向患者及家属说明手术的目的、方法、并发症等，取得患者及家属的理解和配合并签署手术同意书。

（4）术前禁食48h以上，必要时术前置胃管于食管腔内，长度为距门齿约35cm，给予生理盐水冲洗食管，一次50～100ml，反复冲洗，直至抽出的液体澄清无食物残渣。食管黏膜水肿严重者可改用10%氯化钠溶液，其为高渗晶体液，作用于局部，可吸附出黏膜内多余水分，减轻水肿，避免术中出血。

（5）为了预防术后发生感染，应在遵循抗生素使用规范的情况下，根据患者实际情况术前使用抗生素。

（二）设备器械及药品准备

（1）灭菌治疗胃镜，灭菌注水泵（瓶内盛灭菌注射用水）。

（2）高频电发生器：德国ERBE电外科工作站，根据术者习惯以及不同的内镜切开刀选择电凝、电切的模式。如使用海博刀，建议内镜电切Q模式：效果3、切割宽度2、切割时间间隔4；强力电凝：效果2、50W；水刀压力：30～40Bar（图23-1）。

（3）二氧化碳气泵：术前检查二氧化碳气瓶是否有充足的气体，打开二氧化碳气泵前关闭空气泵，避免二氧化碳供气的同时供入空气。

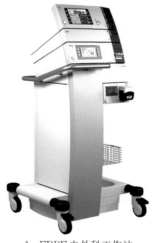
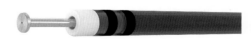

A. ERBE电外科工作站　　　　　B. 海博刀（T-Type）

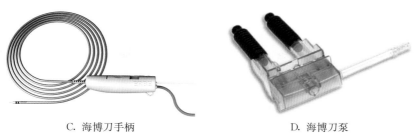

C. 海博刀手柄　　　　　　　　　　D. 海博刀泵

图 23-1　海博刀系统

（4）附件：透明黏膜吸套、一次性内镜注射针、热活检钳、金属夹，根据术者习惯备内镜切开刀。

（5）黏膜下注射液同 ESD。

（6）急救设备及药品。

三、术中护理配合

（一）患者护理

（1）查对患者的基本信息，术前常规检查结果，术前内镜、食管测压、影像学检查结果，手术知情同意书等。

（2）术前需留置静脉留置针，建立静脉通道。

（3）POEM 手术麻醉方式应采用经气管插管的全身麻醉，执行三方核查制度。术前协助麻醉医生进行插管麻醉后，取仰卧位或左半卧位，在这些位置行 POEM 手术可参考术前 CT。

（4）术中严密观察患者神色及生命体征，注意保暖。

（二）护理配合（图 23-2）

1. **食管黏膜层切开的配合**　胃镜前端置透明黏膜吸套，透明黏膜吸套的侧孔对准内镜物镜的一端，吸净食管腔内潴留的液体和食物残渣，距 EGJ 上方约 10 cm 处行食管黏膜下注射，沿右后壁纵行切开黏膜层约 1.5～2 cm 显露黏膜下层。注射前检查内镜注射针的完好性和灵活性，确保内镜注射针伸缩自如，针头长度适宜，并将注射针管腔内充满配制好的注射液，进出活检孔道时护士将针芯收回，避免划伤活检孔道，遵医嘱出针注射，注射完毕后立即将针芯收回，避免划伤黏膜。

2. **分离黏膜下层，建立"隧道"的配合**　用内镜切开刀沿食管黏膜下层自上而下分离，边黏膜下注射边分离，在黏膜下层和肌层之间形成一纵行隧道，横向剥离范围约为食管腔的 2/5，剥离黏膜直至胃食管连接部下方 2～3 cm。黏膜下层分离过程中避免黏膜层特别是胃底部位的破损和穿孔。由于胃食管连接部血管较丰富，操作容易导致出血，护士提醒医生进行此处剥离时不宜过快，遇见较大血管时预先用热活检钳止血。

3. **环形肌切开的配合**　内镜直视下，应用内镜切开刀从"隧道"入口下方 2 cm 处开始，自上而下、由浅入深纵行切开环形肌至 EGJ 下方 2 cm 以上，对于创面出血点随时电凝止血。护士在送入内镜切开刀时，注意刀伸出部分固定在透明帽前端，不可来回移动。

4. **金属夹夹闭黏膜层切口的配合**　将黏膜下"隧道"内和食管腔内气液体吸净，用无菌生理盐水冲洗创面并用热活检钳电凝创面出血和小血管，退镜至黏膜层切口，用多枚金属夹由远

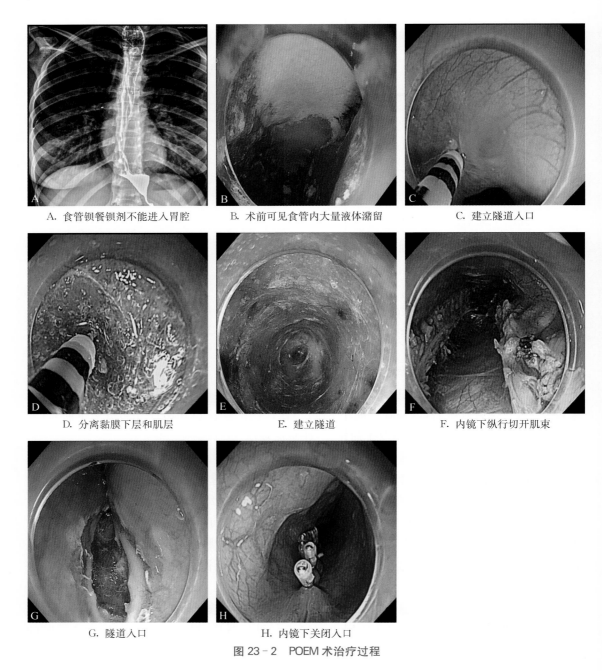

A. 食管钡餐钡剂不能进入胃腔   B. 术前可见食管内大量液体潴留   C. 建立隧道入口

D. 分离黏膜下层和肌层   E. 建立隧道   F. 内镜下纵行切开肌束

G. 隧道入口   H. 内镜下关闭入口

图 23 - 2   POEM 术治疗过程

端向近端夹闭切口。

四、术后护理

(1) 术后绝对卧床 24 h,指导患者取半卧位,以减少胃食管反流的发生。

(2) 术后严密观察病情。观察呼吸、心率、血压、血氧饱和度等生命体征;观察颈部和胸前皮下有无气肿;观察有无腹痛、腹胀、呕血及黑便。

(3) 静脉给予质子泵抑制剂和抗生素,术后疼痛应采用镇痛药进行适当控制。

（4）术后禁食2 d，术后3 d应进行内镜检查和上消化道造影，在确认无穿孔和其他不良事件后可进食少量温凉流质饮食，术后1周进食半流质饮食再逐步过渡到普食，少食多餐，并嘱患者餐后2～3 h不要平卧，采取半卧位或斜坡卧位，防止发生反流。

（5）术后1、3、6个月复查胃镜、食管测压、食管造影，以后每年随访，随访需要比较术前和术后食管症状、饮食量和体重变化。

五、并发症与处理

1. **气胸和气腹**　气体相关并发症是POEM手术最常见的并发症。由于POEM手术全程使用CO_2灌注，CO_2较空气弥散和吸收快，所以气体可以很快得到吸收。气体量较少，无明显症状者无需处理，密切观察生命体征即可；对于肺压缩体积＞30%的气胸，可行胸腔穿刺闭式引流；腹胀明显者，可行胃肠减压，必要时用14G穿刺针行腹腔穿刺放气。

2. **黏膜损伤**　术中发现黏膜损伤，可在肌切开完成后及时用钛夹夹闭。如果发生无法有效夹闭的范围较大、不规则或发生于特殊部位（齿状线、胃底、既存黏膜溃疡处）的黏膜损伤，只要不与肌切开处直接连通，通过留置胃管、延长禁食时间、预防性应用抗生素等手段，亦可于数日内愈合。

3. **出血**　POEM术后迟发性出血较少见，症状较轻时可给予对症支持治疗，出血量较大时，在气管插管下行胃镜探查，去除隧道开口金属夹，彻底止血。如不能明确活动性出血点，可用三腔管压迫止血。

4. **感染**　主要包括黏膜下"隧道"感染、纵隔感染和肺部感染，是POEM术后可能发生的并发症，但发生率较低。感染的发生可能与出血和积液相关，所以术前术后常规使用抗生素，夹闭"隧道"入口前反复无菌生理盐水冲洗，金属夹夹闭切口时应严密缝合。

5. **胃食管反流病**（gastroesophageal reflux disease，GERD）　是POEM术后常见并发症。临床上约4.9%～33%的贲门失弛缓症患者出现反流症状。指导患者少量多餐，睡前3～4 h不要进食，进食后要慢走或端坐30 min以促进胃排空，睡眠时将床头抬高15～20 cm通过借助重力作用加快食管对酸性食物的清除，减少反流的发生。

（刘　璐　叶少松　舒小芮）

参考文献

[1] Vaezi MF, Pandolfino JE, Vela MF. ACG clinical guideline: diagnosis and management of achalasia [J]. The American Journal of Gastroenterology, 2013,108(8): 1238—1249.

[2] Zaninotto G, Bennett C, Boeckxstaens G, et al. The 2018 ISDE achalasia guidelines [J]. Dis Esophagus, 2018, 31(9): 1—29.

[3] CHEN T, ZHOU P H, CHU Y, et al. Long-term outcomes of submucosal tunneling endoscopic resection for upper gastrointestinal submucosal tumors [J]. Ann Surg, 2017,265(2): 363—369.

[4] Phalanusitthepha C, Inoue H, Ikeda H, et al. Peroral endoscopic myotomy for esophageal achalasia [J]. Ann Transl Med, 2014,2(3): 31.

[5] Haruhiro I, Hironari S, Katsuhiko I, et al. Clinical Practice Guidelines for Peroral Endoscopic Myotomy [J]. Digestive Endoscopy, 2018. DOI: 10.1111/den. 13239.

[6] 齐志鹏,李全林,钟芸诗,等. 复旦大学附属中山医院经口内镜下肌切开术(POEM)治疗贲门失弛缓症诊疗规范[J]. 中国临床医学,2018,25(2): 318—321.

[7] 李粉婷,高欣欣,王新,等. 经口内镜下肌切开术治疗贲门失弛缓症的现状和进展[J]. 胃肠病学,2017,22(1): 55—57.

[8] 杨凤,刘俐,杨梅,等. 经口内镜下环形肌切开术治疗贲门失弛缓症的术后护理[J]. 中国临床研究,2018,31(2): 286—288.

第二十四章

超声内镜引导下介入治疗及护理配合

随着消化内镜技术的不断发展，EUS 引导下细针针吸活检（fine needle aspiration，FNA）、碘粒子置入术及腹腔神经节阻滞术（celiac plexus neurolysis，CPN）已被广泛应用于临床。EUS 引导下各种介入性操作不仅要求操作医生具备相当水平的内镜、超声影像学及解剖学知识，同时需要有专业内镜护士做好术前准备、术中配合、术后护理。

第一节　穿刺术及护理配合

在超声内镜所显示的超声图像引导下，通过细针穿刺吸取病变组织，来进行病理学、细胞学等化验分析的技术。

一、适应证

（1）消化道黏膜下肿物或壁外肿物。

（2）淋巴结定性及确定临床分期。

（3）消化道毗邻脏器——肝、胆、胰腺上的病变。

二、禁忌证

（1）上消化道大出血处于休克等危重状态。

（2）临床可疑消化道穿孔。

（3）严重心肺疾病、脑卒中急性期等无法耐受检查。

（4）出血倾向，凝血功能异常，或合并胸腹主动脉瘤等疾病。

（5）腔内腐蚀性损伤的急性期。

（6）重度食管狭窄、高度脊柱畸形等。

（7）巨大食管憩室、重度食管静脉曲张。

（8）精神疾患或严重智力障碍等无法配合检查。

三、术前准备

（一）患者准备　穿刺当日禁食、禁水 6 h（同胃镜检查）。

（1）停用阿司匹林肠溶片、华法林、低分子肝素等对凝血功能有影响的药物；患者检查前行凝血、血常规、血生化检查。

（2）询问患者是否有心脑血管疾病、药物过敏史等，如有以上情况术前应及时与检查医生取得联系。

（3）检查前取下活动性义齿以免误吸、误咽；向病人做好解释工作，减轻其紧张情绪以取得病人配合。

（4）讲解检查中配合要点，如超声内镜进入食管入口时作吞咽动作，恶心时做深呼吸。

（5）术前完善 CT、MRI，必要时先行胃镜及环扫超声评估。

（6）检查前充分向患者及家属交代穿刺相关风险及并发症，获取其知情同意，并签署知情同意书。

（7）患者检查当天由直系亲属陪同。

（二）术前用药

（1）操作前 15～20 min 服用 30 ml 祛泡剂，常用祛泡剂的配置方法为西甲硅油＋链蛋白酶＋碳酸氢钠＋灭菌注射用水，能达到祛除胃内黏液、减轻泡沫表面张力的作用。

（2）术前 5～10 min 含服利多卡因胶浆 10 ml，含于咽部 1 min 后缓慢咽下。

（3）因穿刺时间长，患者耐受度较差，故内镜下穿刺操作常于麻醉或镇静下进行。术前应对患者进行静脉留置针穿刺，因患者术中一般为左侧卧位，故一般选用右手大血管。

（三）器械的准备

（1）超声穿刺主机主要有 EU－M30、EU－M2000、EU－C2000，Aloka-Prosound α5、Aloka-Prosound α10、奥林巴斯 EU－ME1、奥林巴斯 EU－ME2。

（2）穿刺用超声内镜一般有线阵扫描型和旋转扇形扫描型，以线阵扫描型为常用。目前常用的有 GF－UC2000P－OL5、GF－UCT2000－OL5、GF－UCT240－AL5、GF－UCT260－AL5、GF－UE260－AL5。将超声内镜与光源、注水瓶及吸引器连接好，注水瓶内装好灭菌注射用水。检查内镜角度控制轮、抬钳器、注水按钮、注气按钮及吸引按钮是否正常。开机后做白平衡调节、擦拭镜面，使内镜图像清晰。

（3）水囊安装：根据需要安装超声内镜水囊，将水囊置于专用推送器中，使其大孔径一段橡皮圈卡到超声内镜前端小凹槽内，最后拔出推送器将水囊小孔径一端橡皮圈卡到超声内镜前端小凹槽内。安装完毕后按压注水按钮向水囊内注无气水，使水囊直径在 3 cm 以内。如发现水囊边缘渗水可调整水囊位置，如有漏水应重新更换，如水囊注水后出现明显偏心状态，可用手指指腹轻轻按压校正。同时注意水囊内有无气泡存在，若有气泡存在，应将超声内镜头端部朝下，反复吸引、注水将囊内气泡吸尽（图 24－1）。

（4）超声内镜主机：打开超声发生器及超声监视器电源，确认超声画面清晰，检查电脑工作站连接正常，进入图像采集系统。

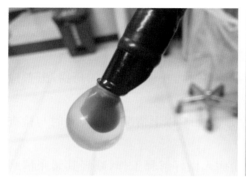

图 24-1　安装好的水囊

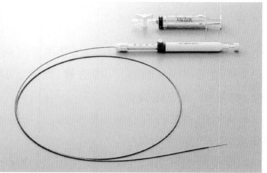

图 24-2　EUS-FNA：NA-220H-8022

（5）穿刺针：常用穿刺针有奥林巴斯、COOK 等品牌穿刺针，奥林巴斯穿刺针型号：EUS-FNA：NA-220H-8022（图 24-2）、EBUS-TBNA：NA-201SX-4022，Wilson Cook 穿刺针型号：EUS-FNA-：ECHO-3-22（图 24-3）、EUS-FNA（Procore）：ECHO-HD-22-C（图 24-4）、EBUS-TBNA：ECHO-HD-22-EBUS-O。

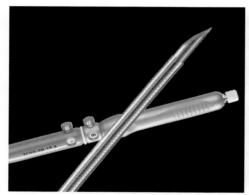

图 24-3　EUS-FNA：ECHO-3-22

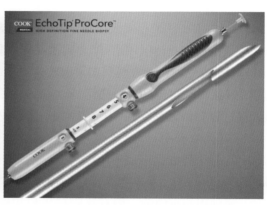

图 24-4　EUS-FNA（Procore）：ECHO-HD-22-C

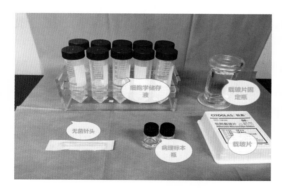

图 24-5　收集标本物品展示

（6）其他物品：0.9％生理盐水 10 ml、5 ml 注射器×2 个、无菌手套、无菌包穿刺包（无纺布、中单）。

（7）收集标本物品：13％中性福尔马林固定液、防漏标本瓶、细胞液基、无菌针头、防脱载玻片（载玻片上需标有患者姓名、病案号、部位序列号）、95％酒精（图 24-5）。

（8）操作团队：医生、护士、巡回护士。

四、术中配合

随着内镜穿刺技术的不断发展，内镜下穿

刺技术的分类也有很多种,目前常用的有 3 种(图 24-6)。

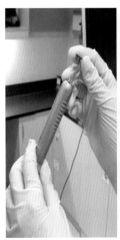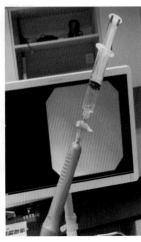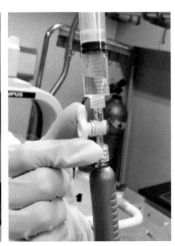

图 24-6　内镜下穿刺:慢针抽吸法、负压抽吸法、湿式穿刺法

(一)慢针抽吸法

(1)打开穿刺包戴无菌手套→取出无菌中单铺至操作台→巡回护士备抽满 0.9% 生理盐水空针 5 ml 一支、穿刺针。

(2)协助测量病灶大小,计算穿刺距离,选择规格适宜的穿刺针。

(3)将穿刺针外鞘管调至刻度 0 后递交给医生,协助取下内镜活检阀门,将穿刺针缓慢经活检钳道插入,待针鞘完全插入后旋转末端固定于内镜活检口处。

(4)医生通过开启超声多普勒,了解病灶周围血流分布,避开血管,选择最佳的穿刺路径,根据病变情况调节外鞘管长度,根据病变范围调节进针长度。

(5)穿刺至肿瘤组织后,护士拔出针芯约 2 cm,在医生穿刺的同时针芯缓慢拔出并形成微小负压,拔针芯的速度与穿刺速度一致,待穿刺结束时针芯同时被拔出,约穿刺 20 次,穿刺结束后医生将穿刺针外鞘管调至归零,护士取下穿刺针。

(二)负压抽吸法

(1)详细护理配合 1~4 项同慢针抽吸法。

(2)穿刺至肿瘤组织后,护士先将针芯往里推后拔出,迅速连接并打开负压注射器,观察是否有新鲜血液流出,如有则判定穿刺针头位于血管内,应重新选择穿刺点进行穿刺;如无则判定穿刺针头端位于肿瘤组织内。医生在病变处反复穿刺,穿刺结束后关闭负压,医生将穿刺针外鞘管调至归零,护士取下穿刺针。

(三)湿式穿刺法　原理是采用刚体水代替非刚体的空气,达到针尖抽吸压力大的效果。

(1)详细护理配合 1~4 项同慢针抽吸法。

(2)检查负压注射器有无缺损,将负压注射器内抽 3 ml 0.9% 生理盐水,排净空气备用。

(3)穿刺至肿瘤组织后,护士将穿刺针芯拔出,负压注射器接在穿刺针上将注射器中盐水灌入针孔内,至针尖出一滴盐水止,关闭负压注射器,抽负压至(5~10 ml)。观察负压空针内是否有新鲜血液流出,如有,则判定穿刺针头位于血管内,应重新选择穿刺点进行穿刺;如无,则判定穿刺针头端位于肿瘤组织内,医生反复穿刺,穿刺结束后关闭负压,医生将穿刺针外鞘管调至归零,护士取下穿刺针。

五、标本收集

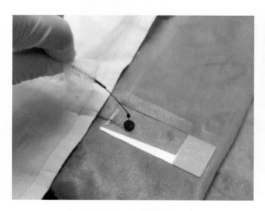

图 24-7　收集穿刺标本

标本收集在穿刺整个过程中,起着至关重要的作用,一般分 3 种检验方法,涂片、病理、细胞学检查。医生根据穿刺收集标本的量来确定穿刺的次数。

(1)标本的收集由台上护士及巡回护士在无菌台面完成。

(2)一名护士将穿刺针芯送回穿刺针管道内,将穿刺物推送少许至载玻片上,另一位护士进行涂片(图 24-7),一般采取涂抹式,用无菌针头以标本为中心进行画圆式涂抹法,半干燥后放入盛有 95% 乙醇溶液的载玻片收集瓶内。

(3)组织条收集至含有中性福尔马林固定液的病理瓶内。

(4)组织液收集在细胞液基瓶内。如果负压空针内有穿刺物,推入细胞液基瓶中送细胞学化验。

六、术后护理

(1)患者护理:用平车将患者推至复苏室内,给予输液、吸氧,监测血压、脉搏、呼吸,观察患者有无腹痛、腹胀等症状。向患者及家属交待术后注意事项,如卧床休息、禁食、禁水 24 h 以上等。待患者完全清醒、生命体征平稳后送入病房。

(2)严密观察患者生命体征:术后 1 h 内每 15 min 测量一次体温、脉搏、呼吸、血压,然后每 30 min 测量一次,直至患者清醒。

(3)注意观察有无并发症发生,如截瘫、肠缺血坏死、气胸、腹胀、腹泻、体位性低血压、感染等。

第二节　药物注射治疗术及护理配合

超声内镜引导下药物注射治疗目前临床上开展的主要有腹腔神经节阻滞术(celiac plexus neurolysis,CPN)和瘤体内重组溶瘤病毒注射术两种。其中 CPN 是通过腹腔神经节注射化学药物而引起阻滞神经、缓解疼痛的作用,是缓解各种原因所致腹痛的安全有效的方法,尤其适用于改善晚期胰腺癌患者的腹痛。而瘤体内重组溶瘤病毒是经过遗传学改造而具有选择性复制能力的病毒,在正常细胞内不能增殖,而在肿瘤细胞内能利用抑癌基因的失活或缺陷选择性复制,最终导致肿瘤细胞的溶解和死亡。将其注射至瘤体内后通过直接溶解、细胞融合、释放毒性蛋白以及诱导抗肿瘤免疫反应等机制杀灭肿瘤。因腹腔神经节阻滞术和瘤体内重组溶瘤病毒注射术两种术式在术前准备、手术配合及术后护理等方面基本类似,在此归为一类描述,统称为药物注射治疗。

一、适应证

（1）确诊恶性肿瘤且已无法切除者;疼痛症状明显,非侵入性治疗方法（如止痛药）疗效不佳者。

（2）伴有持续性、顽固性腹痛的慢性胰腺炎患者。

（3）原因不明的腹痛患者在超声内镜检查过程中发现患有胰腺癌或慢性胰腺炎时。

（4）失去手术机会或术后复发消化道恶性肿瘤的瘤体内注射。

（5）肿瘤全身化疗的辅助治疗。

（6）毗邻消化道恶性肿瘤的瘤体内注射。

二、禁忌证

（1）有凝血功能障碍的患者。

（2）有腹腔感染的患者。

（3）有其他内镜检查禁忌证的患者及不能耐受超声内镜的患者。

三、术前准备

（一）患者准备　患者术前准备同上消化道 EUS 检查术,在此不再赘述。

（二）术前用药　宜在全麻下进行。如有麻醉禁忌,可在严密监视下静脉内注射镇静剂。

（三）器械准备

1. 超声内镜　选用活检钳道直径为 3.7 mm 穿刺用超声内镜。术前检查内镜性能,安装水囊。

2. 穿刺针　选取合适规格的穿刺针,确保穿刺针各部件性能良好。多选用头端密封,周边有多个侧孔的注射药物专用穿刺针,如 COOK - ECHO - 20 - CPN（图 24-8）。抽取负压空针备用。

3. 注射用药物　CPN 阻滞剂一般为无水乙醇和布比卡因注射液,遵医嘱抽取适量备用;重组溶瘤病毒稀释后抽取备用。两组操作均需备生理盐水用于冲洗针道。

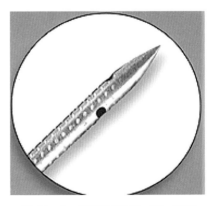

图 24-8　COOK ECHO-20-CPN

四、操作配合

（1）操作者插镜至病变附近,超声清楚显示病灶并确定穿刺部位。CPN 为确定腹腔神经节位置,瘤体内注射溶瘤病毒须确定要注射的肿瘤体。

（2）护士协助测量病灶大小,计算穿刺距离,选择规格适宜的穿刺针。

（3）护士协助取下活检阀门，穿刺针缓慢经活检钳道插入，插入后末端旋转固定于内镜活检口处。

（4）护士协助开启超声多普勒，了解病灶周围血流分布及病变与胃肠壁间有无血管横跨。

（5）操作者选择离消化道壁最近的穿刺路径，同时应避开血管。

（6）确定好穿刺路径后，助手将针芯向外退出 0.5 mm（如为钝形头端内芯）。

（7）操作者将靶组织调整至视野中央或稍靠近镜头前方，穿刺针与胃肠壁呈锐角进入为宜。

（8）穿刺时一般以直接接触法显示病灶即可。

（9）显示穿刺针头端，观察针道回声情况，并将穿刺点周围气体吸尽。

（10）探头贴紧穿刺部位，调整好穿刺针伸出的距离并固定，快速将穿刺针刺入病灶。

（11）助手将针芯先往里推到底后拔出，并接上负压，观察连接处是否有新鲜血液流出，如有，则判定穿刺针头端位于血管内，应重新选择穿刺点进行穿刺；如无，则判定穿刺针头端位于靶组织内，随即关闭负压空针并取下。

（12）护士将抽取好的药物缓慢推注至病灶，同时观察患者神态及生命体征，如有异常，及时报告操作者。

（13）将药物完全推注完毕后，助手继续推注适量生理盐水以确保所有药物均已进入靶组织。退出穿刺针，结束操作。

（14）术后，护士应密切观察患者生命体征。

五、术后护理及注意事项

1. **患者护理** 用平车将患者推至复苏室内，给予输液、吸氧，监测血压、脉搏、呼吸，观察患者有无腹痛、腹胀等症状。向患者及家属交待术后注意事项，如卧床休息，禁食、禁水 24 h 以上等。待患者完全清醒、生命体征平稳后送入病房。

2. **严密观察患者生命体征** 术后 1 h 内每 15 min 测量一次体温、脉搏、呼吸、血压，然后每 30 min 测量一次，直至患者清醒。

3. **注意观察有无并发症发生** 如截瘫、肠缺血坏死、气胸、腹胀、腹泻、体位性低血压、感染等。

第三节 肿瘤内植入术及护理配合

目前临床上超声内镜引导下的肿瘤内植入术主要分为放射性碘粒子植入术和金属标记物植入术。作为放射治疗肿瘤方法的一种，在超声内镜引导下，将发出低能量 γ 射线的碘粒子直接植入肿瘤组织内，对肿瘤组织进行持续性、最大程度的毁灭性杀伤。而肿瘤内金属标记物的植入，则是有助于射波刀治疗肿瘤，对肿瘤组织精确扫描定位，因人体部分软组织如肝、肾、胰腺、前列腺等没有被追踪的结构，因此需要在肿瘤内或旁边植入金标作为追踪的目标。两者从操作上来讲完全一致，故合并阐述。

一、适应证

（1）未经治疗的原发肿瘤，如胰腺癌、肝左叶癌、腹膜后肿瘤等。

（2）患者不愿意进行根治或无法手术的腹腔肿瘤。

（3）转移性肿瘤病灶或术后孤立性肿瘤转移灶。

（4）外照射效果不佳或失败的腹腔肿瘤。

二、禁忌证

存在超声内镜引导下穿刺禁忌证及恶性肿瘤广泛转移的患者原则上不应进行。

三、术前准备

（一）患者准备　患者术前准备同上消化道 EUS 检查术，在此不再赘述。

（二）术前用药　宜在全麻下进行。如有麻醉禁忌，可在严密监视下静脉内注射镇静剂。

（三）器械准备

1. **超声内镜**　选用活检钳道直径为 3.7 mm 穿刺用超声内镜。术前检查内镜性能，安装水囊。

2. **穿刺针**　选取合适规格的穿刺针，确保穿刺针各部件性能良好。因金属标记物和放射性碘粒子的直径均较粗，需选择 19G 及以上规格穿刺针。

3. **其他物品准备**

（1）防辐射装备：因碘粒子具有放射性，因此在行碘粒子植入术前操作者及护士应穿着防辐射装备。

（2）放射性碘粒子（^{125}I）（图 24-9）：常用放射性粒子的微观结构包括放射源、钛壳和封装尾端三部分，外观呈短棒状。因体积非常小，所以在移取过程中需要非常小心，多采用尖细镊子夹取。粒子在运送过程中需要放入一定厚度的铅质容器内，以保证安全。

（3）放射性粒子释放装置（图 24-10）：手工放入粒子较困难，多采用半自动的粒子释放器完成。

（4）金属标记物（图 24-11）：按需准备适量金属标记物。

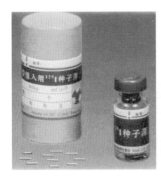

图 24-9　放射性碘粒子（^{125}I）

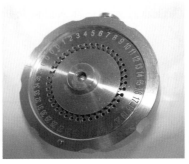

图 24-10　放射性粒子释放装置

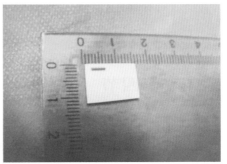

图 24-11　金属标记物

四、护理配合

(1) 操作者插镜至病变附近,超声清楚显示肿瘤组织并确定穿刺部位。

(2) 护士协助测量病灶大小,计算穿刺距离,选择规格适宜的穿刺针。因金属标记物和放射性碘粒子直径均较粗,需选择 19G 以上规格。

(3) 护士协助取下活检阀门,并将穿刺针缓慢经活检钳道插入,待针鞘完全插入后旋转末端固定于内镜活检口处。

(4) 护士协助开启超声多普勒,了解肿瘤组织周围血流分布及病变与胃肠壁间有无血管横跨。

(5) 操作者选择离消化道壁最近的穿刺路径,同时应避开血管。

(6) 穿刺过程同细针穿刺活检术(此处略)。

(7) 穿刺至肿瘤组织后,护士将针芯先往里推到底后拔出,常规连接并打开负压,观察连接处是否有新鲜血液流出,如有,则判定穿刺针头位于血管内,应重新选择穿刺点进行穿刺;如无,则判定穿刺针头端位于肿瘤组织内,随即关闭负压空针并取下。

(8) 肿瘤内植入术需要两名护士。一名护士负责将事先安置在释放器内的金属标记物或放射性碘粒子释放至针道内,另一名护士利用针芯,将其推入至肿瘤内后,退出针芯,等待下一粒植入,如此周而复始直至将所有金属标记物或放射性碘粒子植入。一般金属标记物只需植入 1~2 颗,放射性碘离子需均匀植入于肿瘤体内,具体数目及计算方法请参阅相关章节。

(9) 术后,护士应密切观察患者生命体征。

五、术后护理及注意事项

(1) 患者护理:用平车将患者推至复苏室内,给予输液、吸氧,监测血压、脉搏、呼吸,观察患者有无腹痛、腹胀。向患者及家属交待术后注意事项,如卧床休息,禁食、禁水 24 h 以上等。患者完全清醒、生命体征平稳后送入病房。

(2) 严密观察患者生命体征:术后 1 h 内每 15 min 测量一次体温、脉搏、呼吸、血压,然后每 30 min 测量一次,直至患者清醒。

(3) 注意观察有无并发症发生,如截瘫、肠缺血坏死、气胸、腹胀、腹泻、体位性低血压、感染等。

(4) 放射性碘粒子植入术后患者,需注意其周围特殊人群的防护,尽可能避免孕产妇及婴幼儿与患者过度密切接触。

第四节　胰腺假性囊肿穿刺置管引流术及护理配合

超声内镜引导下胰腺假性囊肿穿刺置管引流术,相较于外科手术,具有手术时间短、住院费用低、并发症低、患者痛苦小及效果立竿见影等优点,今年来已成为治疗胰腺假性囊肿较为理想的非手术治疗方法之一。

一、适应证

（1）胰腺假性囊肿患者伴有明显的腹痛、十二指肠或胆管压迫症状，且长期迁延不能吸收者。

（2）无症状的胰腺假性囊肿，如有囊肿破裂或感染倾向，为防止并发症的发生，作为相对适应证也可考虑行引流治疗。

（3）囊肿内感染行胰腺脓肿者。

（4）囊肿形成时间大于 6 周且囊壁完全成熟。

同时还应具备以下条件：①假性囊肿与胃肠道壁之间紧贴，无大血管阻隔。②消化道局部受囊肿压迫隆起，如黏膜有明显色泽改变的则更理想。③经超声内镜扫查后能显示较为清晰的囊壁。④确认囊肿与主胰管不相通，或虽相通，但不能顺利将支架通过 ERCP 的方式插入囊肿的，或虽将支架通过 ERCP 的方式插至囊肿，但引流不畅的。

二、禁忌证

（1）假性囊肿形成的早期，囊肿壁薄，形态不规则。

（2）囊肿病变性质不明。

（3）囊肿和胃肠道壁之间有大血管，无法避开者。

（4）有凝血功能障碍者。

（5）囊腔内有较多分隔。

（6）囊内出血或囊肿破裂。

（7）有普通内镜检查的禁忌证或患者一般状况差及不愿配合者。

三、术前准备

（一）患者准备　患者术前准备同上消化道 EUS 检查术，在此不再赘述。如患者长期口服抗凝药，需在医生指导下停药 1 周以上。

（二）术前用药　需在全麻气管插管下进行。患者取平卧位，采用气管插管麻醉后将头偏向一侧，以防术中大量囊液涌入胃腔导致反流误吸。如有麻醉禁忌，可在严密监视下静脉内注射镇静剂，备好吸引装置防止患者反流误吸。

（三）器械准备

1. **超声内镜**　选用活检钳道直径为 3.7 mm 穿刺用超声内镜。术前检查内镜性能，安装水囊。

2. **穿刺针**　选取合适规格的穿刺针，确保穿刺针各部件性能良好。因穿刺针针道内需要通过 0.035inch 导丝，故选择 19G 及以上规格穿刺针。

3. **导丝**　0.035inch 导丝为首选，如无，则可用 0.025inch 导丝代替。长度 4 500 mm。

4. **囊肿切开刀**　先利用切开刀导管内芯初步切开，后利用烧灼的热透环及外鞘管进一步扩张。切开与热透环集成一身，建立窦道高效、方便。

5. **球囊扩张导管**　必要时使用。扩张直径选择 0.8～1.0 cm。

6. **支架** 7～10F 双猪尾形塑料支架和新型双蘑菇头金属支架。

7. **鼻胆引流管** 7F 单猪尾形鼻胆引流管

8. **其他物品准备**

(1) 高频电发生器：内镜专用高频电发生器。

(2) 无菌物品：手套、手术衣、铺单等。

四、操作配合

(1) 有条件的医院可在 X 线辅助下进行。操作者及护士需要穿戴防辐射装备。

(2) 操作者使用超声内镜探查到囊肿后，确定穿刺部位。

(3) 护士协助取下内镜活检阀门，并将穿刺针缓慢由活检钳道插入，待针鞘完全插入后将末端固定于内镜活检口处。

(4) 护士协助开启超声多普勒，了解囊肿周围血流分布及病变与胃肠壁间有无血管横跨。

(5) 操作者选择合适的穿刺路径，同时应避开血管。

(6) 操作者刺入囊肿后，护士退出针芯并连接负压，如负压注射器内瞬间可见大量液体被吸出即证明穿刺成功。关闭负压空针并取下。

(7) 护士沿穿刺针置入导丝，导丝盘圈于囊肿内，以盘 3 圈为宜以防操作不慎致使导丝滑出。

(8) 将穿刺针针芯退回至针鞘内，退出穿刺针，保留导丝。

(9) 护士沿导丝插入囊肿切开刀，连接高频电发生器后切开胃壁及囊肿壁，建立囊腔与胃腔的隧道。保留导丝，退出囊肿切开刀。

(10) 如隧道直径不能满足支架植入的需求，可用球囊扩张导管扩张隧道。

(11) 隧道建立后，囊液会大量涌入胃腔，为防止患者返流误吸，应随时吸尽胃腔内囊液。

(12) 如植入双蘑菇头支架，使支架两端分别位于囊腔和胃腔内，缓慢释放，防止移位，完全释放完毕后退出导丝及推送器。如植入双猪尾塑料支架，将支架及推送器沿导丝插入，推送器内芯进入囊肿内后，松开内芯和推送管旋钮，将支架推入囊肿内，放置适当后拔出导丝及推送器。

五、术后护理

术后予以静脉输液、吸氧，同时监测患者生命体征，观察患者有无腹痛、腹胀等症状。交待注意事项，嘱患者卧床休息，禁食、禁水 24 h 以上，待完全清醒生命体征平稳后送入病房。

（荀华英　傅增军　姚银珍）

参考文献

[1] 金震东. 消化超声内镜学[M]. 北京：科学出版社,2017：205—209.

[2] 蒯榕,杨大明,陶琨,等. 内镜超声引导下细针穿刺抽吸术诊断上消化道隆起性病灶的价值[J]. 外科研究与新技术,2015,4(4)：226—229.

[3] 刘娟娟. 超声内镜引导下经胃穿刺引流治疗胰腺假性囊肿[D]. 天津医科大学,2014.

[4] 司为锁. 超声内镜对 275 例上消化道隆起性病变的临床应用分析[D]. 皖南医学院,2014.

[5] 张文颖. 内镜超声探头引导下乙醇瘤内注射治疗胰腺癌的实验研究[D]. 第二军医大学,2013.

［6］肖斌. 基因重组溶瘤腺病毒治疗中晚期胰腺癌的实验及临床研究［D］. 第二军医大学，2011.

［7］金震东. 超声内镜在消化系疾病诊治中的应用进展［J］. 胃肠病学和肝病学杂志，2009，18(1)：5—9.

［8］金震东. EUS 在消化疾病诊治中的应用进展［J］. 中国消化内镜，2008(Z1)：35—40.

［9］江月萍. 超声内镜引导下放射性(125)I 粒子组织间植入联合化疗治疗中晚期胰腺癌：前瞻性随机对照研究［D］. 第二军医大学，2008.

［10］陈建民，任建林. 介入性超声内镜技术的研究进展［J］. 世界华人消化杂志，2007(30)：3229—3232.

［11］陈洁. 超声内镜用于胰腺占位诊断及胰腺癌 p53 基因治疗临床研究［D］. 第二军医大学，2007.

第二十五章

结肠镜下介入治疗及护理配合

结肠镜下介入治疗是指在结肠镜下进行的各种内镜腔内治疗,本章重点介绍结肠狭窄内镜下气囊扩张术、结肠狭窄内镜下支架置入术、结肠术前定位黏膜下注射标记、结肠镜下异物取出术。

第一节　结肠狭窄内镜下气囊扩张术及护理配合

结肠狭窄可分为恶性狭窄、良性狭窄和先天性狭窄(结肠隔膜性狭窄)。恶性狭窄多系结肠癌所致;良性狭窄多因炎性病变及术后吻合口狭窄等引起。结肠狭窄患者常有排便困难及伴不全梗阻,结肠镜常不能通过(结肠镜外径 12～13.6 mm),结肠良性狭窄多采用扩张治疗,而扩张目前多采用内镜直视下三级球囊扩张(CRE)术。

一、适应证

结肠狭窄内镜直视下气囊扩张术的主要适应证为非肿瘤性狭窄、外压性狭窄、结肠术后吻合口狭窄等,肿瘤性狭窄支架或引流管治疗之前的操作,而对于先天性狭窄目前主要是应用手术治疗。

(1) 不能手术或不愿手术者的结肠良性狭窄,如吻合口狭窄及各种炎性狭窄。

(2) 已明确的结肠梗阻性狭窄拟行肠梗阻导管置入术。

(3) 拟行结肠狭窄支架置入术前,恶性肿瘤浸润压迫引起结肠、直肠狭窄或阻塞而致排便不畅、排便障碍。

二、禁忌证

(1) 结肠术后吻合口狭窄合并吻合口瘘。

(2) 结肠造瘘口狭窄。

(3) 婴幼儿先天性狭窄。

（4）重度内痔或肛周静脉曲张出血期急性炎症、溃疡性结肠炎出血期、出血倾向或凝血功能障碍、心肺功能衰竭、疑有小肠广泛粘连性梗阻的患者。

三、术前器械准备

（1）内镜：结肠镜下狭窄直视气囊扩张术，可以选取常规结肠镜，或是工作钳道为3.8mm的胃镜或是双钳道内镜。

（2）常规备齐吸氧、心电监护、负压吸引、抢救设备及药品等。

（3）内镜附属设备，冲洗装置，钢制导丝，斑马导丝。

（4）三级扩张球囊及压力泵。

四、术前评估

（1）常规心电图、超声、血常规、凝血功能、CT等检查评估患者全盘状况，签署治疗前知情同意书。

（2）CT等检查了解病变部位和周围情况，可以提前用超细胃镜（直径在5～5.9mm），通过狭窄段，更明确的了解狭窄段长度以及成角情况。

（3）依据病理证据，进一步了解与患者家属沟通确认治疗方案。

（4）必要时遵医嘱给予胃肠减压，术前禁食3～5d，清洁灌肠每天2～3次。

五、气囊扩张治疗的具体操作方法

因三级扩张球囊型号（图25-1）比较多，目前结肠狭窄的扩张有直视下和X线透视下三级扩张球囊结肠狭窄扩张。

（1）详细观察病变，选择合适型号的扩张球囊，行基本处理（如活检）后经活检孔道送入扩张气囊并骑跨于狭窄段，在直视下行气囊扩张术，扩张时视注意压力泵（图25-2）的压力，遵医嘱针对狭窄段进行逐级扩张至相应的直径。

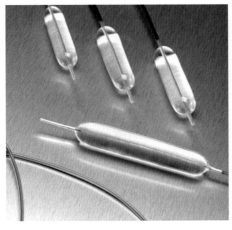

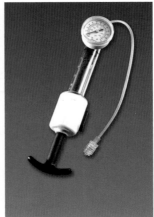

图25-1 三级扩张球囊　　　　　图25-2 压力泵

（2）X线透视下，先经结肠镜活检孔插入黄斑马导丝，将导丝通过结肠狭窄段远端，再将扩张球囊经结肠镜活检孔道的黄斑马导丝插入狭窄段并通过狭窄段，将压力泵内抽入少量造影剂，X线下进行结肠镜下扩张，遵医嘱针对狭窄段进行逐级扩张至相应的直径，以免出现出血、穿孔的风险（图25-3，图25-4）。

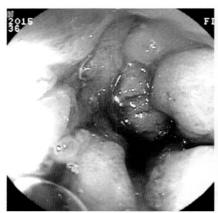 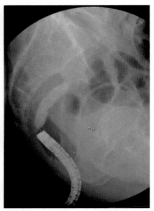

图25-3　乙状结肠恶性狭窄　　　　图25-4　扩张术X线

（3）如果狭窄段较窄又成角明显，且导丝不易通过狭窄段远端时，可以选取超细胃镜通过狭窄段，将导丝送至狭窄段远端，再更换结肠镜，将相应规格的气囊插入到结肠镜活检管道内，导丝沿球囊导出，使导丝与结肠镜、球囊保持张力，保持一个轴向直至结肠镜抵达狭窄处，X线下同上对狭窄段进行扩张治疗。

（4）操作中及时询问患者的不良反应，观察是否有腹痛、腹胀等症状。如有腹膜刺激症状时要及时通知医生停止操作。

六、术后护理

（1）术后应禁食1～2 d，注意观察腹痛、腹胀情况，及时了解有无穿孔等并发症。

（2）观察扩张后大便排出情况，了解患者肛门排气、排便情况，及时发现出血等情况。

第二节　结肠狭窄内镜下支架置入术及护理配合

据报道8%～29%的大肠癌患者是以急性肠梗阻为首发表现，部分晚期大肠癌患者因年龄、癌转移程度不能耐受手术或错过手术时机，便行姑息性治疗，保持排便通畅。随着内镜技术的不断发展，肠道支架置入术已成为解除不能手术的大肠癌所致的梗阻、减少或避免急诊结肠造瘘术的新技术，分为直视下支架植入、X线透视下支架植入。

一、适应证

（1）明确的结肠恶性肿瘤致管腔狭窄，又不能耐受手术、肿瘤转移压迫肠腔致管腔狭窄者。

（2）急慢性肠梗阻需放置支架解除梗阻、择期手术的患者。

（3）病变在结肠至距肛门齿状线 3 cm 以上者。

（4）明确的结肠肿瘤导致的狭窄、择期手术的患者。

二、禁忌证

（1）恶性狭窄伴消化道急性穿孔，狭窄部位又存在活动期溃疡者。

（2）结肠的狭窄部位存在严重炎症、出血者，周边存在大血管有大出血可能的患者。

（3）疑有小肠存在梗阻的患者。

（4）严重心肺功能衰竭、凝血功能障碍、急性心肌缺血、严重心律失常者。

三、术前器械及物品准备

（1）电子肠镜（选用 3.7 mm 孔道内镜，因其活检孔道大，可直接进行支架置入术）、相应主机和附属配件（注水泵、肠镜检查专用裤、纱布、记号笔、硅油等）转移至有胃肠透照机室内。

（2）根据肿瘤狭窄的长度和程度选择合适规格的一体式 TTS 支架（2 个）。

（3）斑马导丝。

（4）双腔造影导管、三腔球囊导管等。

四、术前评估

（1）向患者介绍手术目的、必要性、相关风险及注意事项，消除患者的顾虑。术前签署知情同意书。

（2）术前根据结肠镜检查报告详细了解肠道梗阻程度和梗阻部位，判断狭窄部位的程度。

（3）评估患者身体状况，包括出/凝血时间、血常规、肝肾功能等检查。如果存在血液传染病情况，及时与操作医生和护士沟通，做好防护。

（4）详细了解患者用药情况，如正在服用 NSIADs 类等抗血小板凝集药物，应至少停药 3 d 后再进行手术。

（5）为保证视野清晰，提高支架放置的成功率，应及时做好肠道准备。无明显肠梗阻患者可按常规结肠镜检查准备。有肠梗阻者，术前用生理盐水清洁灌肠。禁用甘露醇。

（6）术前空腹 6～8 h 以上，嘱患者去除身体上金属及影响拍片的物品。

（7）遵医嘱配备 CO_2 气源。

五、术中护理配合

（1）协助患者取常规肠镜检查体位，穿内镜检查专用裤，保护患者隐私，加强安全防护；

（2）操作过程中，注意观察患者神志、面色、生命体征变化，如有异常，立即停止检查，给予对症处理。

(3)术中遵医嘱使用弹、抖,反复试探的方法使斑马导丝通过狭窄段远端,并在 X 线下遵医嘱随时调整支架至理想位置。

六、操作方法

(1)协助患者取左侧卧位,术者插入结肠镜至狭窄、梗阻部位。

(2)结肠镜插入狭窄、梗阻部位后观察肠黏膜梗阻情况,观察肠腔或者有明显的粪水流出间隙,用斑马导丝进行反复试探,导丝顺利通过狭窄段后,保留导丝在狭窄段内,沿导丝送入支架释放装置(图 25 - 5),在内镜直视下置入支架,观察支架置入时是否通畅,有无阻力,将支架尾端黄色 mark 点留在距病变远端 1 cm,缓慢释放支架,观察支架位置、膨胀及粪便排出情况(图 25 - 6)。

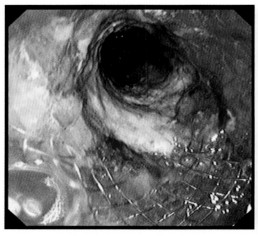 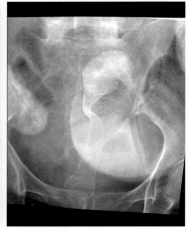

图 25 - 5　支架置入　　　　　图 25 - 6　X 线下狭窄部位成角

(3)在 X 线监视下,从活检孔中插入导管或球囊导管带导丝通过狭窄段至远端(图 25 - 7,图 25 - 8);如用三腔取石球囊带导丝,导丝通过狭窄段远端后,可以将少量造影剂打入球囊内,X 线下向肛侧缓慢拉近直到有阻力后,将球囊缩小至初始状态,术者右手按住球囊外管位置,保持位置不动,退球囊导管,助手随之边退导管边进导丝,内镜直视下观察至球囊前端 mark 出现,此时术者右手按住球囊导管的位置至活检管道帽的位置就是狭窄段的距离,用直尺量好距离并记录。

结肠镜插入狭窄、梗阻部位后观察肠黏膜梗阻情况,是否看到肠腔或者有明显的粪水流出间隙,用斑马导丝进行试探,导丝顺利通过狭窄段后,顺着导丝插入双腔导管(一头出导丝,另一头可注射造影剂),在 X 线透视下进行造影,肠腔未显影部位即是狭窄长度,测量长度选择合适的支架。退出双腔导管,沿导丝送入支架释放装置,观察支架置入时是否通畅,有无阻力,将支架尾端黄色 mark 点留在距病变远端 1 cm,透视下缓慢释放支架,观察支架位置、膨胀及粪便排出情况。

(4)在 X 线监视下保持导丝原位置,退出球囊导管。

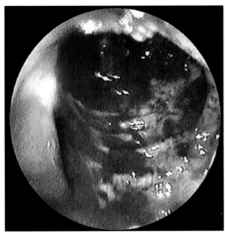 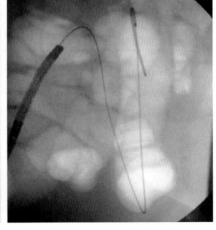

图 25 - 7　细镜通过狭窄段　　　　图 25 - 8　细镜将导丝通过狭窄段远端

（5）沿导丝置入 TTS 结肠支架，X 线监视下保持导丝张力，使一体式支架顺利通过狭窄段（图 25 - 7），如狭窄段过窄，可参考结肠狭窄内镜下气囊扩张术一节对狭窄段进行扩张。

（6）如狭窄不严重，可无需扩张，在 X 线监视下调整位置直接放置支架。

七、术后护理

（1）术后卧床休息 12～24 h，禁食 24 h。

（2）密切观察有无出血、穿孔、感染，发现异常及时报告医师处理。

（3）术后 24 h 内行腹部 X 线平片，了解支架位置、恢复形态及减压效果，观察有无膈下游离气体。

（4）术后指导患者长期避免进食粗纤维食物，保持每天 1～2 次软便，避免大便干结阻塞支架。

（5）做好健康教育，指导患者定期随访。

八、并发症及防治

1. **穿孔**　怀疑有穿孔的患者，立即行腹部平片或 CT 检查。对较小的穿孔可通过金属止血夹夹闭裂口进行修补。对于无法修补的穿孔，应及早进行外科手术。

2. **出血**　密切监测生命体征，出血量较少者，不需特殊处理。出血量较多者，可以经结肠镜在出血点表面喷洒凝血酶止血剂或行止血夹夹闭创面，如效果不好可考虑介入手术。

3. **疼痛及刺激症状**　结肠支架置入后因直肠下段感觉神经丰富、刺激敏感，少数患者可出现疼痛、便意、肛门下坠感等刺激症状。可遵医嘱给予止痛药，若再不能耐受者则需取出支架。

4. **支架移位、脱落**　结肠支架以下滑移位多见，发现后可取出重置。

5. **发生再狭窄**　常由于支架端口黏膜过度增生以及肿瘤向端口浸润或突入支架网眼向腔内生长使管腔再度狭窄。再狭窄发生后可经原有支架再套入支架。

第三节　结肠术前定位黏膜下注射标记及护理配合

结肠术前定位标记主要分为在病变组织周围进行钛夹夹闭标记以及结肠镜下黏膜注射药物进行标记，本节重点描述结肠术前黏膜下注射药物标记的方法以及护理。

内镜下黏膜注射药物标记法用的染色剂主要为亚甲蓝和纳米碳。亚甲蓝因价格低廉且使用便利，具有淋巴趋向性而在临床中广泛使用，但亚甲蓝注入后即可进入毛细血管，造成注射部位广泛染色，不易分辨隐匿在脂肪组织内的淋巴结，易造成手术中误切。纳米碳为纳米级碳颗粒制成的混悬液，具有高度的淋巴系统趋向性，可使恶性肿瘤的引流淋巴组织黑染，定位病灶原始位置。

一、适应证

拟行外科手术、腔镜手术且结肠病变范围较小，且术中不易寻找病变范围的患者。

二、禁忌证

严重过敏体质者，不适合药物黏膜下注射，此类患者可采用钛夹夹闭标记。

三、术前器械及物品准备

（1）电子肠镜或治疗型胃镜及相应主机和附属配件注水泵、肠镜检查专用裤、纱布、记号笔、硅油等。

（2）注射针（23G）、甘油果糖、亚甲蓝注射液、纳米碳。

四、术前评估

（1）向患者介绍手术目的、必要性、相关风险及注意事项，消除患者的顾虑。术前签署知情同意书。

（2）评估患者身体状况，包括出/凝血时间、血常规、肝肾功能等检查。如果存在血液传染病情况，及时与操作医生和护士沟通，做好防护。

（3）详细了解患者用药情况，如正在服用 NSIADs 类等抗血小板凝集药物，预防针眼出血。

五、术前定位黏膜下注射药物标记的具体操作方法

（1）在内镜中心进行亚甲蓝注射标记，大都采取 EMR、ESD 注射的配比浓度，即 100 ml 甘油果糖加肾上腺素及 1% 亚甲蓝注射液 4 mg 的混合液作为黏膜下注射标记的浓度，注射量为 1~2 ml。

（2）先排净内镜注射针的空气，注射标记部位选在病变的肛侧，在病变距离为 0.5 cm 为注射点较佳。操作时观察注射药物是否在黏膜下，若注射顺畅，镜下可见黏膜隆起较明显，黏

膜内药物颜色清晰可见;若注射时推注阻力大、且黏膜未隆起,应考虑注射较深,应提醒操作医生,立即停止注射,将注射针退出后重新注射(图 25-9,图 25-10)。

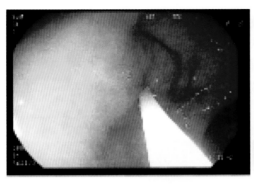
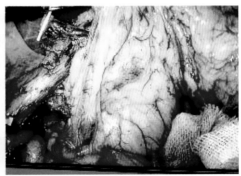

图 25-9　内镜下注射染色剂　　　　图 25-10　内镜下标记的手术野

（3）在手术室进行术中注射标记。

第四节　结肠镜下异物取出术及护理配合

直肠及结肠异物的发生率远远低于上消化道,结肠异物如来源于上消化道大都能自行排出,异物不能排出则可出现临床症状,如梗阻、穿孔、腹膜炎或脓肿形成等,必须及时诊断和正确处理。来源于从肛门进入结肠的异物大都通过手淫的方式将异物不慎送入直肠乃至结肠内,因结直肠内的异物大多数较大,取出的难度也较上消化道异物大。

一、诊断

根据病史通过肛门指检或 X 线检查定位后,即可诊断。

二、术前评估

（1）根据病史及患者精神心理情况对患者进行详细评估,主要评估患者是否愿意配合检查,注意保护患者隐私,做好心理护理。

（2）术前遵医嘱可以经肛门置入粗胶管达异物附近,注入液状石蜡约 150 ml,拔出粗胶管,为手术取物起到润滑和保护肠黏膜作用。

三、术中护理配合

（1）协助患者取常规肠镜检查体位。

（2）操作过程中,注意观察患者神志、面色、生命体征变化,如有异常,立即停止检查,并做对症处理。

四、结肠镜下异物取出术的操作方法

（1）异物在直肠的患者，根据异物形态选择合适的器械，如果异物较小可以选择网篮、圈套器、网兜等配件，在取出过程中适时嘱患者做排便动作。

（2）如果异物较大呈圆形可以在硬膜外麻醉下，选择三腔两囊管，选择性将其球囊打起，麻醉后肛门呈松弛状态，利用球囊将异物拖拉直至体外。

（3）如果异物较大且形状较多可以在硬膜外麻醉下，肛肠镜下分别使用卵圆钳、膀胱拉钩、钢丝线等工具将异物取出（图 25-11～14）。

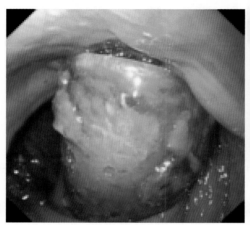
图 25-11　直肠异物(试管)

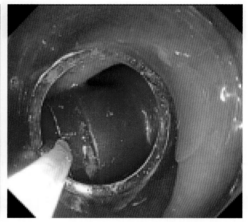
图 25-12　直肠异物(红色瓶子)

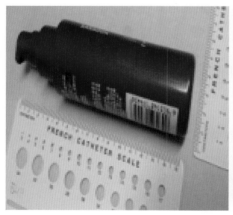
图 25-13　直肠异物取出(红色瓶子)

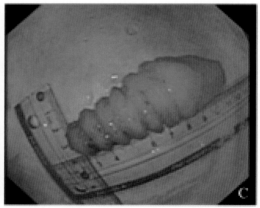
图 25-14　异物(马铃薯)

五、术后护理

（1）经肛门异物取出术后护理术后平卧 4～6 h，4～6 h 后可自行活动。

（2）因患者下消化道受过摩擦、挤压等机械性损伤，告知患者 72 h 内进食无渣流质或半流

质,减少大便产生,以免引起消化道出血。

（3）24 h内观察生命体征,注意患者有无腹痛、腹胀、血便排出等情况,发现异常立即报告医生,遵医嘱给予止血、抗炎等处理。

（4）术后第1天鼓励下床活动,防止肠黏连;严密观察患者生命体征、腹部体征和排便情况。

六、并发症观察与护理

（1）观察有无出血：异物摩擦、挤压肠壁可导致肠道出血,经腹手术者还可发生腹腔内出血、切口出血。

（2）注意观察患者有无腹胀、压痛、反跳痛、腹肌紧张等症状及体征,关注体温变化,若出现腹胀、腹部压痛、反跳痛、腹肌紧张、体温升高、引流管引出粪性液体等情况,立即告知患者禁食、取半卧位,报告医生处理,并做好手术相关准备工作。

（3）观察患者术后有无出现肛门失禁,其原因是患者长期使用直径较大异物经肛门自慰,导致肛门括约肌松弛。

（4）患者术后控便能力较差,排气时有粪液排出污染内裤。告知患者用温水清洁肛门及周围皮肤,保持局部干燥。

七、健康教育

（1）在出院前,帮助患者正确面对手淫问题,告知经肛自慰可能造成的危害和严重后果,使其能正确选择自己的性行为,有条件的医院可以请心理咨询师协助对患者进行心理护理。

（2）做好心理护理,术后加强饮食护理、活动指导、生命体征观察、并发症的观察及护理,做好出院前的健康教育,以预防和减少此类事件的发生。

（苏　彬）

参考文献

［1］童强.滕敬华.李胜保.实用消化内镜护理技术[M].武汉：华中科技大学出版社,2014：11.
［2］余砾.纳米炭标记法对结直肠癌腹腔镜手术的辅助价值[D].福建医科大学硕士学位论文,福建医科大学,2015：6.
［3］冯轶,牛应林,李鹏.直乙结肠巨大异物嵌顿的内镜诊治分析(附7例报告)[J].中国内镜杂志,2018,24(2)：110—112.

第二十六章

小肠镜下介入治疗及护理配合

双气囊小肠镜(double-balloon enteroscopy，DBE)和胶囊内镜的问世消除了消化道内镜诊治的盲区，使占消化道全长 3/4 的小肠如同胃和结肠一样可在镜下直视，使以往一些需要外科手术或腹腔镜治疗的小肠疾病得以在小肠镜下实施微创治疗。近年文献已报道了多项 DBE 下的治疗技术，约 20％～40％的 DBE 进行了镜下治疗，包括止血、息肉电切、小肠异物内镜下取出、小肠内镜下注射标记，甚至气囊扩张术、支架植入术等。

第一节 内镜下小肠止血及护理配合

一、药物及器械准备

（一）药物 去甲肾上腺素、肾上腺素、凝血酶溶液、0.9％氯化钠、10％氯化钠、蒸馏水。

（二）器械 喷洒导管、注射针、注射器、氩气导管、电热活检钳、高频电刀、钛夹、钛夹释放器。

二、操作方法及护理配合

（一）药物喷洒止血 其原理是在内镜直视下喷洒各种止血药以达到止血的效果，适用于病灶渗血的处理，对于出血量大且视野不清者，也可用于预处理使视野清晰，便于实施后续的相应处理。具体方法为双气囊内镜检查确定出血部位、病变性质、范围及有无活动性出血，见活动性渗血病灶后先以蒸馏水用力冲洗表面渗血血块，随后在内镜直视下向出血灶喷洒止血药物如去甲肾上腺素(4 mg/50 ml)或凝血酶溶液(5 000 U/40 ml)。

（二）氩离子凝固术 氩离子凝固术(argon plasma coagulation，APC)凝固深度为 2～3 mm，具有非接触性、凝固深度浅的优势，适用于各种类型病变出血的止血，尤其适用于较大面积糜烂出血的止血。具体方法如下：开启氩离子发生器钢瓶阀门，将流量设为 2 L/min，APC 设定 50～60 W；找到出血病灶后，将氩气管从活检孔道插入直至伸出到内镜前端，在距出血部位 2～3 mm 处进行凝固治疗，直至组织发白凝固、出血停止；观察数分钟，确认渗血停止。操作过程中注意保护氩气管使之勿折。

（三）电凝止血　高频电通过人体时会产生热效应，使组织凝固、坏死从而达到止血目的。具体方法如下：双气囊内镜检查确定出血部位、病变性质、范围及有无活动性出血；用生理盐水冲洗病灶处，充分暴露病灶；保证高频电发生器和电极连接正确，插入电凝电极（如电凝器或热活检钳等）使之伸出内镜前端，探头对准出血灶，轻轻压在病灶中心，运用单纯凝固电流，反复电凝数次直至局部黏膜凝固发白、出血停止为止；以少量蒸馏水冲洗创面，观察1～2 min以确定出血停止（图26-1）。

（四）注射止血　注射止血是通过黏膜下注射肾上腺素溶液，收缩小血管及压迫周围组织以达到止血的目的。具体方法如下：双气囊内镜检查确定出血部位、病变性质、范围及有无活动性出血；用生理盐水冲洗病灶，充分暴露病灶；插入注射针至出血灶，轻轻刺入出血灶周围黏膜下层，缓慢注射肾上腺素溶液（2 ml肾上腺素＋9 ml生理盐水＋9 ml浓氯化钠）至局部组织隆起发白；以少量蒸馏水冲洗创面，观察1～2 min以确定出血停止（图26-2）。注意注射前要排气，注射时应有一定的阻力，否则提示注射针可能穿透小肠壁至腹腔。

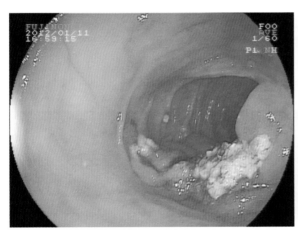

图26-1　电凝电极处理后创面

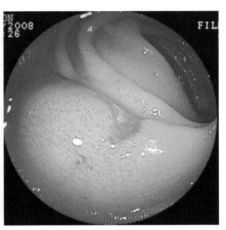

图26-2　黏膜下注射后创面

（五）止血夹止血　钛夹止血是利用金属止血夹对出血血管进行钳夹或对其周围组织夹闭缝合时所产生的机械力达到止血目的。所用器械包括活检孔道在2.8 mm及以上的双气囊内镜、止血钛夹和钛夹释放器。具体方法如下：双气囊内镜检查确定出血部位、病变性质、范围及有无活动性出血；用生理盐水冲洗、暴露病灶；将钛夹安装于释放器上，插入活检孔道至出血灶处，对准出血部位后释放钛夹，观察效果，可用多枚夹闭（图26-3）。

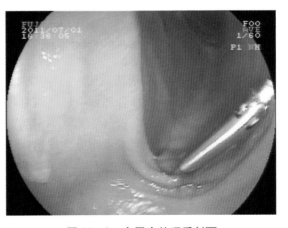

图26-3　金属夹处理后创面

第二节　内镜下小肠息肉切除和黏膜切除术及护理配合

一、适应证

小肠镜下息肉切除术的适应证包括增生性息肉、错构瘤性息肉、炎性息肉、出血性息肉等，腺瘤性息肉是否应行内镜下治疗尚未达成共识，应充分考虑经口、经肛内镜检查的困难以决定是否行小肠镜下切除。

二、护理配合

（一）术中护理配合

（1）协助术者观察息肉：冲洗息肉表面（必要时加祛泡剂）黏液、染色等。

（2）黏膜下注射：因正常小肠黏膜厚度仅为3~4mm，直接圈套和灼烧切除易造成小肠穿孔或迟发型穿孔，因此无论是有蒂息肉还是广基息肉均应在黏膜下注射1∶10 000肾上腺素＋亚甲蓝＋甘油果糖溶液后再行圈套或EMR切除。

（3）电切：视息肉大小选择合适规格的圈套器套住息肉后，收紧切除（图26-4）。也可用尼龙绳套扎、收紧息肉，使之缺血、坏死、自行脱落（图26-5）。

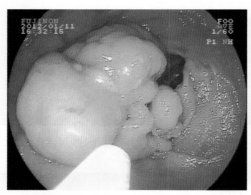
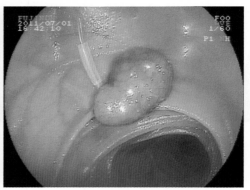

图26-4　圈套器套住并收紧息肉　　　　图26-5　尼龙绳套扎收紧息肉

（4）息肉回收：抽吸法适用于较小的息肉，用纱布堵在吸引管道处进行持续吸收以回收息肉；网篮收取法是选择合适规格的网篮套住息肉后随镜取出；换内镜法适用于需回收的息肉量较多的情况，可将外套管气囊充气固定肠腔后，更换为常规胃镜或肠镜，从外套管进入小肠腔内有标本处，用圈套器或爪钳分次取出标本。

（5）患者的观察：术中应配合麻醉师观察患者的监护值、腹部膨隆情况（较膨胀时应提醒医生吸气）等。

（二）术后护理　待病人麻醉清醒后，嘱其禁食禁水，卧床休息，并观察腹部情况（有无腹痛、腹胀及膨隆程度等）及大便情况（颜色、性质）等。

三、并发症的观察和护理

（一）出血

1. **少量或中量**　关注其血红蛋白指数，如有轻度下降及时提醒医生，通过保守治疗一般止血可自行停止。

2. **大量**　因肠道积聚大量血液再次插入双气囊内镜困难较大，如能再次成功插入双气囊内镜并发现出血点，可先在局部注射肾上腺素盐水再行 APC、高频电烧灼或钛夹止血等治疗。

（二）穿孔

1. **术中穿孔**　立即行内镜下钛夹夹闭缝合（图 26-6），之后严格控制饮食，适量应用抗生素，必要时行胃肠减压，严密观察。

2. **术后穿孔**　即迟发性穿孔，术后应严密观察患者腹部情况，如有发热和腹膜刺激征等应警惕迟发性穿孔的可能，必要时行急诊外科手术。

（三）急性胰腺炎　对行小肠镜检查后发生持续性腹痛者要警惕急性胰腺炎，应监测血淀粉酶。Villamil 等报道了 1 例小肠镜下电凝治疗小肠血管畸形后发生穿孔致腹膜后积气的病例，经保守治疗治愈。因此对于肠道黏膜多发弥漫性病变如活动性炎症、溃疡的患者应控制进镜深度及时间，以避免相关并发症发生。

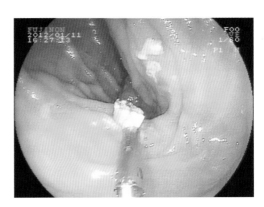

图 26-6　内镜下钛夹夹闭缝合穿孔创面

（四）注意事项　小肠息肉不能一次切除过多，可间隔一段时间后再次行镜下治疗。分布在胃、十二指肠、回肠末端及大肠的息肉应换用胃镜或结肠镜治疗。治疗后患者禁食 1 d，并密切观察有无腹痛、发热、便血等情况。治疗后的患者至少休息 3 d 以上，再从对侧行全消化道对接检查和治疗。所有病例在检查前 1 d 进行充分的肠道清洁准备。

第三节　内镜下小肠狭窄气囊扩张术及护理配合

一、适应证

适用于小肠良性狭窄如小肠克罗恩病所致狭窄。

二、护理配合

（一）内镜直视下经活检孔道气囊扩张术

1. **备物**　EN450T5 型双气囊内镜、扩张气囊、压力表。

2. **方法**　送镜至病变处，详细观察病变，行基本处理（如活检）后经活检孔道送入扩张气囊并骑跨于狭窄段，在直视下行气囊扩张术；或在对病灶进行基本处理后，置入导丝，再沿导丝送入扩张气囊并骑跨于狭窄段,直视下行气囊扩张。

3. **注意事项** 在送入气囊前先对其进行表面润滑,如采取前一种方法扩张则在扩张前不建议检查气囊是否漏气,否则扩张后的气囊再次通过活检孔道时较困难。如采用后一种扩张方法,应注意确保导丝位于狭窄段内,勿使之脱出;扩张时注意记录压力表的刻度,便于手术记录;直视下如有血液流出则为有效扩张,可视情况停止扩张。

(二)内镜退出气囊扩张术

1. **备物** EN-450P5型双气囊内镜、扩张气囊、压力表、导丝、造影剂。

2. **方法** 送镜至病变处,详细观察病变,行基本处理(如活检)后通过内镜活检孔道向肠腔注入水溶性造影剂造影,确定小肠狭窄段长度;将导丝通过活检孔道送至狭窄段,退出内镜,X线监视下经导丝送气囊至狭窄部位,注气扩张1~2 min,放气后再次向肠腔内注射造影剂观察扩张效果;将配件全部从外套管内退出后,再次进镜观察扩张后肠管的情况。也可选用不同型号的扩张气囊对狭窄部位进行逐级扩张。

3. **注意事项** 器械交换时注意导丝要固定好,进导丝时应先进软头端。

(三)术中及术后护理 注意观察患者腹部情况,有腹膜刺激症状时要及时通知医生停止操作或行腹部平片检查,必要时行外科手术。

第四节 内镜下小肠梗阻支架植入术及护理配合

一、适应证

(1)失去根治性手术时机的小肠恶性梗阻。

(2)虽有根治性手术的机会,但不能耐受手术及不能接受手术的小肠恶性梗阻。

(3)某些小肠良性梗阻或狭窄,无法接受手术治疗且内镜下扩张治疗不能奏效者。

二、术中护理配合

(一)备物 最好选EN-450T5型双气囊内镜,因其活检孔道大,可直接进行支架置入术。EN-450P5型双气囊内镜因活检孔道小,不能直接行支架置入术,需保留外套管退出内镜或更换内镜实施后续治疗。此外还需备X线机、导丝、扩张气囊、压力表、小肠支架及其他用于双气囊内镜检查的常规附件。

(二)护理配合

1. **内镜直视下经活检孔道小肠支架置入术** 将EN-450T5型双气囊内镜送达病变处,详细观察病变;经活检孔道(或通过造影导管)注入造影剂以了解狭窄长度,选择好支架(原则是支架长度等于狭窄长度加3~4 cm);经活检孔道插入导丝并通过狭窄段,如支架置入器沿导丝能通过狭窄段则不必对狭窄段进行扩张,否则应先行扩张,再沿导丝送入支架释放装置,在内镜直视和X线监视下缓慢释放支架,观察支架位置和膨胀情况;最后退出支架释放装置和双气囊内镜。

2. **内镜退出法小肠支架置入术**　如选用 EN‐450P5 型双气囊内镜,则应采用内镜退出法行小肠支架置入术。确定好支架长度后(方法同直视下支架置入术)退出内镜,保留外套管在小肠内,保留导丝在狭窄段内,沿导丝送入支架释放装置,X线监视下缓慢释放支架,确保支架能完全覆盖狭窄段,退出导丝和支架释放装置,通过外套管再次进镜,观察支架位置和扩张情况。

（三）注意事项　放置支架时尽量选择大孔径内镜;释放支架动作要缓慢,确定位置合适后再完全释放;释放前做好润滑工作。

第五节　内镜下小肠异物取出及护理配合

一、适应证

（1）异物位于十二指肠降段以远及回盲部近端。
（2）X线检查未发现空肠穿孔征象。
（3）异物未穿透消化道管壁或刺入管壁外组织器官。

二、术中护理配合

1. **备物**　EN‐450T5 内镜、外套管、异物钳、圈套器、网篮等。
2. **护理配合**　内镜进入小肠后,边观察边进镜,发现异物即停止进镜,同时观察异物所在部位、大小、形态、数目、有无嵌顿、有无引起黏膜损伤等,从而确定取出异物的最佳方案。抓取异物时力求抓牢,圈套或钳夹异物时常选择异物的边缘,使异物的长轴与肠管纵轴、镜身一致,最好能将异物拉至外套管内,将外套管、内镜、异物一并拉出,若不能将异物拉至外套管内,则要缓慢退镜,将异物跟随内镜拉出。
3. **术后护理**　术后要严密观察,尤其注意患者有无腹痛、便血等情况,一旦发现有肠穿孔或出血,应立即处理。

第六节　小肠内镜下注射标记及护理配合

一、适应证

（1）外科手术前需内镜下定位病变部位。
（2）经小肠镜检查未发现病变需从另一侧进镜检查者。

二、小肠内镜注射标记的护理配合

1. **备物**　需备 EN‐450T5 或 EN‐450P5 内镜、外套管、注射针、印度墨汁或靛胭脂等。

2. 护理配合 循腔进镜,边观察边进镜,当进镜困难或发现病变部位后,将注射针从活检孔道送入,刺入需标记部位的黏膜下层,先注入空气,见到有黏膜下隆起后,连接装有染色剂的注射器,注入染色剂,注射结束后,退出注射针,观察注射处有无出血。

3. 注意事项 因小肠壁薄,为防止注射针刺入过深,一定要先注气确保有黏膜下隆起后才可继续注入染色剂,否则可能会注入腹腔。

(彭　阳)

参考文献

［1］智发朝,山本博德主编.双气囊内镜学[M].北京:科学出版社,2008:127—144.

［2］智发朝,姜泊,潘德寿,等.全小肠直视检查的双气囊电子小肠镜的初步临床应用[J].中华医学杂志,2003,83(20):1832—1833.

［3］李敏,黄留业,吴承荣,等.双气囊小肠镜与胶囊内镜在小肠出血应用中的对比研究[J].现代消化及介入诊疗,2010,15(1):14—19.

［4］宁守斌,毛高平,唐杰,等.双气囊小肠镜对 Peutz-Jeghers 综合征的诊治研究[J].2008,14(5):467—470.

［5］宁守斌,毛高平,曹传平,等.双气囊小肠镜对 PJS 综合症患者小肠息肉的治疗价值[J].世界华人消化杂志,2008,16(14).

［6］张燕双等.双气囊小肠镜在小肠异物取出中的临床价值[J].空军医学杂志,2020,36(4):3333—3432.

［7］韩泽民,王宇欣.中国小肠镜临床应用指南[J].现代消化及介入诊疗,2018,23(5):672—678.

［8］李文杰,张其德,韩树堂,等.双气囊小肠镜治疗小肠疾病的安全性分析[J].中国医药导刊,2016,18(9):880—882.

［9］杜奕奇.2018 年版《中国小肠镜临床应用指南》解读[J].医学研究生学报,2019,32(6):572—575.

［10］黄丹丹.双气囊小肠镜检查中的护理配合[J].当代护士,2019,26(14):104—107.

［11］熊婧,白杨.胶囊内镜与双气囊小肠镜在诊断小肠疾病中的应用[J].中华消化内镜杂志,2011,28(11):658—660.

［12］黄丹丹,王辉,刘勤芬,等.双气囊小肠镜诊断小肠间质瘤伴出血一例[J].中华消化内镜杂志,2016,33(2):125—126.

［13］李爱琴.单气囊小肠镜检查的护理与配合.护士进修杂志,2016,31(7):662—663.

［14］秦晓辉.Peutz-Jeghers 综合征的治疗[J].中国现代普通外科进展,2019,22(9):749—751.

［15］余琪,李琴,郑萍,等.双气囊和单气囊小肠镜对小肠疾病诊断价值的研究[J].中国内镜杂志,2018,24(3):16—21.

［16］左赞,万苹,何甜,等.双气囊小肠镜指导下手术治疗不明原因消化道出血的卫生经济学评价[J].中华消化内镜杂志,2015,32(1):32—34.

第二十七章

内镜下光动力治疗及护理配合

Barrett 食管（Barrett esophagus，BE）是胃食管反流病的常见并发症之一，指食管下端复层鳞状上皮化生为单层柱状上皮的病理现象。对 Barrett 食管内镜诊断是依据齿状线上移，分类为长节段 Barrett 食管（LSBE），短节段 Barrett 食管（SSBE）。形态分为全周型、岛型、舌型。全周型表现为橘红色胃黏膜与粉红色食管黏膜的交界线呈环周形上移至胃食管连接处上方，交界线形状可不规则、波浪状或有中断（图 27-1）；岛型表现为食管下端见一处或多处斑片状红色黏膜，其表面黏膜增粗、充血水肿、周边发白（图 27-2）；舌型为橘红色胃黏膜呈不规则舌状自胃食管连接处向食管口侧延伸（图 27-3）。

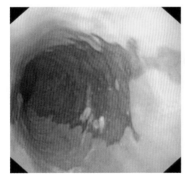 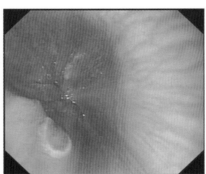 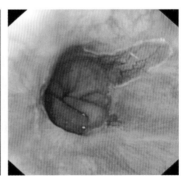

图 27-1　全周型　　　　　　图 27-2　岛型　　　　　　图 27-3　舌型

BE 被认为是一种癌前病变，与食管腺癌的发生密切相关，其癌变的危险性较一般人群高 30~125 倍，因此对 BE 进行干预治疗有助于预防食管癌的发生。内镜下治疗已经广泛应用于治疗 BE 伴有肠上皮化生、不典型增生或局限于黏膜层癌变。常用的内镜下治疗方法有氩离子凝固术、光动力治疗术、射频消融治疗、ESD 和 EMR。理想的治疗是彻底破坏化生上皮、不典型增生上皮，但不损伤深层组织，不发生狭窄和穿孔等严重的并发症。近年来，随着内镜技术的发展，内镜下治疗 BE 的方法逐渐出现并日趋成熟，取得了较好的临床疗效。

第一节　Barrett 食管 APC 烧灼术及护理配合

　　Barrett 食管可伴有肠化或无肠化,其中伴有特殊肠上皮化生者属于食管腺癌前病变,因此阻断 Barrett 食管的发展,对防止食管癌发生具有重要意义。氩离子凝固术(argon plasma coagulation,APC)是一种新型可控制的非接触性电凝技术,能量经电离的氩气由探头传导至靶组织表面,使其形成深度为 2～3 mm 的热凝固变性,从而破坏病变组织,达到治疗的目的。它能有效地损毁 BE 黏膜并诱导鳞状上皮再生。

一、术前准备

　　(一)物品准备　电子胃镜(钳子管道直径 2.8～3.7 mm)、高压水泵、喷洒管、金属止血夹、一次性软式透明帽(适用于镜子的外径)、氩离子发生器。另备 0.9%生理盐水、肾上腺素、去甲肾上腺素等。

　　(二)患者准备　最好在静脉麻醉下行此操作。

　　(1)术前评估患者有无心、肺、脑疾病及严重程度,谨慎排除禁忌证。认真做好麻醉风险的防范措施。

　　(2)术前常规检测出凝血时间、血小板及心电图检查。

　　(3)向患者详细介绍内镜下氩离子凝固术治疗的目的、方法及意义,耐心细致地解释检查的必要性以及可能由此带来的不适和并发症,消除患者焦虑、恐惧的心理。签署治疗及麻醉同意书。

　　(4)术前禁食、禁饮 6～12 h,保证胃排空。

　　(5)术前 10 min 口服二甲硅油散 10 ml,减少胃内黏液的附着,利于治疗时的视野清晰。

　　(6)患者取左侧卧位,双腿弯曲,取出义齿,松开衣领和腰带,摆好检查体位。

　　(7)患者右手备留置针,建立静脉通道,输入复方乳酸钠林格液。术前静脉注射丁溴东莨菪碱 20 mg,以减轻食管黏膜的蠕动。

　　(8)给予心电监护、血氧饱和度监测、血压监测,持续低流量吸氧,氧流量 2～4 L/min。

　　(9)高频电极贴于小腿肌肉丰富处,氩离子凝固器参数调制准确,氩气流量 2 L/min。

　　(10)备齐抢救物品,如呼吸机、气管插管物品、负压吸引器、急救药品等,并处于功能状态。

二、术中配合

　　(1)在监测生命体征稳定后,予静脉缓慢推注丙泊酚 1～2 mg/kg 进行麻醉。0.5～1 min 后患者进入麻醉状态。

　　(2)将透明帽安装在镜子前端,检查内镜注气注水、吸引是否正常。

　　(3)患者保持头低稍后仰,以增大咽喉部的间隙,利于插镜。胃镜直视下观察食管病灶,喷洒卢格液黏膜染色以确定病灶范围。

（4）将氩离子凝固器导管经胃镜活检孔道伸出镜身外，距病灶上方1 cm，不与病灶接触，从远端至近端纵行往返移动，调节氩气功率35～45 W，氩气刀流量1.8～2.0 ml/min，以1～3 s/次的时间进行均匀喷射氩气凝固黏膜，使病变黏膜呈灰白色或部分碳化。

（5）术中密切观察患者有无腹胀、心率加快、血压下降及血氧饱和度等的变化，如有异常及时汇报医生，必要时停止操作，配合抢救。

（6）操作过程中应及时抽吸食管腔内烟雾，以免影响视野和引起胃肠胀气。

（7）退镜前，仔细观察病灶是否处理干净，是否有黏膜下气肿、出血等情况，如一切正常则可退镜，结束治疗。

三、术后护理

（1）治疗完毕后，转至复苏室观察。继续观察患者的神志、呼吸、心率的变化。患者在复苏室完全苏醒后，有专人用平车推回病房。并与病房当班护士交代术中情况。

（2）嘱患者绝对卧床休息，床头抬高15～30 cm，持续心电监护，给予持续低流量吸氧2～3 L/min，保持呼吸道通畅。

（3）遵医嘱给予抑酸和黏膜保护剂治疗等处理。在禁食及少量进食期间，给予静脉补充能量，维持水、电解质和酸碱平衡。

（4）嘱患者当日禁食，次日进温凉流质（米汤，藕粉，鱼汤等），逐渐过渡到半流质（烂面条、米粥等），食物温度适宜，避免进食粗糙刺激性食物。少量多餐，细嚼慢咽。

（5）注意观察患者有无胸痛、气短、皮下气肿、气胸及呼吸困难等食管穿孔表现，注意观察有无出血情况，如呕吐物、大便的颜色、性质、量，出现异常及时报告医生处理。

（6）长时间的治疗过程中可能对咽喉部有损伤，少数患者检查结束后咽部有异物或疼痛感，嘱患者用冰生理盐水漱口或口服西瓜霜含片等以减轻咽喉部不适。

四、并发症处理

（一）出血　立即用含去甲肾上腺素的冰生理盐水反复冲洗创面，或局部注射1：10 000的肾上腺素，必要时选用金属夹夹闭创面止血。

（二）穿孔　氩离子凝固术治疗最大的优点是凝固深度的自限性，烧灼后的黏膜损伤深度不超过2 mm，即使是较大范围的治疗也一样。因此，只要限定一定的功率和时间，就能有效避免食管穿孔。若出现穿孔，可用钛夹闭锁穿孔部位。

五、健康指导

（1）出院前向患者及家属介绍本病的病因，指导患者避免诱发因素。

（2）教育患者保持良好的心理状态，饮食规律，避免进食过饱和刺激性食物，禁饮浓茶、咖啡及碳酸饮料，戒烟酒。临睡前2 h避免进食，睡眠时床头抬高15～20 cm，以减少食管反流。

（3）指导患者适当锻炼，避免劳累。遵医嘱按时服药，定期复查。应用质子泵抑制剂奥美拉唑片20 mg，口服2/d，治疗时间最少2个月或至反流症状消失。末次APC治疗后1个月行内镜检查,其后每隔 3 个月进行 1 次内镜随访,随访时间持续 1 年。

第二节　射频消融术及护理配合

射频消融术(radio-frequency ablation，RFA)通过内镜上的定向射频消融装置所产生的高能量热能,选择性作用于食管表面的病变黏膜。RFA 的治疗机制是通过极性变换率很高的射频电流使病变组织升温,细胞内外水分蒸发、干燥,以致蛋白变性而无菌性坏死,从而达到治疗目的。该技术装置包括 HALO360、HALO90 两种型号,前者(HALO360)主要用于环周型 BE 的一期消融,后者(HALO90)主要用于环周型 BE 的补充消融和散在岛状或舌状 BE 的治疗。

射频治疗对神经、肌肉无兴奋刺激作用,安全性好。导线在工作中不会发热,也不会损伤内镜设备。射频治疗在实际操作中,操作简单,价格相对低廉,是一种安全、高效、经济、值得推广的治疗方法。

一、术前准备

（一）物品准备　电子胃镜(钳子管道直径 2.8～3.7 mm)、射频治疗仪、喷洒管、金属止血夹、内镜专用注射针,另备 0.9% 生理盐水、肾上腺素、去甲肾上腺素等。

（二）患者准备　因患者对该治疗缺乏了解,多数患者有所顾虑。术前主动热情地接待患者,与患者沟通、交流,争取信任、合作。在检查前向患者说明检查的风险性和局限性,操作中和检查后的注意事项,以及可能由此带来的不适和并发症,消除患者焦虑、恐惧的心理。签署治疗同意书。术前评估患者有无心、肺、脑疾病及严重程度,排除禁忌证;详细询问病史、药物过敏史、吸烟史、近期有无咳嗽、气急等症状。术前常规检测出凝血时间,血小板及做心电图检查。了解有无心肺疾病及有无安装心脏起搏器等,为治疗及用药提供依据。术前禁食禁饮 6～12 h,保证胃有效排空。术前 10 min 口服二甲硅油散 10 ml,减少胃内黏液的附着,利于治疗时的视野清晰。患者取左侧卧位,双腿弯曲,取出义齿,松开衣领和腰带,摆好治疗体位。术前注射丁溴东莨菪碱 20 mg,以减轻食管蠕动,射频治疗仪参数调制准确。备齐抢救物品药品。

二、术中护理配合

（1）将射频治疗仪的弥散电极板贴于患者的双下肢上。

（2）常规胃镜检查法将胃镜插入食管,再用喷洒管进行卢戈液喷洒染色以定位,将射频电极置于胃镜头端插入,消融电极及 BE 黏膜上皮同时处于内镜图像的 12 点钟方向,同时胃镜适当注气,使射频治疗电极直接接触、压迫病灶,启动脚踏开关,选择功率 20～25 W,电极于病灶表面来回或平行移动,时间 3～5 s,直至 BE 病灶呈灰白色。

（3）治疗范围略大于病变范围。对全周型 BE,每 4 周进行一次治疗,共进行 2～3 次,每次治疗范围不超过食管壁周长的 1/2,对舌型和岛型 BE 则尽量 1 次达到化生黏膜的完全凝固。如果 BE 长度超过 4 cm,以相同的治疗间隔时间分 2 次或多次进行。

（4）避免在食管蠕动,视野不清时盲目烧灼,尽量减少对正常黏膜组织的损伤。

（5）治疗过程中注意观察患者若出现胸骨后剧烈疼痛,应暂停操作,观察病情变化以防食管穿孔。

（6）术中严密观察患者面色、呼吸、脉搏、血压变化。如果出现出血或休克应立即停止操作,配合医生进行抢救。

三、术后护理

操作结束后专人护送至病房,与当班护士交代病情。嘱病人不要用力咳嗽以免引起出血。术后卧床休息,床头抬高 15～30 cm。当日禁食,次日进食温凉流质或半流质,指导病人一周内勿食过热、粗糙、产气及刺激性食物,少量多餐,细嚼慢咽。遵医嘱给予抑酸和黏膜保护剂治疗。在禁食及少量进食期间,给予静脉补充能量,维持水、电解质和酸碱平衡。观察病人腹痛部位,程度持续时间及性质,大便颜色、量及性状,生命体征情况。及时发现出血及穿孔等并发症,并做好护理记录。

四、健康指导

教育患者保持良好的心理状态,饮食规律,避免进食过饱和刺激性食物,指导患者避免诱发因素。临睡前 2 h 避免进食,睡眠时床头抬高 15～20 cm,以减少食管反流。指导患者适当锻炼,避免劳累。遵医嘱按时服药,定期复查。嘱患者在治疗后 1 个月复查胃镜,若病理仍提示肠化生的柱状上皮存在,则进行第 2 次射频治疗,直至病理证实 BE 黏膜消失,鳞状上皮完全修复即为治疗结束。嘱患者分别于治疗结束后第 3、6、12 个月进行内镜随访,最好由同一内镜医师操作,每次将采集图片与前次图片记录进行对照和保留。

（杨 丽 李 雯）

参考文献

［1］吴敬崇. Barrett 食管 APC 术的护理[J]. 医学信息,2013,26(2）：395.
［2］冯诚,张军. Barrett 食管治疗新进展[J]. 临床内科杂志,2016,33(6）：378—380.
［3］王万敏,韩一平. Barrett 食管射频消融治疗研究进展[J]. 中国全科医学,2017,20：235—237.
［4］刘贞,许军英. Barrett 食管的最新研究进展[J]. 临床消化病杂志,2010,22(6）：352.
［5］刘震雄,黄裕新,闻勤生,等. 内镜下氩离子凝固术治疗 Barrett 食管 118 例临床分析[J]. 中华实用诊断与治疗杂志,2010,24(1）：53.
［6］李雯,秦争艳,周晓亮,等. 内镜下行胃黏膜剥离术的护理配合[J]. 中华现代护理杂志,2011,17(35）：4335—4336.
［7］范晓飞,戈之铮. 射频消融术在 Barrett 食管治疗中的研究[J]. 胃肠病学,2012,17(9）：573—576.

第二十八章

内镜逆行胰胆管造影介入治疗及护理配合

内镜逆行胰胆管造影（endoscopic retrograde cholangio-pancreatography，ERCP）是胆胰疾病检查的重要诊断技术，经过几十年的不断发展，并随着科技的进步、内镜操作技术的提高和器械设备的更新，其成功率不断提高、适应范围不断拓展，已成为胰胆管疾病诊断的金标准。目前 ERCP 技术已成为微创治疗胆胰疾病的主要手段之一，是将内镜经口插入十二指肠降部，经十二指肠乳头导入专用器械，进入胆管或者胰管内，在 X 线透视下注射造影剂等操作，完成对胆、胰疾病的诊断，并在诊断基础之上实施相应介入治疗的总称。目前 ERCP 检查诊断技术已基本发展到以介入治疗操作为主的技术，使治疗性 ERCP 的适应证和可能性大大拓展，有的已能替代手术治疗，如胆总管结石、化脓性胆管炎、恶性胆管梗阻、良性胆道狭窄等以往需要外科手术治疗的疾病，现也可通过 ERCP 介入治疗而得以处理。

第一节　内镜下鼻胆管引流术及护理配合

内镜下鼻胆管引流术（endoscopic naso-biliary drainage，ENBD）是建立在 ERCP 技术基础上用于改善和解除胆道梗阻的一种良好方法。其优点是便于观察引流是否通畅、引流液的量及性质，以及向胆管内注入药物；其缺点是造成胆汁丢失，是临时性的引流措施。

一、适应证

①急性化脓性梗阻性胆管炎；②原发或继发性肿瘤所致的胆管梗阻；③ERCP 后或碎石后预防结石嵌顿及胆管感染；④肝胆管结石所致的胆管梗阻；⑤急性胆源性胰腺炎；⑥创伤性或医源性胆管狭窄或胆瘘；⑦硬化性胆管炎可在胆管引流的同时行药物灌注；胆管结石行灌注药物溶石治疗；胆管癌的腔内化学治疗等。

二、禁忌证

①急性胰腺炎或慢性胰腺炎急性发作；②急性胃炎、急性胆道感染；③对碘过敏，某些不能

用抗胆碱药物者;④心肺功能不全,频发心绞痛;食管或贲门狭窄,内镜不能通过者;⑤小儿,或意识不清、不能配合者;不能耐受咽部异物及鼻黏膜损伤者;⑥有严重食管静脉曲张并有出血倾向者;贲门撕裂出血者。

三、术前准备

（一）内镜准备（图 28-1）　十二指肠镜 JF-260V(活检孔径 3.7 mm)或 TJF-260V(活检孔径 4.2 mm),带有卡槽的抬钳器可固定导丝,提高操作效率。

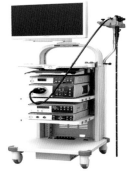
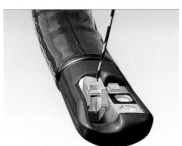
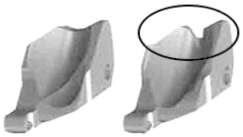

A. 图像处理中心　　　　　　B. 十二指肠镜　　　　　　C. 带有卡槽的抬钳器

图 28-1　内镜准备

（二）辅助设备准备

（1）将十二指肠镜连接主机、光源,开启电源开关,检查主机、光源、视频监视仪、计算机图像储存系统等确保功能正常,检查先端帽,防脱落。

（2）检查镜面是否清晰,送气送水、吸引是否正常,做好白平衡调节,及时发现并排除故障。

（3）开启 X 线机测试,确保透视、拍片正常工作。

（4）高频电发生器、心电监护仪、氧气、吸引装置、抢救设备和抢救物品等。

（5）内镜附件:高频切开刀、导丝、不同类型的鼻胆管(图 28-2)、造影导管等。

（三）患者的准备

（1）术前常规检查心电图、胸片、血常规、肝肾功能、电解质、凝血时间等。患者术前常规禁饮食 6~8 h,取下义齿及金属物品,穿着无纽扣及拉链的衣服,不宜穿着太厚。建立静脉通道,以便必要时给药。

（2）核对患者基本信息,确认诊疗项目及相关检查结果,向患者及其家属解释手术的目的及其必要性以及可能出现的并发症,术中配合的要点与术后的注意事项,取得患者与家属的同意与配合,并签署知情同意书。

（3）术前 10~20 min 口服祛泡剂,给予肌内注射解痉剂、镇静剂(遵医嘱)。

（4）患者采取俯卧位,头偏向右侧,右肩下可置斜坡垫、放置带固定带的口垫,治疗巾或毛巾垫于口下。

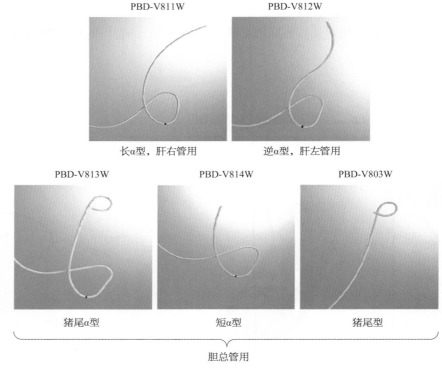

PBD-V811W　　　　PBD-V812W

长α型，肝右管用　　　逆α型，肝左管用

PBD-V813W　　　PBD-V814W　　　PBD-V803W

猪尾α型　　　　　短α型　　　　　猪尾型

胆总管用

图 28 - 2　奥林巴斯不同类型的鼻胆管

（5）连接各类导线，予心电监护、吸氧。观察患者生命体征，正常则可进镜操作。

四、术中配合

（1）ERCP 的术中配合：安置患者于俯卧位，头偏向右侧，协助医生进镜找到十二指肠乳头，将注满生理盐水的造影导管或三腔高频切开刀递予医生，从活检孔道进入并对准乳头开口进行胆管插管，成功后试抽胆汁，确保有胆汁抽出时在 X 线监视下注入造影剂，速度不宜过快。胆道造影成功后，明确诊断并根据梗阻的性质，如结石、肿瘤、良性狭窄，采用不同的治疗方法，如十二指肠乳头切开取石治疗、用扩张球囊或扩张探条行胆道扩张治疗等。

（2）ERCP 治疗结束后，插入导丝的术中配合：将导丝通过造影导管或三腔高频切开刀插入胆管内合适的位置，保留导丝，退出造影导管或三腔高频切开刀，此时应注意医护的默契配合，医生外拉导管和护士内插导丝保持相同速度，避免导丝滑脱或结襻。

（3）留置导丝，插入鼻胆管的术中配合：根据目标胆管的部位选择合适造型的鼻胆管，顺着导丝向肝内插入鼻胆管，医生插入鼻胆管的同时，护士向外拉导丝，速度要一致，拉导丝的速度不宜过快，如果太快，就会将导丝拉出乳头外。注意观察导丝有无断裂、残留。鼻胆管到达所需位置后，先退出部分导丝，在 X 线透视下边进鼻胆管，边退内镜。当内镜退出口腔外时将导丝完全退出鼻胆管，然后护士一手固定住靠近口侧的鼻胆管，另一只手将内镜钳道内的鼻胆管拉出。注意保持口腔侧鼻胆管无移位。

（4）鼻胆管口鼻转换的术中配合：将鼻胆管或导丝折成半圆的圈，经口腔伸入到咽喉部，再从鼻腔插入转换管进入到圈内,拉出口外,将鼻胆管末端插入转换管腔内,一手送鼻胆管,另一手拉鼻胆管,将鼻胆管拉出后连接负压引流器,用胶布妥善固定。注意鼻胆管有无在口腔内打折或打圈。

（5）X 线透视下,确保鼻胆管在目标胆管中（图28-3）。

（6）立即取出口垫,清理口腔分泌物。将患者移置平车上,护送至复苏区密切观察患者生命体征,保持呼吸道通畅。

（7）整理用物,做好诊疗间、床单位的终末处理;内镜处置按照《软式内镜清洗消毒技术规范（2016 年）》进行清洗消毒灭菌;复用附件处置按照内镜复用附件清洗消毒流程操作;一次性附件按照《医疗器械监督管理条例（2014 年）》第 35 条执行,不得重复使用。

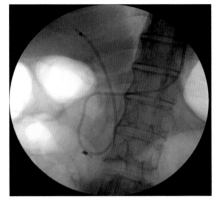

图 28-3　X 线透视下的鼻胆管

五、术后护理

（一）一般护理

（1）嘱患者卧床休息,禁食 24 h,重症患者应适当延长禁食时间,禁食期间应做好患者口腔护理,保持口腔的清洁。

（2）密切观察患者的生命体征和腹部情况,并嘱医嘱予术后 3 h 和次晨抽血查血淀粉酶。若淀粉酶正常且无明显的症状体征者,可于次日进食清淡流质饮食,如米汤、面汤等。逐步过渡至低脂半流质饮食,1 周后可恢复正常饮食。

（3）做好心理护理,建立良好的护患关系,以利于并发症的观察,促进患者早日康复。

（二）鼻胆管引流术的护理

（1）留置鼻胆管的目的是降低胆管内压力,引流胆汁及残余碎石,解除胆道梗阻。

（2）术后应告知患者及其家属留置鼻胆管的目的和重要性,注意保护引流管,翻身及下床活动时应妥善固定,将鼻胆管固定于鼻翼及耳廓,注意留有足够体外鼻胆管长度便于患者活动,避免牵拉引流管,防止引流管脱出、打折、扭曲。作明显标记便于观察导管有无脱出。保持鼻胆管引流通畅,每日更换引流袋,观察并记录引流液的性状、颜色、量,并做好记录。及时发现问题告知医生,并遵医嘱进一步治疗。

（3）鼻胆管放置不宜超过 1 周,引流数日后,如患者体温、血常规、血淀粉酶等正常,无腹痛、腹胀,黄疸消退,3 d 后即可拔管。如胆汁量过多则要延长引流时间,胆管内有残余结石则需行胆道造影。

（4）鼻胆管引流期间应做好鼻腔护理,保持鼻腔的清洁与舒适。

（三）术后并发症的观察与处理　术后护士应严密观察患者腹部体征及血常规、血淀粉酶的变化,如有急性胰腺炎、出血、胆道感染等情况,应立即报告医生处理,给予禁食、胃肠减压、抑酸、抑胰酶及抗感染等治疗。多数在 1 周左右恢复。

第二节 内镜逆行胆(胰)管内支架引流术及护理配合

内镜逆行胆管引流术(endoscopic retrograde biliary drainage,ERBD)是将胆汁经内镜塑料支架内引流的方法,能安全可靠地进行胆道减压,有效地解除末端胆道的梗阻。与直接取石比较,ERBD不失为一种良好的选择,它避免了外科手术及直接取石的复杂操作,对于高龄胆总管结石患者的治疗是安全、有效并且微创的。其优点是无胆汁丢失、可恢复胆汁的生理流向,术后也无需特殊护理,提高了患者的生活质量;缺点是支架易阻塞与移位。

内镜逆行胰管引流术(endoscopic retrograde pancreatic drainage,ERPD)操作技术较胆管支架要求高,目前已用于胰管狭窄的治疗,常适用于胰管狭窄、胰管结石、胰腺假性囊肿、急性特发性胰腺炎、胰腺分裂症、胰管损伤及破裂、胰腺癌等。其操作方法基本同胆管引流。

一、适应证

①恶性肿瘤所致的胆道梗阻,可用作术前引流,降低黄疸指数,也可作为晚期肿瘤患者的姑息性治疗方法;②良性胆管狭窄,置入支架后可达到引流减压和支撑狭窄段的作用;③老年或其他手术风险大、不宜手术的胆管结石者;内镜取石不成功或取石不彻底者;结石巨大,无法碎石取石者;合并严重胆管炎者;预防结石嵌顿或胆管炎发作者;④胆漏:外漏量较大的胆漏一般采用鼻胆管引流,外漏量较小的胆漏多采用塑料支架引流。

二、禁忌证

①有ERCP禁忌证者;②肝门部胆管肿瘤累及肝内多级分支胆管受侵,引流范围极为有限者慎用;行ERBD后引流效果不佳,术后易出现感染、发热者。

三、术前准备

(一)内镜准备 十二指肠镜JF-260V(活检孔径3.7 mm)或TJF-260V(活检孔径4.2 mm)。

(二)辅助设备准备

(1)将十二指肠镜连接主机、光源,开启电源开关,检查主机、光源、视频监视仪、计算机图像储存系统等确保功能正常,检查先端帽,防脱落。

(2)检查镜面是否清晰,送气送水、吸引是否正常,做好白平衡调节,及时发现并排除故障。

(3)开启X线机测试,确保透视、拍片正常工作。

(4)高频电发生器、心电监护仪、氧气、吸引装置、抢救设备和抢救物品等。

(三)附件准备 高频切开刀、导丝、各种类型规格的胆(胰)管支架、扩张探条或柱状水囊(主要用于狭窄部位的扩张)等。

1. 奥林巴斯胰管支架的产品特征

(1)S型(图28-4):更贴近主胰管的走行。配合胰管形状的S形设计,在放置时可以与胰管紧密接合，长期放置时更加稳定。柔软度适当，与奥林巴斯公司生产的推送器配合使用，可顺利插入慢性胰腺炎等疾病较硬狭窄部分。

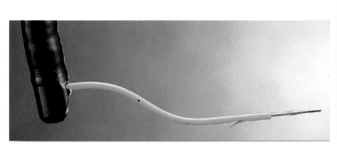
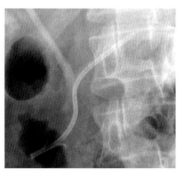

图 28－4　S 型胰管支架

（2）多侧孔：保证引流通畅。支架侧翼间有很多侧孔，通过侧孔可确保较高引流能力，保证胰管内不堵塞。

（3）多规格：适用于不同类型的病例（图 28－5，表 28－1）。

直型（单侧翼）　　　　　　　　　　　　　　S型（双侧翼）

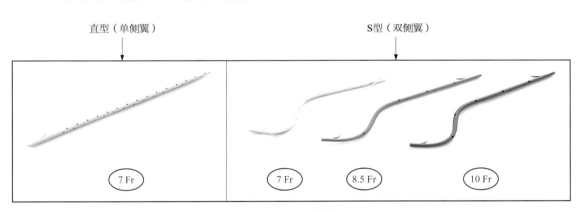

7 Fr　　　　　　　7 Fr　　　　8.5 Fr　　　　10 Fr

图 28－5　不同规格的支架

表 28-1　奥林巴斯不同型号的胰管支架

类型	直径(Fr)	侧翼间距(cm)	颜色	使 用 参 考
直型	7 Fr	2，4，6，8 cm	黄色	靠近副乳头时使用
S 型	7 Fr	6，8，10，12 cm	黄色	主要用于接触慢性胰腺炎狭窄部分
	8.5 Fr	6，8，10，12 cm	绿色	
	10 Fr	6，8，10，12 cm	蓝色	

2. 南京微创胆道内引流管（图 28－6）的产品特性

（1）优越的释放顺畅性：通过选材及尺寸结构设计，内外管配合良好，内引流管可以顺利的被释放。

（2）引流管精确定位：引流管置入器头端有显影清晰的金属标记，前端突起设计便于置入时准确定位。

（3）优越的显影效果：胆道内引流管通体显影，便于医生观察。

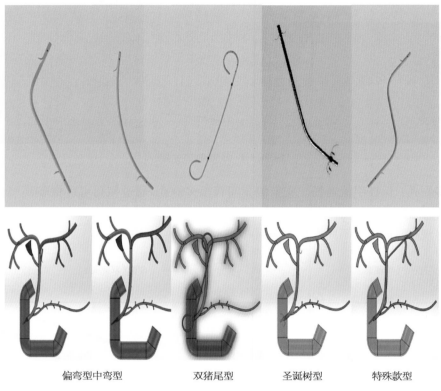

偏弯型中弯型   双猪尾型   圣诞树型   特殊款型

图 28 - 6 南京微创不同类型的胆道内引流管

3. 不同的规格型号

（1）单侧翼：中弯/偏弯，7/8.5/10 Fr，50～150 mm。

（2）双猪尾：7/8.5/10 Fr，50～150 mm。

（3）单猪尾：5/7/8.5/10 Fr，50～150 mm。

（4）圣诞树：7/8.5/10 Fr，50～150 mm。

（四）患者的准备

（1）术前常规检查心电图、胸片、血常规、肝肾功能、电解质、凝血时间等。患者术前常规禁饮食 6～8 h，取下义齿及金属物品，穿着无纽扣及拉链的衣服，不宜穿着太厚。建立静脉通道，以便必要时给药。

（2）核对患者基本信息，确认诊疗项目及相关检查结果，向患者及其家属解释手术的目的及其必要性以及可能出现的并发症，术中配合的要点与术后的注意事项，取得患者与家属的同意与配合，并签署知情同意书。

（3）术前 10～20 min 口服祛泡剂，给予肌内注射解痉剂、镇静剂（遵医嘱）。

（4）患者采取俯卧位，头偏向右侧，右肩下可置斜坡垫、放置带固定带的口垫，治疗巾或毛巾垫于口下。

（5）连接各类导线，予心电监护、吸氧。观察患者生命体征，正常则可进镜操作。

四、术中配合

（1）放置导丝：行 ERCP 造影，明确梗阻部位、狭窄程度，确定需要 ERBD 后，采用高频切开刀配合导丝进行选择性插管，导丝通过梗阻部位，有狭窄的需以探条或柱状水囊扩张胆管。需双侧以上引流者，应放置双导丝。

（2）退出切开刀后，用扩张探条或者柱状水囊扩张。

（3）留置导丝，退出扩张探条或柱状水囊，置入支架。一体式支架无需安装，非一体式支架应正确安装于对应的支架推送器上。将安装好推送器的支架顺导丝插入，在透视下逐渐将支架送入胆道，内衬管应超过预定部位 4～6 cm 时将推送器与内衬管分离，插入时绷紧导丝及内衬管避免成"S"形，与术者的插入动作协同用力，支架前端越过狭窄段以上 1～2 cm；当末端倒刺紧贴十二指肠乳头时，术者用推送器顶住支架，助手依次拔除导丝、内衬管和推送器。

（4）支架长度测量的方法

1）扩张探条测量：扩张探条在狭窄段上方 1～2 cm 处，手指捏住扩张探条，向外拉至乳头口，测量活检孔到手指之间的长度为需选择支架的长度。

2）导丝测量法：将导丝插至狭窄段上方 1～2 cm 处，用手指捏住导丝向外拉至乳头口，测量活检孔到手指之间的长度为需选择支架的长度。

（5）X 线下透视，确保支架在所需部位（图 28-7）。

（6）立即取出口垫，清理口腔分泌物。将患者移置平车上，护送至复苏区密切观察患者生命体征，保持呼吸道通畅。

（7）整理用物，做好诊疗间、床单位的终末处理；内镜处置按照《软式内镜清洗消毒技术规范（2016 年）》进行清洗消毒灭菌；复用附件处置按照内镜复用附件清洗消毒流程操作；一次性附件按照《医疗器械监督管理条例（2014 年）》第 35 条执行，不得重复使用。

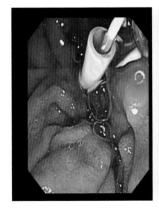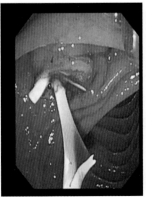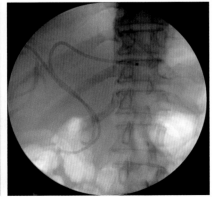

图 28-7　肝左、右管各放置一支架

五、术后护理

（1）术后患者生命体征平稳后，由术者送回病房并告知患者术后注意事项。

（2）术后3h及次晨查淀粉酶及血常规，1周内复查肝功能。

（3）密切观察患者的生命体征并及时记录；观察患者有无腹痛、恶心、呕吐等并发症的症状，如有异常，及时报告医生；观察患者黄疸消退、皮肤瘙痒有否减轻、粪尿颜色变化等。

（4）1周内常规应用抗生素，以后应长期给予胆盐类及其他利胆药物，并间断口服抗生素，可延长支架通畅期。

（5）患者出院时应嘱咐如发现有黄疸加深或伴发热时应及时到医院复查，可能为支架堵塞或移位，应及时再次ERCP下更换支架。塑料支架平均通畅期为3～4个月，条件许可者每3～4月可更换一次。根据病情的需要及时更换。

第三节 内镜下胆管金属支架引流术及护理配合

内镜胆管金属支架引流术（endoscopic metal biliary endoprothesis，EMBE）是安全有效解除恶性胆管梗阻的方法，对中晚期胆管肿瘤病人基本可替代姑息性胆管手术治疗。其创伤小，成功率高，疗效可靠，并发症少，可有效解除梗阻，改善各项生理指标，减轻患者痛苦，改善其生活质量。

一、适应证

无法手术切除的恶性肿瘤患者的姑息治疗。

二、禁忌证

①有ERCP禁忌证者；②肝门部或肝内胆管多处狭窄的患者；③无覆膜金属支架：良性胆道狭窄、腔内生长型肿瘤或有病灶出血者为相对禁忌证。

三、术前准备

（一）内镜准备　十二指肠镜JF-260V(活检孔径3.7mm)或TJF-260V(活检孔径4.2mm)。

（二）辅助设备准备

（1）将十二指肠镜连接主机、光源，开启电源开关，检查主机、光源、视频监视仪、计算机图像储存系统等确保功能正常，检查先端帽，防脱落。

（2）检查镜面是否清晰，送气送水、吸引是否正常，做好白平衡调节，及时发现并排除故障。

（3）开启X线机测试，确保透视、拍片正常工作。

（4）高频电发生器、心电监护仪、氧气、吸引装置、抢救设备和抢救物品等。

（三）附件准备

（1）高频切开刀、导丝、各种类型规格胆道金属支架（图28-8）、扩张探条或柱状水囊（主要用于狭窄部位的扩张）等。

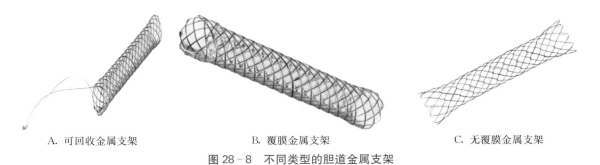

A. 可回收金属支架　　　　　　　　B. 覆膜金属支架　　　　　　　　C. 无覆膜金属支架

图28-8　不同类型的胆道金属支架

（2）胆道金属支架产品特点

1）浸润式硅胶膜，有效防止支架移位及组织内生，开通期长，适应证广。

2）镍钛记忆合金单丝编织，顺应性好，径向支撑力强，不容易移位。

3）近端特殊闭环结构，减少对黏膜刺激同时，更利于支架近端收拢，取出更方便。

4）巧妙的回收线设计，可以在不同位置释放，满足不同的临床需求。

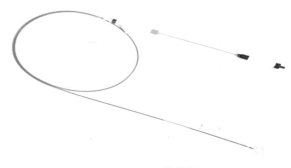

图28-9　推送器

（3）常用的规格型号：直径6/8/10 mm，长度4/6/8/10 mm。

（4）推送器（图28-9）：软性显影橄榄头端、9 Fr金属网管、安全锁设计，减少组织损伤、推送性更优越，定位更准确。

（四）患者的准备

（1）术前常规检查心电图、胸片、血常规、肝肾功能、电解质、凝血时间等。患者术前常规禁饮食6~8 h，做碘过敏试验，取下义齿及金属物品，穿着无纽扣及拉链的衣服，不宜穿着太厚。建立静脉通道，以便必要时给药。

（2）核对患者基本信息、确认诊疗项目及相关检查结果、向患者及其家属解释手术的目的及其必要性以及可能出现的并发症、术中配合的要点与术后的注意事项，金属支架治疗的必要性，塑料支架与金属支架的优缺点，因为金属支架价格昂贵，所以必须取得患者与家属的同意与配合，并签署知情同意书和贵重耗材知情同意书。

（3）术前10~20 min口服祛泡剂，给予肌内注射解痉剂、镇静剂（遵医嘱）。

（4）患者采取俯卧位，头偏向右侧，右肩下可置斜坡垫、放置带固定带的口垫，治疗巾或毛巾垫于口下。

（5）连接各类导线，予心电监护、吸氧。观察患者生命体征，正常则可进镜操作。

四、术中护理配合

(1) ERCP 成功后行造影剂造影,在 X 线透视下清晰显示狭窄部位、狭窄长度和胆管直径。根据病变的性质、部位、范围选择合适的金属支架,肝门部梗阻一般应放置在胆管内,支架两端应超过狭窄段 2 cm 以上,胆管下端梗阻,金属支架应留置在乳头外 1 cm 以上。

(2) 狭窄长度的测量,在 X 线的透视下自狭窄部的上端开始退导管或高频切开刀,此时医生应固定活检口处导管或高频切开刀并缓慢退出,护士和医生同步插入导丝,直至导管或高频切开刀退至狭窄段下端时,协助医生测量活检口到导管或高频切开刀固定处长度,即为病变狭窄长度。退出导管或高频切开刀,选择合适的金属支架(图 28 - 10),必要时可用扩张探条扩张。

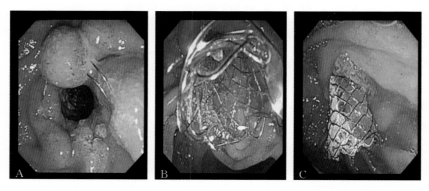

图 28 - 10 金属支架。A.无覆膜金属支架;B、C.覆膜金属支架

(3) 打开支架并向支架推送器的各个管道注入生理盐水,以利导丝的通过和支架的释放,顺着导丝缓慢送达胆管所要放置的特定位置,待支架越过狭窄段上端后,在 X 线透视和内镜直视下,缓慢释放支架。内镜直视下见引流通畅即可(图 28 - 11)。

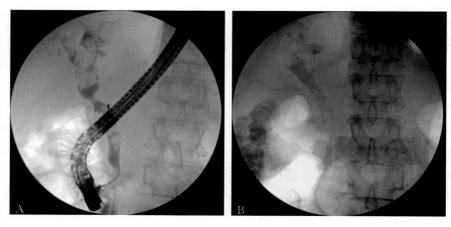

图 28 - 11 手术图例。A.胆管狭窄;B.金属支架置入术后

（4）金属支架释放的要点

1）操作者一手握住支架推送器的内芯固定不动，一手握住支架推送器的外套管，缓慢向后拉外套管，在透视下见支架完全释放后，退出推送器和导丝。

2）定位必须准备无误，因在释放过程中支架会不断向前移动，所以术者也不断地将支架缓慢地往后拉，边释放边调整，保证支架在最佳位置上释放。

3）一般支架在释放时，都会有缩短，因此，在狭窄部位的两端支架应留出 1～2 cm。

（5）X 线透视下，确保金属支架在所需位置。

（6）整个手术过程中应密切观察患者的面色和生命体征的变化，发现异常及时报告医生。手术结束后，立即取出口垫，清理口腔分泌物。将患者移置平车上，护送至复苏区密切观察患者生命体征，保持呼吸道通畅。

（7）整理用物，做好诊疗间、床单的终末处理；内镜处置按照《软式内镜清洗消毒技术规范（2016 年）》进行清洗消毒灭菌；复用附件处置按照内镜复用附件清洗消毒流程操作；一次性附件按照《医疗器械监督管理条例（2014 年）》第 35 条执行，不得重复使用。

五、术后护理

（一）一般护理

（1）术后送患者回病房嘱其卧床休息，保持病房安静。且禁食水 8～12 h，如果患者血淀粉酶上升、严重感染与术中大量出血者，应该按照患者的具体病情适当延长禁食水时间。禁食期间做好患者的口腔护理，使患者感到舒适。

（2）做好患者的心理护理，术后由于金属支架仍在不断膨胀，故腹部可有轻微胀痛，应向患者作好解释工作，一般不需特殊处理，术后 1～2 d 可缓解。建立良好的护患关系，以利于并发症的观察，促进患者早日康复。

（二）并发症的观察与处理

（1）严密观察患者的病情变化，及时报告医生，协助医生早期处理。

（2）内镜治疗常见的短期并发症主要包括急性胆管炎、急性胰腺炎、术后高淀粉酶血症、出血、发热和穿孔等。常见长期并发症主要是支架阻塞，主要由于肿瘤越过支架生长引起支架阻塞，或支架促进局部上皮增生或胆泥淤积。

（3）加强患者术后随访，术后定期复查肝功能，及早发现阻塞，及时处理。

（4）支架阻塞的处理，可在支架中央重新放置一金属或塑料支架内引流，能有效延长支架通畅时间，延长患者生存期。

第四节　内镜下十二指肠乳头括约肌切开术及护理配合

内镜下乳头括约肌切开术（endoscopic sphincterotomy，EST）是指在 ERCP 技术基础上，用切开刀通过高频电发生器将乳头括约肌切开，使开口扩大后进行各种内镜下治疗。

一、适应证

①清除肝外胆管内异物：胆总管结石、胆道蛔虫、胆管内坏死性癌栓、胆道内黏液（黏液性肿瘤）等，通过扩大十二指肠乳头开口，方便异物取出；②解除胆总管末端的梗阻：胆总管下段良性狭窄、胆总管下端胰头部壶腹部肿瘤、由于开口狭窄而排泄不畅的胰腺炎、Oddi 括约肌功能障碍者；③急性化脓性胆管炎；④急性梗阻性胆源性胰腺炎；⑤胆漏的减压治疗；⑥胰腺分裂伴副乳头开口狭窄者可行副乳头切开；⑦其他：内镜治疗前的必要步骤，如胆道球囊扩张、置入大口径的胆管支架、同期多根支架引流、胆道子母镜检查等。

二、禁忌证

①ERBD 的禁忌证；②凝血机制严重障碍不能纠正者，有出血疾病的患者；③胆总管下端狭窄范围超过肠壁段端，狭窄段不能完全切开的患者为相对禁忌证；④严重肝硬化、门脉高压的患者易发生严重并发症为相对并发症，应谨慎；⑤安装心脏起搏器者应慎用。

三、术前准备

1. **器械准备** 同 ERBD 外还需：高频电发生器、不同类型的绝缘导丝、不同类型的切开刀，乳头切开常用通导丝的双腔或三腔拉式弓形切开刀，预切开及开窗术常用针状刀或 Dual 刀，所有附件均需一次性使用。

2. **患者准备** 同 ERBD。术前详细了解患者的病史、用药史，女性询问月经史，检查凝血功能、血常规等。术前 1 周内应停用阿司匹林和类固醇类药物，服用华法林者需改用低分子肝素或普通肝素。有出血倾向者应补充维生素 K_1 和新鲜血浆等以纠正凝血功能。有胆管炎或胆汁淤积者，术前可适量应用抗生素。做好患者的心理疏导工作，认真详细介绍乳头切开治疗的意义，可能发生的并发症，征得患者和家属的同意，并签署知情同意书，使患者和家属积极配合治疗。

开启高频电发生器，调整好内镜下电切和电凝参数，一般设置在推荐值范围的下限。用无菌生理盐水擦拭病人小腿后方（腓肠肌处）皮肤，去除皮肤油脂，将电极紧密贴覆于患者的小腿后方肌肉，并与高频电发生器连接，处于备用状态。

四、术中护理配合

（1）操作开始前，将切开刀的钢丝整理于导管的中立位，完成 ERCP 后，在导丝引导下将切开刀送入乳头开口，切开刀钢丝前 1/3 插入乳头开口内，调整内镜前端的深度及角度，适当拉刀弓，利用抬钳器逐渐抬起切开刀，使刀丝稳妥地紧贴于乳头组织，再次检查高频电导线与切开刀连接情况，电极贴膜与患者接触是否良好，选择 ENDO CUT I，直视下对乳头逐层切开。

（2）切开过程不断调整方向，保持切线在 11～12 点位置，护士要适当调节刀弓的松紧度，开始刀弓张力不可过大，避免拉链式切开或不可控制切开，应"先松后紧"逐渐拉起，刀弓张力也不宜过小，避免无效切开，导致乳头开口处过渡电凝，诱发术后胰腺炎。在十二指肠乳头切开时,配合护士不能擅自改变刀弓张力,尤其是切开到顶端时应特别当心,避免过度和快速切开而引起出血和穿孔(图 28 - 12)。

（3）在十二指肠乳头切开过程中,因使用内镜混合电切模式会使刀丝处形成焦痂,影响电切效果,故应及时用无菌纱布清除刀丝上的焦痂后再使用。

（4）乳头切开后,判断切口的大小,可进行绷紧刀弓进出试验。切开的长度需根据结石的大小、胆管的粗细和乳头隆起部分的长度综合决定,以"够用"为原则。理论上,乳头整个隆起部均可切开,但如果结石较小或用于支架置入,一般仅需作小切开(把第一个缠头皱襞切开)。

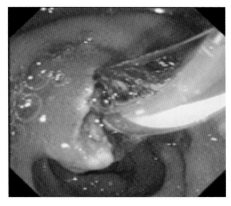

图 28 - 12　十二指肠乳头括约肌切开

（5）肠蠕动时刀弓张力大易损伤肠壁,故应及时放松刀弓,待肠蠕动接近静止,视野清晰后再拉起刀弓进行切开。

（6）在做好切开准备前,切记勿将切开刀与高频电导线连接;切开结束后,也应立即断开高频电导线,避免误踩高频电脚踏引起严重并发症。

（7）出血处理

1）切开过程发生切口少量出血,一般可先不处理,多数出血会自行停止;如出血量较大时先用 1∶10 000 的去甲肾上腺素盐水,通过切开刀注射接口注入,直接冲洗切口,也可在切口周围行 1∶10 000 的肾上腺素盐水黏膜下注射止血,但应注意避开胰管开口。

2）较为表浅和明确的出血点,可使用切开刀或热止血钳电凝止血。

3）对于切口内的出血或一时难以确定出血部位的病例,可插入球型或柱状气囊局部临时压迫止血,同时寻找出血部位,为进一步处理创造条件。

4）若看到有搏动性小动脉出血,使用止血夹夹闭止血。经上述治疗后仍出血不止,可在DSA 下行局部血管栓塞治疗,此时需立即建立静脉通道,给予吸氧、心电监护,监测血压、脉搏等生命体征,必要时需急诊手术治疗。

五、术后护理

（1）安静卧床休息 1～2 d,3 d 后可室内活动,1 周内禁止频繁较剧烈的活动。

（2）术后检查血尿淀粉酶、血常规、肝功能等。遵医嘱予止血、抑酸、抑酶、抗炎及补液治疗。

（3）密切观察生命体征变化,监测血压、体温、脉搏等,密切观察有无恶心、呕血、腹痛、黑便等症状。

（4）禁食 2～3 d,根据临床症状、血淀粉酶、血常规结果决定是否开放饮食,先流质、软食 1 周后逐渐恢复正常饮食。

（5）术后常见并发症观察

1）出血:临床表现为黑便、便血或呕血,发生率为 2%～3%。常见于凝血功能障碍或正在服用阿司匹林、类固醇类药物患者；切口过大或切口过小结石较大取出过程造成乳头撕裂出血、乳头血管畸形。迟发性出血多发生于 EST 术后 4～12 h,注意观察有无呕血和黑便,必要时查潜血试验,准确计算出血量,注意血色素变化,发现异常及时输血或内镜下止血处理。

2) 胰腺炎：为最常见的并发症,术后 24 h 血淀粉酶超过正常上限的 3 倍或以上,术后发生率为 1%～6%。常见原因：反复多次插管；切割时电凝过度造成胰管开口充血水肿；反复多次胰管注入造影剂等。密切观察患者有无恶心、呕吐、发热等情况,轻、中度胰腺炎主要以禁食、胃肠减压、液体复苏、防治并发症及对症等治疗为主,早期可予以大剂量乳酸林氏液水化治疗,定期复查胰腺 CT,了解胰腺病变情况；重症胰腺炎当合并胰腺组织感染性坏死时,应适时内镜下清创引流或外科干预治疗。

3) 胆管炎：临床表现为寒战、高热、白细胞计数增高,发生率为 1%～3%。多在 2～3 d 内出现,常见于原有胆道感染合并术后引流不畅及取石不完全造成嵌顿、切口充血水肿等造成胆管末端狭窄未能完全切开的患者。术后应密切观察患者有无寒战、高热,监测血压等生命体征,及时检查白细胞计数,通常以革兰阴性菌、肠道细菌为主,可根据血培养及药敏结果选择敏感抗生素。结石一次未取净者,应给予鼻胆管或内支架引流,必要时可经鼻胆管进行胆道冲洗。对于反复发热者,注意复查肝胆彩超,排除胆囊炎及肝脓肿等。

4) 穿孔：常因切口过大超过乳头隆起部所致,多见于小乳头大切开、扁平乳头、失控切开等情况。术后应密切观察患者腹部症状及体征、精神状况。如可疑穿孔应立即行腹部 CT 检查明确有无腹膜后积气、积液,判断是否发生穿孔,如出现微小穿孔首先可保守治疗,予禁食水,持续胃肠减压,静脉补液,广谱抗生素治疗和鼻胆管引流,多数患者可在 1 周内愈合,若症状加重应及时行外科手术介入治疗。

第五节　内镜下十二指肠乳头括约肌预切开术及护理配合

内镜下乳头括约肌预切开(endoscopic precut sphincterotomy,EPS)是指以进入胆管为目的,仅切开乳头隆起顶端和乳头开口之间的黏膜,来寻找胆管开口,而未对胆管括约肌造成完全永久的破坏。主要用于标准胆胰管深部插管失败时采用的特殊插管技术,预切开也包括十二指肠乳头开窗术。

一、适应证

1. **乳头预切开**　适用于有明确 ERCP 指征的患者,如怀疑胆道系统疾病,其他检查不能确诊者,明确胆道疾病需要 ERCP 治疗,而胆胰管深部标准插管失败者。

2. **乳头开窗术**　适用于乳头开口梗阻,如胆管结石伴壶腹嵌顿、乳头部肿瘤正常途径插管失败者,Billroth-Ⅱ胃切除患者,经开口插管失败者。

二、禁忌证

(1) 乳头预切开不适合扁平小乳头或位于巨大憩室内乳头者。

（2）乳头开窗术不适合胆管末端无扩张的患者，乳头背部低平的患者。

三、术前准备

同 EST。

四、术中护理配合

1. **操作方法**　乳头预切开使用的切开刀主要有针状刀和 Dual 刀，有时也采用双腔或三腔的拉式弓形切开刀。

（1）使用针状刀或 Dual 刀采用上、下切开法：上切法是针尖对准乳头开口切向乳头隆起顶端，下切法是针尖对准乳头隆起顶端略下方切向乳头开口。切开时切口应保持同一直线上，避免"犬齿交错"。开窗术是针尖落点在口侧隆起中线中上 1/3 处造口，由浅入深纵行逐层切开，深度不超过乳头高度为宜；对于壶腹部肿瘤的患者，用针状刀或电凝头轻轻触动乳头顶部隆起部位，由浅入深进行局部烧灼，直至胆汁流出为止。

（2）经胰管胆管预切开法：对于胆管下段严重狭窄，正常插管困难者，先将切开刀前端及导丝插入胰管中，然后向胆管方向（11 点钟左右）进行切开，切开胰管和胆管括约肌之间的间隔，退出切开刀，调整插管方向，将导管或导丝插入胆管中。

2. **配合要点**　切开时如果壶腹部被十二指肠皱襞遮盖，应挑起悬垂的肠壁，仔细观察壶腹部隆起部分走行方向。切开时切口应与口侧隆起中线重合，且保持在同一直线上。针尖伸出长度约 2～3 mm，在切开过程中，配合护士不能随意调整外露针尖长度，以免操作医师无法控制切开深度。当胆管开口显露后，针头收回导管，用导丝配合导管小心进行胆管插管，动作应轻柔，避免粗暴和盲目插管，以免引起乳头水肿和出血。下切时与乳头开口轴向保持一致，到乳头开口处应及时中断电流以免切伤胰管引起胰腺炎。上切到乳头隆起顶端应及时中断电流，以免过度切开引起穿孔。经胰管胆管预切开法术后需放置胰管支架，预防胰腺炎的发生。

五、术后护理

同 EST。

第六节　内镜下十二指肠乳头气囊扩张术及护理配合

内镜下十二指肠乳头气囊扩张术（endoscopic papillary balloon dilatation，EPBD）是 EST 取石的替代方法，理论上该方法的优点是不需要切开胆道括约肌，因此减少了出血和穿孔等并发症的发生，同时又保留了括约肌的功能。但有学者报道 EPBD 术后严重的胰腺炎发生率高，最近研究主张十二指肠乳头括约肌小切开后再行气囊扩张术，这样可以避免胰腺炎和十二指肠乳头无方向性撕裂出血。常用于胆管巨大结石和困难性乳头的处理，如直径大于 12 mm 的胆管结石，乳头位置不佳，憩室旁或憩室内乳头、小乳头、扁平乳头、Billroth-Ⅱ式胃大部切除术后、胆总管下端狭窄过长等。

一、适应证

①有出血倾向或胆囊在位功能基本正常的患者;②胆总管下段狭窄超过了乳头隆起部,EST 不能完全切开狭窄段的患者;③胆管乳头瘘,经瘘口切开受限的患者;④年龄较轻,需保留 Oddi 括约肌功能者。

二、禁忌证

同 ERBD。

三、术前准备

(一)器械准备　同 ERBD 术外还需准备如下设备。

1. 各种型号的柱形扩张气囊导管　气囊导管前端有 3 cm、4 cm 长的柱形体,直径有 6 mm、8 mm、10 mm、12 mm、15 mm。近端有连接专用注射压力表的接口,主要用于胆道狭窄或乳头括约肌的扩张(图 28 - 13)。

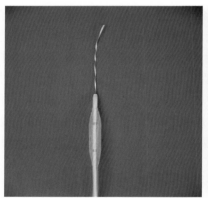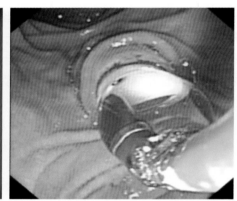

图 28 - 13　柱状扩张气囊

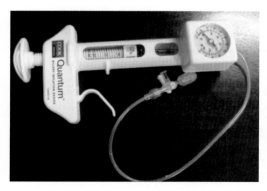

图 28 - 14　手柄式压力注射器

2. 压力注射器　常用的手柄式压力注射器见图 28 - 14,由手柄、注射器、压力表三部分组成,压力表连接注射器前端、手柄与注射器内栓为一体,操作时通过旋转手柄调节和控制所需压力。波士顿公司生产的枪式压力注射器见图 28 - 15,有专用的枪座、注射器前端装有压力表,使用时将注射器安装与枪座上,通过扣动"扳机"调节控制所需压力。检查压力泵能否正常使用,将注射器内抽吸无菌生理盐水约 10～20 ml,排尽空气,使之处于备用状态。

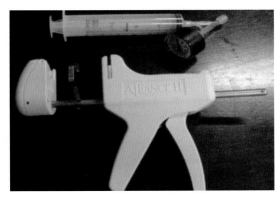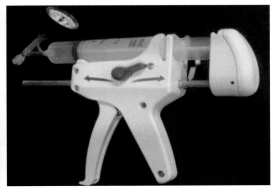

图 28 - 15　枪式压力注射器

（二）患者准备　同 EST 准备。

四、术中护理配合

1. 配合方法　在 ERCP 的基础上留置导丝，并根据造影显示胆管轮廓，确定胆管直径、结石大小和数量来选择合适的柱状气囊型号。使用前，取下钢丝内芯和保护气囊的外套管，气囊压力端连接注射器，扩张前不建议检查气囊是否漏气，否则气囊张开后再次通过管道和乳头时较困难。连接导丝腔注入无菌生理盐水，观察导管有无破损，并润滑导丝腔。沿导丝插入气囊导管，在 X 线监视下，气囊的中点位于乳头狭窄的中点，或 1/3 的气囊位于乳头开口外。连接备好的造影剂注射器再次回抽空气，确认囊内无残留气泡，缓慢注入造影剂，待气囊匀速完全张开，关闭气囊压力端上的三通开关，连接已备好的注射压力器，打开三通开关，根据术者要求缓慢逐步加压，在透视下观察水囊扩张的程度，待狭窄环完全消失，继续加压直至达到目标压力，维持 1～2 min 后，释放压力，缓慢回抽造影剂，退出气囊导管进行下一步治疗。

2. 注意事项　切勿暴力注射导致胆漏或乳头开口撕裂。加压过程中，术者应固定气囊位置，避免气囊移位完全滑入胆管或脱出乳头造成扩张失败，加压时应在 X 线监视下，避免气囊下方有结石存在，造成胆道损伤，气囊破裂等。气囊狭窄环完全消失并不意味着扩张已达到目标直径，应以气囊标签标注的相应压力为准，避免扩张过小导致取石困难。如有必要，间歇30 s 后再次扩张。扩张结束后可利用空注射器将气囊内的液体完全抽出，保持气囊处于负压状态，方便取出。

3. 扩张疼痛的护理配合　扩张时乳头括约肌局部纤维组织伸展、撕裂，患者可表现为胆绞痛样症状，但停止加压扩张后可迅速消失。故术前应向患者交代解释清楚以取得患者的配合，操作时加强与患者沟通，安慰患者情绪，若条件许可尽量在麻醉状态/麻醉 ERCP 下治疗。

五、术后护理

1. 胰腺炎　主要因素是扩张后反复取石对乳头括约肌及胰管开口部位机械性刺激及损害，造成乳头周围水肿、胰液流出受阻或反流。此外，导丝反复进入胰管或反复胰管显影等也易导致胰腺炎，故配合时动作应娴熟，尽量充分扩张，以减少操作时间。取石后可留置鼻胆管，观察数天后无胰腺炎发生可拔出鼻胆管。

2. 出血 乳头扩张时若短时间内加压,压力过猛可引起乳头括约肌扩张甚至撕裂,乳头括约肌的肌纤维出现渗血,一般可自愈不需处理;持续渗血者,给予表面喷洒1∶10 000去甲肾上腺素;如出血量大,可采用金属夹止血。为预防出血,操作配合时要选择合适型号的气囊,定位准确后缓慢加压充盈囊腔,切忌短时间内用力加压过猛,要循序渐进,并保持气囊位置不变。

3. 其他 若腹痛剧烈或持续时间超过24 h,应鉴别有无胰腺炎或穿孔。处理方法同EST术后护理。

第七节 内镜下胆管碎石与取石术及护理配合

内镜下胆管碎石与取石术是用专用的碎石器、取石篮及取石球囊等器械通过内镜操作通道插入,到达十二指肠乳头,经切开后或扩张后的乳头开口插入胆总管,进行取石的操作技术。如果结石直径>1.5 cm,可用碎石器通过外力进行机械碎石后,再用取石网篮或取石气囊等器械取出胆道。

一、适应证

①胆总管结石:包括原发性、继发性;②复发性结石以及胆总管术后残余结石,胆囊已切除不带T管者;③胆总管残余结石,胆囊切除术后带有T管,经T管取石失败者;④急性梗阻性胆源性胰腺炎患者;⑤胆管结石伴乳头嵌顿者;⑥肝外胆管结石患者,胆囊在位系老年患者、手术高危人群,拟行腹腔镜胆囊手术或非手术治疗胆囊结石者。

二、禁忌证

同EST。

三、术前准备

(一)器械准备 除EST准备的物品外,还应准备以下物品。

1. 取石篮 为导管前端有网篮、导管近端连接手柄,手柄侧端有注水孔,手柄可将网篮推出导管外和收回导管内,最常用的类型为:①Dormia网篮:张开后的宽度为2~3 cm,工作长度为195~220 cm;②花形网篮:网篮的顶部将4根钢丝进一步分成8股,使网眼更小更易套住小结石;③螺旋网篮:网篮呈螺旋状构型;④可通导丝的网篮:适用于网篮不易插入的胆管,可在导丝引导下插入(图28-16)。网篮主要用于胆管结石的取出。

2. 碎石器 主要用于直径>1.5 cm或明显超过取石通道,球囊导管和网篮取石都失败的结石,进行机械碎石后取出。常用的碎石器由奥林巴斯公司生产,常用规格有BML-3Q和BML-4Q两种。3Q碎石器内镜需4.2 mm活检通道,4Q碎石器内镜需3.2 mm活检通道。结构有金属外管、塑料内管、取石网篮、手柄组成。取石网篮为一次性使用,碎石手柄可反复灭

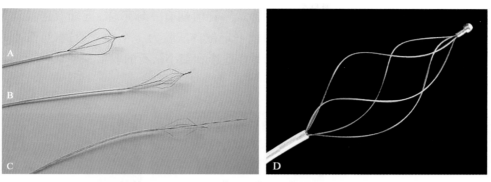

图 28-16　取石网篮。A.Dormia 网篮；B.花形网篮；C.通导丝的网篮；D.螺旋网篮

菌使用（图 28-17）。其他还有波士顿科学生产的一次性带导丝取石碎石篮、Fusion 碎石网篮，其外鞘管一定的弯曲度有利于网篮插管。这类网篮的设计优势在于可选择性插管，若碎石没有必要可按正常方式取出结石；若需要碎石，外接枪式压力注射器（图 28-15）上，持续牵引网篮进行碎石。

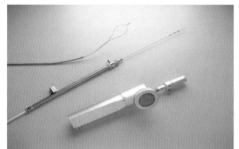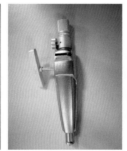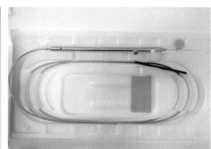

图 28-17　奥林巴斯公司生产的碎石器

3. **应急碎石器**　奥林巴斯生产和库克公司生产的镜外应急碎石器见图 28-18，由金属外鞘管和自锁摇柄组成。当结石嵌顿在网篮内，不能从乳头开口处拉出，也不能释放时，必须使用应急碎石器。

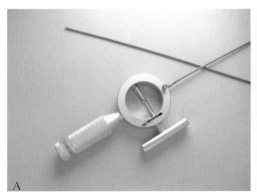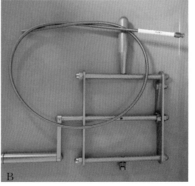

图 28-18　A.奥林巴斯生产的应急碎石器；B.库克公司生产的应急碎石器

4. **取石球囊** 常选用三腔取石球囊导管。导管前端有一球形体,近端有连接注射器接口,球囊两端有不透 X 线的标记,有助于内镜下定位。三腔为 3 个独立通道,可分别用于注气、造影和过导丝(图 28-19)。主要用于选择性造影和细小结石的取出。

(二)患者准备 同 EST 患者准备。

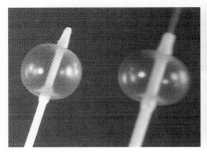
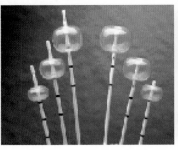
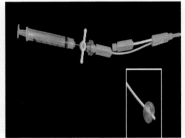

图 28-19 取石球囊

四、内镜下取石篮取石术的护理配合

1. **网篮套取结石的护理配合** 选择合适的取石网篮,检查网篮是否收放自如,伸出后有无变形,打开网篮,导丝孔注入无菌生理盐水润滑管道,收回网篮至塑料外套管内,一体式取石网篮过导丝插入胆管内,对有经验的术者螺旋网篮可不过导丝直接插入胆管,在 X 线监视下,见取石网篮越过结石,按术者要求张开取石网篮,术者回拉网篮套管,将网篮靠近结石并上下抖动使结石套入网篮内,助手慢慢回收网篮,松紧适当,防止结石滑脱或机械性碎石,导致结石不易取出。一般以半闭合状态为宜,助手感觉已套住结石即可停止操作,术者轻轻拉动网篮套管,将结石取出。取石网篮出胆管到十二指肠后,助手缓慢张大网篮,反复抖动,使结石脱出网篮,随肠蠕动排出体外(见图 28-20)。

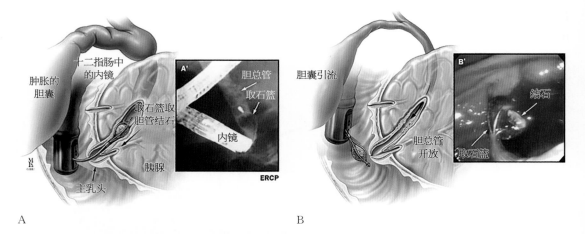

图 28-20 A 取石网篮在胆管套住结石;B 将套住的结石拉出胆管

2. **术中配合注意点** 术中注入造影剂应匀速缓慢,防止造影剂将小结石冲入肝内胆管,

增加取石难度。当结石过大时,取石网篮越不过结石或张不开,根据术者的要求再缓慢注入造影剂,使胆管扩张;胆总管太宽、结石较小时,可用取石球囊、8根金属丝的网篮或库克公司生产的螺旋网篮,护士可采用边抖动边旋转网篮的方法,提高取石成功率;胆管高位结石不易套取时可在导丝引导下通过取石球囊将结石往下拉,也可用带导丝的网篮越过结石再张开网篮套取结石,或尝试采用头高脚低位并吸引,将结石吸至肝外胆管;如果结石过大不易取出,结石又嵌顿在取石网篮内时,此时应将结石推回胆管内,一边抖动取石网篮,一边将取石网篮松开注入生理盐水,反复抖动取石网篮将结石丢掉,或将取石网篮推到较粗胆管或胆管分叉处,顶着胆管壁使钢丝弯曲,游离结石后收紧取石网篮。此过程应在透视下操作,并应避免暴力造成胆管壁损伤。

3. 取石原则

(1)胆管多发结石时,应遵循"先下后上"的原则,先取距乳头开口最近的胆总管下段的结石,结石大小不等时应先取较小的结石,小结石取出后剩余结石才能松动,有利于剩余结石的取出。

(2)要避免一次性套取多颗结石引起网篮嵌顿在乳头开口内。

(3)避免将结石推入肝内胆管。

(4)避免暴力操作强行取石,以免造成乳头开口撕裂导致出血或穿孔,应顺应胆管轴向取石。

(5)若取石时间较长,可能残留结石碎片或乳头水肿较明显者,取石后可放置鼻胆管,以保持胆汁引流通畅,预防胆管炎的发生。

4. 网篮结石嵌顿处理　结石在网篮内退至乳头开口时有阻力,应避免使用暴力,以免造成壶腹部撕裂损伤。在X线透视下保持网篮方向与胆管轴向一致,使用缓慢均匀力度外拉。

结石拉出仍有困难时可采用:将结石送回上端扩张胆管内,网篮顶住胆管壁,最大张开并抖动将结石丢掉;将取石篮边抖动边通过取石篮注入盐水,用水冲击使结石脱离取石篮;以上方法结石仍嵌顿网篮内,拉不出退不回时,更换应急碎石器。

五、内镜下碎石术的护理配合

1. 正确安装碎石器　确定应用碎石器后,助手选择合适碎石器和网篮。检查网篮是否收放自如,网篮有无变形,钢丝有无起毛,导管外观有无破损变形;检查滑杆上的螺丝是否能正常滑动。将操作部网篮杆完全拉出,插入手柄孔固定,通过手柄控制网篮,检查网篮的张合功能,推出和收回是否顺畅,确定安装成功与否。

2. 碎石术的护理配合　将安装好的碎石器网篮收回至塑料管内,经乳头插入胆管中,在X线透视下,待网篮越过结石,将碎石器手柄上的滑杆轻轻向前推,张开网篮通过上下抖动、反复进退等动作将结石完整套入网篮内,随即将滑杆缓慢向后拉,收紧网篮,待网篮在X线透视下呈球形,表明结石已完全收入至网篮内。然后拧松拉杆上的固定螺丝并向前推,将塑料管完全收回到金属鞘内,使金属鞘完全顶住网篮中的结石,将按钮固定到最后一档,在X线透视下将网篮拉至胆管直径较宽处,放松内镜各按钮和抬钳器,顺时针方向缓慢用力旋转手柄部旋扭,并使金属鞘紧密接触结石并在机械性外力作用下将巨大的结石碎裂成多块小结石,退出碎石器用普通网篮将碎裂后的小结石取出(图28-21)。

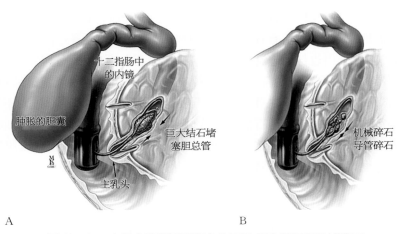

图 28-21　A 经内镜碎石网篮套住结石；B 内镜下行机械碎石

　　3. 碎石术配合注意事项　操作过程中，不要使碎石篮插入部过度弯曲；在插入内镜管道前，将网篮全部收回到塑料导管内；确认塑料导管完全收回到金属外套管内，再进行碎石，否则易损伤塑料导管。碎石时转动绞盘旋钮要缓慢用力，避免用力过大引起网篮杆折断。

　　4. 应急碎石器的配合　当结石嵌顿时，可首先采用镜内应急碎石法。取石网篮完全套住结石后护士抽紧网篮的外套管，使网篮的钢丝充分勒紧结石，以防止结石滑脱。剪断网篮尾部钢丝，剪断时注意钢丝的平整，避免碎石器的镜内外套管和钢丝发生摩擦，导致网篮钢丝不能顺利通过碎石器外套管。置入碎石器外套管后勒紧网篮钢丝，在胆总管的中间最宽处进行机械碎石。护士根据具体情况控制碎石器摇柄的进退停顿，并注意感受钢丝的绷紧度，避免尾端钢丝断裂。

　　如果镜内应急碎石时发生尾部钢丝断裂，则采取镜外应急碎石。退出内镜和塑料套管，再将剪断后的取石网篮穿过金属外套管，金属外鞘管送入内镜工作孔道，直抵结石，外端金属丝接入碎石手柄中。在 X 线透视下，以顺时针方向缓慢转动手柄，见金属外套管向网篮方向移动，逐渐收紧金属丝，使结石绞碎。

　　5. 应急碎石器碎石术注意事项　标准取石网篮并非为了碎石而设计，如果强行施加牵引，取石网篮可能会在碎石完成前断裂。因此，碎石的过程应当缓慢持续施力，以避免断裂的网篮与未破碎的结石发生嵌顿。碎石器的金属外鞘管顶端应紧密接触结石，若有空隙不要急于旋转手柄大旋钮，以免塑料内管劈裂，可轻轻抖动金属鞘管，使塑料鞘管完全进入金属外鞘管内。碎石器导管应呈抛物线弧度状态，以免碎石后金属外鞘管错位。在碎石过程中，应尽量保持外端金属外鞘管呈直线状态。

六、球囊导管取石术的护理配合

　　1. 球囊取石的护理配合　使用前认真检查球囊充盈情况，球囊充盈时有否偏离中线，连接注射器检查球囊是否漏气，一般注入 1.5～2 ml 气体为宜。往通过导丝腔道注入生理盐水，检查腔道是否通畅，同时润滑腔道，造影腔道前端连接配好的造影剂，排除空气。ERCP 成功后，在 X 线透视下，可见球囊上下两端的标识，越过结石后充盈球囊，根据胆管的直径调整球囊的大小，且保持球囊的与胆管轴向一致。球囊充盈后，锁住球囊通道，术者由上向下缓慢牵拉,助手向胆管内插入导丝,直到结石从十二指肠乳头切口排出,要注意球囊出十二指肠乳头时避免导丝的滑脱(见图 28-22),同时应及时放空球囊。

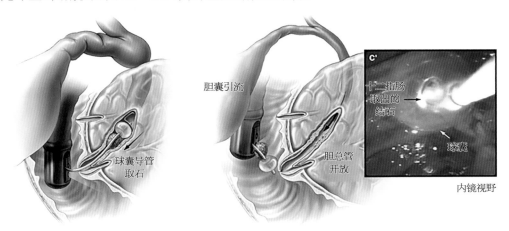

图 28-22　球囊清理碎小结石

2. **阻塞造影的护理配合**　为确定结石是否清除干净,需用球囊导管做阻塞造影,先将造影通道端连接好造影剂排出空气,在导丝引导下,术者将球囊导管插至胆管上段,助手将球囊注气,关闭注气端的三通阀门,边插导丝边打造影剂,医生边缓慢向下拉气囊,至胆管末端拍片,观察显影情况,确定无残留结石后可将球囊放气,退出球囊导管。

3. **术中配合注意要点**　气囊退出至胆管下段时,根据乳头切口的情况,助手可将气囊略收小一点,此时更有利于球囊拉出乳头开口;碎石后的结石常为多角形,很容易损坏球囊,如果在 X 线监视下,看不到球囊充气影,说明球囊已破损。应更换球囊或改用取石网篮。医生向外拉球囊时助手应相应地插入导丝,保持导丝头端原位不动,当球囊拉出乳头口时,立即停止插入导丝,避免导丝在十二指肠形成"U"形襻而脱出胆管。

七、术后护理

同 EST 和 ENBD。

(胡银清　郭巧珍　王书智)

参考文献

[1] XU X D, DAI J J, QIAN J Q, et al. Nasobiliary drainage after endoscopic papillary balloon dilatation may prevent post operative pancreatitis [J]. World J Gastroenterol, 2015, 21(8): 2443.
[2] 李琴. ERCP+EST+ENBD 治疗胆总管结石的护理[J]. 实用临床护理学电子杂志, 2018, 3(52): 193—194.
[3] 张剑青, 刘鹏飞, 张巧芬. 内镜下胆道支架治疗恶性胆道梗阻临床观察与护理[J]. 现代肿瘤医学, 2012, 20(7): 1526—1528.
[4] 贺照霞, 刘玮, 余海洋, 等. 内镜下胆管金属支架置入术的护理配合[J]. 临床研究, 2018, 26(3): 106—107.
[5] 郭学刚. 吴开春(主译). 内镜逆行胰胆管造影[M]. 2 版. 北京: 人民军医出版社, 2015.
[6] 国家卫生计生委人才交流服务中心组织编写. 消化内镜诊疗技术[M]. 北京: 人民卫生出版社, 2017: 178—185, 404—409.
[7] 王书智, 胡冰. ERCP 护理培训教程[M]. 上海: 上海科技技术出版社, 2016: 143—157.
[8] 胡冰. ERCP 临床诊疗图解[M]. 2 版. 上海: 上海科学技术出版社, 2010: 244—267.
[9] 张琼英, 胡兵. 消化内镜护士手册[M]. 北京: 科学出版社, 2015: 237—252.

第二十九章

经自然腔道内镜手术及护理配合

经自然腔道内镜手术（natural orifice transluminal endoscopy surgery，NOTES）是指应用软式或硬式内镜，经过口腔、食管、胃、结（直）肠、阴道、膀胱等人体自然腔道进入体内，对胸腔、纵隔及腹腔内疾病进行诊断和治疗的全新技术。NOTES 被认为是继腹腔镜之后、有巨大发展潜力的第三代微创手术。从体表大切口到小切口，再从小切口到体表无切口，与传统的开腹手术及腹腔镜手术相比，NOTES 手术的优势显而易见。真正实现了体表无切口，是最理想的美容手术。同时患者术后恢复较快，没有明显的术后胸腹壁疼痛，切口感染、切口疝、腹腔粘连等并发症较少。最重要的是，NOTES 手术还可以到达传统手术建立手术入路困难的部分胸腹腔区域。

第一节　软镜经胃 NOTES 腹腔探查取活检术及护理配合

一、设备及器械准备

（一）设备　内镜主机为奥林巴斯 260 主机或 290 主机、二氧化碳气泵、附送水泵、高频电发生器。

（二）内镜　胃镜型号（GIF－Q260J）。准备 2 条胃镜，一条高水平消毒胃镜，一条灭菌胃镜（采用低温环氧乙烷灭菌或灭菌剂浸泡灭菌。推荐环氧乙烷灭菌）。提醒注意：内镜环氧乙烷灭菌时，260 型号内镜需将防水帽及各按钮卸下，防止灭菌内镜出现爆裂现象。内镜水封瓶、附送水管需高温高压灭菌（图 29－1A～C）。高频电发生器手柄导线需环氧乙烷灭菌。

（三）器械　一次性黏膜切开刀（IT 刀、HOOK 刀、针状刀）、一次性高频止血钳、内镜喷洒导管、一次性活检钳、金属夹、尼龙绳、一次性电圈套器、热活检钳、黄斑马导丝等。所用器械均为有 SDA 批号的现有内镜器械。

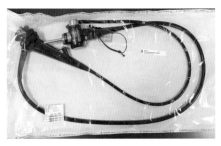

图 29‐1A　灭菌内镜

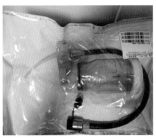

图 29‐1B　灭菌水封瓶

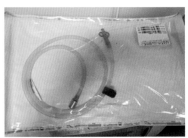

图 29‐1C　灭菌附送水管

二、患者准备

术前 1 d 流质饮食。术前禁食、禁水至少 8 h。建立静脉补液通道,经静脉补充患者所需营养物质。做好患者的心理护理,消除紧张情绪,取得患者的配合。检查血常规及出、凝血时间,心电图等相关检查。术前 20～30 min 服用祛泡剂。嘱咐患者取出义齿。术前谈话并签署知情同意书。

三、无菌操作准备

（一）无菌台的准备　手术在外科手术室进行。医生及护士按手术规定消毒洗手。护士必须按照手术无菌操作程序来铺无菌台。内镜主机及台车需用无菌透明罩覆盖（图 29‐2）。无菌物品由巡回护士将无菌包打开。

（二）上消化道的消毒准备　患者取左侧卧位或仰卧位。约束带约束以防止坠床。常规气管插管麻醉后,消毒口腔周围皮肤,铺无菌巾。先使用一条高水平消毒胃镜,经口进入食管直至十二指肠球部,反复使用生理盐水冲洗黏膜并吸净,直至冲洗液清亮,再用 0.1% 聚维酮碘溶液自食管至幽门进行喷洒消毒,留置 5 min 后经内镜吸净。退镜后用 0.1% 聚维酮碘溶液进行口腔黏膜消毒。

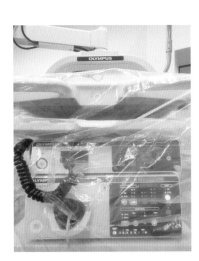

图 29‐2　无菌透明罩覆盖内镜主机

四、术中护理配合

更换灭菌内镜,先端带透明帽再次进入胃腔。用生理盐水冲洗消毒碘剂并吸净。开启二氧化碳气。于胃体下部前壁做切口,该部位便于内镜在腹腔操作。两种方法切开胃壁:方法一:选用单钳道治疗胃镜。使用 HOOK 刀或针状刀将胃壁切穿一小孔,再以 IT 刀将胃壁切口延长至 1.2 cm,内镜进入腹腔。此方法优点是切口宽敞便于内镜进出腹腔、切口组织暴露清晰便于止血。缺点:切口较大增加缝合难度。方法二:选用单钳道治疗胃镜。使用 HOOK 刀或针状刀将胃壁全层切开后,经胃镜钳道送入黄斑马导丝至腹腔,导丝防止滑出腹腔可以在腹腔侧多预留长度。以扩张气囊将胃壁扩张至 1.2 cm 左右,通过插入和旋转将内镜推入腹腔,在推入过程中,拉紧气囊,使内镜能够贴近气囊,方便进入腹腔。此方法优点:胃壁切口较小便于缝合又节省夹子。缺点:扩张后的胃壁易出血,如遇到腹腔侧较大血管出血,止血困难,扩张所用器械会增加手术成本。胃镜进入腹腔,沿腹壁向盆腔方向进镜,助手于腹壁外按压以协助进镜方向。依次探查腹壁、大网膜、盆腔,发现肿大的淋巴结后(图 29 - 3),观察其位置、大小、浸润程度及与周围组织有无粘连。使用一次性活检钳钳取异常组织送病理(图 29 - 4)。术中可使用高频止血钳止血。尽量吸尽腹腔内气体。退镜至胃腔,使用金属夹缝合或金属夹结合尼龙绳对吻缝合法、荷包缝合等方法闭合胃壁切口。留置胃管行胃肠减压。手术结束。

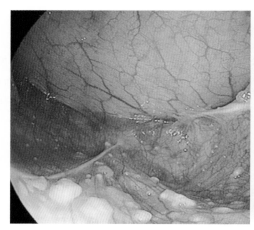 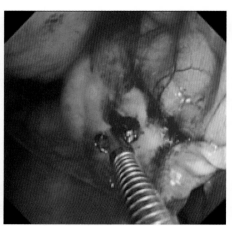

图 29 - 3　腹膜异常病变　　　　　图 29 - 4　腹膜病变取活检

五、术后内镜及器械处理

内镜需严格按照《软式内镜清洗消毒技术规范(2016 年)》进行处理,可重复使用附件清洗后需进行高温高压或低温环氧乙烷灭菌处理,一次性附件毁形后经 2 000 mg/L 的含氯消毒液中浸泡 30 min,统一回收处理。

六、术后护理

术后嘱患者充分休息。密切观察有无出血、腹痛、发热等异常情况。禁食、水 48～72 h,禁食期间静脉补充足够能量,满足机体需要。3 d 后进流质饮食,逐步过渡半流食、软食、至普食。嘱患者少量多餐,避免进油腻食物或刺激性食物。

七、健康教育

根据病理结果确定下一步治疗方案。做好患者心理护理,鼓励患者战胜疾病的信心。患者病情好转准备出院时,嘱患者注意休息,劳逸结合。保持心情舒畅。规律进食,加强营养。避免暴饮、暴食。定期复查。

第二节　经胃 NOTES 肝囊肿开窗术及护理配合

一、设备及器械准备

（一）设备　内镜主机为奥林巴斯 260 主机或 290 主机、二氧化碳气泵、附送水泵、高频电发生器。

（二）内镜　胃镜型号（GIF-Q260J 治疗胃镜或 GIF-Q260M 双钳道胃镜）。准备 2 条胃镜，一条高水平消毒胃镜、一条灭菌胃镜（采用低温环氧乙烷灭菌或灭菌剂浸泡灭菌。推荐环氧乙烷灭菌）。内镜水封瓶、附送水管需高温高压灭菌、高频电发生器手柄导线需环氧乙烷灭菌。

（三）器械　一次性黏膜切开刀（IT 刀、HOOK 刀、针状刀）、一次性高频止血钳、内镜喷洒导管、一次性活检钳、金属夹、尼龙绳、一次性电圈套器、热活检钳、扩张气囊、黄斑马导丝、鼠齿钳等。

二、患者准备

术前 1 d 流质饮食。术前禁食、禁水至少 8 h。建立静脉补液通道，经静脉补充患者所需营养物质。做好患者的心理护理，消除紧张情绪，取得患者的配合。检查血常规及出、凝血时间，心电图等相关检查。术前 20～30 min 服用祛泡剂。嘱咐患者取出义齿。术前谈话并签署知情同意书。

三、无菌操作准备

（一）无菌台的准备　手术在外科手术室进行。医生及护士按手术规定消毒洗手。护士必须按照手术无菌操作程序来铺无菌台。内镜主机及台车需用无菌透明罩覆盖。无菌物品由巡回护士将无菌包打开。

（二）上消化道的消毒准备　患者取左侧卧位或仰卧位。约束带约束以防止坠床。常规气管插管麻醉后，消毒口腔周围皮肤，铺无菌巾。先使用一条高水平消毒胃镜，经口进入食管直至十二指肠球部，反复使用生理盐水冲洗黏膜并吸净，直至冲洗液清亮，再用 0.1% 聚维酮碘溶液自食管至幽门进行喷洒消毒，留置 5 min 后经内镜吸净。退镜后用 0.1% 聚维酮碘溶液进行口腔黏膜消毒。

四、术中护理配合

更换灭菌内镜，先端戴明帽再次进入胃腔。用生理盐水冲洗消毒碘剂并吸净。开启二氧化碳气。于胃体下部前壁作切口，该部位便于内镜在腹腔操作。两种方法切开胃壁：方法一，选用单钳道治疗胃镜。使用 HOOK 刀或针状刀将胃壁切穿一小孔，再以 IT 刀将胃壁切口延长至 1.2 cm，内镜进入腹腔（图 29-5）。方法二，选用双钳道胃镜。使用 HOOK 刀或针状刀将胃壁全层切开后，经胃镜钳道送入黄斑马导丝至腹腔，导丝防止滑出腹腔可以在腹腔侧多预留长度。以扩张气囊将胃壁扩张至 1.2 cm 左右，通过插入和旋转将内镜推入腹腔，在推入过

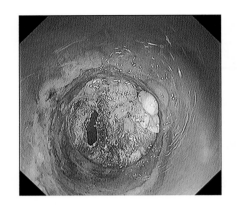

图 29-5　HOOK 刀切开胃壁

程中,拉紧气囊,使内镜能够贴近气囊,方便进入腹腔(图 29-6)。胃镜进入腹腔,于腹腔的右上侧可见红褐色的柔软实质性组织,即肝脏。肝脏表面可见巨大圆形囊肿,呈淡紫色或灰白色(图 29-7)。单钳道胃镜操作:先使用 HOOK 刀于肝囊肿表面切开一小口,可见清亮囊液流出(图 29-8A、B)。胃镜迅速靠近囊肿并吸净囊液,囊肿萎缩,与正常肝组织界限明显。将 IT 刀伸入囊内轻轻提拉囊壁通电切下至少 1/2 囊壁组织,完成开窗(图 29-9)。双钳道胃镜操作:胃镜进入腹腔后,找到肝囊肿病变,经内镜的一侧活检管道插入 19G 注射针,抽出清亮囊液,未见胆汁及血液,肝囊肿萎缩。经内镜左侧活检管道插入圈套器并张开,经内镜右侧活检管道插入鼠齿钳,穿过张开的圈套器并抓取囊壁组织向内镜方向牵拉,圈套器推离内镜方向,使圈套器套住尽可能多的囊壁并收紧,圈套器通电切下部分囊壁(图 29-10)。必要时将切下囊壁组织送病理检查。肝囊肿开窗治疗后使用大量生理盐水冲洗腹腔。尽量吸尽腹腔内气体。退镜至胃腔,使用金属夹缝合或金属夹结合尼龙绳对吻缝合法、荷包缝合等方法闭合胃壁切口。留置胃管行胃肠减压。手术结束。

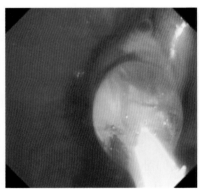

图 29-6　气囊扩张胃壁

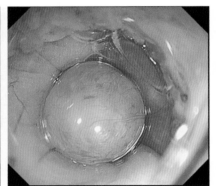

图 29-7　巨大肝囊肿

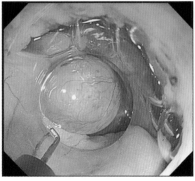

图 29-8A　HOOK 刀切开囊壁

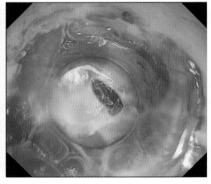

图 29-8B　囊液流出

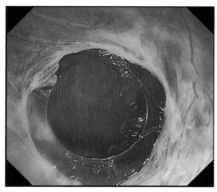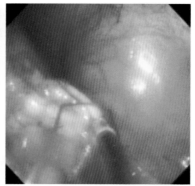

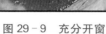

图 29‑9　充分开窗　　　　　图 29‑10　圈套部分囊壁

五、术后内镜及器械处理

内镜需严格按照《软式内镜清洗消毒技术规范(2016年)》进行处理,可重复使用附件清洗后需进行高温高压或低温环氧乙烷灭菌处理,一次性附件毁形后经 2 000 mg/L 的含氯消毒液中浸泡 30 min 统一回收处理。

六、术后护理

术后嘱患者充分休息。密切观察有无出血、腹痛、发热等异常情况。禁食、水 48～72 h,禁食期间静脉补充足够能量,满足机体需要。3 d 后进流质饮食,逐步过渡半流食、软食至普食。嘱患者少量多餐,避免进油腻食物或刺激性食物。

七、健康教育

嘱患者多休息,保持心情舒畅,注意劳逸结合,避免暴饮、暴食,饮食清淡,加强营养。1 个月后复诊。建立随访档案。

第三节　软镜 NOTES 保胆手术及护理配合

一、设备及器械准备

(一)设备　内镜主机为奥林巴斯 260 主机或 290 主机、二氧化碳气泵、附送水泵、高频电发生器。

(二)内镜　内镜型号(GIF‑Q260J)。按照《软式内镜清洗消毒技术规范(2016年)》准备两条软式内镜,包括一条高水平消毒内镜,用于清洁、消毒胃肠道及置入气囊;另一条低温环氧乙烷灭菌内镜,用于胃肠道清洁消毒后的内镜下操作。

(三)器械　一次性黏膜切开刀(IT 刀、HOOK 刀)、一次性高频止血钳、内镜喷洒导管、一次性活检钳、金属夹、尼龙绳、一次性电圈套器、热活检钳、取石网篮(兜)、一体式取碎石网篮、鼠齿钳、肠腔封堵气囊等。建议均使用一次性附件。

二、患者准备

(一)患者常规准备

(1)术前完善相关检查(血常规、出凝血时间、血生化检查、腹部CT、心电图及胆囊功能实验等)。

(2)做好患者的心理护理,消除紧张情绪,取得患者的配合。

(3)因术前患者需禁食,给予建立静脉补液通道,经静脉补充患者所需营养物质。

(4)术前谈话并签署知情同意书。

(二)经胃入路患者特殊准备

术前1 d流质饮食。术前禁食、禁水至少8 h。术前20~30 min服用祛泡剂。嘱咐患者取出义齿。

(三)经肠入路患者肠道准备

术前1 d流质饮食,术前禁食、禁水至少6 h。术前一日晚及手术当日晨分别进行常规肠道准备,常用的口服导泻剂包括聚乙二醇电解质散、硫酸镁、磷酸钠盐口服液,直至排出清水样便。

三、无菌操作准备

(一)无菌台的准备

手术在外科手术室进行。医生及护士按手术规定消毒洗手。护士必须按照手术无菌操作程序来铺无菌台。无菌物品由巡回护士将无菌包打开。以透明无菌罩覆盖设备表面形成无菌区域。与无菌器械相连接的导线、水封瓶及附送水连接管需环氧乙烷灭菌处理。

(二)经胃入路上消化道的消毒准备

患者取左侧卧位或仰卧位。约束带约束以防止坠床。常规气管插管麻醉后,消毒口腔周围皮肤,铺无菌巾。先使用一条高水平消毒胃镜,经口进入食管直至十二指肠球部,反复使用生理盐水冲洗黏膜并吸净,直至冲洗液清亮,再用0.1%聚维酮碘溶液自食管至幽门进行喷洒消毒,留置5 min后经内镜吸净。退镜后用0.1%聚维酮碘溶液进行口腔黏膜消毒。

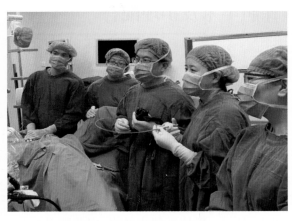

图29-11 患者术中截石位图片

(三)经肠入路肠腔的消毒

(1)患者取功能截石位及头低脚高位。两手置于身体两侧,两腿分开置于托腿架,腘窝及腿架间留一定空间预防腓肠肌及腘窝处血管、神经损伤。臀部距离检查床缘20 cm为宜,保证最大限度暴露会阴部的同时给予内镜操作提供支点(图29-11)。

(2)消毒肠腔:用高水平消毒肠镜经肛进至回盲部,生理盐水充分冲洗肠腔至无粪水残留。活检钳夹持可脱离术野保护气囊至横结肠或降结肠,将气囊充气以封堵结肠腔预防粪水污染术野(图 29 - 12A、B)。以 0.1% 聚维酮碘溶液喷洒气囊肛侧肠腔,进行黏膜消毒。再次应用生理盐水冲洗肠腔,退镜。

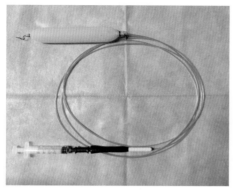
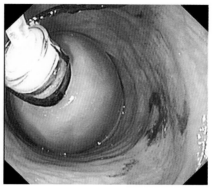

图 29 - 12A　可脱离式术野保护气囊　　　　图 29 - 12B　气囊封堵肠腔

四、手术操作配合

（一）经胃入路操作配合

1. 切开胃壁　更换灭菌胃镜,先端部带透明帽。根据术前腹部 CT、MRCP、超声胃镜(EUS)等辅助检查,确定胃壁开口位置(常规于胃窦大弯侧或胃窦前壁,易找见胆囊)。沿胃壁纵轴将黏膜层切开一长约 1.5～2 cm 切口,并逐层切穿胃壁(图 29 - 13)。胃镜进入腹腔。

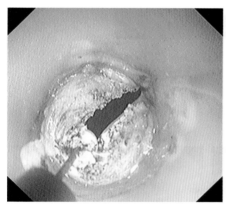
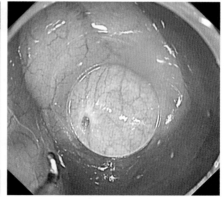

图 29 - 13　切开胃壁全层图　　　　　图 29 - 14　逐层切开胆囊壁

2. 切开胆囊并取石　常规选择胆囊体、底部切开胆囊。首先使用黏膜切开刀纵行切开胆囊外膜,向深部逐层切穿胆囊壁(图 29 - 14)。通过该切口尽量吸净胆囊内胆汁。而后逐步扩大切口至 1.5 cm。仔细寻找腔内结石,观察结石大小及形状(图 29 - 15A、B)。多数结石可通过取石网篮、取石网兜取出,巨大结石可先行激光、液电或机械碎石后再以取石网篮分次取出。

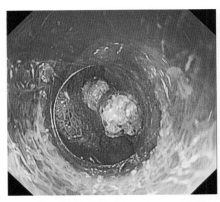
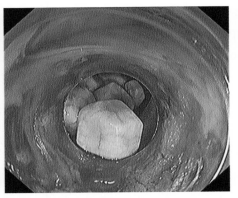

图 29‑15A 胆囊内结石　　　　　　　图 29‑15B 胆囊内结石

3. **胆囊管探查**　继续向前送镜至胆囊颈部,仔细探查有无胆囊管残留结石。如胆囊管通畅,则可见大量黄绿色胆汁间断或持续进入胆囊腔内,用生理盐水反复冲洗胆囊腔(图 29‑16)。

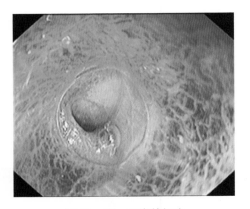

图 29‑16 胆囊管探查

4. **闭合胆囊壁**　胆囊壁切口可使用双层缝合法来夹闭。先使用金属夹间断闭合胆囊壁切口的肌层,而后再按照一定的顺序连续夹闭胆囊壁切口(图 29‑17A、B)。

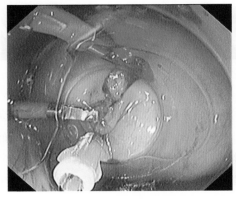
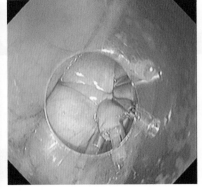

图 29‑17A 逐层夹闭胆囊切口　　　　图 29‑17B 逐层夹闭胆囊切口

5. **冲洗腹腔**　手术操作过程中无法完全防止胆囊持续排出的胆汁流入腹腔,胆囊壁闭合后,应使用大量生理盐水充分冲洗腹腔以稀释胆汁,尤其是膈肌下方、肝周间隙、盆腔等易积聚液体部位,大量冲洗直至冲洗液清亮(图 29 - 18),以减轻胆汁对腹膜的刺激,减少患者术后的腹部不适症状。

6. **闭合胃壁**　退镜至胃腔,使用金属夹缝合或金属夹结合尼龙绳对吻缝合法、荷包缝合等方法闭合胃壁切口(图 29 - 19),留置胃管行胃肠减压 24～48 h。手术结束。

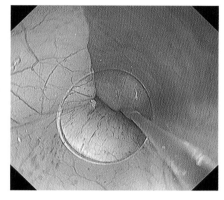

图 29 - 18　腹腔冲洗

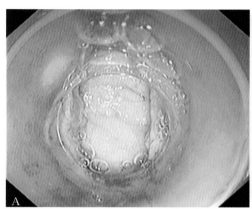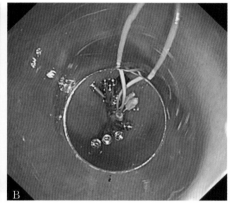

图 29 - 19　对吻缝合法闭合胃壁

(二) 经肠入路操作配合

1. **切开肠壁**　更换低温环氧乙烷灭菌内镜,内镜头端带透明帽。常规取距肛门 15～18 cm 的直肠右前壁(直、乙交界处肛侧段)。沿肠腔纵轴将黏膜层切开一长约 1.5～2 cm 切口,逐层切穿肠壁,进入腹腔(图 29 - 20)。

2. **寻找胆囊**　沿直肠右前壁切口进入腹腔,可见肝圆韧带将上腹腔分为左、右两部分,进镜至右半部分找到肝脏右叶,胆囊呈囊袋状位于胆囊窝即肝脏下缘。

3. **切开胆囊**　通常选择胆囊底、体部。应用黏膜切开刀纵行做切开一小切口,逐层(外膜层、肌层、黏膜层)切开胆囊。以内镜头端透明帽于胆囊短切口处尽量吸尽胆汁,尽量防止胆汁外溢至腹腔(图 29 - 21)。通过黏膜切开刀逐步扩大胆囊切口至 1.5 cm 左右。内镜进入胆囊并进行行胆囊探查。

4. **取出结石**

(1) 泥沙样或小结石应用内镜吸引或前端透明黏膜吸套取出。

(2) 中等大小结石应用取石网篮、网兜取出(图 29 - 22A、B)。

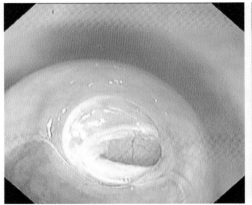

图 29 - 20　切穿肠壁

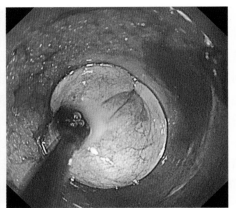

图 29 - 21　吸引胆汁

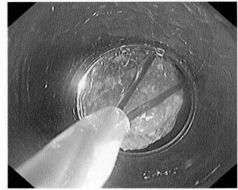

图 29 - 22A　取石网篮取石

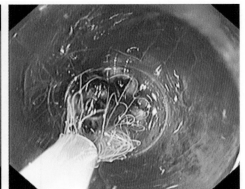

图 29 - 22B　取石网兜取石

（3）体积过大的结石可通过激光、液电、机械碎石后应用取石网篮、网兜分次取出（图 27 - 23A、B）。

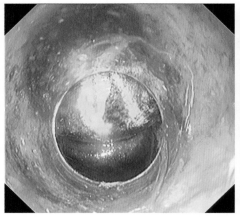

图 29 - 23A　激光碎石前

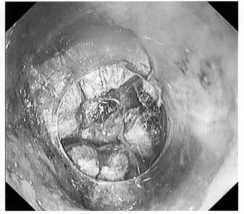

图 29 - 23B　激光碎石后

5. **探查胆囊管**　应用常规内镜探查胆囊颈观察有无结石残留。判断胆囊管是否通畅的方法为观察是否有胆汁进入胆囊腔,如胆汁流出不畅则应用超细内镜或 SpyGlass 胆道镜进行胆囊管探查。

6. **夹闭胆囊切口**　内镜下冲洗胆囊,充分止血。先以金属夹间断夹闭胆囊切口处肌层,再以金属夹于胆囊外膜层连续夹闭胆囊切口。确保胆囊切口夹闭严密,预防术后胆漏及胆汁性腹膜炎。

7. **冲洗腹腔**　使用大量无菌生理盐水充分冲洗腹腔,冲洗重点部位为肝周、盆腔、膈肌下方。冲洗至腹腔液清亮后,退镜至盆腔进行反复冲洗,至盆腔液清亮后退镜至肠腔内。

8. **夹闭肠壁切口**　退镜至肠腔,使用金属夹缝合或金属夹结合尼龙绳对吻缝合法、荷包缝合等方法闭合肠壁切口(图 29 - 24)。

9. **取出气囊**　将气囊放气后用异物钳将气囊取出。

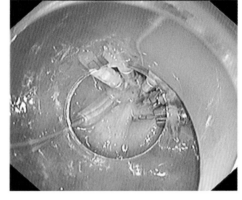

图 29 - 24　刘氏对吻缝合法夹闭肠壁

五、术后内镜及器械处理

内镜需严格按照《软式内镜清洗消毒技术规范(2016 年)》进行处理。可重复使用附件清洗后需进行高温高压或低温环氧乙烷灭菌处理,一次性附件毁形后经 2 000 mg/L 的含氯消毒液中浸泡 30 min 统一回收处理。

六、术后护理

术后嘱患者充分休息。密切观察有无呕血及便血、腹痛、发热等异常情况。经胃入路禁食、水 48~72 h;经肠入路禁食、水 12 h。从流食、半流食逐渐过渡到软食。禁食期间静脉补充足够能量,满足机体需要。嘱患者少量多餐,避免进刺激性食物。

七、出院指导

嘱患者多休息,保持心情舒畅,注意劳逸结合。遵医嘱服药,规律进食,3 个月、6 个月复诊。建立随访档案。

(赵丽霞)

参考文献

[1] 王东,李兆申. NOTES 新发展与新 NOTES [J]. 中华消化内镜杂志,2018,35(9):609—610.
[2] 赵丽霞,杨玲玲,于宏影,等. 软镜经直肠入路胆囊良性病变保胆手术的围术期护理[J]. 中华现代护理杂志,2017,23(28):3658—3660.
[3] 李静,智发朝,蔡建群,等. NOTES 手术的进展及专科护理现状[J]. 现代消化及介入诊疗,2017,22(03):450—452.
[4] 刘运喜,邢玉斌,巩玉秀,等. 软式内镜清洗消毒技术规范(WS507 - 2016)[S]. 中国感染控制杂志,2017,16(6):587—592.
[5] Yip H C, Chiu W Y. Recent advances in natural orifice transluminal endoscopic surgery [J]. European Journal of

Cardio-Thoracic Surgery，2016 Jan，49 Suppl 1：i25—i30.

［6］ Liu BR，Du B，Pan Y. Video of the Month：Transrectal Gallbladder-Preserving Cholecystolithotomy via Pure Natural Orifice Transluminal Endoscopic Surgery：First Time in Humans［J］. Am J Gastroenterol 2015,110：1655.

［7］ Garud S S，Willingham F F. Natural orifice transluminal endoscopic surgery［J］. Gastrointestinal Endoscopy，2012，79(3)：491—495.

［8］ 杨丽,王东,方琳,等.胃镜直视下经胃肝囊肿开窗术的护理体会［J］.中华消化内镜杂志,2010,27(11)：606—607.

第四篇

辅助消化内镜治疗及护理配合

第三十章

胆胰管结石体外震波碎石术及护理配合

体外震波碎石（extracorporeal shock wave lithotripsy，ESWL）是一种利用高能聚焦冲击波从体外以非接触方式粉碎体内结石的微创技术（图 30 - 1，图 30 - 2）。其原理是通过 X 线或超声对结石进行定位，应用电磁脉冲发生器将较高能量和压力的冲击波指向体内结石，使结石在数小时内受到上千次冲击波作用而被击碎。1979 年 9 月，德国多尼尔公司成功研制出人类历史上首台体外冲击波碎石样机。1980 年 2 月 7 日德国慕尼黑大学泌尿外科的 Chaussy 医师首次使用这台样机对一例肾结石患者进行治疗，取得了满意的效果。随后，体外震波碎石技术开始以"冲击波"的力度在全球推广开来。1987 年，德国的 Sauerbruch 医师报道了 ESWL 在胰管结石中的应用。此后，Dornier 水囊（干式）碎石机问世，极大简化了治疗流程，减轻了患者痛苦；20 世纪 90 年代电磁式冲击波发生器的研制成功降低了治疗成本。目前，ESWL 已被广泛运用于泌尿系结石的治疗，在胆、胰管结石治疗方面也已日趋成熟。大量研究证明，行 ESWL 单独治疗或联合内镜治疗（图 30 - 3，图 30 - 4），碎石成功率可达 54%～100%，结石清除率达 44%～74%。海军军医大学附属长海医院在国内率先开展胰管结石 ERCP 联合 ESWL 治疗，据报道的碎石成功率达到 100%，结石完全清除率达 78%，并发症发生率 2.28%，均为轻度并发症，表明此项技术安全有效（图 30 - 5）。

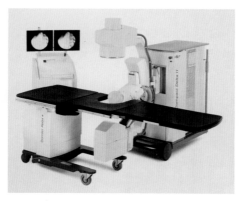

图 30 - 1 胰胆管体外震波碎石机

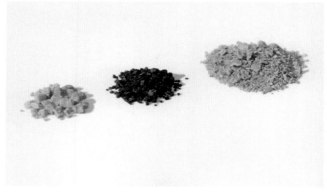

图 30 - 2 震碎的结石

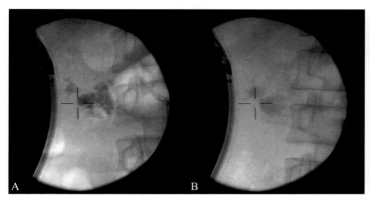

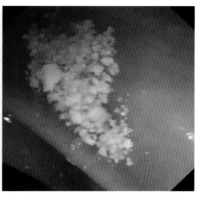

图 30‑3　碎石术前术后比较　　　　　　　　　图 30‑4　碎石后 ERCP 取石

一、适应证及禁忌证

（一）适应证

1. **胰管结石**　①疼痛性 CP 患者主胰管＞5 mm 的阳性结石；②胰管结石，ERCP 插管取石失败者；③胰管结石内镜操作时器械嵌顿者。

2. **胆道结石**　①较大、质硬的胆总管结石（＞2.0 cm），取石网篮通过或张开困难，无法套取者；②ERCP 常规取石失败者。

（二）禁忌证　①严重的心肺功能不全者；②严重出血倾向者；③有上消化道内镜检查（包括 ERCP）的禁忌；④不适合接受放射线暴露者，如孕妇；⑤胆道胰管阻塞无法排出碎石者；⑥合并胰腺恶性病变者；⑦腹腔动脉瘤；⑧震波传递路径存在动脉硬化等病史的患者；⑨胰腺脓肿；⑩相对禁忌证包括单发的胰尾结石、多发的胰管狭窄、胰腺囊肿等。

（三）并发症

1. **急性胰腺炎**　多由碎石机的能量通过胰腺造成的胰腺损伤造成。

2. **出血**　主要为上消化道出血，多为一过性。

3. **穿孔**　比较少见，一般见于结肠。

4. **感染**　主要表现为发热，多见于胆道系统。

5. **石街**　粉碎结石聚集胰管远端导致急性胰液流出障碍。

6. **肝脏损伤**　多数表现为一过性的转氨酶升高，常可自行缓解。

7. **血尿**　多为一过性，可自行缓解。

8. **皮肤瘀斑**　为 ESWL 最常见的并发症，80％～90％的患者可发生。

二、体外震波碎石的护理配合

（一）术前准备

（1）患者应完善常规心肺功能、凝血机制检查。

（2）患者应完成影像学检查，明确结石大小、位置。

（3）患者空腹 6～8 h 以上。

（4）做好术前宣教，向患者介绍 ESWL 的安全性、有效性以及手术配合要点。

（5）术前签署患者知情同意书。

（6）患者术日晨留置好静脉留置针，常规予抑酸、补液治疗，对合并糖尿病患者需监测血糖。

（7）高血压患者术日服用降压药物，控制好血压；口服利血平等 α 受体阻滞剂的患者，术前需停用此类药物 1 周，以防麻醉过程中出现难治性低血压。

（8）嘱患者术前沐浴，清除皮肤表面的油垢，以利于冲击波传导、提高疗效。

（9）患者取舒适的平卧体位，结石部位与电磁波发生器贴合紧密（图 30 - 5）。

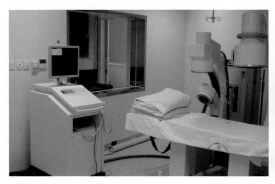 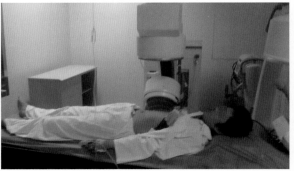

图 30 - 5　海军军医大学附属长海医院消化内镜中心胰胆管体外震波室　　　　图 30 - 6　患者体位

（二）术中配合

（1）做好结石定位。阳性结石直接通过 X 线定位，对于 X 线下不能显示的"阴性"结石通过鼻胰管注入造影剂后定位，确保碎石位置的准确性。

（2）做好麻醉护理。ESWL 大多采用静脉镇静镇痛，密切观察患者生命体征、心电监护及麻醉机各参数指标。

（3）注意保暖。

（4）观察局部皮肤淤血情况。

（5）做好碎石监测。结合患者具体情况调节冲击波的能量和次数，同时注意倾听冲击波发出的声音，如有异常及时报告医师进行处理。

（三）术后护理

（1）安全护理：嘱患者卧床，了解有无头晕不适等主诉，注意加用床栏，防止发生坠床。

（2）术后监测：观察患者神志恢复情况，监测患者心率、血压、呼吸、脉搏等生命体征。

（3）饮食护理：术后常规禁食 24～48 h，遵医嘱常规予质子泵抑制剂（PPI）、抗生素、生长抑素、能量合剂等治疗；根据患者血淀粉酶及腹部症状酌情开放饮食。

（4）观察血、尿常规，肝功能等，以便及时发现并处理并发症。

（5）并发症的护理：ESWL 的并发症是由冲击波对其传导通路及周围组织的机械性损伤所致，包括皮肤红斑、术后胰腺炎、出血、穿孔、感染等，罕见的并发症有肾周血肿、胆管梗阻、脾破裂、脾脓肿、肺损伤等。

1）皮肤红斑的护理：术后出现的皮肤红斑多由皮肤黏膜淤血所致，严重时可出现皮肤血肿，大多可自行消失，必要时可冷敷处理；术区皮肤及皮下的疼痛多与冲击波造成的皮肤软组织、肋骨骨膜损伤有关，可酌情予止痛处理。

2）术后胰腺炎的护理：如患者突发左中上腹部胀痛，同时伴有血、尿淀粉酶升高，则考虑术后急性胰腺炎发生，必要时行胰腺 CT 检查；术后急性胰腺炎与碎石嵌顿胰管或胆胰管汇合处有关，大多为轻症急性胰腺炎，需延长禁食时间，遵医嘱予 PPI、抗生素、生长抑素、能量合剂等治疗，待患者血淀粉酶指标下降及腹部症状明显缓解后酌情恢复饮食。

3）术后出血的护理：对泌尿系统轻微损伤而出现肉眼血尿的患者，一般血尿较轻、血色淡红，不需特殊治疗，1～2 d 即可自行缓解和消失，必要时可遵医嘱予静脉止血药物，同时嘱患者多饮水并观察小便颜色是否恢复正常；部分患者可出现便血或大便隐血阳性，多为肠管因空化效应遭受损伤，可出现浆膜和肠系膜瘀点、瘀斑、黏膜下出血等，一般出血轻微，大多不需特殊治疗即可自愈。术前肠道准备、口服祛泡剂可减少冲击波引起的肠壁损伤。

4）术后穿孔的护理：胃肠道穿孔是 ESWL 少见的并发症，发生率约 0.3%，多出现在结肠肝区附近，大多表现为肠壁充血、水肿，患者可有腹痛、发热，但极少出现明显的腹膜刺激征。此类患者需禁食 5～7 d，加强抗生素治疗，必要时可嘱患者左侧卧位行灌肠处理，以减少肠腔粪便加重肠道感染的风险；1 周后复查腹部 CT，结合患者症状、体征酌情恢复饮食，一般无需外科干预。

5）术后感染的护理：ESWL 造成菌血症，引起全身感染的概率很小，术后发热患者可予物理降温，对于合并白细胞及中性粒细胞比例升高的患者，可遵医嘱给予抗生素治疗。

6）罕见并发症的护理：高能量 ESWL 在胰管结石治疗中还可能造成肾脏、肝脏、肺等器官的较严重损伤。严重肾损伤患者可出现肾包膜下血肿、肾髓质和间质出血、局部肾血流改变，导致肾功能下降，此类患者需严密监测肾功能状态，给予预防性抗感染、保肾等对症治疗，多数能在 1～2 周内恢复；肝脏损伤患者可表现为一过性转氨酶升高，常可自行缓解，必要时可遵医嘱予保肝治疗；肺损伤的患者多表现为痰中带血，出现大量咳血的少见，一般无需特殊治疗。

（方爱乔　席惠君）

参考文献

[1] Sarles H, Bernard JP, Gullo L. Pathogenesis of chronic pancreatitis [J]. Gut, 1990, 31: 629—632.
[2] Karanjia ND, Reber HA. The cause and management of the pain of chronic pancreatitis [J]. Gastroenterol Clin North Am, 1990, 19: 895—904.
[3] Di Sebastiano P, Friess H, Di Mola FF, et al. Mechanisms of pain in chronic pancreatitis [J]. Ann Ital Chir, 2000, 71: 11—16.
[4] Alhalel R, Haber GB. Endoscopic therapy of pancreatic stones [J]. Gastrointest Endosc Clin N Am, 1995, 5: 195—215.
[5] Suda K, Mogaki M, Oyama T, et al. Histopathologic and immunohistochemical studies on alcoholic pancreatitis and chronic obstructive pancreatitis: special emphasis on ductal obstruction and genesis of pancreatitis [J]. Am J Gastroenterol, 1990, 85: 271—276.
[6] Bradley EL 3rd. Long-term results of pancreaticojejunostomy in patients with chronic pancreatitis [J]. Am J Surg, 1987, 153: 207—213.

［7］ Cremer M，Deviere J，Delhaye M，et al. Stenting in severe chronic pancreatitis：results of medium-term follow-up in 76 patients［J］. Endoscopy，1991,23：171—176.

［8］ Farnbacher MJ，Schoen C，Rabenstein T，et al. Pancreatic duct stones in chronic pancreatitis：criteria for treatment intensity and success［J］. Gastrointest Endosc，2002,56：501—506.

［9］ Kozarek RA，Ball TJ，Patterson DJ. Endoscopic approach to pancreatic duct calculi and obstructive pancreatitis ［J］. Am J Gastroenterol，1992,87：600—603.

［10］ Guda NM，Partington S，Freeman ML. Extracorporeal shock wave lithotripsy in the management of chronic calcific pancreatitis：a meta-analysis［J］. JOP，2005,6：6—12.

［11］ Sauerbruch T，Holl J，Sackmann M，et al. Disintegration of pancreatic duct stone with extracorporeal shock waves in a patient with chronic pancreatitis［J］. Endoscopy，1987,19：207—208.

［12］ Ong WC，Tandan M，Reddy V，et al. Multiple main pancreatic duct stones in tropical pancreatitis：safe clearance with extracorporealshockwave lithotripsy［J］. J Gastroenterol Hepatol，2006,21：1514—1518.

［13］ McHenry L，Watkins JL，Kopecky K，et al. Extracorporeal shockwave lithotripsy for pancreatic calculi：a 10-year experience at asingle U. S. Center［abstract］［J］. Gastrointest Endosc，2004,59：5205.

［14］ Cotton PB，Lehman G，Vennes J，et al. Endoscopic sphincterotomy complications and their management：an attempt at consensus［J］. Gastrointest Endosc，1991,37：383—393.

［15］ Schneider HT，May A，Benninger J，et al. Piezoelectric shock wave lithotripsy of pancreatic duct stones［J］. Am J Gastroenterol，1994,89：2042—2048.

［16］ Johanns W，Jakobeit C，Greiner L，et al. Ultrasound-guided extracorporeal shock wave lithotripsy of pancreatic ductal stones：6 years' experience［J］. Can J Gastroenterol，1996,10：471—475.

［17］ Adamek HE，Jakobs R，Buttmann A，et al. Long term follow up of patients with chronic pancreatitis and pancreatic stones treated with extracorporeal shock wave lithotripsy［J］. Gut，1999,45：402—405.

［18］ Brand B，Kahl M，Sidhu S，et al. Prospective evaluation of morphology，function，and quality of life after extracorporeal shockwave lithotripsy and endoscopic treatment of chronic calcific pancreatitis［J］. Am J Gastroenterol，2000,95：3428—3438.

［19］ Choi KS，Kim MH，Lee YS，et al. Disintegration of pancreatic duct stones with extracorporeal shockwave lithotripsy ［J］. Korean J Gastroenterol，2005,46：396—403.

［20］ Inui K，Tazuma S，Yamaguchi T，et al. Treatment of pancreatic stones with extracorporeal shock wave lithotripsy：results of a multicenter survey［J］. Pancreas，2005,30：26—30.

［21］ Tandan M，Reddy DN，Santosh D，et al. Extracorporeal shock wave lithotripsy and endotherapy for pancreatic calculi — a large single center experience［J］. Indian J Gastroenterol，2010,29：143—148.

［22］ Dumonceau JM，Costamagna G，Tringali A，et al. Treatment for painful calcified chronic pancreatitis：extracorporeal shock wave lithotripsy versus endoscopic treatment：a randomised controlled trial［J］. Gut，2007,56：545—552.

［23］ 张景涛,桂亚平,叶春,等. ERCP 结合 EWSL 治疗慢性胰腺炎胰管结石十例临床分析［J］. 中华胰腺病杂志,2011,11(3)：219—220.

［24］ 孙西钊. 冲击波碎石术的发展历程(上)［J］. 医疗卫生装备,2006,27(11)：24—26.

［25］ 孙西钊. 冲击波碎石术的发展历程(下)［J］. 医疗卫生装备,2006,27(12)：31—33.

［26］ 李兆申. 慢性胰腺炎内镜治疗现状与进展［J］. 中华实用内科杂志,2011,31(8)：564—565.

［27］ 胡良皞,李兆申. 慢性胰腺炎胰管结石的微创治疗［J］. 肝胆外科杂志,2014,22(1)：9—11.

［28］ 胡良皞,李兆申. 胰腺体外震波碎石技术［J］. 肝胆外科杂志,2016,24(6)：401—403.

［29］ 王丹,胡良皞,李兆申. 胰管结石体外震波碎石术临床应用进展［J］. 中华胰腺病杂志,2016,16(4)：282—285.

［30］ 王丽,席惠君,陈辉,等. 慢性胰腺炎胰管结石体外震波碎石术的护理［J］. 中华消化内镜杂志,2017,34(2)：137—138.

第三十一章

经皮肝穿刺胆道引流术

经皮肝穿刺胆道引流术(percutaneous transhepatic cholangial drainage，PTCD)是在 X 线或 B 超定位引导下，利用特制穿刺针经皮肤经肝穿刺将造影剂注入肝内胆管。显影整个胆道系统，了解梗阻部位、程度和原因后，再用特制的带有外套(鞘)穿刺针，通过造影导管对梗阻的胆管行引流减压的技术。它是一种针对阻塞性黄疸患者术前减轻黄疸和姑息性治疗的有效方法，该技术能减轻患者黄疸，能延长患者生存率，减轻痛苦，创伤小、费用低、临床效果好等特点，是当前胆道外科的一项重要治疗手段。而围手术期护理直接关系到 PTCD 术的成败及疗效，在 PTCD 治疗过程中尤为重要。

一、适应证

①诊断性评估胆道梗阻的病因和梗阻的部位；②胆道肿瘤的分型、分期为手术可切除性进行评估；③晚期肿瘤引起的恶性胆道梗阻，行姑息性治疗；④重度黄疸患者的术前减黄治疗(包括良性和恶性病变)，以改善全身状况和肝功能，降低手术死亡率；⑤急性胆道感染，如急性梗阻性化脓性胆管炎，行急症胆道减压引流，使急症手术转为择期手术；⑥良性胆道狭窄，经多次胆道修补、胆道重建及胆肠吻合口狭窄等；⑦通过引流管行肿瘤局部化疗、放疗、溶石、细胞学检查及经皮行电子胆道镜取石等；⑧高龄或不愿接受外科手术的患者。

二、禁忌证

①有严重出血倾向及凝血障碍；②大量腹水；③恶病质；④肝内外胆管广泛狭窄；⑤严重心脏及肝肾功能不全；⑥麻醉药及碘过敏。

三、术前准备

①术前对患者进行血常规、肝肾功能及凝血四项等检查；②必要的影像学检查，包括超声、CT、MRI 或 MRCP 等检查，明确病变部位、性质及肝内胆管扩张的情况，以利于选择经皮肝穿入路；③抗生素预防性治疗及纠正水、电解质紊乱；④碘过敏试验。

四、操作方法及步骤

（一）材料　B型超声诊断仪,3.5MHz超声探头,20G PTCD针,X线造影设备。

（二）穿刺途径确定　原则上以靠近腹壁,扩张显著的肝内胆管为穿刺对象,调整体位使该胆管位于胆管树中最高位上,以利于造影剂流散。平卧位常用于左外叶下段支或左主支肝管段,左侧卧位常用于右侧肝管。如为肝门部梗阻,则需左、右两侧分别穿刺。穿刺胆管与穿刺线构成的角度最好接近90°。

（三）穿刺　确定好穿刺点后局部消毒,2%利多卡因5ml局麻。在患者平静呼吸屏气时,胆管内腔最清晰的切面上,刺入引导针,并再次在屏气时,将PTCD针穿刺入胆管,当刺透胆管壁时,有前壁的向下压迹和突破感,屏幕上示针尖于胆管内,拔出针心抽吸有胆汁则表明穿刺成功,固定好PTCD针,注射造影剂做X线造影,然后按Seldinger法插管进入十二指肠留置引流。

（四）注意事项　①穿刺点不应接近肝包膜,以防胆漏和造影剂外溢。②遇胆道高压患者,先适量抽吸胆汁,可防止胆漏,也可防止造影剂过分稀释。③注入的造影剂剂量视胆道扩张情况和胆道压调整。④穿刺时嘱患者在平静呼吸下屏气时进行,以免呼吸动度较大引起移位,针尖退出胆管外。⑤当针尖位置显示不清或移离穿刺线时,应调整探头或重新穿刺。注意在退针重新穿刺时,将针退到近肝表面即可转变方向,避免肝表面多次创伤。⑥胆管穿刺切忌穿过门脉,以避免出血或胆血漏。⑦造影前6h患者禁食,造影后禁食12h。⑧严格的无菌操作和术后的无菌护理,以尽可能减少梗阻基础上感染的发生。⑨对汇合部或肝总管梗阻者可采用双侧多点穿刺插管引流。⑩导管尽可能送到或越过梗阻部位。⑪胆汁引流不畅时可在X线下调整PTCD管位置。⑫引流其间注意监测并纠正电解质。⑬对非姑息性治疗病例,应尽早作出下一步治疗的决定。

（五）并发症　遵守规范的操作规程,是预防并发症的关键。并发症有胆道出血、胆漏、胆道感染、过敏反应、胆汁分泌过量、引流管堵塞、脱位或胸腔并发症等。

五、疗效与评价

如选择得当,PTCD的技术成功率可达100%,对胆管癌引起的梗阻性黄疸的减黄作用十分明显,有效率可达95%以上。

六、术前护理

（一）术前准备

1. **肠道准备**　术前3d给患者行预防性抗生素治疗,注意观察大便的性状及颜色;术前1d嘱患者进食少纤维饮食;术前1d做碘过敏试验。

2. **皮肤准备**　术前晚清洁沐浴。

3. **消化道准备**　术前6h禁食、水,防止术中误吸的发生。

4. **身体准备**　手术前晚保持充足的睡眠,如入睡困难者可适当应用镇静催眠药,使其充分休息。

（二）心理护理　绝大多数患者的心理压力较大（因为皮肤巩膜重度黄染，对生活丧失了信心，不愿与人交流沟通），往往感到病情的严重性，出现消极、恐惧、忧虑的心理状态。而对于介入手术本身可能带来的不适及潜在危险也充满了担心。此时，护士应尽快了解患者的心理状态，采用不同方式进行心理护理。交谈是术前最有效的护理措施，以交谈方式使患者了解手术的原理，操作过程，预后如何，介绍科室治疗成功的例子，让患者之间互相交谈，了解治疗效果，在心理上有安全感和树立治疗的信心，更好地配合治疗。

七、术中护理

（一）患者的配合　排尽大小便后进入手术室，核对患者相关信息后告知患者取平卧位，右侧置于医生操作侧，右手掌高举并置于头枕部，平静呼吸。

（二）护理配合　建立有效的静脉通道，以左侧肢体为宜。持续心电血压监测，持续吸氧。在穿刺送导管的过程中，严密观察病情，有无心慌、胸闷、气促，严禁反复穿刺。在球囊扩张的过程中，严密观察心电监护，警惕球囊大小选择不当引起反射性的心搏骤停；在胆管支架释放过程中，一定在X线直视下进行，防止支架未到达理想的狭窄部位或支架释放不良，而且动作一定要轻准、警惕置入支架后引起胆管出血。

八、术后护理

（一）一般护理　嘱患者保持情绪平稳，仰卧位24 h，头高脚低为宜，严禁下床活动。持续心电、血压、血氧饱和度监测，监测患者的体温，密切观察患者有无剑突下疼痛，闷胀不适等症状，遵医嘱及时有效地给予抗炎止血等对症处理。

（二）引流管的护理　如为胆管外引流的患者，术后保持穿刺部位敷料干燥，观察有无渗血、渗液。随时观察引流管与皮肤穿刺处是否固定好，引流袋与引流管是否衔接紧密，保持引流管通畅。注意观察患者的体位是否利于持续引流。告知患者翻身时勿牵拉引流管，以免脱出；引流管勿扭曲及打折。每日详细记录24 h胆汁引流量，准确记录引流液的颜色、性质、透明度，有无絮状物。严禁床上剧烈活动及用力咳嗽，避免引流管脱出。每日更换负压引流袋，更换时严格注意无菌操作，特别是进行引流管注射庆大霉素操作时，需两人戴无菌手套配合进行，防止引流管接口处感染致逆行胆管感染。防止引流管入口处感染每日用碘伏消毒，每日更换敷料，如有渗出，及时更换。患者下床活动时协助其将引流袋固定在低于穿刺点的位置（引流袋始终低于肝脏平面20 cm），防止胆汁反流造成逆行感染。

（三）饮食护理　由于术中留置了外引流管，术后患者饮食以清淡的软食或者流食为宜，忌粗糙、刺激性食物，同时根据大便的性状调整饮食。无腹泻者后可进高蛋白质、高热量、低脂肪、维生素丰富和易消化饮食。

九、术后并发症的预防和护理

（一）出血　出血是PTCD早期常见并发症之一，发生率3%～8%。主要与穿刺次数、操作时间和器械选择不当、患者肝脏合成凝血因子能力下降、外引流造成胆汁丢失、正常生理状态改变、维生素K$_1$吸收减少、凝血功能障碍等有关。主要表现为腹痛、引流液中带血、便血，出血量多时有休克表现。

护理措施：术后患者应卧床休息，监测血压、脉搏，观察腹部体征及引流液情况。按医嘱合理用药，补充维生素 K_1。当引流液突然增多，引流出血性液体，或者腹痛明显，患者出现头晕、心慌、出冷汗、面色苍白等休克症状时，应尽快建立两路以上的静脉通路，确保液体、血液、药物的顺利输入，同时做好血型、血常规的检验，并遵医嘱配血备用。需手术者，应做好手术的准备。

（二）胆漏　可漏入腹腔或经穿刺点漏出腹腔外，发生率为 30%～40%，临床上 3.5%～10% 的患者可出现胆汁性腹膜炎。胆漏是 PTCD 常见严重并发症，主要原因是术中损伤胆管或者引流管放置不当，以及术后引流管脱落所致，临床表现为右上腹或全腹压痛、反跳痛等腹膜刺激症，胆汁流量减少。因此，术中操作轻柔，术后保持引流管通畅及防止引流管脱落可极大地降低胆漏的发生。

护理措施：①绝对卧床休息，给予半卧位，以左侧卧位为主。②密切观察腹部体征、生命体征。一旦患者出现剧烈持续性右上腹疼痛，发热并伴有腹膜刺激症，肠鸣音消失，应立即报告医生。③妥善固定引流管，一般置入的导管不少于 5 cm，观察引流液的量、形状、颜色。

（三）胆道感染　PTCD 术后的胆管道感染发生率为 14%～47%。是一种常见的并发症。临床表现为引流胆汁颜色及性状改变、寒战、高热、胆汁引流量减少等。术后遵医嘱及时给予抗感染治疗。

护理措施：①每天更换引流袋，同时注意严格无菌操作，引流袋置于低位，防止胆汁逆流；②提示感染时应及时采样送检，进行细菌培养，以便针对性抗感染治疗；③监测患者体温变化，寒战高热患者及时给予物理降温或药物降温，鼓励患者多饮水，增加排泄，利于散热；④保持引流管引流通畅，选用敏感抗生素治疗。

（四）其他少见并发症

1. **胆汁分泌过量**　需要及时纠正水、电解质平衡。

2. **引流管堵塞和脱位**　是造成引流失败和继发胆管感染的重要原因，一旦发生引流管堵塞，应先用生理盐水冲洗引流管，或导丝清除阻塞物，必要时更换引流管；加强局部护理及加强固定，详细告知患者及家属引流管的重要性，以防意外拔出或脱落。

3. **胸腔并发症**　胆管胸腔瘘、气胸、血胸等。穿刺术中注意调整进针角度，避开肋膈角。

十、出院宣教及健康教育

保持 PTCD 引流管通畅，勿打折。定期更换敷料及引流袋。若发现胆汁颜色加深或引流量减少，甚至出现寒战、高热者应再次调管或换管，通常每 3～4 个月需换 1 次引流管。做好患者自我保护引流管的教育，患者翻身时动作不宜过大，引流袋不应定在裤子上，避免脱裤子时将引流管脱出或移位。

带管出院患者，要教会患者及家属如何护理引流管，注意无菌操作方法，向患者及家属讲解 PTCD 引流管脱落的危害性及有关并发症。每天记录引流量，定期更换引流袋，定期复诊。嘱患者固定引流袋位置不能高于肝脏水平，防止引流液倒流造成逆行感染。注意伤口周围皮肤清洁、干燥，以免感染。加强营养，选择低脂、高热量、高蛋白质、高维生素及易消化饮食。多吃水果、蔬菜,清淡饮食为主,避免生冷、油腻、刺激性的食物,保持心情舒畅,避免情绪激动。可适当进行体力活动,提高患者的生活质量。注意饮食及生活规律,定期复查肝功能。出现引流管阻塞,引流物异常,发热感染等症状及时就诊。

(孙方丽　王晓燕　陈　宁)

参考文献

［1］马益敏,肖玲,傅荣春,等.基于舒适管理的经皮肝穿刺胆道引流术后切口渗液的护理效果探讨[J].介入放射学杂志,2018,27(7):691—694.
［2］阳秀春,秦月兰,胡进晖,等.延续性护理模式在经皮肝穿刺胆道引流患者的应用[J].介入放射学杂志,2017,26(2):180—183.
［3］徐静,王恒.经皮肝穿胆管引流术治疗急性梗阻性化脓性胆管炎围术期护理体会[J].河南外科学杂志,2017,23(3):178—179.
［4］马丽.胆管病变术后T管及经皮肝穿刺胆道引流管阻塞的原因及护理策略[J].现代消化及介入诊疗,2017,21(2):286—288.
［5］胡芳,杨波,刘晓玲.经皮肝穿刺胆道引流及内支架置入治疗恶性梗阻性黄疸术后并发症的护理[J].中国医药指南,2016,13(9):14—15.
［6］潘科研,张艳芳,许文青,等.经皮肝穿刺胆管引流术联合胆道支架植入治疗34例恶性梗阻性黄疸护理体会[J].中华全科医学,2016,13(12):2129—2132.
［7］吴苗,张立薇,邓娟娟,等.B超引导下经皮穿刺留置引流管治疗肝脓肿循证护理模式应用研究[J].实用临床医药杂志,2016,19(4):86—89.
［8］杨慧,杨承莲,吴艳丽.恶性梗阻性黄疸患者经皮经肝胆道引流管的双重固定方法[J].中华护理杂志,2015,56(6):766—767.

第三十二章

肝动脉化疗栓塞术及护理配合

肝动脉化疗栓塞术(transcatheter hepatic arterial chemoembolization，TACE)是在 X 线监视下选择性地将导管插入肝肿瘤供血动脉，然后经导管注入栓塞剂和化疗药物的治疗方法。其优点是创伤小、疗效确切、可重复性强。

原发性肝癌是常见的恶性肿瘤之一，80%患者发现时已失去手术机会。肝动脉化疗栓塞术(TACE)是近几年来对中、晚期肝癌非手术治疗的一种技术。由于癌组织血液供应主要来自于肝动脉，其栓塞后，癌组织缺血性坏死。TACE 可有效提高中晚期肝癌患者的平均生存期和手术切除率，但 TACE 也有其局限性。肝癌中 15%～16%为乏血供型，采用 TACE 疗效明显低于富血供型。其次肝脏为双重血液供应，TACE 仅栓塞肝动脉，但肝癌仍有门静脉进行供血，同时由于肿瘤血管变异及侧支循环的存在，导致单纯行 TACE 治疗复发率高，需要多次行 TACE 治疗，然而反复 TACE 治疗加重了肝损伤。

一、适应证

①不能手术切除的肝细胞癌、胆管细胞癌、肝转移瘤；②肝脏良性肿瘤，如肝脏海绵状血管瘤、症状性上皮样血管内皮瘤等；③癌肿过大，可用栓塞治疗使癌块缩小，以利二期手术切除者；④肝肿瘤复发，不宜手术切除者；⑤肝肿瘤破裂出血，不适于手术切除者；⑥肝肿瘤未能完全手术切除或考虑有残留病灶者。

二、禁忌证

虽然没有绝对禁忌证，但一些不良预后的高危因素被列为 TACE 的禁忌证。①肝功能为 Child C 级合并严重黄疸者($>51.3\ \mu mol/L$)；②严重凝血机制障碍者；③单发瘤体巨大占肝体积 70%以上者；弥漫性肿瘤超过肝脏体积 50%以上者；④严重的代谢性疾病未予控制者；⑤门静脉高压伴中度以上胃底静脉曲张者；⑥大量腹水，严重感染者；⑦门静脉主干癌栓(此类患者采用超选择 TACE，可大大降低风险)；门脉主干完全阻塞者需极其谨慎；⑧广泛肝外转移者；⑨碘过敏者忌用碘油栓塞。

三、手术方法

肝动脉化疗栓塞术常采用的抗癌药物为氟尿嘧啶、铂类、丝裂霉素、表阿霉素等,栓塞剂有碘化油、乳化剂、明胶海绵、药物洗脱微球等。在局部麻醉下,采用 Seldinger 改良技术(用不带针芯的穿刺针直接经皮穿刺血管,当穿刺针穿破血管前壁,进入血管内时,即可见血液从针尾喷出,放置血管鞘,通过导丝引入导管,将导管放至主动脉),经右侧股动脉穿刺,将导管送入肝总动脉,先行血管造影,了解肿瘤的大小、部位、诊断和血供等情况,然后将导管缓慢地插至肿瘤所在肝叶的动脉。肿瘤位于两叶者,需分别进行左、右肝动脉的超选。用生理盐水或 5% 葡萄糖水稀释化疗药物,经导管行肝动脉灌注化疗,然后用液化碘油与适量化疗药物混悬成乳剂与明胶海绵微粒适量行肝癌供血动脉栓塞;采用药物洗脱微球需提前进行化疗药物载入微球中,超选择入肿瘤供血动脉后,缓慢推注,进行供血动脉永久性栓塞。

四、术前护理

(一)**心理护理**　由于患者对肝癌 TACE 不了解。行肝动脉化疗栓塞术的患者在治疗的过程中会产生恐惧、紧张、害怕等负面情绪,会严重影响他们术后的舒适度。因此,护士需耐心向患者说明,帮助其做好心理建设。创造安静、舒适、无刺激的环境,向患者详细介绍肝动脉化疗栓塞术治疗的重要性、操作方法以及术中的配合要点,给予患者心理疏导和健康指导,使患者克服不良情绪,增强对治疗的信心,从而积极主动配合治疗,保证治疗效果。

(二)**一般护理**

1. **术前检查**　完善肝肾功能、电解质、血常规、凝血功能、感染性疾病筛查、肿瘤标志物检查、心电图、彩超等相关检查,注意患者生命特征的变化,以确保手术成功。

2. **术前适应性训练**　指导患者练习床上大小便,避免术后不适应而解不出大小便等情况的发生。

3. **术区皮肤准备**　术前皮肤准备是影响手术部位感染的重要环节,手术部位去除毛发被认为可以减少手术部位感染发生的机会。即术前采用剪毛方式去除术侧大腿上 1/3 至腹股沟部处的毛发,做穿刺部位区域的皮肤准备,术前去除毛发时间为介入手术室接患者前 30 min(介入手术室卫勤人员至病房接患者之前 30 min 电话通知科室)。

4. **用物准备**　按医嘱准备好术中所需的物品和药品,如病历、各项检查、术中用药(止吐药、镇痛药、化疗药物、止痛药等),经核对无误后填写手术交接核查表,送入介入手术室。

5. **术前肠道准备**　术前应要求患者禁饮 2 h,禁食 4 h,以免化疗药品影响,造成患者呕吐和窒息等状况。

6. **其他**　向患者及家属说明手术特点,取得配合并签署手术同意书。同时术前应仔细询问患者过敏史,有过敏史、哮喘或对含碘造影剂有过不良反应的患者,需特别注意。造影前可注射地塞米松 5~10 mg,以减少并发症的发生。除说明书明确要求做碘过敏试验的外,不需要常规进行碘造影剂的皮试,使用含碘造影剂前,建议与患者或其监护人充分沟通并签署"含碘造影剂使用患者知情同意书",或者将有关造影剂应用的适应证、禁忌证、可能发生的不良反应和注意事项包括在手术签字单中。注意评估穿刺部位远端动脉搏动情况,以便术中、术后对照。

五、术中护理配合

(一)安全核查

(1)手术安全核查的三个时机包括麻醉实施前(sign in)、手术开始前(time out)和患者离开手术室前(sign out)3个关键环节。

(2)针对《手术安全核查表》的核查内容,介入手术室的护士、技术员和主刀医生共同核查患者的身份、手术方式、手术部位与标识、手术及麻醉知情同意、麻醉方式、麻醉设备安全检查、术野皮肤准备情况、建立静脉通道、过敏史、风险预警、术前备血、术中输血及用药、体内植入物、影像学资料、抗菌药物皮试结果、手术用物清点、各种管路及患者术后去向等客观资料。

(二)手术步骤及护理配合　见表32-1。

表32-1　肝动脉化疗栓塞手术步骤及护理配合

手术步骤	护理配合
(1)患者平卧于手术床上,双下肢分开并外展	协助患者平卧于手术台,连接心电监护仪,记录脉搏、呼吸、血压,并建立静脉通道
(2)局部皮肤常规消毒,铺无菌巾,在腹股沟韧带下方1～2 cm股动脉搏动最强处皮肤、皮下组织用2%利多卡因局部浸润麻醉	严格无菌操作,打开无菌手术包,配合医生穿手术衣,套设备防护布套,铺洞巾、治疗巾。配合皮肤消毒,抽取麻醉药
(3)按Seldinger插管技术行股动脉穿刺,行腹主动脉造影,了解肝动脉主干及分支走行情况、肿瘤的范围及血供,有无动静脉漏等(图32-1)	递送介入治疗耗材(动脉鞘、造影导管、导丝),协助医生用肝素稀释液冲洗耗材,选择合适的血管造影剂
(4)肝动脉插管或者超选择性插管肿瘤供血动脉后,行化疗和栓塞 1)手术前准备:选择明胶海绵和碘化油 2)姑息性治疗:联合使用多种化疗药和多种栓塞剂,一般不用弹簧圈栓塞主干	稀释各种化疗药,导管插入病变部位供血动脉后,配合医生将化疗药物缓慢注入
(5)栓塞结束再行肝动脉造影,了解栓塞情况(图32-2)	术中注射造影剂时,应排尽空气,密切观察患者有无过敏反应。观察生命体征,及时发现,及早处理
(6)拔除导管加压包扎	拔管后用手压迫穿刺点止血10～20 min,观察伤口无渗血,用无菌纱布加弹力胶布或弹性绷带加压固定

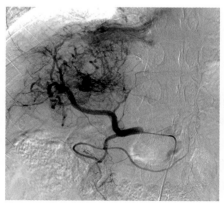

图32-1　腹主动脉造影

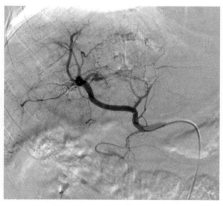

图32-2　肝动脉造影

六、术后护理

（一）心理护理 由于介入治疗后患者可能会先出现各种不良反应，如恶心、呕吐、乏力、腹痛、发热等症状。这极易导致患者产生焦虑、烦躁等不良的情绪，所以，针对患者的心理特点，护理人员要耐心解答患者提出的问题，做好健康宣教，帮助患者度过手术后的不适应阶段，树立战胜疾病的信心。

（二）一般护理

（1）术后患者平卧位，穿刺肢体保持下肢伸直并制动24 h，穿刺部位沙袋压迫6～8 h，防止出血及血肿形成。对术程较长、使用大剂量抗凝药的患者，术后延长压迫和观察时间。密切观察穿刺部位有无出血、渗血、周围皮肤有无皮下淤血、牙龈及鼻腔出血等，同时触摸大腿根部，观察包扎是否过紧、足背动脉搏动情况和皮肤的颜色温度。

（2）要求患者术后6 h禁食、禁饮，6 h后可从流质饮食逐渐过渡到普通饮食。此外，嘱患者要进食清淡、易消化、高热量、高蛋白质、高维生素、低碳的食物，切记辛辣、刺激的食物并且要少食多餐，切勿暴饮暴食。术后3 d内鼓励患者多饮水，以稀释尿液，促进毒物（化疗药物）以及造影剂的排除。

（3）根据病情给予抗生素、保肝、止血、止吐等药物，并观察用药后反应。

（4）密切观察病人病情变化，注意尿量及颜色、消化道反应及有无发热、腹痛等，如有异常遵医嘱给予对症处置。术后观察血压、脉搏，连测3 d体温，无异常后停测。

（三）并发症的观察与护理

1. 穿刺部位出血及血肿 术中反复穿刺或穿刺点压迫不当、肝素用量过大或患者自身凝血机制障碍引起。对于凝血功能异常的患者，要适当延长压迫时间并行加压包扎。嘱患者咳嗽或用力排便、排尿时应压迫穿刺点。如穿刺点有渗血，做好血肿范围标记，小血肿可再用沙袋压迫6～8 h，术侧肢体制动24 h；血肿较大者须立即重新加压包扎固定，可用无菌注射器抽吸，遵医嘱适当用止血药；24 h后可行热敷，以促进吸收。

2. 迷走神经反射 与患者精神过度紧张、拔管时刺激及拔管后按压手法过重引起的疼痛等有关。患者出现恶心、心悸、面色苍白、全身大汗等，心电监护提示窦性心动过缓，并伴有血压下降。护士应及时汇报医生，将患者加压包扎的绷带压力降低，给予氧气吸入，快速静滴平衡液；同时加强术后相关知识宣教，告知注意事项。

3. 股动脉栓塞 是TACE术后最严重的并发症。与手术制动、术后卧床或外伤使静脉回流受阻有关，血流滞缓，增加了下肢深静脉血栓的发生率。术后每小时观察穿刺侧肢体皮肤颜色、温度、感觉及足背动脉搏动情况，卧床期间，指导患者咳嗽、翻身、深呼吸、肢体运动方法；告知患者术后进食低脂、高纤维素食物，保持大便通畅，以防止腹压增高而影响下肢静脉血回流。注意肢体保暖，防止冷刺激引起静脉痉挛致血液淤积。遵医嘱应用抗凝剂治疗。发现患肢肢端苍白、感觉迟钝、皮温下降、小腿疼痛剧烈，提示有股动脉栓塞的可能，可进一步做超声波检查确诊，同时抬高患肢并给予热敷，遵医嘱给予解痉及扩血管药物，禁忌按摩，以防栓子脱落，必要时行动脉切开取栓术。

4. 尿潴留 因介入术后肢体制动、加压包扎、沙袋压迫，且不习惯床上排尿引起。给予心理疏导,做好解释工作,消除紧张情绪;让患者听流水声或热敷腹部,按摩膀胱;腹部加压;必要时行导尿术。

5. **栓塞性胆囊炎** 手术过程中将胆囊动脉栓塞所致,严重可导致胆囊缺血坏死。患者术后出现上腹剧烈疼痛、压痛、发热、墨菲征阳性,增强 CT 检查提示为栓塞性胆囊炎。应密切观察患者腹部疼痛部位、性质、持续时间、胆囊区有无压痛等,并与 TACE 术后肝区疼痛相鉴别;遵医嘱给予消炎、利胆、解痉、止痛等对症处理;给予患者积极的心理护理,减轻其对疼痛的恐惧反应。

6. **上消化道出血** 由于门静脉高压、患者术前肝功能及凝血功能差、化疗药物损害胃黏膜或术后恶心、呕吐致食管、贲门、胃黏膜撕裂引起出血。密切观察患者生命体征及大便和呕吐物的颜色、性质及量;遵医嘱禁食、卧床休息,行止血、扩容、降低门静脉压力等治疗;出血停止后给予高蛋白质、高热量、多种维生素、低盐、低脂软食,少量多餐。

7. **脊髓损害** 主要表现为患者一侧或双侧肢体肌力部分或完全丧失伴感觉障碍,排尿、排便困难或大小便失禁。出现原因可能为术中碘油化疗药混悬液进入脊髓供血支而致其发生缺血、缺氧、水肿甚至坏死。一旦出现脊髓损害者,应予脱水、激素、营养神经药物,改善微循环和活血化瘀药物治疗。

8. **化疗栓塞术后综合征**

(1)**胃肠道反应**:系抗癌药物对胃肠道黏膜的直接毒性损害作用。①患者术后出现恶心感时,指导患者深吸气,做吞咽动作,呕吐时头偏向一侧,及时擦去呕吐物,温水漱口,更换污染衣物。②观察呕吐物的颜色、性质、量,对于呕吐剧烈者遵医嘱给予甲氧氯普胺肌内注射或盐酸托烷司琼、胃黏膜保护剂或 H_2 受体拮抗剂,同时警惕出现贲门撕裂。③鼓励患者进食清淡饮食,避免进食冷热食物导致胃痉挛和腹胀而引起呕吐。

(2)**疼痛**:由于肝动脉栓塞时肿瘤的血供减少,使肿瘤缺血坏死、局部组织发生病变也可引起疼痛。另外,高浓度药物会对肿瘤组织产生高效价的杀伤,使肝组织产生局部水肿、坏死或异位动脉栓塞,也会引起疼痛。肝区疼痛常在术后 10 min 内即可发生,术后第 2 天达高峰,多数患者术后 3～5 d 可逐步缓解。其中腰背和穿刺部位疼痛在术后 24 h 即可缓解。疼痛的性质主要是胀痛,并伴有跳痛、酸痛及牵拉痛,疼痛程度与栓塞范围有关。护士主动关心患者,给予心理干预,分散患者注意力,观察腹痛性质、程度及部位。护士根据患者的年龄、性别、情绪状态、个人爱好等选择合适的音乐,以减轻患者的焦虑症状和心理紧张,减轻应激反应导致的疼痛。指导患者深呼吸、面部肌肉运动或全身放松训练,如规律的大口吸气、呼气等;用音乐疗法结合其他个体化疗法(如呼吸疗法、穴位按摩法、放松疗法等)能缓解疼痛、提高舒适感。同时嘱患者清淡饮食,遵医嘱并按照"三阶梯止痛原则"给予药物镇痛治疗。

(3)**发热**:因肿瘤组织、肝血管肿瘤组织缺血坏死、人体对毒素的吸收等均可引起高热,短期为肝组织水肿、炎症及栓塞物的反应所致,部分病因为操作不规范导致的导管相关性感染所致。术中严格执行无菌操作;术后密切观察体温变化,发热时遵医嘱给予物理与药物降温,鼓励患者多饮水,摄水量在 3 000 ml/d 以上,以加快化疗药物和毒素的排出;同时注意观察穿刺部位情况和腹部体征,并复查血象。

七、健康教育

（一）住院教育

（1）休息与运动指导：告知患者劳逸结合，适当锻炼，每次锻炼时间不超过 30 min，预防感冒及其他并发症。

（2）做好患者住院期间的用药指导：遵医嘱指导患者定时、定量服药，慎用损害肝脏药物，并观察用药后的反应。

（二）出院教育

（1）每天保证充足的睡眠，可做简单的运动，如散步、打太极拳，每次活动时间不超过 30 min。以后根据康复情况逐渐增加活动量和强度，适当参加社会交往活动，保持心情愉快。

（2）指导病人进食高蛋白质、高热量、高维生素、清淡、易消化软食，如牛奶、鸡蛋、豆制品、鱼、肉等。多吃新鲜蔬菜、水果，补充维生素及矿物质。注意烹调方法，不吃焙、烘、煎、炸、熏制食品，避免食用辛辣刺激性食物，肝癌晚期的患者禁止高蛋白质饮食，以免引起肝昏迷。

（3）注意天气变化，预防感冒。保持室内环境清洁，每日通风 2 次，每次不少于 30 min，保持空气湿润，湿度在 50%～60%。穿柔软、舒适的棉质内衣，增加患者舒适感。

（4）出院后如仍需服药者，要遵照医嘱定时、定量服用。用药期间如出现不良反应，应立即停药，与医生取得联系。慎用损害肝脏药物。定期复查，出院后 6 周复查一次。

（江　薇　程亚平　曹冬冬）

参考文献

［1］含笑,吕维富.经肝动脉化疗栓塞联合射频消融治疗原发性肝癌远期疗效的荟萃分析［J］.介入放射学杂志,2013, 22(5)：387—391.
［2］刘凌晓,王建华,王小林,等.经皮热消融同步肝动脉化疗栓塞(TACE)治疗肝癌的临床价值［J］.复旦学报(医学版), 2015,42(1)：1—6.
［3］任文君,王泽阳,黄欣,等.肝动脉化疗栓塞术联合～(125)I放射性粒子植入术与单独肝动脉化疗栓塞术治疗肝癌的 meta分析［J］.介入放射学杂志,2019,28(2)：132—137.
［4］李仕来,黎乐群.经导管肝动脉化疗栓塞术在肝细胞癌中的治疗进展［J］.医学综述,2015,21(17)：3126—3129.
［5］陈元,魏晓艳,曹凯,等.药物洗脱微球经肝动脉化疗栓塞术治疗中晚期原发性肝癌的疗效［J］.中国肿瘤临床与康复, 2017,24(6)：711—714.
［6］徐蓉.心理干预在肝癌护理中的作用［J］.亚太传统医药,2011,7(7)：195—196.
［7］Centers for Disease Control and Prevention. Surgical site infection(SSI)［EB/OL］.［2016 - 05 - 25］. http://www. cdc. gov/HAI/ssi/ssi. html.
［8］李海燕,胡敏,胡雁,等.血管腔内手术患者术前皮肤准备的循证实践［J］.护理学杂志,2016,33(2)：56—58.
［9］陈韵岱,陈纪言,傅国胜,等.碘对比剂血管造影应用相关不良反应中国专家共识［J］.中国介入心脏病学杂志,2014 (6)：341—348.
［10］中华医学会心血管病学分会,中华心血管病杂志编辑委员会.含碘对比剂在心血管疾病中临床应用的专家共识(2012) ［J］.中华心血管病杂志,2013,41(2)：94—98.
［11］中华医学会放射学分会,中国医师协会放射医师分会.对比剂使用指南(第 1 版)［J］.中华放射学杂志,2008(3)：320—325.
［12］中华医学会放射学分会对比剂安全使用工作组.碘对比剂使用指南(第 2 版)［J］.中华放射学杂志,2013,47(10)：869—872.
［13］印怡臻.肝癌行肝动脉化疗栓塞术后患者疼痛评估及护理进展［J］.齐鲁护理杂志,2018,24(4)：99—101.

第三十三章

消化道运动功能检测

　　胃肠道的动力功能是消化系统最重要的生理功能之一，胃肠运动是由各个部位的平滑肌周期性产生电活动和机械活动并且互相协调动作完成的。临床上消化道动力障碍相当常见，也是临床治疗的难点。随着新技术和方法广泛、深入地应用于胃肠生理学的研究，使人们能够检测、发现和认识胃肠运动功能和感觉功能的变化。包括超声诊断、放射学、核素显像、磁共振、胃肠电图、生物电阻抗、胶囊内镜、腔内测压、腔内酸碱度监测法等检测方法，已应用于临床，作为临床诊断胃肠功能障碍性疾病的客观手段。近年来的研究趋势表明，采用多种参数的同步联合检测，将有助于弥补单一检测方法的不足，所得信号也将有助于全面了解胃肠运动状态。腔内测压和腔内酸碱度监测法当前已获得国内及国际上的认可，为胃肠功能障碍性疾病的临床诊断和治疗提供了客观依据。

第一节　消化道测压技术

　　消化道测压技术历经水灌注测压系统（图 33 - 1A）、液压毛细管水灌注系统（hydraulic capillary infusion system）（图 33 - 1B）到高分辨率测压系统（high resolution manometry，HRM）（图 33 - 1C）的发展与改进，已将传统的线形图（图 33 - 2A）转为了"时空图"（图 33 - 2B），生动、形象地同时反映测压时间、导管上压力感受装置位置以及相应各处的压力，从而使测压结果的判读变得更加直观明了。环绕测压保证了压力感应方向的一致性，继而开发的高分辨率阻抗测压技术（high-resolution impedance manometry，HRIM）将阻抗技术与高分辨测压技术结合，在高分辨食管测压导管上嵌入阻抗电极，从而能在测压的同时监测食管腔内阻力的变化（图 33 - 2C），来观察和判断如食团清除状况、嗳气、反流等情况。3D - HRM基于固态 HRM 导管上密集的测压点以及计算机软件重建与处理，得到立体的三维食管或肛门的动力图像（图 33 - 2D），既清晰显示食管或肛管的立体解剖，又展现出相应结构的动力特点，实现了动力测定与解剖定位同时满足的目标。借助内镜技术的发展，目前的测压技术具备了胃、小肠测压、Oddi 括约肌及结肠测压的能力，实现了全消化道测压的目标。现已逐渐取代传统测压方法。因此,本章节以 ManoScan 固态高分辨率测压(HRM)系统为例,介绍消化道测压技术的相关信息,供大家参考。

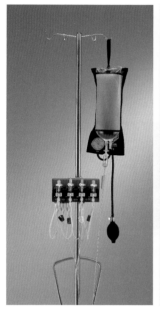

图 33 - 1A　水灌注测压系统
测压通道：4～6
需牵拉,患者痛苦度高
测压点：4～6

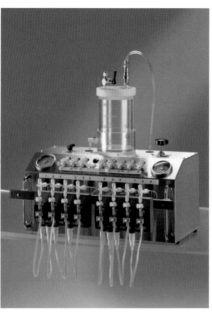

图 33 - 1B　液压毛细管水灌注系统
测压通道：12～24
测压点：12～24
患者痛苦度高,操作时间长
无法给出准确诊断结果

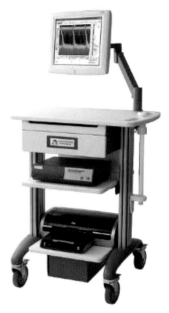

图 33 - 1C　固态高分辨率动力系统
测压通道：36
测压点：12 * 36 = 432
无需牵拉,操作时间短
食管功能性疾病诊断金标准

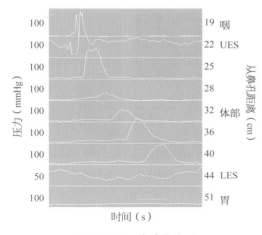

图 33 - 2A　传统曲线图

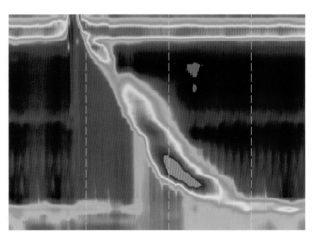

图 33 - 2B　高分辨动力检测

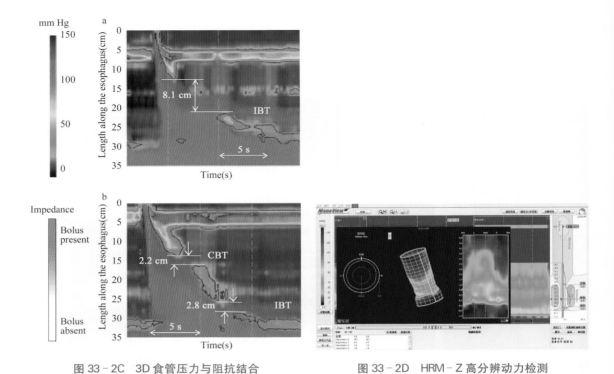

图 33 - 2C　3D 食管压力与阻抗结合　　　　图 33 - 2D　HRM - Z 高分辨动力检测

一、高分辨率测压系统(high resolution manometry，HRM)的使用与维护

（以 Medtronic 公司 ManoScan 胃肠动力学检查系统为例）

（一）正确掌握导管与模块的连接方法　连接器上的红色点朝上,确保正确对准（图 33 - 3A）,拉拔连接器外销,使两个闩锁分离（图 33 - 3B）。不可扭曲,避免内部触销弯曲或壳体脱落（图 33 - 3C）。也不可拉拔或扭曲电缆（图 33 - 3D）。

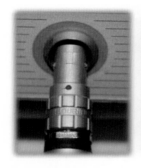
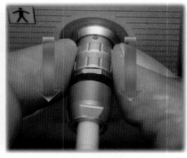
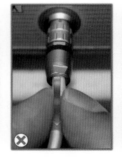
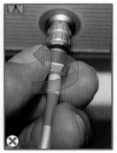

图 33 - 3A　正确连接方法　　　图 33 - 3B　正确连接方法　　　图 33 - 3C　错误操作　　图 33 - 3D　错误操作

图 33 - 3　导管与模块的连接方法。

（二）电极校准注意事项

1. **电极校准频率**　电极校准分为压力校准和温度校准。压力校准每次检查前应进行一次,体温校准每周进行一次。使用 ManoShield 电极保护套膜则需进行两次压力校准。

2. **压力校准操作要点** 连接电极和数据采集器,打开数据采集软件。拧松校准仓密封旋钮,直接、垂直缓慢将调集插入到校准仓中,ManoScan ESO 导管需在电极顶端和校准仓留有0.5 cm 距离。ManoScan AR 导管要插至电极分叉处。如果导管插得不够深,垫圈可能会对传感器施加过多压力,导致损坏。旋紧校准仓密封旋钮,以刚好形成气密密封为宜,切勿将旋钮拧得过紧;打开数据采集软件→选择电极→点击"校准"→弹出界面如图 33-4A→点击"归零通道"→再点击"开始",校准完毕→点击"完成"(图 33-4A)。

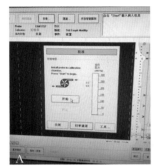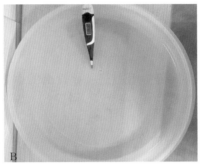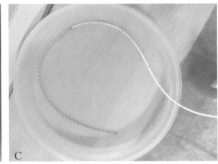

图 33-4 电极校准。A.电极压力校准界面;B.体温校准的准备;C.温度补偿电极浸泡方法

3. **温度校准操作要点** 体温校准须在完成压力校准后执行。点击"工具"按钮,点击"体温校准"进行"温度校准"。将电极放入水温 36～38 ℃ 的水中,完成温度补偿。水量以能完全浸没电极为宜,以免水量过多,水内压力过大影响补偿。待电极导管完全干燥后再进行下一步操作。

4. **注意事项** 导管压力校准仓,不使用时,应保持扭转密封旋钮松开,避免垫圈过度受压(图 33-5),否则会导致变形和过早磨损,将导致漏气,无法成功校准压力。插入电极时,要对准,如果遇到阻力,切勿用力,取下旋钮,重新对准。确保直接、垂直插入和从压力校准仓内取出(图 33-6)。

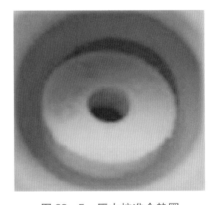

图 33-5 压力校准仓垫圈

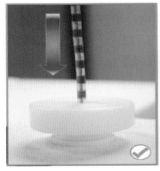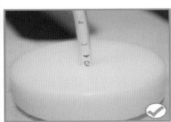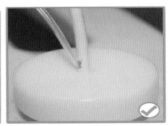

图 33-6 导管插入和取出压力校准仓的方法

（三）ManoShield™ 的安装和拆除注意事项

1. 安装套膜 操作台面上铺治疗巾→戴手套→打开 ManoShied TM 包装袋(包括一次性套膜 1 个、消毒纸巾 2 袋、滑石粉海绵 1 袋、蓝色排气套 1 个)→用消毒纸巾自上而下擦拭电极 2 遍→待干→取出滑石粉海绵自上而下擦拭电极 2 遍→展开套膜,对准套膜开口打气,使之饱满,静置 5 s,观察套膜,如无漏气→将电极导管缓缓插入套膜内至蓝色圆点处→挤掉套膜前端空气→反折套膜,并连同电极导管从蓝色排气套中穿过至套膜开口处→将旁边皮筋绕电极 2 圈固定。

2. 拆除 松开滑块上的皮筋。握住鞘管开口处的胶带,缓缓取出滑块,避免鞘管聚束。固定导管,从远端拔出鞘管。

3. 注意事项

（1）对电极进行消毒和涂滑石粉时,切勿用力挤压导管上的杀毒毛巾或滑石粉海绵。轻缓用力,避免造成外鞘永久性聚束和损伤。

（2）敷涂滑石粉前,要确保导管干燥无水分。

（四）电极消毒与保养 ManoScan 导管不是通过水或空气流通来测量压力的中空导管。是可重复使用的固态器械,价格昂贵。需要进行相应的维护和保养,以保证其使用的安全性和使用效率。

1. 洗消流程

（1）将导管与仪器分离,采取防水措施覆盖"Y"形段和接头部位,防止清洗过程中水分进入。探头的刻度导管和"Y"形接头可使用抗菌消毒巾或一次性杀菌清洁布进行清洁。使用的抗菌消毒巾或清洁布,应遵守制造商提供的指南。确保鲁尔接头打开。用流动水冲洗其表面附着物 3 min。

（2）将整个导管浸泡于清洗剂(浓度和浸泡时间遵循产品说明书)中,用流动水冲洗外表面 3 min。

（3）将整个导管浸泡于内镜消毒液中(消毒时间遵循产品说明书)进行高水平消毒,流动水下冲洗外表面 3～5 min,避免消毒液残留。

（4）用吸水纱布对探头进行彻底干燥。对导管进行目测,确保存储前无水分和损坏。

（5）理顺导管,自然盘放于清洁容器内备用。

（6）ManoScan AR 导管强调对鲁尔接头后部的处理。在清洗、消毒的每一个步骤都应使用注射器缓缓注入清洗剂、消毒剂、冲洗水冲洗鲁尔接头后部和内腔至少 5 ml,确保清洗剂、消毒剂和冲洗水完全穿过腔体。必要时,使用软毛刷辅助清洗鲁尔接头。消毒剂浸泡前须使用注射器将内腔内的水分排干再注入消毒液。干燥前使用注射器缓慢注入 70%～95% 的异丙醇溶液至少 5 ml 冲洗鲁尔接头后部,再注空气,清除腔内液体。注意不能使用压缩空气干燥内腔。

（7）若使用 ManoShield™ 一次性电极防护套膜则无需每次执行上述步骤。直接取下套膜,将导管用酒精纱布擦拭,干燥备用。定期对电极导管进行消毒。使用过程中,如发现套膜破损,应按程序对电极进行高水平消毒。

（8）若不使用一次性电极防护套膜,每次诊疗工作开始前则需对拟使用的电极导管进行清洗消毒,方可使用。

（9）电极导管压力校准器的密封钮和密封环,每月至少用低于 180℉（82℃）的温水进行清洗,透明的校准管一定要干透,用无刮痕干布将其擦干。

2. 注意事项

（1）清洗使用的水可采用饮用自来水、过滤水或无菌水。温度小于 113℉/45℃。

（2）清洗过程中使用的清洗剂和消毒剂会通过有皱纹的刻度管覆盖物进入导管内,其选择应遵循电极导管生产商的建议,以免造成腐蚀,损坏导管。不可用超声清洗、高压蒸汽消毒器、离子辐射、过氧化氢、丙三酸类的物质、包含甘油的产品清洁或消毒电极导管。

（3）电极导管末端带有电接头和通风口。浸泡时浸泡液不能超过电极导管末端的标线（黄色"不得浸润"标签至连接器部分）以免损坏导管（图 33 - 7）。

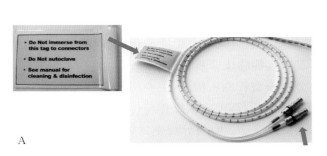
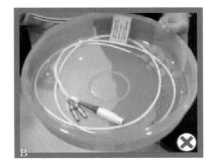

图 33 - 7　电极浸泡方法。A.电极浸泡标识;B.电极错误浸泡方法

（4）电极导管长时间浸泡在清洗消毒液中可能会导致外壳永久性褪色、发粘;或液体通过有皱纹的刻度管覆盖物进入损伤导管。故浸泡时间建议切勿超过清洗、消毒剂制造商建议时间的 125%。

（5）清洗过程中,禁止导管和其他器械混合清洗,注意避免水槽和其他工具等硬质金属表面对电极导管造成损坏。

（6）干燥时轻轻吸干探头,避免向传感器直接施压。

（7）电极导管需自然盘放存储于保护盒内贮存,曲率不小于 15 cm 为宜。不得弯曲传感器电线,但是应将刻度管束像橡胶软管一样缠绕起来,避免发生扭结。确保导管放置于插件凹槽内,防止传感器被压碎和损坏。不可将导管存储在压力校准仓内（图 33 - 8）。

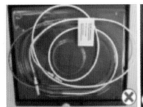
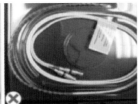
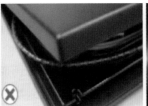
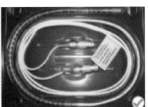

图 33 - 8　电极导管错误与正确贮存方式

（8）应避免电烙铁或除颤设备与电极导管放置一处，防止电极导管或电子电路的毁伤。

（9）操作者接触电极导管时应动作轻柔，避免重复来回扭曲、大力捏压电极导管，勿使指甲或锐利物品对电极导管的损伤及过度校准。

（10）不能对 ManoScan AR 球囊使用压缩空气进行球囊充气或清洗和消毒操作。

二、食管压力测定

了解食管动力功能对于食管动力障碍性疾病的诊断和治疗意义重大，食管压力测定最早缘于 1883 年 Kronecker 和 Meltzer 用气囊进行。目前低顺应性灌注导管系统和腔内微型传感器导管系统已成为定型的测压技术设备。单方向测压的水灌注电极及传统固态电极无法保证压力感应方向的一致性，导致重复性很差，通道数量有限，无法观察整个吞咽过程，检测时间长，患者依从性低，操作繁琐，数据不可靠，对检测数据的分析判断能力要求较高。

高分辨率食管测压是将测压电极导管放置于食管中，通过测压电极导管上的压力传感器和分析软件平台，完整、实时记录并分析检测区域的压力数据，准确测定食管各部分，包括食管体部、上食管括约肌和下食管括约肌在静息和吞咽时的动力功能变化，同时指导 pH 电极定位，配合芝加哥分类标准成为食管动力障碍性疾病临床诊断和治疗的金标准。

（一）高分辨率食管测压的护理　高分辨率食管测压检查，主要用于贲门失弛缓症、食管裂孔疝、胡桃夹食管等食管动力障碍性疾病的诊断，该项技术操作与传统的插胃管操作相似，但胃管为硅胶材料做成，表面圆滑，对咽部刺激性小。而高分辨率食管测压检查电极导管由 36 个固态电容式柱状压力传感器组成，间隔 1 cm，每个压力传感器中分布 12 个测压感受点，共计 432 个测压点，插管时较胃管更容易引起咽喉部不适或抗拒，因此，操作者必须熟练掌握操作技能；插管前对患者进行健康宣教，心理上给予支持，有效提高患者的依从性与配合，从而提高一次性插管的成功率，保证检查的顺利进行。

1. 严格掌握适应证与禁忌证

（1）适应证：疑有食管动力障碍性疾病。如：①贲门失弛缓症、弥漫性食管痉挛、非特异性食管动力障碍、系统性疾病伴食管症状；②不明原因吞咽困难、非心源性胸痛；③动力障碍性疾病治疗（药物和手术）的疗效评估；④pH 及 pH-阻抗监测前 LES 定位；⑤抗反流手术前排除食管动力障碍性疾病。

（2）禁忌证：①鼻咽部或食管梗阻；②对迷走神经刺激耐受差者；③严重的器质性疾病，病情未控制者；④凝血功能障碍者；⑤不能合作者；⑥相对禁忌证：食管静脉曲张、食管肿瘤和溃疡。

2. 检查前的准备及护理

（1）患者的准备及护理：①患者进行检查前 1 周需停用影响食管动力的药物，如促动力药、镇静剂、泻药、抗抑郁药、抗胆碱能药物等；检查前 3 d 停用抑酸类药物。如病情不允许停用的一些影响食管动力的药物（如硝酸甘油、钙通道阻滞剂等），应加以记录。分析检查结果时必须考虑这些药物作用；②检查前禁食 12 h，禁水 6 h；③熟悉患者病情、病史、症状用药史及过敏史，并签署知情同意书；④检查前应与患者充分交流，让患者了解此检查的目的及过程，以减轻患者不必要的紧张与惧怕心理，更好的配合医生顺利完成整个检查过程。

（2）用物及器械准备：①用物，包括水溶性润滑剂、麻醉喷雾剂、水杯、吸管、胶布、消毒纸巾、10 ml 注射器、无菌手套、治疗巾、ManoShied™、气吹、污物桶。②高分辨率测压系统，包括食管测压电极导管（以下简称电极导管）、数据采集模块、数据采集软件和分析软件。

3. 检查过程中的护理

（1）协助患者取坐位，告诉患者在进行插管操作时会动作轻柔；指导患者配合方法，如做吞咽动作、放松、恶心时做深呼吸、哈气等，并耐心细致解答患者及家属提出的疑问，以缓解患者紧张、焦虑的情绪。

（2）清洁患者鼻腔，检查鼻腔通气情况，选择通气较好的鼻孔，鼻咽部喷麻醉剂，润滑导管，以减轻插管的刺激。

（3）插管：操作者站在患者的前方或右前方→手持电极导管轻柔地插入鼻腔→当电极导管前端达到鼻咽部时（15 cm 左右）→使患者头部前倾，直至下颌碰到胸部，方便电极导管进入食管→进入口咽部或者喉咽部后，可嘱患者做吞咽动作并顺势插入导管→经过口咽部时应注意观察患者反应，确保电极导管插入食管而非气管→每进一段电极导管，同步让患者用吸管吞入一口温开水，顺吞咽继续将电极导管向深部送入→注意观察显示器上所显示的实时压力彩图，当出现 UES 及 LES 压力带时，嘱患者深呼吸，确定电极导管进入胃内→用胶布固定电极导管于鼻翼，应保证胃内有 3～5 个压力通道。若患者食管过长，无法同时显示咽部、UES、食管体部、LES 和胃内时，优先保证胃内、LES 和食管体部的压力显示→协助患者取平卧位→嘱患者保持平静，休息 5 min，以逐渐适应电极导管的刺激所引起的不适，并教授患者如何正确配合吞咽动作→当 UES 及 LES 两条彩色压力带变得平稳规则时→开始进行数据采集，分别进行 10 次有效湿吞咽，每次予以 5 ml 温开水，间隔 30 s 以上→10 次采集完成后，点击"finish"键结束数据采集→将电极导管从患者体内迅速拔出，并使其悬空停留 1 s→点击"end"键结束数据采集并保存数据文件→关闭主机系统。插管过程中应避免动作粗暴、不规范或患者配合不佳等所致的并发症，如出现鼻咽部损伤、出血，应立即停止插管、鼻腔局部压迫止血，出血量大时，建议到专科就诊；插管过程中，如患者出现剧烈呛咳、憋喘、甚至窒息，应考虑电极导管误插入气管，此时应立即拔出电极导管，多数患者症状即可缓解；如果患者出现晕厥、低血压等血管迷走综合征，应立即停止插管，观察反应，必要时遵医嘱输注血管活性药物。

（4）影响检测的因素及处理：①在插管过程中，有时会发生电极导管反折情况，此时图像呈镜像（图 33-9）或蝴蝶征象（图 33-10），应立即拔出导管，重新插管，避免长时间反折造成导管损坏。②一些疾病如食管腔内狭窄、梗阻、贲门失弛缓症等疾病，如果在插管时遇到阻力增大，可先将导管拔出少许，然后调整患者体位、给患者连续吞水、鼓励患者打嗝等，再适时缓慢插入导管，切记不可用力硬插，以免造成导管反折损坏。③电极保护套膜内空气如果未排尽，吞咽时的图像远端形成一条较高的压力带，干扰甚至掩盖气体远端的压力显示，因此，在安装电极保护套膜时，一定要拍尽膜内空气。④使用电极导管操作不当或导管使用次数已达极限，均会出现测压感受点损坏情况，UES 压力带上方出现一条与之不匹配的紫红色条带，该条带始终存在，与吞咽、呼吸不相关，掩盖了该区域的压力水平，数据分析时应屏蔽相应压力通道，并及时维修更换电极导管。

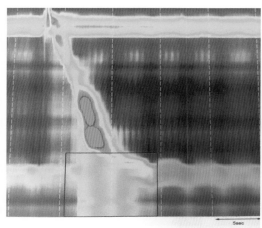

图 33-9 蝴蝶征象

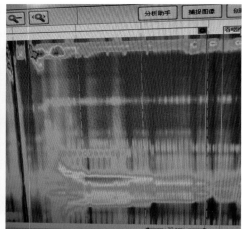

图 33-10 镜像征

4. 检查后的护理

(1)清洗测压导管并消毒,用专用软件分析检测结果,打印检测报告。

(2)检查完后患者咽部会有轻度不适,用凉水漱口后可缓解。患者恢复日常活动及药物治疗。

5. 生活护理 精神心理因素可能诱发和加重患者的症状,严重时甚至影响患者生活质量。如贲门失弛缓症患者因吞咽困难、反流、胸痛,在进食时产生恐惧,不愿或不敢进食,精神紧张,容易诱发或加重食管痉挛,使疼痛加剧。有些患者由于病程较长,对能否治愈持怀疑态度,易产生悲观情绪,甚至放弃治疗。因此,护理时护士主动接触患者,进行亲切交谈,充分了解患者的心理状态。在此基础上,向患者介绍食管动力相关疾病的基本知识,消除患者的紧张情绪。

三、新生儿食管高分辨率测压

新生儿的食管功能不成熟,临床上常表现为溢奶、胃食管反流等。有研究者应用水灌注法和食管 HRM 检测对新生儿食管功能进行了初步研究,认为传统的水灌注食管测压通道数量有限,可能增加受试者的水负荷,测试通道易移位导致测压不准确。HRM 的记录揭示了食管和食管括约肌复杂的功能解剖学结构,方法简便易操作,可以安全应用于新生儿,且耐受性良好。新生儿 HRM 应用的测压导管外径为 2.7 mm,每个压力传感器之间的间隔 0.75 cm,测压前禁食时间可缩短至 3 h,放置导管时可使用镇静剂,但在记录开始时必须让患儿清醒。将测压导管经由患儿鼻腔缓慢插入食管,最终插至胃内的过程中通过实时的压力成像保证导管精确放置。固定导管后,安慰患儿使其平静,在安静状态下,取仰卧位,头偏向左侧,记录静息压力 15~30 s。应用奶嘴诱发患儿吸吮、吞咽,记录至少 10 次完整的吞咽过程。

患儿的不配合、哭闹等人为活动,导管管径,灌注速度,镇静剂作用,记录通道数量间隔时间等因素对儿童动力检查结果的影响较大,对新生儿行食管测压时更应加强护理措施。有效手段尚需要业界同行在实践中不断探讨。

四、肛门-直肠测压

肛门直肠测压可研究肛门直肠运动,特别是内、外括约肌功能,包括括约肌部位及长度、高压区及松弛反射等。临床上通过肛门直肠测压,可了解肛门直肠压力、直肠感觉、肛门节制能力等。测压导管有小气囊导管、灌注式导管、固态测压导管、容积向量检测导管。以往的灌注式或固态导管进行检测时需通过牵拉进行检测,高分辨率肛门直肠测压法无需牵拉电极,操作简单。通过测定静息、收缩、排便时肛管压力,测量肛管功能长度,直肠感觉阈值,肛门直肠抑制反射,直肠容量和顺应性客观评估直肠和肛门括约肌功能。而高分辨率三维固态环绕测压可保证压力感应方向的一致性,生成高分辨率三维测压轮廓图。

（一）严格掌握适应证与禁忌证

1. 适应证

①慢性便秘(含排便障碍);②先天性巨结肠;③排便失禁;④生物反馈治疗前、后的评估;⑤药物或手术治疗前、后的评估。

2. 禁忌证

①肛管直肠存在易出血性病变或占位性病变至严重梗阻者;②急性下消化道出血;③传染性的腹泻和严重系统性疾病;④昏迷、严重精神障碍者、不能与检测人员进行交流(婴幼儿除外);⑤对球囊、导管探头过敏;⑥肛管、直肠内有手术切口,术后未满 1 个月;⑦女性月经期。

（二）检查前准备及护理

1. 器械准备

（1）测压系统:高分辨率测压仪器、数据采集软件和分析软件、肛肠测压电极导管测压导管(以下简称导管)(图 33 - 11)、ManoShield™ 一次性电极保护套膜、球囊。电极导管按照系统提示进行电极校准(以 Medtronic 公司 ManoScan AR、ManoScan AR 3D Catheters 和 ManoShield 电极保护套膜为例)。

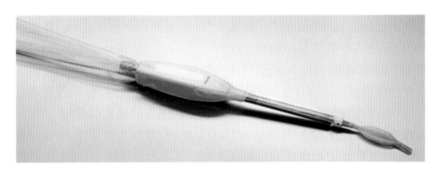

图 33 - 11　HRM3D 高分辨率肛肠电极和 ManoShield 电极保护套膜

用抗菌消毒巾或杀菌一次性清洁布(遵循电极制造商的建议)消毒电极,涂上滑石粉。对气吹对套膜进行漏气检测。将导管垂直固定,使用手指辅助插入导管,在互连位置应缓慢操作,缓缓推动滑块。将球囊绑定在两个位置(图 33 - 12)。

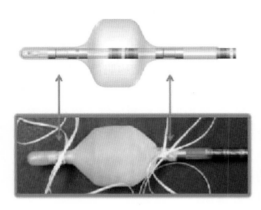

图 33－12 球囊绑定方法

（2）常用物品：水溶性润滑剂、纱布、注射器、三腔管、检查手套、污物桶、垫巾、气吹。

2. 患者准备 详细询问病史，包括症状（便秘，尿或大便失禁，会阴痛或腹痛）、过敏史、治疗史（肛门手术）。骨盆创伤史。向受检者详细解释检查过程，取得合作。必要时签署知情同意书。测压前1周停用一切对消化道运动或中枢神经系统有影响的药物。术前排空尿液及粪便，检查前2h予快速灌肠剂行简易灌肠，严重便秘患者，术前可清洁灌肠。由于大多数患者病程较长，易产生抑郁、焦虑等不良情绪。护理人员应及时了解患者的心理问题，用适当的语言进行安慰和疏导，向其解释此项检查的必要性和重要性，嘱患者做肛门收缩和用力排便动作练习，以取得理解和配合。

（三）检查过程中的护理

（1）检查室要温度适宜，以免寒冷导致肌肉收缩影响检查结果，检查过程中，可用一次性检查巾将被检查者的会阴前部进行遮挡。

（2）检查步骤：患者左侧屈膝卧位，保持舒适、平静呼吸术前行肛门指检，判断有无解剖结构异常或大便残留、肛门皮肤反射是否存在。润滑电极导管后经肛门插入。避免弯折、拉力、划伤和过大压力。使传感器和肛门保持水平一致。调整电极管位置，使压力带处于括约肌压力轮廓中央，嘱患者休息2～3 min以适应电极导管。

患者适应后，让病人安静地休息20～30 s（不要收缩或者拉伸），获取静息压。

嘱患者尽可能用力进行肛门收缩并坚持10～20 s，重复收缩3～5次，每次收缩之间至少休息30 s，获取最大收缩压。嘱咐患者做一次动作，尽量坚持住，坚持不住即放松。

嘱患者尽可能用力地进行排便动作持续10～20 s做模拟排便，重复3～5次排便动作，获取排便肛管压力。

向直肠球囊内快速注入10 ml空气，迅速放气，重复并每次增加空气，直到引出肛门直肠抑制反射（RAIR）。注入空气体积的顺序：10、30、60、90、120 ml，观察抑制反射逐渐递增。有的患者注到150 ml都不能引出RAIR，将不再继续。

向直肠球囊内缓慢注入10 ml空气，重复并每次增加10 ml空气，直到患者达到初始感觉阈值继续充气，直到患者有便意感，继续充气，直到达到患者的最大耐受量。

嘱患者咳嗽，使腹压瞬间增大引起括约肌压力增高，主要反映肛管外括约肌功能。若消失，表明阴部神经和骶神经前根组成的反射弧受损。

按"end"结束数据录入，保存分析数据。

（3）注意事项

1）注意保持患者正确体位姿势（图33－13）。操作过程中动作要轻柔，避免插管过快致导管在肛管内折叠。

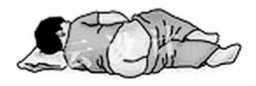

图 33－13 患者卧位

2）测压开始后严密观察患者生命体征及情绪变化，若出现插管不顺利、患者紧张心理明显、配合不好时，及时通知医生，并安慰患者，用体贴的语言消除其紧张情绪。

3）不同导管放置位置不同，小气囊导管以上端气囊（肛门外括约肌气囊）刚进入肛管为准。灌注式或固态导管则应插入肛门 8 cm（图 33 - 14），以使灌注测孔位于压力最大部位。记录前休息 2～10 min，以便患者适应导管。以直肠内压做基线进行检测，检测过程中记录患者移动体位或交谈致误差。肛门括约肌静息压可于检查开始时或结束前患者最放松时进行。

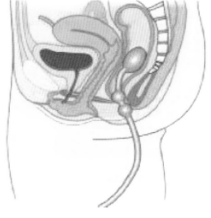

图 33 - 14　电极插入体内约 8 cm

4）肛管测压时直肠气囊绑线不紧，注气时气体容易漏入肛管测压区域电极保护套膜内而表现为全部肛管测压通道压力同时增高，测压前应注意做漏气检测。

5）患者作收缩或排便动作时，若出现压力偏离括约肌轮廓图中央位置，应考虑球囊移位。

6）不能使用液体和压缩空气对 AR 球囊进行充气；仅使用空气充气。

7）嘱咐患者在球囊充气状态下不能抠出导管探头。

（四）术后护理　此检查为无创伤性检查，无痛苦，不影响日常生活。术后可对患者加强健康教育，如合理饮食：增加饮水、纤维膳食；禁食产气及强刺激的调味品，鼓励患者晨起多饮水、菜汁、水果汁或蜂蜜，进食富含纤维的食物如麦胶、水果、蔬菜等。经常、适度、适时、多样化运动，保证充足的睡眠。通过该检查，可告知患者正常与异常排便的动力改变，指导调整自身的排便动作，养成定时、及时、短时的良好排便习惯。向患者宣教长期滥用泻药的坏处。

（五）临床意义　临床上通过肛门直肠测压，可了解肛门直肠压力、直肠感觉、肛门节制能力等与痔、裂、肛瘘、排便失禁、便秘、直肠脱垂、先天性巨结肠、直肠孤立性溃疡综合征及会阴下降综合征的关系，指导上述疾病的诊治，同时肛门直肠测压还可用于指导生物反馈治疗，判断肛门直肠疾病手术疗效。

五、胆道测压

胆道压力主要由肝细胞分泌压、Oddi 括约肌张力及呼吸运动等综合性因素来维持，是胆道外科诊断和治疗效果评价的一个重要指标。胆道测压可以分别测定胆总管、胰管、Oddi 括约肌的基础压、收缩幅度、频率、传播方式。将胆道测压应用于临床，对胆胰疾病的诊治具有重要指导意义。目前，十二指肠镜技术已广泛开展，但经十二指肠乳头胆道测压需要更专业的设备和更细致的技术，ERCP 本身也存在着急性胰腺炎等并发症的风险，目前在国内尚未普遍应用。

（一）方法简介和护理配合要点　目前，有灌注导管系统和固态导管系统胆道测压技术设备。

（1）准备好测压系统并按要求校准，电极导管需进行灭菌处理。

（2）按 ERCP 要求准备设备、器械、患者。

（3）详细了解患者近期用药情况，禁止使用影响胆道测压的药物，如脑肠肽胆囊收缩素（cholecystokinin）、硝酸甘油（nitroglycerin）、阿托品（atropine）、胰高血糖素（glucagon）、钙离子通道抑制剂可使胆管放松；酒精麻醉剂可增加胆管压力。

（4）动态监测患者生命体征。

（5）为不影响胆道压力，不使用可能会影响胆道压力的药物，如麻醉剂和解痉剂。

（6）患者取左侧卧位，十二指肠镜经消化道进镜后找到十二指肠乳头。经乳头插入造影导管，注入少量造影剂使胆总管或胰管显影。

1）注水导管：留置导丝，导丝引导插入袖套式测压导管（Toouli SOM sleeve catheter）（以下简称导管）。将十二指肠压力设为基线。把有标记的导管部分插入胆总管，待压力曲线稳定后开始记录胆总管压力。以水流速度为 0.2～0.6 ml/min 向胆管内注如灭菌注射用水测压。以导管上的刻度按 2 mm 梯度缓慢向外牵拉测压导管，退出过程中可见到 Oddi 括约肌高压区，当所有通道都进入高压区后，记录压力各项变化情况。每个点至少监测 30 s，记录至少 3～5 min 各括约肌部压力变化，同时记录 Oddi 括约肌时向性收缩幅度、频率、持续时间及传播方式。当压力通道进入十二指肠即可记录到十二指肠内的压力，结束测压。

2）固态导管：撤出 ERCP 导管，插入 Oddi 括约肌测压术（sphincter of Oddi manometry，SOM）导管（图 33 - 15），胆管插入超过胆管括约肌进行胆管压力检测。结束测压。

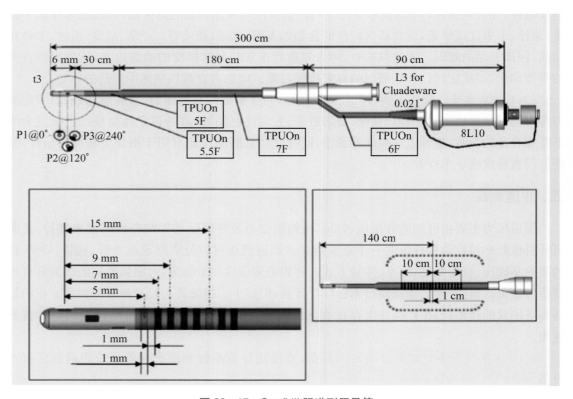

图 33 - 15　Sandhill 胆道测压导管

（7）继续进行 ERCP 检查及治疗。照前述方法，再次测量胆总管和 Oddi 括约肌的压力。常规放置鼻胆管外引流。

（二）注意事项

（1）选用符合测压导管要求的直径 0.025 英寸导丝，尽可能选用超滑导丝，有利于导丝引导顺利送入测压导管。

（2）注射造影剂确认胆管，当导管在十二指肠，进入胆道之前，所有通道都调零。

（3）导管放在医生肩上避免假象。

（4）在十二指肠记录基线。

（5）在注水导管通过胆总管时关闭注水开关避免过度灌注。

（6）当发现压力增高时在高压位置记录 30 s。

（7）操作过程中注意观察导管的插入深度。

（8）为减少胰腺炎的发生率，可采取以下措施：使用吸气导管，测压后进行胰腺管重力引流，降低灌流速度至 0.05～0.1 ml/(lumen · min)，限制胰腺管检测时间不超过 2 min，使用固体测压导管，测压后放置支架和/或切开括约肌。

（9）非一次性胆道测压导管，使用后遵循《软式内镜清洗消毒技术规范》(WS507 - 2016)对测压导管进行灭菌。

（10）术后护理参阅内镜逆行胰胆管造影下治疗章节。

第二节　24 h 食管 pH 监测

24 h 食管 pH 监测是胃食管反流病最好的定量检查方法。由于其便于携带，不仅可用于住院患者，还可应用于门诊患者。胃食管反流物是否造成食管黏膜损害，与反流物的酸度大小、在食管腔内停留的时间长短和反流的频率等因素有关，通过食管腔内放置 pH 电极的长时间观察，不仅可以发现反流，还可以了解反流程度，如反流总时间、反流次数、反流持续时间，以及反流与体位、进餐、疼痛的关系等。此项检查可以区分生理性反流和病理性反流，还可探索反流的非典型症状。pH 监测电极主要有玻璃电极与锑电极两种。目前常用的便携式记录仪(图 33 - 16)，其体积小、重量轻，检测时用肩带佩于受检者身边。记录仪上还设有多个按键，可对患者烧心、胸痛、变换体位或进餐等做出标记。目前常用计算机进行数据处理。检查完毕后，将记录仪与计算机连接，输入数据，计算机即可进行显示、打印和储存。

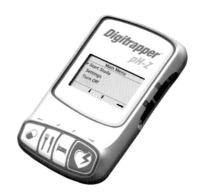

图 33 - 16　24 h pH 值和阻抗记录仪

一、检查前护理

术前 6 h 禁食任何固体或液体食物，以免呕吐或误吸，同时避免胃内食物的中和作用。患者进行检查前 1 周需停用影响食管动力的药物,如促动力药、镇静剂、泻药、抗抑郁药、抗胆碱能药物等;检查前 3 d 停用抑酸类药物,如质子泵抑制剂、H₂ 受体拮抗剂等。如病情不允许停用一些影响食管动力的药物(如硝酸甘油、钙通道阻滞剂等),分析检查结果时必须考虑这些药物作用。熟悉病史,对不同的心理问题给予对症施护。向患者说明此项检查必要性、检查步骤和检查过程中日记记录的重要性,可能引起的不适感及相关风险,从而取得患者的配合,提高检查的成功率。如遇老年人被检查者,因老年人对检查及插管多存在疑虑,加之听力欠佳、反应迟钝等情况,在检查中常常不能很好地配合,因此更应注意检查前的沟通和心理安慰,提高其依从性和配合度。签署知情同意书。放置前,需常规行电子胃镜检查,在患者空腹 8 h 以上进行,用以确定 LES 距门齿的距离,同时明确食管黏膜有无糜烂、溃疡、静脉曲张等;也可以通过高分辨率食管测压检查确定电极放置的位置,即 LES 上缘 5 cm 处(成人)。详细告知患者及家属如何做好监测期间的进食、休息、活动、出现不适症状的时间等日记记录。嘱患者检查时穿着宽松衣服,携带检测仪时禁止沐浴。

检查前先将电极导管连接于记录仪上,开机,并按提示进行电极校准,准备插管。

二、检查中的护理

(一)插管方法 与食管测压电极插管大致一样;操作者站在患者的前方或右前方→手持 pH 电极导管轻柔地将导管插入鼻腔→当导管前端达到鼻咽部时(15 cm)→使患者头部前倾,直至下颌碰到胸部,方便导管进入食管→进入口咽部或者喉咽部后,可嘱患者做吞咽动作并顺势插入导管→经过口咽部时应注意观察患者反应,确保电极导管插入食管而非气管→每进一段导管,同步让患者用吸管吞入一口温开水,顺吞咽继续将电极导管向深部送入→注意观察记录仪上所显示的 pH 变化,确定电极进入胃内后→缓慢拔出电极至高分辨率食管测压检查确定电极放置的位置,即 LES 上缘 5 cm→用胶布固定电极导管于鼻翼、面部,盘曲外置剩余导管,用胶布固定于耳郭后上方。

(二)针对插管困难者的解决方案 pH 电极导管和普通胃管插管相同之处均为经鼻腔插管,但 pH 电极导管细软,在置管时易粘附于黏膜上,或者打折、盘曲等,尤其对于鼻腔狭窄、鼻息肉以及伴紧张恐惧心理的患者,更是加大了在 pH 电极导管插管时的难度和患者的痛苦,甚至有的患者最后只能请耳鼻喉科医生,用枪状镊进行插管,使患者产生害怕的心理,甚至放弃检查,影响疾病的诊治。可以通过使用 24 h 食管 pH 监测电极导管置管套管(以下简称套管)(图 33 - 17),克服 pH 电极导管本身纤细、柔软的特点,解决置管难的问题。保证 pH 电极导管能一次性置管成功,避免反复置管给患者带来的痛苦、损伤和负担。套管采用医用高分子材料制成,规格为 F14。套管的衔接开口处采用无缝衔接处理,套管头部圆润,确保不会对黏膜造成损害。

套管使用方法:①插管时先将 pH 电极导管置于套管中,使电极导管的头部刚好到达套管头部;②使用水溶性润滑剂润滑套管;③向患者解释后进行插管(方法同直接电极导管插管),当套管和电极导管插入 25 cm 时,固定套管从套管中向里面送电极导管,将电极导管送至所需的位置;④左手固定电极导管不动,右手将套管撤出;⑤撤出后从衔接开口处将套管剥出,丢弃套管;⑥固定电极导管。

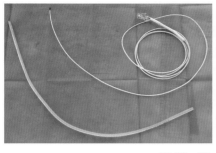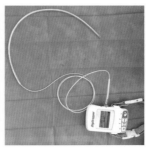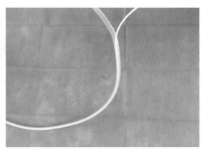

图 33－17　24h 食管 pH 监测电板导管置管套管

该套管的使用,优于目前使用的所有置管方法,不仅可以保证置管的一次性成功,减轻对患者反复置管造成的痛苦、损伤和负担,也可以保证在套管剥离时的简易、方便、安全。该套管已获得专利。

（三）插管后注意事项　建议受检者受检时保持正常日常活动,以使检查更符合生理情况,白天保持直立位,可坐、站或行走,夜间处于卧位时需进入睡眠状态,睡眠时面朝上平卧（只需垫一只枕头）。患者可进日常饮食（但禁食酸性食物,碳酸、酸性或酒精饮料）,禁服抑酸药、轻泻剂、抗酸剂、阿司匹林及非甾体类抗炎药物。禁止吸烟,否则,应在日记中记录吸烟时间。pH 监测仪上有记事键,应教会患者如何使用,以记录胸部不适/疼痛、烧心、进餐/进食、躺下/睡眠、嗳气、呃逆、呕吐、咳嗽等其他症状,吸烟等事件发生。检查当日要求患者记录就餐、睡眠及症状起始时间。如进酸性食物则应特别注明,否则分析时会误认为反流。

检测期间出现的咽喉部不适、流涕、鼻痛等不适症状,多系由于导管的留置所引起,可嘱患者较平时减少饮食量,进食少量流质或半流质食物,待患者的不适症状明显改善,饮食即可恢复成平时的日常饮食。

（四）拔管护理　拔管前先将导管与记录仪分开,拔出导管时动作应轻快,同时观察患者有无黏膜损伤出血等症状。

（五）指导饮食起居　对患者院外的生活饮食习惯予以相关指导。目前多数学者认为饮食习惯对胃食管反流病有较大影响,可嘱患者戒烟戒酒,少食多餐,避免进食刺激胃酸分泌的食物,如巧克力、薄荷、浓茶、碳酸饮料等。鼓励患者适当控制体重,减少由于腹部脂肪过多引起的腹压增高。注意保持大便通畅,防止便秘,避免腹压增加诱发反流。有条件的,睡眠时抬高床头 10～15cm,睡前 3h 避免进食以减少睡眠期间的胃酸分泌和 LES 短暂松弛。

对于无法接受普通 pH 监测患者,无线食管 pH 胶囊（Bravo 胶囊和国产胶囊）由于无需置管,对日常生活和工作影响小,监测时间长等优点,为酸相关性疾病的监测提供了一种新的方法。该方法的准确性也已得到证实。但胶囊价格昂贵,国内使用较少。

（六）护理要点

（1）除上述 pH 电极导管放置注意事项外,检查前还需完善血常规、肝功能、凝血功能及腹部 B 超检查以保证患者的安全。告知患者行食管 pH 胶囊可能引起的不适感及相关风险,签署知情同意书。

（2）食管 pH 胶囊监测系统（Bravo 胶囊或 OMOM pH 胶囊系统）由食管 pH 胶囊、输送装置、无线数据接收器组成。检查前,先将输送装置上的食管 pH 胶囊分别置于 pH 为 7.01 蒸馏水和 1.07 标准缓冲液中校准。让患者左侧卧位,经口放置并将胶囊定置于 LES 上方 5 cm 处。应用接收器接收数据,48 h(Bravo 胶囊可达 96 h)后送回接收器,并将数据上传电脑分析。

(3)告知患者出现吞咽疼痛及胸骨后不适等症状考虑与食管 PH 胶囊的吸附固定有关,均可耐受,应正常饮食以免对食管酸反流的监测结果产生影响。胶囊将于一周后自然脱落由肛门排出,提醒留意胶囊是否排出。

第三节　甲烷-氢气呼出气体检测

甲烷-氢气呼气试验(以下简称呼气试验)作为一种简便、无创、可复性的胃肠动力检测方法,目前已广泛地应用于各种胃肠功能疾病的胃肠动力检测,是欧美发达国家消化科必备的检查设备。为消化系疾病的诊治开辟了一条崭新的道路。其诊断价值得到国际标准和罗马共识等权威机构的推荐和认同。甲烷-氢气呼气试验的原理是人体摄入不同的碳水化合物或其他底物后,通过检测呼出气中甲烷、氢气和二氧化碳浓度时间的变化关系,测定口至盲肠的传导时间,诊断小肠细菌过度生长、胃排空障碍、碳水化合物吸收不良症等胃肠疾病。

由于呼气试验耗时长,需要 3~5 h。患者容易出现焦虑情绪而人为增加活动,加速排空,影响结果的准确性。知识专业性较强,对患者的宣教效果不容易达标。术前饮食控制严格,患者依从性小。能否顺利完成甲烷氢呼气试验、获得准确数值结果,与患者肠道准备情况、相关疾病史、气体收集情况、口腔清洁度、饮食控制等多种因素有关。因此,护理人员在呼气试验前对患者的指导,引导患者的正确配合显得尤为重要。

1. 检查前准备要点

(1)评估患者对健康教育的接受程度和配合意愿,针对性地进行小组、一对一示范或视频宣教方式进行术前指导。向检查者讲明检查的意义、目的、方法及注意事项。使患者容易接受、学习和掌握方法,提高患者依从性。

(2)指导受检者检查前 4 周停用影响肠动力、肠道菌群及抑酸药等,前 3 d 未行胃、肠镜及上消化道钡餐及小肠 CT 等检查。

(3)向患者强调严格执行饮食要求的重要性,指导患者按照要求进行饮食准备。检查前晚餐避免喝牛奶及奶制品、豆类、富含纤维食品及葱蒜等,最好吃大米和肉。晚餐后至次日试验结束前除可少量饮水外,禁食、禁烟。晚餐在 19 点以前进行,使禁食时间达 12 h 以上。强调患者要配备糖块或备用食品,出现低血糖时及时食用。

(4)示范气体收集方法:患者慢慢吸气 7 s,屏住呼吸 10 s,口含 d 型接口吹气,直到呼出全部气体后口腔离开 d 型接口。

(5)检查过程中注意观察患者的情绪,对于受检者的提问给予认真解答至患者完全理解,适时疏导安抚。避免焦虑增加人为活动,对肠道动力造成影响。

2. 检查步骤

(1)清晨空腹,清洁口腔,最好能使用抗菌口腔清洁剂。排便后,先测空腹氢气、甲烷的基础值,继而摄入溶解底物(10 g 乳果糖)的 150 ml 的水,每隔 20～30 min 检测一次呼出气体浓度,检查过程中避免剧烈运动,尽量安抚患者情绪。

（2）指导患者充分将呼出气体收集至集气袋内,用注射器收集呼出气体 20 ml,并注入氢气甲烷呼出气体分析系统进行气体检测。

（3）获得基线,至少 180 min 时的呼出气体值,呼出的氢气(H_2)及甲烷(CH_4)的浓度进行测定后立即使用(QuinTron 仪器公司)的集合系统绘制时间-浓度曲线图形。每次开机后,均应对设备做一次气体校准,保障测量的准确性。整个试验过程中受检者应静坐,不做剧烈运动。

甲烷-氢气呼气试验是一种成熟的临床应用技术,与现有的胃肠镜检查形成优势互补,相互促进,把形态学检查和功能性检查结合,能更好地指导临床诊断和治疗。

（娄兴旖　张　玲　陶　健　唐晓丹　张鹏丽）

参考文献

[1] 王美峰,林征,林琳,等.60 例贲门失弛缓症患者行食管测压检查的护理[J].中华护理杂志,2008,43(6):507—508.
[2] 王爱明.胃食管反流病患者食管测压的护理[J].现代护理,2007,13(26):2478—2479.
[3] 许国铭,李石主编.现代消化病学[M].北京:人民军医出版社,1999:286—308.
[4] 李莉,彭丽华.高分辨率测压法在食管动力检测中的临床应用[J].胃肠病学和肝病学杂志,2011,20(3):279—282.
[5] 王莉慧,刘梅娟.24 h 食管阻抗-pH 监测的术中配合和护理[J].现代消化及介入诊疗,2010,15(6):383—384.
[6] 许西娥,邓响.食管 24 h pH 值监测的护理体会[J].河北医药,2010,1:120—121.
[7] 肖英莲,陈旻湖.食管多通道腔内阻抗-pH 技术在胃食管反流病中的应用[J].中华内科杂志,2011,50(8):632—634.
[8] 姜虹,张美英,赵京芳.肛门直肠测压诊治慢性便秘及护理体会[J].山东医药,2004,44(32):26—27.
[9] 李桂荣,王英凯,唐岚.功能性便秘的研究进展[J].中国老年学杂志,2011,31(12):2372—2375.
[10] 侯晓华.消化道高分辨率测压图谱[M].北京:科学出版社,2015,10—12,91—92,103—105.

第五篇

消化内镜中心的安全管理

第三十四章

内镜中心医务人员安全防护

一、生物危害因素

（一）生物危害因素的主要内容　生物危害因素主要指血液、体液及排泄物、幽门螺杆菌感染、病毒（乙肝、梅毒、HIV 等）感染。

1. **体液**　人体内的液体由水及溶解在水中的无机盐、有机物一起构成，统称体液。体液可分为细胞内液与细胞外液；细胞外液主要包括血浆和组织间液，通常把淋巴液、脑脊液等视为细胞外液的特殊部分。

2. **排泄物**　主要指尿液和汗液。日常生活所指的"排泄"包括了排便，但是在生物学上，粪便则不属于排泄的一部分。

3. **幽门螺杆菌**（helicobacter pylori, Hp）　幽门螺杆菌是一种螺旋形、微厌氧、对生长条件要求十分苛刻的细菌；是目前所知能够在人胃中生存的唯一微生物种类。幽门螺杆菌感染者会出现不同程度的胃肠道疾病，如消化不良、慢性胃炎、消化性溃疡、胃恶性肿瘤等；Hp 感染还与多种胃肠道外疾病（如缺铁性贫血、特发性血小板减少性紫癜、自身免疫性病、心血管疾病、脑血管疾病等）密切相关。

4. **气溶胶**　气溶胶是指悬浮在气体介质中的固态或液态颗粒所组成的气态分散系统。

（二）生物危害因素预防措施

1. **环境处理**

（1）空气流通：保持室内空气新鲜，诊疗室、消毒间每日要定时开窗通风，并配以排气设备，形成良好的通风习惯，以减少紫外线、化学消毒剂及经患者呼吸道、消化道排出的不良气体在室内蓄积。

（2）专设清洗消毒间：消化内镜室要有专设清洗消毒间，对刺激性强且有一定挥发性的消毒剂如 2% 戊二醛、乙醇、甲醛、含氯消毒剂使用时要放在密封的容器中，每次消毒使用后要及时将盖子盖好，室内温度宜保持在最低以减少消毒液挥发。内镜诊疗室及清洗消毒室设置洗眼设施。

（3）医疗废物处理：取活检的标本应放在密封好的专用容器内送病理科，所有废弃的医疗废物，包括一次性材料、纱布、治疗时取下的组织等按正确方法收集分类处置，由专门管理部门运送，集中进行无害化处理。吸引器瓶中的体液在 2 000 mg/L 含氯消毒液浸泡 30 min 后，倒入污水处理系统进行处理。

（4）加强基础设施保障：消毒间安装电热水器，使用温水清洗，水量要充足，水流速度要适宜。酶洗剂质量、浓度要保证，清洗过程中时间观念要强，使用主动灌洗回路和自动计时器，避免不必要的反复冲洗，尽量减少双手在水中浸泡的时间。

2. 强化操作过程中的屏障保护作用

（1）做好自身防护工作：每次胃肠镜检查前均需穿戴好外科口罩、面罩或护目镜，穿防渗透围裙。具有过滤作用的合成材料制成的口罩可有效防止病原微生物及各种不良刺激性气体直接侵入上呼吸道、消化道。更换消毒剂和清洗消毒过程中需戴面罩，穿防水围裙，戴长袖橡胶手套；使用水枪气枪冲洗吹干内镜各孔道时，使用无菌纱布遮挡镜子各孔道，防止和减少气体和液体微粒气溶胶在空气中弥漫。

（2）养成良好的手卫生习惯：严格执行标准预防措施，在接触患者前后、操作结束离开操作区域时，都应该摘除手套彻底清洁干净双手，特别是接触疑似或确诊存在病原体感染的患者后需用洗手液清洁并进行手卫生消毒。另一方面，对医务人员频繁接触的操作台或设备也应每日进行适当的清洁和消毒，避免病原体通过接触传播途径感染其他工作人员。

（3）定期体检：定期对消化内镜室护士进行体检，必要时对 HBV 易感人员行乙型肝炎疫苗注射。

（4）心理调整和教育：定期进行职业暴露安全教育及培训，同时补充一些相关的健康生活知识和心理健康调节知识，使其以良好的心态应对紧张的工作，积极营造消化内镜室护士间的和谐氛围，相互帮助和倾诉。

二、化学危害因素

消化内镜室化学消毒剂、防腐剂、多酶清洗剂的使用率处于较高水平，安全有效的化学安全管理尤为重要。

（一）设立化学品安全管理架构

（1）成立一个有效的管理团队，设定一名为化学品安全管理员，负责所有的化学品处理运作，配合国家及医院条例，制定相关的安全指引及守则。

（2）化学品安全管理员负责定期风险评估，完善内镜人员及清洗消毒人员的培训，定时更新整理化学品安全资料表及指引。

（3）团队成员负责协助安全管理员完成每月化学品安全检查，盘点及检查化学品库存记录及防护装备等设施。

（4）定期对内镜中心员工进行化学品相关知识培训。

（二）化学品安全策略

1. 危险化学品定义　是指具有毒害、腐蚀、爆炸、燃烧、助燃等性质，对人体、设施、环境具有危害的剧毒化学品和其他化学品。

消化内镜中心使用的消毒剂主要有戊二醛、邻苯二甲醛、过氧乙酸、含氯消毒剂等。消毒剂使用中对人体危害最常见的症状是打喷嚏、眼睛刺痛、皮疹和慢性咳嗽。Kadivar等指出接触戊二醛的女性医务人员更容易患刺激性接触性皮炎。Copeland等发现职业性哮喘症状与长期暴露于戊二醛相关。日本Pala指出OPA在内镜消毒应用虽然且有安全可用的科学证据,但临床研究根据可用的体内和体外测试数据报道OPA是皮肤和呼吸道敏化剂。

2. 消毒剂(软式内镜及仪器等消毒用)　建议:了解现有的化学品特性及安全指引,选用无毒害或低害的化学品(替代品)。①以相对刺激性低的邻苯二甲醛代替戊二醛;②过氧乙酸消毒液配合全自动清洗消毒机使用,可降低员工直接接触消毒液的风险;③消毒液的使用易在排气通风良好的地方使用,穿好个人防护装备。如要处理大量消毒液,需佩戴合适的呼吸器;④样本固定剂,如10%甲醛(含有毒致癌物质)。建议使用由病理科的独立样本瓶,可降低内镜护士处理大量甲醛的风险;⑤环境清洁消毒剂,如含氯消毒液,破坏细菌酶的活性使菌体蛋白凝固变性。含氯消毒剂用于吸引瓶、吸引管的浸泡消毒,清洗槽、酶洗槽、冲洗槽刷洗后的擦拭消毒。每日内镜治疗结束后用500 mg/L含氯消毒剂对上述物品进行消毒。优氯净为粉末状制剂,使用前加入一定的水配置到需要的浓度,配置时开袋的瞬间可有颗粒粉尘散落在空气中,造成局部空气内相对含有大量优氯净粉尘,直接刺激操作人员的呼吸道、眼结膜。吸入含氯消毒剂气雾或粉尘可出现眼睛结膜充血、流泪,喉咙、鼻腔发痒,长期接触优氯净对心脏有一定毒性,主要为冠状动脉内皮损害和心肌损害。建议:需现配现用,可改用即弃清洁消毒湿纸巾。

表34-1　内镜中心常用化学品

性质	戊二醛	邻苯二甲醛	过氧乙酸
气味	浓烈	清淡	醋酸
有害性	有害性,刺激性,有刺激眼睛和皮肤的危险,若吞下吸入会中毒	刺激性,不要吸入气体、烟雾、蒸气、喷雾,避免与皮肤接触	氧化性液体,腐蚀性,与可燃性物质接触可能会引起火灾

3. 化学品安全资料表　详细内容请参阅相关的化学品安全资料表并每年进行更新整理、存放在员工容易取阅的地方。

(三)工程监控管理

1. 通风系统(例如排气风扇、局部排气通风系统、化学品专用通风柜)

(1)良好通风系统既能排走废气又能透过过滤器除去有害物质。防止外在环境受污染。

(2)带走污染的空气,让新鲜空气随自然气流流入工作间。

(3)风扇的安装位置,留意气流方向要离开员工的呼吸区。

(4)定期检查测试及清洁通风系统设施确保运作良好(例如风速测量、烟雾测试等),将结果存档或记录。

2. 使用密封的自动引流系统处理消毒剂　例如以自动内镜处理设备代替手动冲洗处理。

(四)环境监控

(1)集中存储化学品。

（2）使用密封的容器存放化学品。

（3）工作间光线充足，通道无阻。

（4）日环境清洁。

（五）风险控制及评估

1. **风险评估**　由符合资格人员进行风险评估识别危险，并评估化学品在工作中造成伤害的频率、暴露程度、可能性和后果，并根据评估结果来制定适当的安全措施及安全程序以减少风险。

2. **应急准备**　建立计划和应急程序、准备泄漏处理工具箱并定时检查。

3. **对员工安全和健康事宜的沟通**　包括指导和培训，使员工能够安全地工作，例如使用安全培训检查表。

4. **持续监察，定时检讨**　监控安全措施的效能，定期修订，每当有任何改变，应重新再做评估。

（六）妥善的行政安排

（1）落实安全工作常规和程序，妥善安排员工工作日程及休息，减低长期接触化学品带来的风险。

（2）员工应有良好的卫生习惯，工作中不得饮食和吸烟。

（3）需要时改善工作环境。

（4）提供足够防护装备。①手：耐化学品腐蚀手套。②眼睛：护目镜或护面罩。③皮肤及身体：防水隔离衣。④呼吸道：口罩/呼吸器。⑤在通风不足的情况下需佩戴合适的呼吸设备：佩戴呼吸器必预接受培训和医疗评估，以确保员工安全使用呼吸器。

（七）化学品安全处理指引

1. **化学品使用指引**

（1）未经许可及培训，不得使用化学品。

（2）穿戴适合个人的防护装备。

（3）小心使用化学品、避免溢出。

（4）不要单独处理化学品，遇有事故发生，立即通知同事协助及告知主任和护士长。

（5）掌握逃生路线及紧急事故处理程序。

2. **员工有必要依从化学品安全使用指引工作**

（1）手术仪器使用后，请先用清洁剂冲洗。

（2）消毒剂使用时间有限，请使用试纸条显示最低有效浓度，若消毒剂无效，必须弃置。

（3）建议用无菌水或经滤膜孔径≤0.2 μm 纯化水冲洗器械。

（4）75%～95%乙醇做最后冲抹，以快速干燥方法减少细菌滋生机会。

3. **化学品存放指引**

（1）切勿存放过量化学品。

（2）没有过期的化学品存放。

（3）没有不相容的化学品放在一起，例如乙醇和助燃化学品。

（4）易燃物要独立存放在安全柜。

（5）正确标识化学品的名称、特性、安全措施，放在明显处。

（6）使用符合规格容器，保持容器的密闭性。

4. 化学废物存放指引

（1）化学废物要清楚标示及放在距离化学品存放区相近的区域、该区域地方要有三面最少2m高围板（墙）把化学废物容器围住。

（2）用双层容器存放化学废物。

（3）该区域要清楚标示只限存放"化学废物"。

（4）尽快通知相关符合资格化学废料收集商处理。

（八）紧急应变措施及泄漏处理

1. 紧急应变措施

（1）吞下：切记不得催吐，令患者饮用大量清水，并立即就医。

（2）接触眼睛：立即以大量清水冲洗至少15 min后就医。

（3）吸入气体：立即将患者移至空气清新的场所。呼吸困难者，应给予氧气，并立即就医。

（4）接触皮肤：脱去受污染的衣物，立即以肥皂和清水冲洗。

2. 化学品泄漏处理

（1）泄漏处理五部曲：①逃离现场；②封锁泄漏现场；③求助；④根据指引处理少量（大量）溶液溢出事故；⑤上报及记录。

（2）邻苯二甲醛或戊二醛溶液溢出指引：负责清理的同事应穿戴合适个人保护装置，如安全护目镜、手套防水围裙、化学口罩、防溢工具箱。

1）如属小量溢出：例如溢出量<500 ml，则采取如下措施。

A. 用海绵或化学品用吸水垫将邻苯二甲醛或戊二醛溶液收集，并置于可承载溢出液体的塑胶容器内（由化学废料供应商提供）。

B. 将塑胶容器放置于胶袋内，并将胶袋封好及列明为化学废料。

C. 如泄漏的地方没有由化学废料供应商提供的塑胶容器，则将海绵先放置在胶袋内并封好，标明为化学废料，然后将胶袋暂存于可上锁的地方。

D. 联络医院化学废料收集商索取塑胶容器或根据所属医院关于弃置化学废料程序处理。

E. 联络科室化学品安全管理员。

F. 用肥皂及大量清水清洗容器、所有清理用品及受污染的范围，清理后的废水可以随水管冲走。

2）如属大量溢出：例如溢出量>500 ml，则采取以下措施。

A. 按溢出分量，每升邻苯二甲醛或戊二醛溶液加入约6 g甘氨酸后待5 min以完成中和作用。

B. 用海绵或化学品用吸水垫将溶液收集，并置于可承载溢出被体由化学废料供应商提供的塑胶容器内。

C. 将塑胶容器放置于胶袋内，将胶袋封好及列明为化学废料。

D. 如泄漏的地方没有由化学废料供应商提供的塑股容器，则将海绵先放置在胶袋内并封好，及列明为化学废料然后将胶袋暂存于可上锁的地方。

E. 联络医院化学废料收集商索取塑胶容器或根据所属医院关于弃置化学废料程序处理，派员工将已包扎好的化学废料放进储存室内。

F. 用肥皂及大量清水清洗容器、所有清理用品及受污染的范围。清理后的废水可以随水管冲走。

G. 通知主管及医院相关部门填报相关的事故记录或报告表。

（九）记录

1. **安全培训检查表** 这个清单可以作为给新入职的员工一份健康及安全指导，让员工在接受培训前，有清晰的安全指引及方向。内容包括：部门提供的安全措施、装备及其位置，以及培训课程记录等。

2. **化学品安全自行检查清单（至少每年一次或在需要时用）** 由化学品安全管理员填写。内容包括：①一般工作环境检查；②安全措施及性能；③员工对安全指引的执行程度；④化学品的存放及处理；⑤通风系统性能；⑥紧急事故预防装备。

3. **化学品风险评估（每年一次或在需要时）** 将风险分成等级，按风险严重程度做相应的跟进。例如低风险在可接受程度是不需做额外的措施管理；如属高风险则要立即跟进甚至停止相关工作。

4. **每月化学品安全检查表** 内容包括化学品存放恰当与否及化学品泄漏工具箱的物资盘点。

附件：防溢工具箱

（1）口罩（2套）。

（2）呼吸器加滤罐（2套）。

（3）护目眼罩（2套）。

（4）化学品处理手套（2套）。

（5）防水保护袍（2套）。

（6）化学品用吸水垫（海绵）。

（7）中和剂，如甘氨酸。

（8）防水胶袋（2个）。

（9）头套（2套）。

（10）鞋套（2套）。

（11）"化学废物"警示。

（12）"不准进入"警示。

（13）泄漏处理指引。

（14）报告表内容：日期、时间、地点、泄漏的化学品名称、泄漏量、谁人在场、概述事故发生经过、其后行动及建议。

三、物理性危害

（一）锐器伤

1. **定义** 亦称"锐器创"。由刃缘或锐利尖端的物体造成的损伤。常导致皮肤及皮下组织破裂。

2. 类型及其危害

(1) 锐器伤主要为针刺、安瓿瓶,包括输液针针头刺伤、注射针刺伤、超声的穿刺针刺伤、掰安瓿的时候手指划伤、导丝、剪刀、圈套器等等导致的器械伤。

(2) 危害:锐器刺伤一直以来都是各科室医务人员所面临的重要职业危险因素,而内镜医务人员由于工作环境的特殊性,由于内镜仪器的特殊性,有时需要注射药物,而操作不当可能会被针头划伤,若是被污染的器械、针头等划伤,则后果更加严重。

3. 防范措施

(1) 内镜医务人员在进行各项操作时应严格遵守操作规范,避免锐器刺伤。提倡使用安全型留置针,以降低针刺伤的发生,禁止直接用手分离污染的活检钳和穿刺针,禁止双手回套针头,防止针刺伤,发现手部有破损时候,在进行可能接触患者血液、体液的操作时戴双层手套,一旦发生职业暴露立即进行局部处理并按有关程序上报医院感染科。超声的穿刺针,内镜医务人员也会接触到,而且穿刺针会直接接触患者的病变,取适量组织送检,医务人员需十分警惕,在接触到穿刺针时,需用纱块包裹。

(2) 提高护理人员对针刺伤危害的认识:操作前后认真细心地处理好针头(包括注射器针头、输液器针头、黏膜注射针、超声穿刺针等针头)。如果被污染针头刺伤,应立即挤出伤口的血液,然后将用肥皂和清水冲洗伤口,用碘伏反复消毒,再行包扎,必要时去外科急诊进行伤口处理。被乙肝、丙肝阳性患者血液或体液污染的锐器伤后,应在 24 h 内去抽血查乙肝病毒抗体和丙肝病毒抗体,必要时同时抽取患者血液进行对比,同时注射乙肝免疫高价球蛋白。刺伤后 1 个月、3 个月、6 个月进行复查。被污染的针头应小心处置,使用后即收集于硬壳防水容器盒中,并予以标记,禁止双手回套针帽,应将针头置于固定的容器内。操作时做到沉稳,切忌贪快,以减少针刺伤的发生。配备毁型器或注射器安全装置,避免在丢弃针头时发生针刺伤,建立针刺伤登记报告制度,必须在 48 h 内报告有关部门并填写报表,72 h 做基线测定并进行随访观察,包括定期抽血检测、报告医院感染科登记备案等。

(3) 开安剖瓶:安剖有一个细的瓶颈,用砂轮在瓶颈处划一道痕迹,痕迹可以深一点。再用一块纱布包裹上端,然后轻轻用力就可以掰开。

(4) 避免被圈套器等锋利器械划伤,护士在使用时注意放置好,若可以把器械收入外鞘管内,或闭合该器械。

(5) 内镜室工作量大、工作时间集中、节奏快,医务人员容易疲劳,上岗前所有医务人员要保证充足的休息,要保证精神状态饱满,注意力集中,不可疲劳上岗。

(二)器械伤

1. **定义** 内镜诊疗时内镜再处理过程中的噪声以及室内的紫外线消毒。

2. **类型及其危害**

(1) 噪声危害:噪声主要来源于诊室为诊室内高频电刀、内镜主机、麻醉机、监护设备以及吸引器;清洗消毒室用到的空气压缩机、超声波清洗机、洗消机、气枪等机器所发出的噪声,会使每天工作繁重的医务人员出现心情烦躁、疲劳、头晕、头痛、听力减退等症状。

(2) 紫外线危害:紫外线照射消毒是消化内镜诊疗室、洗消间和镜柜内空气消毒的首选方法,在长期的照射下会对医务人员的眼睛和皮肤造成损伤,照射过程中产生的臭氧浓度过高可引起恶心、呕吐等症状,严重时可引起呼吸道过敏和呼吸抑制。

3. 防范措施

(1) 保持室内空气新鲜、诊疗室、消毒间每日要定时开窗通风,并配以排气设备,形成良好的通风习惯。

(2) 噪声预防:设备定期维修,活动的部件上润滑油,减少大声喧哗,室内墙壁应采用防回声设备。

(3) 紫外线消毒时,禁止入内,入内时应中断消毒,消毒后及时通风。

(4) 建立个人健康档案,每年一次健康体检,医务人员应养成良好的生活习惯。充足的人力资源保证医务人员工作有序、稳定地进行。合理地弹性排班,保证医务人员有充足的精力,避免因加班而引发消化、神经系统疾病。如感到压力过重,应选择一个释放压力的方法,适当发泄情绪,缓解内心压力。医务人员一定要学会自我调适,一方面要尽量减少患者的痛苦,另一方面也要尽可能让自己身心愉悦,更好地为患者服务。

(三) X 线危害

1. 定义

(1) X 线定义:X 线是由于原子中的电子在能量相差悬殊的两个能级之间的跃迁而产生的粒子流,是波长介于紫外线和 γ 射线之间的电磁辐射。其波长很短,介于 $0.01 \sim 100 \text{Å}$ 之间。由德国物理学家伦琴于 1895 年发现,故又称伦琴射线。

(2) 粒子植入全称为"放射性粒子植入治疗技术",是一种将放射源植入肿瘤内部,让其以摧毁肿瘤的治疗手段。粒子植入治疗技术涉及放射源,其核心是放射粒子发出持续低能量的 γ 射线。

2. 危害

(1) 因为 X 线的辐射剂量可以在身体内累积,如果长时间的接触 X 线,会使其肝、肾、肺、肌肉和肌肤等发生慢性反应,以皮肤干燥、角质增生、毛发脱落、视力减退等主要表现,可见明显减少的红、白细胞,血小板下降及血沉加快,但这种损伤仅是对个体本身产生的躯体效应。

(2) 碘粒子对身体的副作用:①可能会影响身体的造血功能,因为放射性元素很有可能会导致身体内的血小板数量明显的下降,造血功能受到损伤。②还有可能会导致身体的免疫力下降,因为白细胞会有一定程度的损失,白细胞在人的身体中是起到防卫、监控和清除的作用。

3. 防范措施

(1) 在不影响诊疗效果的前提下,工作人员和病人所受的放射量尽可能保持最低量,可通过缩短照射时间、增加距离和利用辐射屏蔽来实现。

(2) 剂量限制:被照射的工作人员必须进行剂量检测。计量仪可精确显示工作人员接触的放射量,并每月检查计量仪记录值,特别应注意没有绝对安全的照射剂量。

(3) 对于术中需进行 C 型臂检查以及床旁照射的手术,工作人员应穿铅衣、戴铅皮手套、佩戴护目镜和含铅围脖。在放射源和工作人员之间放置一种能有效吸收射线的屏蔽材料,从而减弱或消除射线对人体的危害。屏蔽防护有一定的防护作用,但对高能量射线来说防护屏蔽作用较少,如铅围裙只能在放射诊断时使用,对高能量防护作用较弱。

（4）进行ERCP诊疗的操作室面积原则上不小于$35\,m^2$,应配有相应的控制室以及配套设备辅助用房,且必须符合辐射安全要求。每个ERCP操作室应配备1台数字X线摄影系统（DR）以及相应内镜诊疗系统,必须配备符合要求并有足够数量的辐射防护用品,应设置电离辐射警示标志,有醒目的工作指示灯和相应X线防护的告示。ERCP诊疗操作室的地面应防潮、绝缘。

（5）增强医生对射线装置的培训,加强学习,深刻理解射线装置对人体造成的损伤,能使用其他检查方法（MRI、超声）等手段的,采用其他检查手段。加强射线装置操作技师的职业素养和能力培训,合理设置照射剂量,尽可能减少辐照。

（6）医务人员定期体检并建立档案记录,通过职业健康检查掌握消化内镜护士健康状况,及时发现职业健康损害征象,防止职业并的发生和发展。合理安排内镜护士排班及休假,每天充足的休息,保证谨慎状态饱满,注意力集中,不可疲劳上岗。

四、心理性危害

（一）定义　心理性伤害是指外界的因素对人的心理方面造成暂时或永久的消极影响,可能导致受到伤害者会以攻击性行为、残忍性行为、报复性行为、破坏性行为、恶作剧等心理问题行为来向外界发泄内心的不满。

（二）心理性伤害内容

（1）内镜室工作量大、工作时间集中及节奏快,使医务人员长期处于高负荷的紧张状态中;患者候诊时的焦躁,长期处于高负荷的紧张状态。长期的紧张和刺激,极易造成内镜室护士的生理、心理疲劳。过度的工作压力会造成工作满意度下降、烦躁、焦虑、忧虑、动机减弱,以及工作效率降低,合作性差,错误和意外事件增加等反应。国外有调查表明工作压力与抑郁症状的关系,发现38%的护士有抑郁症状。

（2）由于传统观念的影响,社会上普遍存在重医疗轻护理的现象,如社会地位低、晋升少、报酬低,均影响人员的身心健康、工作热情和工作效率。

（三）防范措施

（1）心理调整:合理配备人员、采用弹性排班制度、科学安排工作时间和劳动强度,保证每日工作分工明确,进展有序,以调节工作压力和放松心情,积极营造消化内镜室的和谐氛围,相互帮助和倾诉。

（2）长时间走动和固定站立操作时应预防性穿弹力袜操作过程中遵循节力原则,养成良好的习惯,并在不影响胃肠镜操作及无菌原则下可自行调整站姿及坐高脚凳,以防止和减轻下肢静脉曲张。

（3）自强自我防范意识,加强保健,内镜室医务人员每年应进行健康体检。对乙肝表面抗体阴性的人员,要注射乙肝疫苗。

（4）合理安排好人员的工作时间与休息时间,定期开展相关的心理辅导讲座,使人员保持积极下、轻松的心情,提高其心里的承受能力,加强自我调节能力,确保身心健康。

（5）减轻压力加强舆论宣传,从情感上增加社会支持度,从而降低护理人员的工作压力,以更好的精神状态投入到工作中,鼓励护理人员经常参加本专业的继续教育及学术会等,了解本专业的新技术及新进展,不断提高自身业务素质。

(师瑞月)

参考文献

[1] 罗蓉,韩华君.生物化学与生物学基础[M].西安:第四军医大学出版社,2012.

[2] 国家消化系疾病临床医学研究中心(上海),国家消化道早癌防治中心联盟,中华医学会消化病学分会幽门螺杆菌和消化性溃疡学组,全国幽门螺杆菌研究协作组.中国居民家庭幽门螺杆菌感染的防控和管理专家共识(2021 年)[J].中华消化杂志,2021,41(4):221—233.

[3] 徐红,王琇,倪凤明,内镜医务人员职业危害因素与防护对策[J].中华消化内镜杂志,2015,32(3):137—139.

[4] 朱炫瑞,王琇.消化内镜护士职业安全防护认知及行为情况调查[J].职业与健康,2018,17(1):2368—2371.

[5] 《危险化学品安全管理条例》(国务院令第 591 号).

[6] Kadivar S,Belsito DV. Occupational dermatitis in health care workers evaluated for suspected allergic contact dermatitis [J]. J Dermatitis,2015,26(4):177—183.

[7] Copeland S,Nugent K. Persistent and Unusual Respiratory Findings after Prolonged Glutaraldehyde Exposure [J]. Int J Occup Environ Med,2015,6(3):177—183.

[8] Pala G Moscato G. Allergy to ortho-phthalaldehyde in the healthcare setting advice for clinicians [J]. Expert Rev Clin lmmunol,2013,9(3):227—234.

[9] 席惠君,张玲娟.消化内镜护理培训教程[M].上海:上海科学技术出版社,2017:308—316.

[10] 周晓明,孔梅.消化内镜护士职业健康现状及改进措施[J].护理实践与研究,2016,13(2):34—36.

[11] 蒙拦芬.消化内镜护士职业危害因素及防护对策[J].现代护士,2019,26(1):22—23.

[12] 张菊芳.急诊科护士职业防护依从性及干预效果研究[J].当代护士(上旬刊),2016,23(3):101—102.

[13] 张莹,盛丽荣.内镜中心护士职业危险与防护的研究进展.中国研究型医院,2019,6(1):29—33.

[14] 阿古拉.X线辐射对机体的危害及预防[J].临床医药文献杂志,2016,3(32):6494—6496.

[15] 陈永祥.医院射线装置使用安全风险分析与探究[J].世界最新医学信息文摘(连续型电子期刊),2020,20(84):307—308.

[16] 路萌,浅析内镜护理中的职业危害与防护措施[J].世界最新医学信息文摘,2017,17(5):195.

[17] 王万娟,冯玉兰,陆冬妍,等.急危重症护理职业防护中危险因素与对策[J].当代护士(上旬刊),2017,24(2):8—10.

[18] 刘玉芬.胃镜室护士职业危害与防护对策[J].预防医学,2017,11(29):132—136.

第三十五章

消化内镜中心设备运行安全

目前消化内镜中心在疾病的诊断和治疗过程中发挥着重要作用,通过 MDT 的方式可以与内科开展协作,给患者置管,参与患者的肠内营养治疗,与外科协作解决患者术后发生的并发症等。消化内镜及其附属设备(图 35 - 1～图 35 - 4)在临床中使用频率较高,其安全运行管理是保障内镜中心高效工作的前提,也是内镜中心设备的安全合理使用的保障。内镜中心的设备管理是一个综合的行为,需要医院设备处、后勤处、计算机中心等多部门共同参与,各个参与的部门应该设有专门的负责人,并制定工作流程及职责。本章根据消化内镜中心的特殊性,

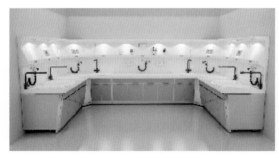

图 35 - 1　胃镜洗消台

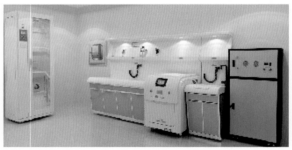

图 35 - 2　初洗槽、胃肠镜全自动洗消机、干燥台

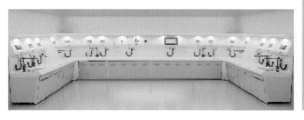

图 35 - 3　阳性消毒、超声波清洗、干燥台、追溯系统、测漏系统

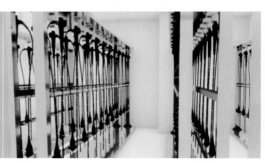

图 35 - 4　胃肠镜存放室

重点从消化内镜主机安全运行管理、内镜安全运行管理、内镜附属设备的安全管理方面进行叙述。内镜中心管理人员可根据自身实际情况,建立一套完整的内镜中心设备安全运行的管理体系。

一、消化内镜中心设备运行安全管理策略

消化内镜中心设备运行安全管理策略总的来说主要包含以下几点。

1. **内镜中心应当制定符合本中心实际设备管理的规章制度及操作流程**　每个消化内镜中心的管理都离不开与之相应的规章制度及各种操作流程,内镜中心的每个设备的操作流程应该放在该器械旁边的醒目之处,一方面可以给工作人员提醒,每步操作都应该按照操作流程进行;另一方面也便于进修人员学习。

2. **内镜中心布局的设计要充分考虑环境的温湿度**　由于内镜的主机、内镜包括附属的一些设备,都属于精密高值器械。环境的温湿度对内镜中心的设备安全运行起着很重要的作用,环境湿度过大,还会引起内镜镜头发霉,触点氧化变绿。还容易引起内部线路短路,导致主机内的线路板损坏。所以内镜中心在布局设计的时候一定要充分考虑环境的温湿度,配备中央空调或层流。

3. **在转运的过程中要充分避免震动给设备带来的损伤**　消化内镜经常要参与危重患者的床旁治疗或是手术中的 MDT,这时就需要把内镜及其主机还有配件转运至床旁,转运的路线要充分考虑周到,尽量选择路面平整、廊道对接少的路段转运,避免振动对主机内部线路板及移动工作站硬盘的损害(图 35 - 5)。

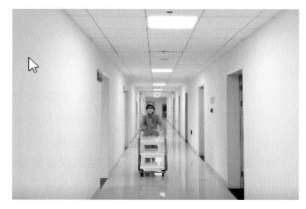

图 35 - 5　内镜转运通道

4. **内镜主机及相关大型设备要定期除尘**　环境中灰尘过多,导致设备染尘会造成信号传输不良、散热不佳等故障,特别是对于数字化医疗设备计算机系统,板卡上灰尘过厚不利于元器件散热,计算机内部长期积存的灰尘会改变线路的阻抗特性。灰尘还会吸附空气中的水分和其他一些有腐蚀性的气体,使得设备生锈、降低绝缘性,容易发生漏电、短路的现象,可以与厂家售后约定除尘周期,也可以请本院的设备管理处人员予以完成。

5. **消化内镜中心要做好 X 线设备的安全管理**　由于放射线设备会产生电离辐射、电磁辐射会对医务人员造成伤害。屏蔽失败会引起辐射危险,而屏蔽防护是防止放射伤害的最主要的途径。内镜中心管理人员在 ERCP 室构建的时候要充分考虑到防护 X 线对医务人员的损害,防护铅衣(图 35 - 6)等防护设备要及时更换。

二、消化内镜中心内镜主机安全运行管理策略

目前消化内镜已经广泛用于各级的医疗结构,成为了医院临床不可或缺的重要诊疗手段。

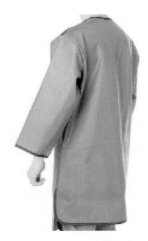

图 35-6　防护铅衣

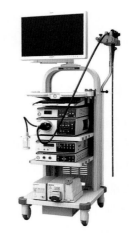

图 35-7　消化内镜主机系统

各个消化内镜中心,也都非常重视内镜主机的维护保养,大部分的医院对其进行的维护保养仍旧停留在医疗设备故障发生之后,靠厂家或者第三方维修公司来解决故障,此种方式不仅维护成本较高,还会影响内镜中心工作的正常开展。因此建立一套完整的消化内镜的运行管理模式势在必行,以此来提高消化内镜中心的设备运行安全。

1. 消化内镜主机的组成、功能　消化内镜主机系统(图 35-7)一般和光源、监视器、台车整合在一起。

(1) 光源:给内镜提供照明,目前大部分内镜的光源为氙灯,也有使用 LED 光源的。

(2) 摄像主机:将电信号转化为数字信号,再传给监视器。

(3) 监视器:将数字信号转化为影像。

2. 建立符合自身内镜中心实际的设备安全运行制度

(1) 科室仪器设备应建立账册,专人负责,做到账物相符。

(2) 每台仪器均应有操作规程,使用时严格按照规定步骤操作。新来或进修人员在未掌握使用方法前,不是独立操作仪器。贵重仪器应专人使用,指定专人负责仪器的保养工作。

(3) 建立仪器技术档案(故障及维修记录)。

(4) 仪器发生故障,应及时报告维修人员,尽快修理。

(5) 清洁仪器外壳,保持仪器清洁,定期保养。

(6) 未经科室批准,仪器设备不得外借。

(7) 有计划地做好仪器设备更新工作。

3. 应根据使用情况对主机设备进行编号,台车上应该注明内镜主机的使用流程,启用时间、灯泡更换时间等内容　内镜的主机(图像处理器)平时在使用的过程中,一定要保证内镜的电器接口、接光部要彻底干燥,避免污物以及水珠进入到主机内部,使得主机内部电路板形成霉斑及锈迹,影响主机正常运行,对内镜主机进行编号处理有利于内镜中心的主机可追溯化管理以及统计使用频次、维护率等。台车上注明内镜主机的使用流程,有利于教学和及时提醒工作人员按流程操作,有利于提高工作人员的标准化操作。

4. **主机在转运过程中的注意事项** 内镜中心的机器有时候需要去全院各个科室参与治疗,尤其是手术室和 ICU,内镜主机在转运的过程中一定要注意把连接线处理好,避免在转运过程中导致视频传输障碍,还要避免过度颠簸导致内部线路接触不好。

三、消化内镜中心内镜安全运行管理策略

消化内镜(图 35-8,图 35-9)是经过人体自然腔道对人体器官进行诊断治疗的一种特殊器械,广泛应用于各级医院的多种诊疗项目。由于消化内镜的结构复杂,材料、形状特殊,内镜的清洗消毒一直是内镜中心管理的重点内容。而内镜中心患者多、内镜重复使用率高,医护人员或临床医工人员对内镜的日常维护保养不足,造成内镜故障频繁,引起不必要的临床安全风险。本节重点介绍消化内镜的安全运行管理策略。

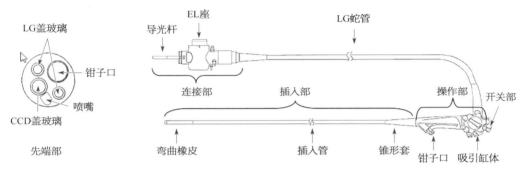

图 35-8 消化内镜示意图

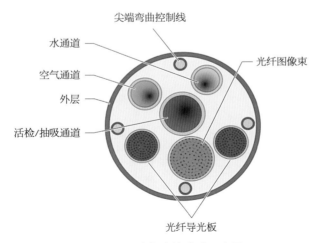

图 35-9 消化内镜头端示意图

1. **加强内镜中心人员的管理** 人员管理主要包括对医护人员、临床医工人员以及清洗消毒人员的管理。消化内镜由于结构复杂、操作难度大、风险系数高,对医护人员、临床医工人员以及清洗消毒人员都提出了较高的要求。医护人员方面,应该进行规范化的学习及培训,掌握

内镜的构造、工作原理、维护保养关键点,使用技巧,内镜性能及参数。建立日常维护保养制度,并专人负责。内镜中心要有健全的科室规章制度及工作流程。制度和流程不单单是写在纸上或是在墙上,一定要深入到每个员工的内心,这个过程需要管理者不断打造科室文化并不断创新和传承。

2. 制定器械维修清单,定期统计分析并总结 消化内镜的主要故障包括:管道漏水、导光束断、钢丝打角度不足、弯曲橡皮漏水、送水送气不畅、CCD损坏等(图35-10~图35-12),这些如不及时发现都可能引起临床安全风险。内镜中心管理人员要将每次内镜维修的原因进行分析总结,提出改进措施,避免内镜大修。

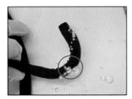
弯角橡皮漏水

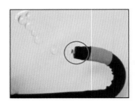
弯曲角度钳子管道漏水

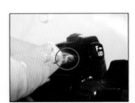
推压按钮时漏水

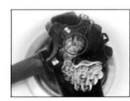
旋钮漏水

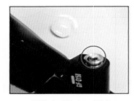
操作部钳子口漏水

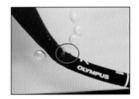
插入管根部起皱处漏水

图35-10 各种漏水示意图

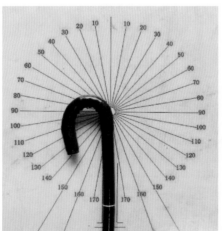

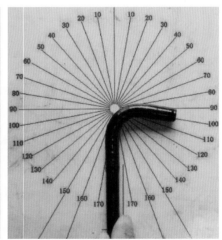

图35-11 打角度示意图

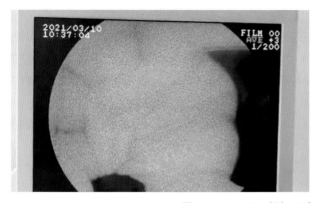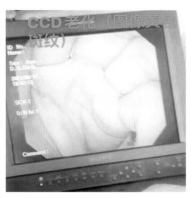

图 35‐12　CCD 损坏示意图

3. 加强内镜的临床安全监测

（1）内镜中心可以设置专门的临床安全监测员（或由专门的洗消员/医工人员兼任），监测内镜的各项性能是否完好，并做好标识或记录。

（2）设备管理处要指定协助内镜中心设备管理的医工人员，定期对内镜中心开展巡检并作好记录，与内镜中心管理人员进行有效沟通，提出相应的整改措施，并有针对性的培训，提高内镜中心工作人员的设备安全使用的意识及技能。

（3）建立符合本内镜中心的设备安全管理小组：建立符合本内镜中心的设备安全管理小组，让对内镜中心设备感兴趣的护理人员担任组长，可以有效调动其积极性，努力发挥每一位成员的亮点，努力把消化内镜的安全管理做成体系。

四、消化内镜中心内镜配套设备(X 线主机、超声主机等)安全管理策略

随着消化内镜的诊疗项目的增加，内镜配套设备（X 线主机、超声主机等）（图 35‐13）也需要安全管理，每一个设备的安全都关系到患者及医务人员的安全。ERCP 需要 X 线设备、ESD 术前需要做超声明确病变在黏膜下的范围及周边血管情况等，设备的安全运行是手术顺利进行的前提。

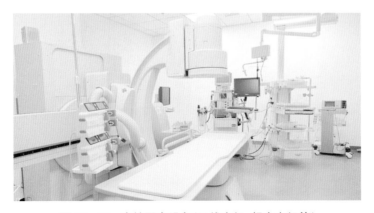

图 35‐13　内镜配套设备(X 线主机、超声主机等)

1. **消化内镜中心配套设备的特殊性** 在消化内镜中心的 ERCP 操作间配备有 X 线设备，ERCP 操作间不同于其他的手术间，在布局的时候还要充分考虑避免 X 线对医务人员的伤害，另外 ERCP 操作间还需要建立配件库，大部分附件是一次性使用，要严格遵守一次性耗材的使用管理规定，可以成立 ERCP 工作小组带动科室其他成员，自觉遵守相关管理制度，参与内镜附件的管理。

2. **ERCP 室的日常安全管理策略** ERCP 室由于配件较多又大部分属于高值耗材，设置配件库，每个配件独立放置并设置醒目的标识，采取 5S 管理，保障配件的使用安全。

3. **X 线主机的安全管理** X 线主机是消化内镜中心经常要使用到的大型医疗设备，在使用的过程中要做好医务人员的自身防护，尽可能避免射线对医务人员的损害，作为大型医疗设备要做好日常的维护和保养，最好指定专门的技师负责，做好日常维护保养记录，关于维保可以考虑与厂家商议买保(可分为 1 年期，2 年期，3 年期等)。

4. **超声主机的安全运行管理策略** 内镜的超声主机相对比较昂贵，其日常安全运行管理策略可参考本院超声室的管理策略，内镜超声要定期清洁机器的防尘网，最长不超过 1 个月，避免灰尘对主机的损害，检查或治疗时尽量给患者使用带固定带的口圈，避免患者咬坏探头，超声图像要及时备份。

（苏　彬）

参考文献

[1] 陈辽平. 香港医院的医疗风险管理[J]. 解放军医院管理杂志,2000,7(4)：313—315.
[2] 欧阳昭连,池慧. 在用医疗器械风险管理问题及对策研究[D]. 中国协和医科大学/中国医学科学院硕士学位论文,2007年 6 月.
[3] 张华伟,周鑫,余晶,等. 电子内镜的临床安全风险分析及应对策略[J]. 中国医疗设备,2018：33(9)：161—163.
[4] 王业伟,徐国庆,樊军,等. 消化电子镜系统的常规故障处理和预防性维护[J]. 中国医疗器械杂志,2019：44(5)388—391.

第三十六章

消化内镜中心环境安全

一、整体布局

清洗消毒室应独立设置，与内镜诊疗操作区分开，面积与清洗消毒工作量相适应。

内镜转运分污染与清洁通道。污染内镜由污染通道转运至清洗消毒室，消毒内镜由清洁通道转运至内镜诊疗室，避免在转运过程中对环境及内镜产生二次污染。

遵循工作流程对清洗消毒室进行相对分区，路线由污到洁，避免交叉、逆行。

二、空气净化

可选用下列方法净化空气：①通风；②集中空调通风系统；③循环风紫外线空气消毒器或静电吸附式空气消毒器或其他获得卫生部消毒产品卫生许可批件的空气消毒器；④紫外线灯照射消毒；⑤化学消毒；⑥能使消毒后空气中的细菌总数≤4CFU/（5 min。直径 9 cm 平皿）、获得卫生部消毒产品卫生许可批件的其他空气消毒产品。

（一）通风

1. **自然通风**　应根据季节、室外风力和气温，适时进行通风。

2. **机械通风**

（1）机械送风与自然排风：适用于污染源分散及室内空气污染不严重的场所。机械送风口宜远离门窗。

（2）自然送风与机械排风：适用于室内空气污染较重的场所。室内排风口宜远离门，宜安置于门对侧墙面上。

（3）机械送风与机械排风：适用于卫生条件要求较高的场所。根据通风的需要设定换气次数或保持室内的正压或负压。

3. **集中空调通风系统**

（1）集中空调通风系统应加强卫生管理，并符合国家有关规定。

（2）集中空调通风系统的卫生要求及检测方法应符合《公共场所集中空调通风系统卫生规范》的规定。

(3) 集中空调通风系统的卫生学评价应符合《公共场所集中空调通风系统卫生学评价规范》的规定。

(4) 集中空调通风系统的清洗应符合《公共场所集中空调通风系统清洗规范》的规定。

4. 注意事项

(1) 应充分考虑房间的功能要求,相邻房间的卫生条件和室内外的环境因素,选择通风方式及室内的正负压。

(2) 应定期对机械通风设备进行清洁,遇污染及时清洁与消毒。

5. 洗消间通风要求

(1) 每日开始工作前先通风 30 min,可有效降低夜间消毒液挥发出的有害气体。

(2) 清洗消毒室以自然通风为最佳,定时打开门窗自然通风,可有效减少室内空气中微生物、有害化学物质等。

(3) 自然通风不良时可采用机械通风方式,同时采用排风装置,采用"上送下排"进行通风换气,换气次数宜达到 10 次/h,最小新风量宜达到 2 次/h。新风系统引进室外新鲜空气,可降低室内化学污染物浓度,提升清洗消毒室空气质量。

(4) 在消毒槽槽体适当位置设置强制排风口(通风要求为负压抽吸排风)。

(二) 紫外线消毒　适用于无人状态下的室内空气消毒。

1. 紫外线灯照射消毒方法　紫外线灯采取悬吊式或移动式直接照射,安装时紫外线灯(30 W 紫外线灯,在 1.0 m 处的强度>70 μW/cm^2)应 1.5 W/m^3,照射时间≥30 min。

2. 注意事项

(1) 应保持紫外线灯表面清洁,每周用 70%~80%(体积比)乙醇棉球擦拭一次,发现灯管表面有灰尘油污时,应及时擦拭。

(2) 紫外线灯消毒室内空气时,房间内应保持清洁干燥,减少尘埃和水雾。温度>40 ℃时或相对湿度>60%时,应适当延长照射时间。

(3) 室内有人时不宜使用紫外线灯照射消毒。

(三) 循环风紫外线空气消毒器　适用于有人状态下的室内空气消毒。

1. 使用方法　应遵循卫生部消毒产品卫生许可批件批准的产品使用说明,在规定的空间内正确按照使用。

2. 注意事项　①消毒时应关闭门窗;②进风口、出风口不应有物品覆盖或遮挡;③用湿布清洁机器时,须先切断电源;④消毒器的检修与维护应遵循产品的使用说明;⑤消毒器应取得卫生部消毒产品卫生许可批件。

(四) 静电吸附式空气消毒器　适用于有人状态下室内空气的净化。

1. 使用方法　应遵循卫生部消毒产品卫生许可批件批准的产品使用说明,在规定的空间内正确按照使用。

2. 注意事项　①消毒时应关闭门窗;②进风口、出风口不应有物品覆盖或遮挡;③消毒器的循环风量(m^3/h)应大于房间体积的 8 倍以上;④消毒器的检修与维护应遵循产品的使用说明;⑤消毒器应取得卫生部消毒产品卫生许可批件。

(五) 化学消毒法　适用于无人状态下的室内空气消毒。

1. **使用方法**　采用 3% 过氧化氢、500 mg/L 过氧乙酸、500 mg/L 二氧化氯等消毒液,按照 20～30 ml/m³ 的用量加入电动超低容量喷雾器中,接通电源,即可进行喷雾消毒,消毒前关好门窗喷雾时按先上后下,先左后右,由里向外,先表面后空间循序渐进的顺序依次均匀喷雾。作用时间:过氧化氢、二氧化氯为 30～60 min,过氧乙酸为 1 h。消毒完毕,打开门窗彻底通风。

2. **注意事项**　①喷雾时消毒人员应做好个人防护,佩戴防护手套口罩,必要时戴防毒面具,穿防护服;②喷雾前应将室内易腐蚀的仪器设备,如监护仪、显示器等物品盖好。

三、储存区环境要求

(1) 内镜与附件储存库(柜):内表面应光滑、无缝隙,便于清洁和消毒。

(2) 参照无菌物品存放区要求,储存区相对湿度应低于 70%,温度应低于 24 ℃,储存库(柜)墙面/内壁表面光滑、无缝隙,且需要满足避光、干燥、清洁要求。

四、清洁与消毒

(一) 清洁与消毒原则

(1) 应遵循先清洁再消毒的原则,采取湿式卫生的清洁方式。

(2) 清洁诊疗区域时,应有序进行,由上而下,由里到外,由轻度污染到重度污染。

(3) 根据风险等级和清洁等级要求制定标准化操作规程,内容应包括清洁与消毒的工作流程、作业时间和频率、使用的清洁剂与消毒剂名称、配制浓度、作用时间及更换频率等。

(4) 应根据环境表面和污染程度选择适宜的清洁剂。

(5) 实施清洁与消毒时应做好个人防护,工作结束时应做好手卫生与人员卫生处理,手卫生应执行 WS/T313 的规定。

(二) 诊疗结束后诊室、候诊大厅的环境处理　见表 36-1。

表 36-1　环境表面常用消毒方法

消毒产品	使用浓度 (有效成分)	作用时间	使用方法	适用范围	注意事项
含氯消毒剂	400～700 mg/L	>10 min	擦拭、拖地	细菌繁殖体、结核杆菌、真菌、亲脂类病毒	对人体有刺激作用;对金属有腐蚀作用;对织物、皮草类有漂白作用;有机物污染对其杀菌效果影响很大
	2 000～5 000 mg/L	>30 min	擦拭、拖地	所有细菌(含芽孢)、真菌、病毒	
二氧化氯	100～250 mg/L	30 min	擦拭、拖地	细菌繁殖体、结核杆菌、真菌、亲脂类病毒	对金属有腐蚀作用;有机物污染对其杀菌效果影响很大
	500～1 000 mg/L	30 min	擦拭、拖地	所有细菌(含芽孢)、真菌、病毒	
过氧乙酸	1 000～2 000 mg/L	30 min	擦拭	所有细菌(含芽孢)、真菌、病毒	对人体有刺激作用;对金属有腐蚀作用;对织物、皮草类有漂白作用

(续表)

消毒产品	使用浓度 (有效成分)	作用时间	使用方法	适用范围	注意事项
过氧化氢	3%	30 min	擦拭	所有细菌(含芽孢)、真菌、病毒	对人体有刺激作用；对金属有腐蚀作用；对织物、皮草类有漂白作用
季铵盐类	1 000~2 000 mg/L	15 ~ 30 min	擦拭、拖地	细菌繁殖体、真菌、亲脂类病毒	不宜与阴离子表面活性剂如肥皂、洗衣粉等合用
自动化过氧化氢喷雾消毒器	按产品说明使用	按产品说明使用	喷雾	环境表面耐药菌等病原微生物的污染	有人情况下不得使用
紫外线辐照	按产品说明使用	按产品说明使用	照射	环境表面耐药菌等病原微生物的污染	有人情况下不得使用
消毒湿巾	按产品说明使用	按产品说明使用	擦拭	依据病原微生物特点选择消毒剂，按产品说明使用	日常消毒：湿巾遇污染或擦拭时无水迹应丢弃

（三）诊疗结束后的洗消间环境处理　每日诊疗及清洁消毒工作结束后，应对环境进行清洁和消毒处理，包括清洗消毒室内所有设备设施物体表面。

1. 清洗槽、漂洗槽终末处理

（1）每日工作结束后取下灌流器，流动水下分别用纱布垫、短毛刷、牙刷清洁水槽内壁及接头，直至无肉眼可见。

（2）水槽接头用蘸有含有效氯 500 mg/L 消毒液的短毛刷、牙刷刷洗，槽体浸泡消毒 30 min。

（3）再次在流动水下清洁水槽内壁及接头，擦干槽体。

2. 消毒槽终末处理　消毒槽在每次更换消毒液时进行清洁、消毒处理。

（1）排尽消毒槽内消毒液。

（2）流动水下清洗消毒槽槽体、接头及槽盖，直至无肉眼可见污物。

（3）消毒槽接头用蘸有含有效氯 500 mg/L 消毒液的短毛刷、牙刷刷洗，槽体浸泡消毒 30 min，流动水冲洗干净。

（4）无菌巾擦拭干净后倒入消毒液。

3. 控制面板、干燥台面终末处理　每日用含有效率 500 mg/L 的消毒液擦拭，30 min 后再用清水擦拭干净。

4. 床侧预处理桶终末处理　流动水下彻底清洗干净，放入含有效氯 500 mg/L 的消毒液中浸泡消毒 30 min，冲洗晾干备用。

5. 内镜自动清洗消毒机终末处理　每日工作结束后，用含有效氯 500 mg/L 的消毒液擦拭，包括清洗消毒槽内部、接头部位、出水口部位、盖子内表面、盖子外表面、电脑操作板等，30 min 后再用清水擦拭干净。

6. 储存库(柜)清洁　储存库(柜)每天早晚使用空气消毒机消毒，消毒期间避免人员的走动。墙面、镜柜内外表面、镜托、镜架等每周用含有效氯 500 mg/L 的含氯消毒液擦拭消毒，30 min 后再用清水擦拭干净。

（沈　芸）

参考文献

［1］医疗机构环境表面清洁与消毒管理规范(WS/T 512 – 2016).
［2］医院空气净化管理规范(WS/T 368 – 2012).
［3］软式内镜清洗消毒技术规范(WS 507 – 2016).
［4］马久红,席惠君.软式内镜清洗消毒实践操作指南[M].上海：上海科学技术出版社,2017.

第三十七章

消化内镜中心布局与设计

20 世纪 70 年代初,内镜逐步引入中国,以门诊内镜检查间、住院病房附设检查间的模式开展诊疗。近 20 年来,消化内镜诊断和治疗技术发展迅速,消化内镜中心因超微创理念广泛传播,在结构和功能上迅速细化。消化内镜不仅成为全民公共卫生的一种初级筛查方法,更成为兼具服务门诊和住院患者,强化医疗服务水平的一项重要诊断和治疗手段。内镜中心设施和服务的优化设计,以及安全、质量和高效的专业管理是一个卓越内镜中心需要涵盖的主要内容。

随着各大医院对改造或新建内镜中心需求的增加,规划和设计一个关注实用细节,融合工作流程,同时兼顾高效的消化内镜中心极具挑战。通过对内镜中心的个性化设计布局,为内镜工作人员和患者提供舒适的工作和诊疗环境,在考虑到内镜检查团队的每一环节与动线的同时,进行高效的数据存档和传输是需要由多方合力共同完成的。

一、内镜中心规划

在规划设计的前期,需要重点关注基础设施、人员、物资设备和服务内容等四类因素。表 37 - 1 归纳了不同类别下包含的具体元素,其中大多数是与内镜诊疗相关的,部分与麻醉、教学培训、员工生活相关。这些因素既应该每项单独考虑,也应作为整体设计的一部分进行综合考量,从而确保所有要求均得到满足。

表 37 - 1　消化内镜中心设计四大因素清单

基础设施
◇ 确定容纳的患者、医务人员、设备等的大小:8～10 年发展计划
◇ 考虑患者和工作人员的工作流程,方案符合人体工程学原理
◇ 设计动线:患者、工作人员、设备、生物样本、医疗废物等
◇ 水电气:新风、空调、氧气、二氧化碳、压缩空气、麻醉气体、中心负压等
◇ 信息:互联网、内部网、内镜工作站、电话、呼叫系统、监控系统、警报系统等
人员
◇ 患者及其家属:候诊区、休息室、物品存放处

（续表）

◇ 工作人员：内镜医生、麻醉医生、护士、技师、接待员、清洗消毒员、行政、保洁、科研工作者等
◇ 患者接待室、厕所
◇ 办公室、更衣室、休息室、餐厅
◇ 会议/培训室

物资设备
◇ 主机
◇ 内镜：胃镜、结肠镜、十二指肠镜、超声内镜、小肠镜、共聚焦显微内镜、胶囊内镜等
◇ 内镜清洗消毒工作站、自动清洗消毒机、超声震荡仪、内镜保养装置等
◇ 微创治疗设备：电刀、射频消融设备、SpyGlass、激光碎石机等
◇ 打印机
◇ 内镜治疗车、麻醉车、内镜诊疗床、轮椅
◇ 麻醉机、心电监护仪、二氧化碳监测仪、血压计、测温仪、除颤仪、抢救车等
◇ 药物
◇ 一次性医疗用品
◇ 床单、枕头、布类敷料
◇ 个人防护用品

服务内容
◇ 静脉穿刺＋静脉麻醉
◇ 胃、肠道准备
◇ 医疗、护理文书记录
◇ 健康咨询
◇ 学术会议/教育
◇ 急救护理
◇ 内镜诊疗项目：胃镜、结肠镜、小肠镜、超声内镜、内镜逆行胰胆管造影、胶囊内镜、磁控内镜等
◇ 血管介入
◇ 食管/肛门-直肠测压、胃十二指肠或结肠测压等
◇ 粪便微生物菌群移植
◇ 呼气试验
◇ 肝脏、胰腺功能测试等

（一）内镜中心设计团队　设计一个成功的内镜中心不是少数几个人的责任，而是基于团队的集体力量才能胜任与完成的一项工程。除了消化内镜医生之外，设计团队应该包括代表内镜护士、技师、医院流行病学专家、麻醉科主任、经验丰富的建筑师、设备采购顾问、室内设计师等。必要时可以成立专门的咨询委员会，由具有建设和操作内镜经验的行政领导、关键利益相关者和外部设计顾问对规划方案进行集体讨论。

（二）面积要求　当设计或改建一个内镜中心时，面积要求与内镜诊疗服务内容和内镜诊疗量直接相关。对于中心总体面积的规划应着眼于未来8～10年诊疗技术的创新和诊疗量增长的潜在可能，从而设计出能适应技术发展和工作量增长的合理面积。对面积的预估是内镜中心设计布局中最困难的，也是对内镜中心总体建设成本影响最大的一个环节。不同区域的具体面积设计详见各部分内容。

（三）时间要求　在开始设计前，就要预留足够的时间来完成规划-布局-施工-验收的系列环节（表37-2）。

表 37-2　内镜中心设计-使用时间表

进　度	时　长
制定商业计划并选择地点	3~6 个月
与建筑师或设计顾问一起设计单元	3~6 个月
与工程顾问合作以获得必要的许可和监管批准	可能需要长达 12 个月
施工	可能需要长达 18 个月
验收	
使用	

（四）完善内镜诊疗流程　内镜中心的规划应服务于管理工作和内镜诊疗的高质量发展,并且能够为患者提供优质、舒适化的医疗体验。内镜诊疗服务是一个复杂的临床路径体系,在设计规划时应根据以下原则考虑工作流程:患者和医疗物资由同一方向进入,等待内镜检查的患者不与接受治疗的患者交叉(出、入口除外),患者和医务人员应避免交叉流动。规划良好的动线示例如图 37-1 所示。

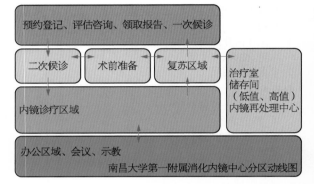

图 37-1　南昌大学第一附属医院消化内镜中心分区动线图

在内镜中心设计-施工阶段,可以尝试模拟整个诊疗流程,系统地检查内镜手术过程中的人流动线和物流动线。如某一患者同时行无痛胃镜和无痛肠镜检查时,思考内镜诊疗间的设置如何帮助我们流畅地完成两项检查,物品的配备是如何受到影响等可能发生的问题。试运行阶段要测试所有人员从检查前准备到患者离室完整流程,以解决设计和流程方面的所有可能发生的问题。

（五）根据功能进行相对分区　内镜中心可能位于不同等级、不同地区的医院或诊所,大小和服务内容可能会有所不同。所有内镜中心的内部设施是设计的基本要求,因此这些基本的内部设施应保持不变,但不同中心的规模、位置可以有所不同。通常消化内镜中心以功能进行分区,如:

◇ 预约、候诊区
◇ 准备、复苏区
◇ 内镜诊疗区
◇ 内镜再处理区
◇ 办公、培训区

（六）信息技术与信息管理　随着互联网+技术和大数据应用的提升,内镜信息系统对内镜中心的运行至关重要。理想情况下应安装内镜信息化集成系统,涵盖图像和数据采集、检索、分析等综合功能,具体包括:内镜预约登记系统、内镜诊疗工作站、麻醉护理系统、质量控制系统、收费系统、教学系统等。其他辅助的信息技术包括:患者导航与定位程序、内镜清洗消毒追溯系统、医用耗材管理系统（申领、出库、管理）、访问来自其他部门（如实验室和组织学）报告的能力等。

二、术前区域设计与布局

（一）预约等候区　内镜预约区主要用于所有已预约和待预约患者的登记、接待和咨询，应该足够宽敞以避免过度拥挤的感觉，并提供开放式、对患者友好的预约台，以避免患者和工作人员之间的距离感。预约区是内镜中心服务的窗口，是对内镜中心第一印象的整体体现，因此将亲切的医疗服务与优雅的高品质设计相结合能够帮助患者与工作人员更轻松的展开沟通与交流。预约区应提供两条出入口通道，一条为患者入口，一条为患者出口，张贴明确的标识，且应足够宽敞以让病床/内镜诊疗床顺利出入。

患者等候区设计的基本要求是通过减少焦虑来满足患者的需求，自然采光、色彩和艺术的运用都有助于营造一个平静、祥和的候诊环境。条件允许的情况下，还可以为患者提供轻松的、非正式的、舒适的、放松的环境，并配备家用型装饰品和家具。对特殊就诊人群，如老人、孕妇和儿童等。可以配备合适的座椅类型。同时还可以根据不同的诊疗类型进行相应的色彩分区，以做到患者的快速分类识别和叫号。还可以为患者提供背景音乐和/或电视/视频系统，以帮助患者放松并减轻等待过程的焦虑心情。

等候区的座位需摆放在预约台工作人员的视线范围内，以利于其时刻关注候诊患者情况，方便快速叫号，同时让患者能够快速进入诊疗区域内。厕所设施应与该区域相邻，提供男性、女性、母婴和残疾患者等使用的如厕装置。因肠道准备患者如厕次数增多，还应保障有足够数量的设施供患者使用。

（二）术前准备区　内镜护士在诊疗前需对患者进行术前评估和准备，通过查阅患者既往病史、生命体征测量、问诊等途径填写并完善术前评估表，并对患者进行二次候诊分区。有条件的内镜中心可以设置独立且安全的患者更衣室，以让患者能够穿上内镜诊疗专用手术服。

术前准备区应与内镜诊疗间相邻，具体的面积和凳子的摆放取决于内镜诊疗间的多少。术前准备区和内镜诊疗室之间的走廊宽度应足够宽，以便运送内镜诊疗床和轮椅等。一般而言，每个内镜诊疗间以 1：3 比例配备等候椅即可，同时还需准备急危重症患者准备区，备齐心电监护、吸氧和抢救设备等。

（三）患者接待室　患者接待室用于内镜医生、麻醉医生和内镜护士对患者进行检查前和检查后病史的询问和访谈、签字等程序，如对治疗的知情同意等，应位于方便患者及其陪同人员进入和离开内镜中心时使用的位置，以便于进行术前和术后咨询。

三、内镜诊疗区域设计与布局

（一）内镜诊疗间的面积要求　普通内镜诊疗间面积应不小于 $20\,m^2$。内镜诊疗项目越复杂，所需要的设备和面积就越大，一般无痛诊室不应小于 $28\sim33\,m^2$（$6\,m\times5\,m$），介入性治疗间面积应在 $37\,m^2$ 以上，以便能够容纳治疗性内镜检查所需要的各类设备和人员。

（二）单诊疗间每日诊疗量的预判　不同诊疗间的每日诊疗量因诊疗类型、麻醉方法、患者情况、辅助人员水平和流程等问题（如 1 位内镜医生是在一间还是两间诊疗间内工作）有很大差异。以南昌大学第一附属医院为例,当一名医生仅在一个诊疗间完成胃肠镜检查工作时,每日的检查量可以达到50~60例次,相当于该类型诊间每年可完成约12 500~15 000例次内镜诊疗(以一年250个工作日计算)。对诊疗类型及其平均耗时的详细分析有助于预估内镜诊间的配置,见表37-3。

表37-3 南昌大学第一附属医院内镜诊疗平均耗时

项 目	平均耗时(分/台)	美国参考耗时(分/台)
无痛胃镜	6	15
无痛胃镜息肉切除术	9	45
无痛肠镜	10	30
无痛肠镜息肉切除术	14	45
无痛套扎术	11	45
异物取出术	21	45
无痛EMR	29	45
染色放大内镜	19	
无痛EUS	12	45
无痛大EUS	37	
EUS	10	
胃镜	7	
肠镜	22	

(三)诊疗间设计要求(图37-2) 所有内镜诊疗间最好设置双通道,外通道为患者通道,内通道为医务人员和内镜运输通道,外走道宽度需确保内镜诊疗床可以180°掉头推行。诊疗间外走道的标准门宽应≥1.2 m,设计为电动门或推拉门,以方便诊疗床出入诊疗间。所有无痛内镜诊疗间应尽量靠近复苏区,以便患者可以在最短的距离内安全复苏。

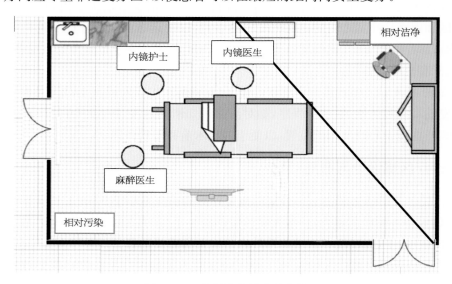

图37-2 普通内镜诊疗间布局

在内镜诊疗过程中,载有患者的诊疗床应放置于诊疗间中央,胃镜诊疗时内镜医师站立于患者左侧床头部位,床头的两端为内镜护士和麻醉医生提供空间,用于患者麻醉、监护、辅助治疗等操作。内镜显示器应位于内镜医师视线正前方,并能够调节高度和前后距离,以为内镜医生提供良好的视频图像。

每个诊疗间均应布置成两个相对区分的内镜检查区和辅助区,以便对每个区域所需的设施进行符合人体工程学的规划。内镜检查区包括内镜治疗车、带水槽的手卫生装置、医疗废物垃圾桶,以及用于存放内镜配件、少量清洁和无菌用品的储存柜等。检查区应直接进入内镜清洗消毒室,以方便内镜再处理。辅助区应包括麻醉车、电脑工作站等,内镜医师可以坐在工作站前输入内镜检查结果。工作站还应配备用于病理条码的打印机设施。内镜主机、光源、中心电气设备、心电监护仪、内镜显示器、打印机等可以放在内镜吊塔或墙壁安装式搁板或壁挂式单元上。所有房间都应配备两路中心供氧、中央负压、中央二氧化碳装置,并为辅助设备提供足够功率的电源插座。同时,可以安装内镜示教系统,将检查间摄像头信号和内镜视频图像连接到教学会议/研讨室,以利于内镜现场教学的开展。

静脉全身麻醉诊疗间的布局应侧重于在患者床头为麻醉人员和设备提供足够的空间。内镜诊室以自然光线最佳,但同时要注重保护患者隐私。内镜诊室内裸露的电线和管路越少,需要移动的设备越少,患者的安全系数就越高,内镜护士就越能专注于患者护理工作。在行介入治疗的诊疗间布局时,工作人员所佩戴的铅防护用品的存放区应靠近诊疗间。

（四）出诊内镜　内镜医生和护士通过使用移动式内镜台车,可以在院内外不同医疗单元为急诊患者提供诊断性和治疗性兼具的急诊内镜服务。

四、术后复苏区域设计与布局

由于无痛技术的广泛开展,消化内镜中心的麻醉复苏建议采用两个阶段的流程,第一流程指的是诊疗后的吸氧、密切监护等,第二流程是一个不太严格监管的区域,无需进行心电监护等处理,患者可以坐着休息等候。

（一）一期恢复区　在第一阶段的恢复区,患者由检查间被平车转运至单独的复苏区间,每个复苏床位之间的窗帘可以部分或完全关闭。每个复苏床位前都配备有心电监护系统,两路中心供氧和至少一路的负压吸引等。整个恢复区配备有麻醉机、抢救车等应急设备。该区域应易于从内镜诊疗间进入,在移动到第二阶段恢复区之前,患者应该能够在保护隐私的情况下整理好衣裤。

（二）二期恢复区　第二阶段的恢复区一般是一种开放式区域,并靠近患者离开的出口。配有非正式安排的桌椅,条件允许时可以提供背景音乐和/或电视/视频系统。在第二阶段恢复区内需要配备一名麻醉复苏护士专职进行看护,患者在这里由麻醉医生进行离室前评估并准备离开。

五、内镜再处理区域设计与布局

（一）内镜清洗消毒室　清洗消毒室应独立设置,与内镜诊疗操作区分开,面积与清洗消毒工作量相适应。内镜的转运分污染与清洁通道,污染内镜由污染通道转运至清洗消毒室,消毒内镜由清洁通道转运至内镜诊疗室,避免在转运过程中对环境及内镜产生二次污染。该区域应配置有存放个人防护装备和清洗剂、消毒剂的化学危险品储存柜。

根据工作流程,清洗消毒室进行相对分区:清洗区、消毒区、干燥区等,路线由污到洁,避免交叉、逆行。清洗区和消毒区可以通过"双开门"式的内镜自动清洗消毒机隔开。消毒区应包含自动内镜清洗消毒机,其数量将取决于内镜清洗消毒工作量。干燥区应与内镜储存室相邻。

在对清洗消毒室进行通风设置时,应综合考量内镜清洗消毒室的手工消毒槽使用数量、消毒剂种类,再规划通风方案。传统观念提倡清洗消毒室以自然通风为佳,定时打开门窗自然通风,可有效减少室内空气中微生物、有害化学物质等。但是清洗消毒室内的化学气溶胶在通风过程中可能由于风向的关系,吹向内镜诊疗区域和/或患者复苏区、准备区,没有达到有效外排的目的。机械通风采取"上送下排"进方式行通风换气,次数宜达到 10 次/h,最小新风量宜达到 2 次/h。有条件者可以采用负压通风方式以满足安全通风的要求。

(二)内镜储存室(储镜柜) 高水平消毒或灭菌后的内镜需要储存在内镜储存库(柜)内。许多国家/地区指南建议使用储镜柜进行内镜存储。主要性能要求包括:

◇ 镜柜必须能保证内镜清洁消毒后的效果不变。
◇ 在存储过程中,必须保障储镜柜内的空气质量。内镜最大存储期限必须明确。
◇ 不具备干燥功能的储镜柜必须提供如何进行内镜干燥的说明或要求。
◇ 如果具备干燥功能,必须提供有效的干燥时间说明。
◇ 储镜柜必须配备合适的连接管路,以兼容所有内镜。
◇ 连接管路必须确保所有内镜所有管路均能够通过充足的干燥气流。

六、办公区域设计与布局

(一)更衣室 医务人员进出内镜中心应与患者分开,出入口可靠近更衣室,避免与患者和家属造成不必要的交叉。更衣室内提供:储物柜、淋浴间和厕所。在计算配置数量时应考虑以下因素:医护人员总数(在职、进修生、实习生等),并考虑可能偶尔出现的参访、会议学员等,按性别划分的人员比例进行规划。

(二)会议室 在可能的情况下,应在中心内设置会议室,以便为中心内的工作人员提供培训课程和研讨场地。最好同时配备连接内镜诊疗间的同步示教系统,避免学员在诊疗间内观看,以保护患者隐私并避免诊疗间过度拥挤。会议室内应有多媒体播放设备、音响设备并与互联网连接。如果空间允许,提供带有模型或模拟器的内镜工作站有助于内镜医师的模拟培训和实践。

(三)办公室 内镜中心主任和护士长应提供专用办公室,并为护士和医务人员提供临床管理办公室。办公室内提供可以访问实验室结果和互联网的电脑,以方便查阅患者信息。理想情况下,办公室应尽可能地靠近患者复苏区。

(四)餐饮设施 为医务人员提供配备有冰箱、微波炉等简单电器设施的餐厅。

(五)保洁服务 保洁人员也应当为其设置储藏室,以放置清洁设备。储藏室大小和物品摆放将根据其提供的具体服务范围和程度决定。污物间应靠近储藏室和污物通道,作为医疗废物和生活垃圾的临时储存场所,需要做好管理和登记等工作。

七、总结

内镜中心的目标是提供高质量的诊断和治疗内镜检查服务。无论是私立诊所还是公立医院,都应该为患者提供一个舒适、安全的诊疗环境,注重患者隐私保护和患者尊严,同时满足员工个人和专业需求的安全环境是确保最佳效率的基本要求。

（黄　茜）

参考文献

［1］ Cotton P B. Advanced Digestive Endoscopy: Practice and Safety[M]. John Wiley & Sons, 2009.
［2］ Jacobs M, Mulder C. Designing an Endoscopy unit [J]. South African Gastroenterology Review, 2013, 11（2）: 11—14.
［3］ Lerner D, Pall H. Setting up the Pediatric Endoscopy Unit [J]. Gastrointestinal Endoscopy Clinics of North America, 2016, 26(1): 1—12. https://doi. org/10. 1016/j. giec. 2015. 08. 008.
［4］ Marasco J A, Marasco R F. Designing the ambulatory endoscopy center [J]. Gastrointestinal Endoscopy Clinics of North America, 2002, 12(2): 185—204.
［5］ Pall H. T Practical Pediatric Gastrointestinal Endoscopy [M]. Wiley, 2021: 11—14.
［6］ Tan G, Rao S S C. Part I: How to ergonomically design a modern endoscopic suit [J]. Techniques in Gastrointestinal Endoscopy, 2019, 21(3): 133—139. https://doi. org/https://doi. org/10. 1016/j. tgie. 2019. 07. 001.
［7］ Tanaka S, Raju G S. Part II: Optimizing endoscopy unit design: Lessons from a modern endoscopy suite in Japan [J]. Techniques in Gastrointestinal Endoscopy, 2019, 21（3）: 140—142. https://doi. org/10. 1016/j. tgie. 2019. 07. 005.
［8］ Viswanathan L, Rao S S. How to Set Up an Endoscopy Center. In Diagnostic and Therapeutic Procedures in Gastroenterology [M]. Springer, 2018: 557—566.

第三十八章

消化内镜中心应急预案

一、消化内镜中心停水和突然停水应急预案及处理流程

1. **根据医院停水应急预案制定科室停水应急预案**

（1）医护人员：有效协调应对在内镜中心发生突发停水时的应急处理。

（2）工人：协助医务人员应对停水处理。

2. **停水处置流程**

（1）无预警突发停水

1）当医护人员发现突然停水时，评估停水范围。

2）通知：白天通知后勤管理中心，节假日和夜间联系后勤总值班。

3）医护人员及工人积极应对。

4）使用速干手消毒剂进行手消毒（每床治疗车备有速干手消毒剂）。

5）关闭正在运作的洗消机。

6）暂停洗消工作。

7）向等待内镜检查的患者做好解释。

（2）有预警突发停水

1）接到通知者确认何时开始，持续时间。

2）安排内镜检查避开停水时间，尽量保证内镜中心日常工作正常运作。

3）消化内镜中心停水应急处理流程　见图 38-1。

二、消化内镜中心停电应急预案及处理流程

1. **根据医院停电应急预案，制订内镜中心停电应急预案**

医护人员：有效协作、应对突然发生的停电，按照内镜中心停电应急预案处理。

2. **停电操作流程**

（1）当医护人员发现突然停电，发现人员通知。

（2）白天：通知后勤管理中心（24 h）或配电间；夜间及节假日通知后勤总值班或配电间。

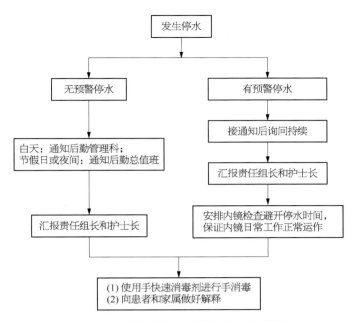

图 38‑1　消化内镜中心停水应急处理流程

（3）通知护士长或科主任。

（4）医护人员立即评估患者病情、危重患者对电的需要并提供应急措施，确保患者及自身安全。

（5）使用呼吸机的患者改用呼吸气囊支持。

（6）应用连续微泵给药的患者使用带蓄电池的微泵。

（7）启用有储电功能的心电监护仪、便携式血压计和脉氧监测患者生命体征。

（8）必要时可请相关科室帮助，转移紧急处理的患者至有正常供电的 ICU 或病房区域。

（9）医护人员评估停电范围。如需照明则立即启用应急照明设备（应急灯，手电筒）。

（10）医护人员在专业人员到达前，不可查看电闸阀门是否跳闸，只需检查各类医疗设备、仪器，并确保关机。

（11）医护人员应作好清醒患者的解释工作，以免发生意外。

3. 消化内镜中心停电应急处理流程　见图 38‑2。

三、消化内镜中心发生火灾应急预案

根据医院的消防应急预案，制订科室的消防应急预案。

1. 处理原则　早发现、早报警、早扑救，疏散人员，抢救物资，各方协同，完全消灭。

2. 现场人员应对火灾四步骤（RACE 国际通用的灭火程序）

（1）救援（rescue）：组织着火区域或房间的患者及其他来访者及时离开火灾现场；对于不能行走的患者，采用抬、背、抱等方式转移。

（2）报警（alarm）：利用就近电话或消防手报按钮，迅速向医院消控中心报警；报警时讲清单位、楼层/部门、起火部位、火势大小、燃烧物质和报警人姓名，并通知邻近科室关上门窗、熟

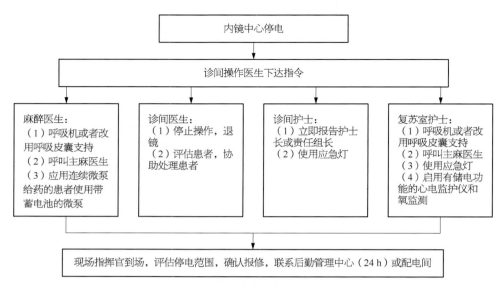

图 38 - 2　消化内镜中心停电应急处理流程

悉灭火计划和随时准备接收患者。

（3）限制（confine）：关上着火房间的门窗，防止火势蔓延。

（4）灭火或疏散（extinguish or evacuate）：如果火势不大，用灭火器灭火；如果火势过猛，按疏散计划，及时让患者和其他人员撤离现场。

3. 疏散原则

（1）疏散时按就近逃生原则。

（2）保持冷静，本着患者优先的原则，稳定患者情绪，对重患者采用抬、背、抱等措施转移，并发动家属一起协助转移。若烟雾明显时，用湿毛巾掩住口鼻，身体尽量贴近地面转移。

4. 火灾发生操作流程与要求

（1）医护人员熟记灭火器及消火栓的位置，熟记火灾警报紧急按钮位置及灭火器的操作步骤。

（2）当医护人员发现突然着火时，发现者就近拿灭火器灭火并告诉当值麻醉医生或周围医护人员拨打医院消控中心或按手报警，并通知通讯组（预检护士）报警用语："我是×××楼消化内镜中心，现在发生火灾，请马上支援。"防护组适时关闭就近氧气开关。

（3）科主任、护士长统一指挥、安全疏散病人。科室主任和消控中心负责人（现场指挥官）下达疏散命令，指挥现场疏散。与接应指挥官、支援指挥官、医疗指挥官、总指挥保持密切联系，随时报告反馈现场情况。

（4）医护人员进行病人病情评估和疏散。

（5）疏散组对每个区域疏散后清空进行确认，关闭房门。

（6）复苏室、等待室患者从内镜中心大门出口通道安全疏散。

（7）内镜中心各诊间的患者从内镜中心工作人员出口通道安全疏散。

5. 注意事项

（1）逃生时不可慌乱，防止跌倒，安全有序。

（2）以患者的生命及财产为重。

（3）反应迅速，决策明确，协调统一。

四、消化内镜中心患者发生跌倒坠床应急预案及处理流程

根据医院跌倒/坠床防范制度制订科室应急预案。

（1）一旦患者发生跌倒或坠床，医务人员首先评估患者神志、瞳孔、生命体征及受伤情况，并妥善安置，必要时呼叫医院急救小组。

（2）将患者跌倒/坠床经过、受伤部位及伴随症状与体征、相应处理等情况，准确及时记录。

（3）评估分析患者跌倒/坠床的危险因素，加强防范。

（4）向患者及家属做好耐心细致的解释工作，避免医患冲突。

（5）事件汇报给科室领导和护理部领导。

（6）不良事件呈报医院网络系统。

（7）消化内镜中心患者发生跌倒坠床应急预案及处理流程见图 38-3。

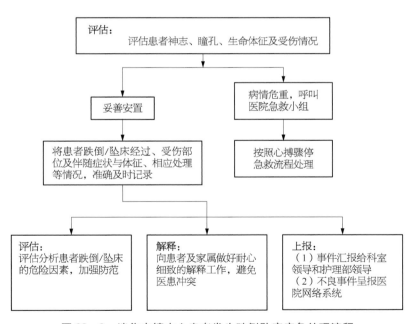

图 38-3 消化内镜中心患者发生跌倒坠床应急处理流程

五、消化内镜中心消化道大出血应急处理流程

（一）定义 消化道大出血一般指数小时内的失血量超过 1 000 ml 或占循环血量的 20%。

（二）医护人员 有效沟通，相互协作，按照内镜中心消化道大出血应急预案处理。

（三）消化道大出血应急处理预案

（1）上消化道出血时，保持患者呼吸道通畅，意识不清者头偏向一侧，防止窒息或误吸。

（2）准备两路负压吸引并处于吸引状态，一路给操作医生准备，一路给麻醉医生准备。

（3）给予吸氧，同时气管插管用物准备。

（4）必要时启动科室内部急救呼叫系统或医院急救呼叫系统。

（5）立即建立两路或以上的静脉通路，遵医嘱进行输血、输液、用药。

（6）严密监测患者血压、脉搏、呼吸、血氧饱和度等，麻醉患者由麻醉医生负责记录。

（7）非麻醉患者立即启用内镜护理记录单，由诊间护士记录。

（8）准备急救用物，包括内镜下止血器械、输血专用箱、三腔二囊管等。

（9）根据医生医嘱做好紧急备血或输血，参照内镜中心输血流程。输血时应根据规范要求进行输血不同时段的生命体征评估并记录，防止输血反应的发生。

（10）正确记录患者的出入量，必要时留置导尿。

（11）注意保暖，防止低体温的发生。及时清理血迹、污物，减少对患者不良刺激。非麻醉患者应做好心理安慰，以减轻患者的紧张、恐惧心理。

（12）防止并发症的发生：抬高床头 20°～30°，防止返流误吸；防止三腔二囊管充气过快或牵拉过猛引起频发室早、心跳骤停等；操作时间较长的患者还应防止压疮的发生。

（13）内镜下止血或采取以上止血措施都无效的情况下，遵医嘱准备外科手术处理，完善术前各项准备。

六、消化内镜中心消化道穿孔应急处理流程

（1）严密监测患者血压、脉搏、呼吸、血氧饱和度，胸腹部体征等，及时向操作医生汇报。

（2）麻醉患者由麻醉医生负责记录，非麻醉患者由护士负责记录。

（3）准备急救用物，包括内镜下夹闭器械、腹腔内外引流物品等。

（4）内镜护士协助医生在内镜下进行创面夹闭。

（5）非麻醉患者应做好心理安慰，以减轻患者的紧张、恐惧心理。

（6）观察内引流液或外引流液的性状、气体量、胸腹部体征、皮下气肿等，及时处理异常情况并汇报操作医生。

（7）内镜下夹闭失败或采取上述措施都无效的情况下，遵医嘱准备外科手术处理，完善术前各项准备。

七、消化内镜中心发生医院暴力事件应急预案

（1）根据医院预测与预警系统，建立科室预测预警机制：早发现、早报告、早处理。

（2）服务台桌面下安装报警铃，与警务室连通，突发事件时可快速按铃报警。

（3）事发科室先期处理：在第一时间上报的同时、及时有效的处置，控制事态。

（4）信息报告：事发科室要及时、准确、连续、完整地向职能科室或总值班汇报。

（5）安全保卫组组成应急机动队伍，执行相关突发事件的应急任务，5 分钟内赶至事发地点。

（6）应急处理：安全保卫组各相关人员根据医院应急预案及分工进入岗位，各司其职。

（7）善后恢复：突发事件平息后，各职能科室妥善组织善后处理工作，保障突发事件中相关人员的合法权益，修复被突发事件损坏的设施设备。

（8）信息发布：突发事件平息后，医院党政办公室及相关人员负责对外信息发布工作，及时公开需向公众说明的事件内容。

八、消化内镜中心过敏性休克急救流程

见图 38－4。

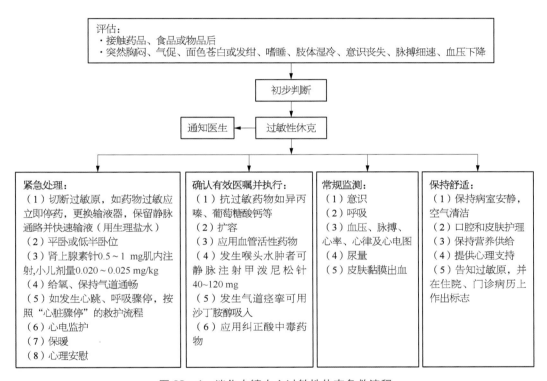

图 38－4　消化内镜中心过敏性休克急救流程

九、消化内镜中心低血糖急救流程

见图 38－5。

十、消化内镜中心心搏骤停急救流程

见图 38－6。

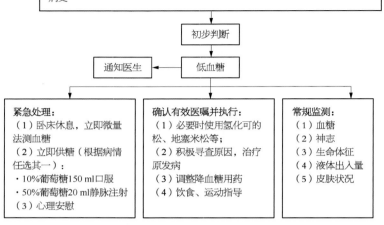

评估：
· 交感神经兴奋：头晕、乏力、心悸、手抖、饥饿感、焦虑等
· 中枢系统神经症状：神志改变、认知障碍、抽搐、昏迷等
· 非糖尿病患者血糖≤2.8 mmol/L，糖尿病患者血糖≤3.9 mmol/L
· 有糖尿病、注射胰岛素、口服降糖药、进食少、活动过度、肝肾功能衰竭等病史

初步判断

通知医生 ← 低血糖

紧急处理：
（1）卧床休息，立即微量法测血糖
（2）立即供糖（根据病情任选其一）：
· 10%葡萄糖150 ml口服
· 50%葡萄糖20 ml静脉注射
（3）心理安慰

确认有效医嘱并执行：
（1）必要时使用氢化可的松、地塞米松等；
（2）积极寻查原因，治疗原发病
（3）调整降血糖用药
（4）饮食、运动指导

常规监测：
（1）血糖
（2）神志
（3）生命体征
（4）液体出入量
（5）皮肤状况

图 38‑5　消化内镜中心低血糖急救流程

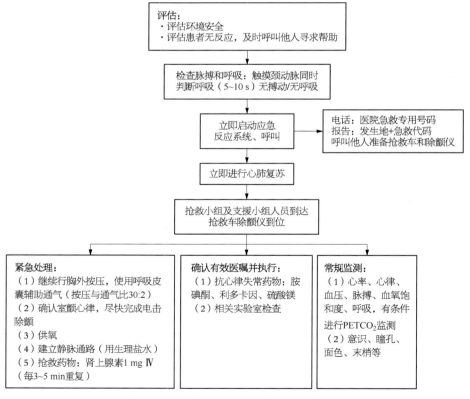

评估：
· 评估环境安全
· 评估患者无反应，及时呼叫他人寻求帮助

检查脉搏和呼吸：触摸颈动脉同时判断呼吸（5~10 s）无搏动/无呼吸

立即启动应急反应系统、呼叫

电话：医院急救专用号码
报告：发生地+急救代码
呼叫他人准备抢救车和除颤仪

立即进行心肺复苏

抢救小组及支援小组人员到达抢救车除颤仪到位

紧急处理：
（1）继续行胸外按压，使用呼吸皮囊辅助通气（按压与通气比30:2）
（2）确认室颤心律，尽快完成电击除颤
（3）供氧
（4）建立静脉通路（用生理盐水）
（5）抢救药物：肾上腺素1 mg Ⅳ（每3~5 min重复）

确认有效医嘱并执行：
（1）抗心律失常药物：胺碘酮、利多卡因、硫酸镁
（2）相关实验室检查

常规监测：
（1）心率、心律、血压、脉搏、血氧饱和度、呼吸，有条件进行PETCO$_2$监测
（2）意识、瞳孔、面色、末梢等

图 38‑6　消化内镜中心心搏骤停急救流程

（陈来娟）

参考文献

［1］《中华人民共和国突发事件应对法》(中华人民共和国主席令第六十九号,2007 年 11 月 1 日起实施)第一章第 5 条,第四章第 48 条、第 49 条、第 53 条。

［2］《中共浙江省委办公厅浙江省人民政府办公厅关于加强重大突发事件和紧急敏感情况报告工作的通知》[浙委办发(2015)77 号]

［3］《医疗事故处理条例》(国务院第 55 次常务会议通过,2002 年 9 月 1 日实施)

［4］《浙江大学医学院第二附属医院药物过敏试验操作方法》(2020 年 11 月 30 日更新版)

［5］《浙江大学医学院第二附属医院急救紧急呼叫及处理作业标准规范》(2018 年 1 月更新版)

第三十九章

香港地区消化内镜中心安全运行管理策略

本章节以中国香港地区的主要劳工法例《职业安全及健康条例》为依据，介绍香港地区消化内镜中心的相关安全运行管理策略，主要内容为消化内镜中心职业安全及健康（occupational safety and health，OSH），包括显示屏幕设备之职业安全与健康、内镜医疗激光治疗安全指引、内镜 X 线透视检查安全指引、化学安全管理和防火安全管理等五大方面内容。通过对这些内容的了解来制定消化内镜中心职业危害、改进和管理策略，确保内镜检查中安全健康保护。希望此次分享能为 OSH 发展提供有益的信息。

第一节　消化内镜中心职业安全及健康管理策略

消化内镜中心职业安全及健康管理策略旨为中心的每一个工作人员提供一个安全和健康的环境，以防止发生事故。

一、风险识别

通过进行不同的风险评估，包括环境、消防安全、人力搬运（manual handling operations，MHO）、化学品安全、辐射安全和显示屏设备（display screen equipment，DSE），来识别内镜检查中可能发生的风险。

二、危险监测

（1）通过定期检查、突击检查和定期审计来监测危险因素。

（2）每月对有辐射操作间（如 ERCP）的工作人员的辐照时间进行监测，以避免过度照射。

（3）每年监测环境和个人的戊二醛暴露以避免过度暴露。

（4）监测气体交换频率和气压差以确保工作人员在受保护的环境中工作。

（5）监测水源水质，防止污染。

三、防护设备

（1）配备适当的个人防护设备。

（2）配备防护装置，如有辐射的操作间配置铅屏蔽墙和铅玻璃等。

（3）为工作人员配备铅围裙和甲状腺围脖。

（4）提供不同的辅助设备，以尽量减少 MHO 的伤害。

四、教育和培训

（1）提供指导方针、规程和用户手册供参考。

（2）为消化内镜中心工作人员提供定期强制性职业安全卫生培训和感染控制计划。

（3）由高级内镜工作人员监督初级工作人员和病人护理工作。

（4）每年定期进行演习，如消防演习和化学品泄漏演习。

五、应急预案

为危机管理提供不同的应急预案，如戊二醛泄漏和汞泄漏预案。

六、报告制度

制定工伤报告流程制度，以便审查、评价和建议改进策略。

七、工伤（injury on duty，IOD）后工作人员恢复工作计划

（1）根据医生的建议，为 IOD 后恢复工作的工作人员提供恢复计划，为需要轻型工作的工作人员重新分配工作。

（2）必要时，请参阅物理疗法和职业疗法。

八、危险控制

（一）排除　避免使用和接触任何可能危害健康的化学品，如戊二醛溶液。在内镜再处理过程中使用过氧乙酸溶液的内镜自动再处理机取代使用戊二醛溶液的手工再处理方式。

（二）替换　使用对健康危害较小的化学品取代对健康危害较大的化学品，如使用消毒剂代替 70% 酒精进行物体表面消毒，以最大限度地减少员工酒精暴露风险。

（三）轮换　通过每周轮换工作人员岗位，最大限度地减少工作人员对辐射和化学品的接触。

（四）整修　根据屏障原则对消毒区域进行整修，将污染区和清洁区明确分开，以防止交叉污染。

（五）通风设备　定期检查通风系统，以确保保持气体交换频率和气压差。

（六）行政管理　与行政事务部门联络，以支持翻修进程，如设备招标和资金分配。

九、维修保养

（1）每半年检查气压差和换气系统。

（2）每两个月检查并清洁一次通风系统和过滤器，必要时更换过滤器。

（3）定期检查和清洁水箱以防止水源受到污染。

（4）如有必要更换滤水器。

（5）尽快更换任何有缺陷的系统。

第二节　显示屏幕的安全与健康管理

由于电脑的使用日益普遍，消化内镜中心员工因使用显示屏幕设备而引起不适及其他短期问题的个案日渐增多。即使很多问题只属暂时性，下班后便可能消失，管理层也应为使用者健康考虑采取合理且切实可行的措施避免这些问题发生。若忽视这些暂时的症状，可能会演变为较长期及慢性的健康问题。因此，管理层应出台相关指南去帮助员工消除或减轻使用显示屏幕设备引起的不适。

一、显示屏幕设备使用者的定义和相关风险

（一）使用者的定义　每天均须使用显示屏幕设备的员工，而又属下列情况，则该员工便是显示屏幕设备使用者。

（1）一天内最少连续使用显示屏幕设备4h。

（2）一天内最少累积使用显示屏幕设备6h。

（二）相关风险

（1）背部、颈部及上肢部疼痛和不适。

（2）眼部疲劳。

（3）疲劳和压力。

二、显示屏幕设备的风险评估和培训

（一）风险评估　显示屏幕设备的风险评估是一个只需运用一般常识便可完成的简单工作。员工亦可进行这些简单的评估。医院应具备清晰的指南及风险评估表，并提供符合人体工效学设计的工作间及合适工作环境。

使用显示屏幕设备工作评估表内容包括：

（1）落实降低风险的措施，控制及改善员工的职业安全及健康。

（2）保存纪录及向安全委员会汇报。

（3）为显示屏幕设备使用者提供职业安全及健康培训。

（4）风险评估也适用于那些有特殊需要的员工，尤其是那些不属于显示屏幕设备使用者定义范围内的员工。

（二）培训

（1）管理层需对符合资格的员工进行使用显示屏幕设备风险评估的培训。

（2）培训内容

1）工作间显示屏幕设备的正确使用。

2）使用显示屏幕设备的相关风险。

3）应采取常规及个人保护措施。

4）汇报健康问题及寻求援助的相关程序。

三、显示屏幕设备的常规安全指南

（一）屏幕

（1）屏幕应能显示清晰、分明和稳定的影像。

（2）显示的字体必须够大，并应有适当的字距及行距。

（3）屏幕的光亮度和对比度应能轻易调校。

（4）屏幕如果可以转动和调校斜度，应按使用者需要进行调校。

（二）键盘

（1）键盘应能调节斜度，而且可与显示屏幕分离，以便使用者能保持舒适的工作姿势。

（2）键盘及按键表面不应反光，按键上的文字及符号应该清晰易辨。

（3）键盘前应有足够空间承托双手。

（三）鼠标

（1）可考虑采用光学鼠标以减少长时间使用者的肌肉疲劳。

（2）应根据个别使用者的需要选用大小适中的鼠标。

（3）可考虑采用能调节速度的鼠标。

（4）放置在键盘旁，并保持在同一水平。

（四）工作台面

（1）工作台面应有充足空间放置屏幕、键盘、文件和其他周边设备。

（2）工作台面放置屏幕及键盘的高度应符合使用者的个人需要。

（3）工作台底下应预留充足空间容纳双腿。

（4）如有配置文件夹，必须安装稳固，以能调节为宜，同时设置于适当位置，以免使用者在使用时做出不良姿势。

（五）座椅

（1）座椅应可调节高度以满足使用者个人需要。

（2）椅背应可轻松调节高度及倾斜度，保证下背提供足够承托。

（3）座椅应有适当硬度，前边线应为涡形，宽度及深度应符合个人体型，能为臀部及大腿提供足够承托。

（4）座椅如有靠手，应以不妨碍操作键盘为佳。

（5）座椅底架应稳固，如有需要，应装上滑轮以方便移动。

（六）脚踏　如果座椅过高，使用者的双足无法稳踏在地上，则应提供一个稳固的脚踏。

（七）照明　一般照明或工作光源应符合工作性质或个别使用者所需。如无台灯，工作间的照明亮度则应介于 $300 \sim 500 \, \text{lx}$。

（八）避免反光及眩光

（1）适当调整屏幕位置及控制光源，以避免眩光及反光。

（2）工作间附近的墙壁和家具的油漆不宜过度反光；墙壁可选较柔和的颜色。

（3）工作间应与窗户保持距离，而屏幕应与窗户成直角摆放，必要时可用百叶帘遮挡窗外的阳光。

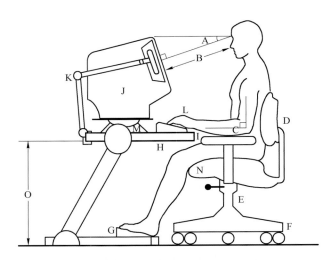

图 39-1 理想的工作间及工作姿势。A. 屏幕的最顶一行字样约在或略低于视线水平；B. 舒适的观看距离，观看一般大小的文字，约为 35～60 cm；C. 前臂与手臂大约成直角；D. 靠背可调校高度及斜度；E. 座位高度可以调校：让使用者坐下时大腿大致平放，小腿垂直，而双足稳踏在地上；F. 椅子底架应稳固（如有需要，应装上滑轮）；G. 如有需要，可使用稳固的脚踏；H. 应有足够空间容纳双腿；I. 手部承托；J. 屏幕与视线大约成直角；K. 如有需要，可使用可以调校的文件架；L. 保持手腕平直或最多轻微倾斜；M. 屏幕支座易于转动屏幕和调校其斜度；N. 圆边或涡形的座垫；O. 台的高度最好可以调校

（4）所用灯具应该配有散光罩或灯罩，以控制光线分散。

（5）勿将屏幕放在直射灯下，以减低灯影。

（6）把屏幕调节成深色底、浅色字，可有效减少反光。

（7）使用屏幕过滤镜，亦可减少反光。

（九）噪声

（1）应该控制工作间产生的噪声，以免滋扰使用者。

（2）就一般电脑工作而言，适宜噪声水平最好低于 60 dB。

（十）其他　应在合理可行的情况下避免不良姿势（例如：不自然的颈部转动、下巴前伸、双肩提升、身体向前倾及长期静止姿势），以预防肌肉筋骨受伤（特别是需要在柜台或在诊疗室使用显示屏幕设备的员工）。

第三节　内镜激光治疗安全指南

激光（light amplification by stimulated emission of radiation，LASER）在日常生活及医疗方面的应用正不断增加，意思是指借受激发射而产生增强的辐射（光）。激光包括肉眼可见及不可见的光束,其频谱包括紫外光(180～400 nm),可见光(400～780 nm),和红外光(780～106 nm)部分。

一、激光概论

激光频谱见图 39－2。

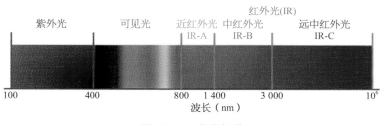

图 39－2　激光频谱

（一）激光类别　激光产品大致可为分四类,即 1 类、2 类、3 类(3R 类和 3B 类)以及 4 类。医疗手术中使用的激光器则为 3 类或 4 类激光产品。

（二）激光用处与伤害　激光在内镜治疗应用包括:①用于胆道碎石;②治疗早期的胃肠道不典型增生或晚期梗阻性疾病;③血管畸形出血或放射性肠病的止血治疗;④胆管金属支架切割。

激光可对人类眼角膜和视网膜烧伤造成不可逆转的永久性伤害,亦可把人体皮肤烧伤,造成轻微红肿或至严重水疱。另外,采用激光时会产生激光烟雾,这些烟雾可能含有气化有机化合物,刺激人体眼睛和呼吸道,可能造成基因变异和致癌病变。因此,采用激光时进行安全指引不容忽视。

二、内镜激光治疗安全指南

（一）目的　给内镜员工提供激光仪器的用法指导和辅导,确保安全和有效地使用激光内镜治疗器,患者和员工的健康得到保障。

（二）激光使用安全管理机构及任务

1. **政府/机构管理局**　职安健委员会中的职安健组和医疗激光安全小组共同负责发展医疗激光安全管理系统和相关培训,实施及检视安全计划的有效性。

2. **地区/区域联网**　成立医疗激光安全小组委员会/工作小组,并委任一名地区或联网医疗激光安全主任负责监督医疗激光安全在各区域联网医院中的实施情况。

3. **医院职安健/安全委员会(职安健统筹员)**　备有医疗激光服务的医院应各自委任一位医疗激光安全主任监督并管理医院内涉及使用激光的部门,有没有各自履行使用激光的规定、守则和指引。

4. **部门/单位医疗激光保护督导员(medical laser protection supervisor, MLPS)**　①他们的责任是根据职业安全及健康法例,确保管理的范围内安全有效地使用激光治疗以确保员工的健康;②委任一位熟识部门运作的员工,例如资深护士,成为激光安全管理人。

（三）设定使用激光的规定、守则和指南

（1）激光对员工危害的性质。

（2）控制存取和使用的权利。

（3）注册授权使用者。

（4）任命管理者。

（5）管理者的责任。

（6）培训所有涉及的员工。

（7）使用者的责任。

（8）安全使用的方法。

（9）核对使用清单。

（10）个人保护装置，如护眼罩。

（11）防止没有授权人士使用该激光器。

（12）正常操作程序。

（13）清楚上报不利事件的程序。

（14）MLPS、MLSO 联络的方法。

（15）激光管制区的限制。

三、内镜激光治疗安全使用的程序

（1）使用前

1）激光器不是经常使用，使用前移除遮盖布后，把灰尘清除。

2）获取钥匙后要签署出入记录表，包括日期、时间和工作程序。

3）和医生核对病人资料，使用激光目的、程序和位置。

4）挂贴上警告字句和符号。

5）确保激光使用中警示灯开着。

6）确保在治疗室内通风系统正常。

7）准备所有在治疗区内员工有适当的防激光照射的护眼罩。

8）把所有电线、电源开关及激光针插好后才用钥匙启动激光器。

9）按预备标式。

10）把红色的目标光线投射在显，检查红色目标光线投射画面是否为圆形。

11）关掉激光器。

（2）使用过程中把治疗房门关闭，并注意以下几点。

1）忠告所有员工及受权进入者佩戴防止激光护眼罩。

2）当医生要求使用激光时，把激光器启动，并按下预备模式，把脚踏开关放在医生脚旁。

3）根据医生指示，选取一个模式和能量。

4）激光器使用时，不可离开。

5）和医生保持沟通，汇报已用的能量。

（3）使用后，请紧急记录已用能量，先用钥匙关掉激光器电源后，再关掉总电源（如适用）

才可拔掉或移除激光探针、电线及电源开关。

四、内镜激光治疗安全使用方法

（1）激光使用安全计划与方案：由医疗组织委任一位 MLSO 去监督、管理及控制使用激光治疗引起的危害。

（2）所有内镜中心的员工应知悉可使用激光治疗的地点或地方。

（3）患者和员工应受到保护，避免受到意外性的照射：用正确的程序及步骤，履行防止激光意外产生或错误程序而导致激光放射到员工或病人的不需要治疗的身体部位。

（4）在正常危险地带区，即激光使用区，所有在正常危险地带中的员工及其他人士，应佩戴上适当的护眼罩。

（5）激光产生的烟雾是潜在的危害物：建立和实行安全措施去减低或避免这项危害。

（6）激光使用时应尽量避免电力所引发的危害：激光器系统和有关仪器应获得 MLS 批准和认可，才可使用。

（7）激光使用时应尽量避免易燃所引发的危害。

（8）员工应熟悉应用激光系统和工作环境，应特别有培训课程介绍激光系统的使用方法。

五、激光仪器管控及自我审核

（一）购买计划及风险评估　在购买医疗激光仪器（Class 3B/4）前先收集资讯及进行风险评估。

（二）保养　医疗激光仪器的定期保养工作应由合资格技术人员进行。

（三）激光系统的质量保证　医疗激光仪器在运作前须先进行测试，并其后作定期检测。

（四）仪器改动　任何激光器一经改动，应安排检验、有需要时重新分类和检视风险评估等。

（五）仪器弃置　任何不需要或不能使用的激光仪器一经证实已无法进行修理，应予以妥善处理，例如交回供应商处理。

（六）持续质量改善　医院会对激光仪器进行定期性评估及对医疗事故进行检视以识别改善的需要。

（七）自我审核　自我审核应由医疗事故进行检视以识别改善的需要。

六、医疗激光安全培训

在激光管制区内工作人员均应接受以下培训计划。

（一）医院医疗激光安全认知培训　目标：辅助人员。

（二）医院医疗激光安全认知培训＋授权操作人士培训　目标：激光使用者。

（三）政府/机构管理局医疗激光安全认知培训（基础）　目标：医疗激光保护督导员（MLPS）。

（四）政府/机构管理局医疗激光安全认知培训（进阶）　目标：医疗激光安全主任（MLSO）。

七、医疗激光的风险评估

在医疗激光仪器的生命周期中,首先要进行规划和采购的工作。3B类和4类医疗激光仪器的规划和采购由三部分组成。

(一)3B类和4类医疗激光仪器的风险评估　购买仪器前,医疗激光保护督导员或指定人员需进行风险评估,再由医疗激光安全主任进行检视和经所属部门主管批核。

(二)医学工程服务组对仪器技术规格及相关投标文件的审核　当完成风险评估后,医学工程服务组会审阅仪器的技术规格。

(三)验收　当然仪器送到医院后,医学工程服务组将协助进行以下工作。

(1)核实仪器上已贴有正确的激光标签。

(2)检查激光护目镜有否破损,并核对其光学密度(OD)和波长与仪器一致。

(3)根据IEC60601-1(或同等标准)进行仪器电力安全测试。

(4)从工程技术方面进行仪器功能测试。

(5)最后,仪器所属部门会从临床方面进行仪器功能测试。

在所有测试结果皆满意的情况下,整个验收过程才算完成。

八、医疗激光所需的个人防护装置

(一)口罩的选择　激光手术中使用个人防护装备是其中一项主要控制措施。正确地选择和使用防护口罩对于减少或预防吸入激光烟雾具有重要作用。在进行激光手术过程中产生大量的激光烟雾,所有手术小组人员均须在使用激光仪器过程中佩戴高过滤效能口罩或N95外科手术口罩。高过滤效能口罩应正确佩戴,保护好使用者的口和鼻部。

(二)护目镜　所有在激光管制区内的人士应根据所使用的激光仪器佩戴适合的激光护目镜。此外,适当地保养护目镜是十分重要的,以确保其发挥最大效用。

第四节　内镜X线诊断安全指南

一、X线用处和危害

X线诊断可辅助内镜诊断和治疗,如内镜逆行胰胆管造影术,食管、胃或肠道支架置入术,消化道狭窄扩张术等。

吸收过多X线辐射可危害健康,如增加白血病、癌症的患病风险,严重者可能造成细胞死亡,因此,运用X线检查时的安全指南不容忽视。

二、辐射使用和防护的三大基本原则

(一)正当性判断(justification)　在使用辐射之前,应考虑它对患者或受检者是否有益,获益是否大于危害,是否有其他更安全及可行的方法代替。

（二）最优化（optimization）　在获得足够的诊断信息情况下，将接受辐射量在合理可行的情况下减至最低（ALARA 原则——as low as reasonably achievable）。

（三）剂量限制（dose limit）　对工作人员所受的职业照射应加以限制，符合 GB18871 职业照射剂量限值的规定。

三、X 线辐射分布种类

在 X 线（fluoroscopy）使用期间，内镜辐射放射的分布种类，包括三种：①初级辐射（primary radiation）；②次级辐射或散射（secondary or scatter radiation）；③泄漏辐射（leakage radiation）。

四、内镜 X 线使用安全目的

给内镜员工提供 X 线使用防护方法，确保安全和有效地使用，并确保患者和员工的健康得到保障。

五、内镜 X 线放射使用安全管理机构及任务

（一）医疗机构的管理　医疗机构应委任医疗辐射安全管理部门监督管理医院内涉及使用辐射放射的部门是否履行使用辐射防护的规定、守则和指引。

（二）内镜中心的管理

（1）根据放射防护的相关法规及医院相关规程，确保管理的范围内能安全及有效地使用辐射放射防护，确保员工的健康。

（2）由专人负责放射防护监督工作，可以由熟识部门运作的员工，例如资深护士，担任放射防护监督员（medical radiation protection supervisor，MRPS）。

（三）制订使用放射防护的部门规章与流程

（1）放射辐射对员工的危害。

（2）控制使用的权利。

（3）注册授权使用者。

（4）放射防护监督员（MRPS）的责任。

（5）培训所有参与放射工作的员工。

（6）使用者应履行的防护责任。

（7）安全使用射线和防护方法。

（8）使用射线核查清单。

（9）个人防护装置，如铅衣。

（10）防止无授权的人士在辐射放射区出入。

（11）正常操作程序。

（12）不良事件上报流程。

（13）放射防护监督员（MRPS）的联系方法。

（14）辐射放射管制区的限制。

六、内镜放射安全防护的规则和程序

（一）医院和部门行政和管理

（1）应计算和规定 X 线仪器安装的规格，通过医疗物理学家的检查和审核才可使用。

（2）要安装含铅防辐射外泄漏墙、天花板、地板和玻璃窗。

（3）确保地板能承受 X 线仪器的重量。

（4）X 线仪器安装和规格的记录、配件和说明书要妥善保存，要列为存货清单以便检查和审核。

（5）安装时间、日期、位置、物料名字最好能明确标识于设备附件墙壁、天花板、地板。

（二）员工的防护，包括内镜医生和护士

（1）个人防护装备（personal protective device，PPE）：例如含铅防护衣。穿上包含可防止辐射穿透的铅防护衣。它的铅厚度最少要有 0.5 mm（全身单面保护衣）和 0.25~0.35 mm（全身包围款式保护衣）。

（2）个人辐射剂量监测装置（personal dose-meter monitoring device）。

（3）内镜医生的决定、知识和能力。

1）三大原则（justification，optimization，dose limited）：医生根据患者是否有需要，而使用 X 线后是否得到最佳医疗效果。另外，要考虑的是患者是否可接受此辐射剂量。

2）内镜医生要尽快完成诊断和治疗。

3）可选用 X 线仪器中的间断性频率放射来代替连续输出辐射以减少辐射发出。

4）选取最后间断性频率放射时的影像去留存在 X 线片上的照片。这样便不需使用辐射剂量较高的方法拍 X 线照片。

5）医生可选用瞄准（collimation）X 线束线，可减少暴露于辐射，因影像比例的范围收窄。另外又因为减少了散射辐射（scattered radiation），影像也变得清晰。

6）避免使用放大功能（magnification），因需要更多辐射剂量。

（4）减低辐射量照射的原理

1）距离和时间。

2）轮换工作位置；轮流工作岗位，可减少停留在使用 X 线区域的时间。

3）善用护罩或挡板。

4）宜采用下球管 C 臂 X 线仪器（under-couch C-arm radiologic machine）。

（5）警报器

1）启动 X 线仪器时应有警报声，提醒员工在启动后，仪器处于"待机"的状态，应避免不小心按下启动开关。

2）如 X 线机使用时间过长，警报声会响起来提醒医生要暂停使用，防止过量辐射剂量散发出。

（6）警告指示标语

1）警告指示标语要张贴在 X 线仪器使用室的出入门口，确保员工及其他人注意。

2）如有人意外进入 X 线使用管制区，室内护士有责任注意进入者是否已穿辐射防护装置。

3）如医生有良好使用 X 线放射机的习惯，应在按脚踏开关前，大声说道："掩护或离开"，并向左右看员工是否已穿含铅防护服。

（7）警告指示灯

1）在 X 线仪器使用室出入门外，例如门框之上，应配备一盏红色警示灯，当检查进行时，要把门关好及锁上，防止门外员工或人士把门打开，而红色警示灯也应同时亮着。

2）在 X 线仪器使用室内，当按下"启动"模式后，挂在墙上的警示灯会亮着绿色，而当检查完成后，要紧急按下"待机"模式，使 X 线仪器不会意外泄漏。防止脚踏开关意外踩踏的方法是在 X 线仪器不用时，特别是转换患者之时，把脚踏开关放在塑料盘子内。

（8）维修和检查

1）护理主管要配合医学物理专家或主任，约定时间和日期作例行检查。

2）如发现仪器有故障，员工应记录故障事因、通知内镜中心负责人和医学物理专家维修，维修后要记录原因和解决之方法。

（9）使用程序：要清楚写下 X 线仪器使用程序和规程，以便员工或审核者随时查阅。

（10）应急预案

1）应制订应急预案。

2）当有机械性问题，可按下"停止"或"STOP"，阻止 C 臂或床活动。

3）当发生电力问题时，例如漏电，应立即把电源关上。

4）当火警发生时，通知消防处和医院管理人员。根据走火疏散程序逃生。

（11）训练课程

1）委任资深员工担任辐射防护监督和指导者。

2）监督和指导者可在本部门培训内部员工。

七、内镜患者及访视者辐射防护安全使用指南

（一）患者

（1）内镜医生如需采用 X 线仪配合作诊断时，需要遵守辐射防护的三大原则，即正当性判断、最优化和剂量限制。要告知患者辐射的危害。如患者同意接受内镜逆行胰胆管造影术，要签下同意书。

（2）当患者到达内镜中心时或进入有 X 线仪器治疗室，要清楚核对患者资料和询问患者是否对造影剂过敏史，如有过敏史，医生可考虑注射肾上腺素。

（3）如果患者是育龄期妇女（12～50 岁），在询问患者时，根据 28 日的规则（28-day-rule）问末次月经来估算怀孕的可能性。

（4）如患者没有怀孕的可能性，且不反对接受 X 线检查，放射治疗技师和医生应让患者签署接受 X 线造影知情同意书。

（5）如患者不愿意接受可能怀孕的风险，而内镜检查又可以等待，在接受怀孕检验（Pregnancy test）后再继续做内镜检查和治疗。

（6）如患者已怀孕或可能已怀孕，又一定要接受如逆行胰胆管造影术，医生要联络医疗物

理学家讨论如何减低辐射剂量和如何做好辐射防护。医疗物理学家亦应要计算出婴儿和女患者的辐射剂量。

（7）避免把 X 线照射到患者下身,如生殖器官,而女患者避免照射到胸部。把 X 线照射控制在腹部。

（8）对于幼儿或婴儿,内镜护士应将辐射防护板或防护衣安放在患者下半身与诊床之间、女童的胸部与诊床之间,以阻挡辐射。

（二）访视者

（1）访视者是指 X 线检查时安慰患者的家属或其他人员。

（2）访视者没有剂量限制(dose limited),但他们的吸入剂量应要限制于 5 mSv 内。

第五节　化学品安全管理

内镜部门在处理内镜及附件、环境及器具的清洁消毒都会用到大量的清洁消毒剂等化学品,为确保患者及工作人员的安全与健康,化学品安全、严谨、有效的管理尤为重要。本节旨在为内镜部门的工作人员提供实用的化学品安全管理方案及操作手册,定期进行人员培训与演习、风险评估与考核,通过化学品有效的管理,遵循化学品安全策略及处理指南,学习化学品安全防护及应变处置,减低工作人员在处理化学品时的风险,提高员工在内镜环境下工作的安全性。

一、化学品安全管理架构

化学品安全管理团队成员组成及其职责如下。

（1）部门主管负责成立一个有效的管理团队,委任一名要员为化学品安全管理主任,管理部门所有的化学品处理运作,配合政府及医院条例,制订相关的安全指南及守则。

（2）化学品安全管理主任负责化学品的定期风险评估(每年一次),推行新型消毒剂的使用与指南,推进及安排员工的培训和演习时间表,定时更新整理化学品安全资料表(MSDS)及指南,向主管汇报及跟进各项情况。

（3）团队成员负责协助安全主任完成每月化学品安全检查,点算及考查化学品库存记录及防护装备等设施。

（4）所有使用化学品的人员应对所用的化学品有一定的认知,了解其存在的生物和化学危害,具备在其作业环境中使用特定化学品的能力,依据安全指南工作,在处理化学品时体感不适或遇有紧急事故如泄漏,要即时向主任及主管呈报。

二、化学品安全策略

（一）了解现有的化学品特性及安全指引,选用无毒害或低害的化学品(替代品)

（1）危险化学品定义按照《危险化学品安全管理条例》(国务院令第 591 号)(www.gov.cn 安全监管总局网站),危险化学品定义是指具有毒害、腐蚀、爆炸、燃烧、助燃等性质,对人体、设施、环境具有危害的剧毒化学品和其他化学品。

（2）内镜部门常用的化学品

1）高层次消毒剂用于内视镜及仪器等消毒。建议：①以气味较淡、刺激性相对低的 CIDEX OPA 代替 CIDEX；②ACECIDE 配合自动内视镜处理系统使用，可减低员工直接接触消毒液的风险；③只在排气通风佳的地方使用，穿好个人防护装备。如要处理大量消毒液，需佩带合适的呼吸器。

2）样本固定剂例如：10％甲醛（含有毒致癌物质）。建议：使用由化验部门集中处理分好的独立样本瓶，可减低内镜员工处理大量甲醛的风险。

3）环境清洁消毒剂，如 Hypo 6、clorox（Sodium Hypochlorite Solution、次氯酸盐溶液）。建议：需稀释用，腐蚀金属，可改用即弃清洁消毒抹布。

（3）化学品安全资料表详细内容请参阅相关的化学品安全资料表，并每年进行更新整理，存放在员工容易取阅的地方。

（二）工程监控（engineering control）　目的：遏制和消除化学品排放出来的有害物进入工作室和员工的呼吸区。

（1）通风系统（例如排气风扇、局部排气通风系统、化学品专用通风柜）。

（2）使用密封的自动引流系统处理消毒剂例如：以自动内镜处理设备代替手动冲洗处理。

（三）环境监控

（1）集中存储化学品。

（2）使用密封的容器存放化学品。

（3）工作间光线充足，通道无阻。

（4）每日环境清洁。

（四）风险控制及评估

1. **风险评估**　由符合资格的专业人士进行风险评估、危险识别，并评估化学品在工作中造成伤害的频率、暴露程度、可能性和后果，并根据评估结果来制定适当的安全措施及安全程序以降低风险。

2. **应急准备**　建立计划和应急程序，预备泄漏处理工具箱并定时检查。

3. **对员工的安全和健康事宜的沟通**　包括指导和培训，使员工能够安全地工作，例如：使用安全培训检查表。

4. **持续监察，定时检讨**　监控安全措施的效能，定期修订，每当有任何改变，应重新再作评估。

（五）妥善的行政安排

（1）落实安全工作常规和程序，妥善安排员工工作日程及休息，减低长期接触化学品带来的风险。

（2）员工应有良好的卫生习惯，工作间不得饮食和吸烟。

（3）需要时改善工作环境，必要时进行环境取样。

（4）提供足够防护装备：①手，Latex/耐化学品腐蚀手套。②眼睛，护目镜或护面罩，对于使用腐蚀性化学品的工作人员需要提供洗眼站。洗眼站不应放置在用于清洗或浸泡脏污内镜的水槽上。③皮肤及身体：防水隔离衣。④呼吸道：口罩/呼吸器。

三、化学品安全处理指南

（一）化学品使用指南

（1）未经许可及培训，不得使用化学品。

（2）穿戴合适个人的防护装备。

（3）小心使用化学品，避免溢出。

（4）不要单独处理化学品，遇有事故发生，立即通知同事协助并告知主任。

（5）清楚逃生路线及紧急事故处理程序。

（6）员工必须遵守化学品安全使用指南：①手术仪器使用后，请先用清洁剂冲洗。②消毒剂使用时间有限，请使用试纸条显示最低有效浓度，若消毒剂无效，必须弃置。③根据厂商建议将器具浸泡 Cidex OPA 5 min 或 Cidex20 min。④建议用无菌水或经 $0.2\,\mu m$ 过滤饮用水冲洗器械。⑤70%酒精作最后冲抹，以快速干燥方法减小细菌滋生机会。

（二）化学品存放指南

（1）切勿存放过量化学品。

（2）存放没有过期的化学品。

（3）不要把不相容（incompatible）的化学品放在一起，例如：酒精和助燃化学品。

（4）易燃物要独立存放在安全柜。

（5）标识化学品的名称、特性、安全措施要正确、显目。

（6）使用符合规格的容器，保持容器时常盖好。

（三）化学废物存放指南

（1）化学废物要清楚标示并放在距离化学品存放区相近的地方，该区域要有三面至少 2 m 高围板（墙）把化学废物容器围住。

（2）用双层容器存放化学废物。

（3）该区域要清楚标示只限存放"化学废物"。

（4）尽快通知相关合资格化学废料收集商处理。

（四）紧急应变措施及泄漏处理

（1）误饮后切记不得催吐，令患者饮用大量清水，并立即就医。

（2）接触眼睛立即以大量清水冲洗至少 15 min 后就医。

（3）吸入气体立即将患者移至空气清新的场所。呼吸困难者，应给予氧气，并立即就医。

（4）接触皮肤脱去受污染的衣物，立即以肥皂和清水冲洗。

（五）化学品泄漏处理

1. 泄漏处理五部曲　①逃离现场；②封锁泄漏现场；③求助；④根据指南处理少量（大量）溶液溢出事故；⑤呈报及记录。

2. Cidex/Cidex OPA 溶液溢出指南　负责清理的人员应穿戴合适的个人保护装置，如安全护目镜、手套防水罩袍、化学口罩、防溢工具箱。

（1）小量溢出：例如溢出量＜500 ml，则采取如下措施。

1）用海绵或化学品用吸水垫将 Cidex(Cidex OPA)溶液收集，并置于可承载溢出液体的塑胶容器内。

2）将塑胶容器放置于胶袋内，将胶袋封好并标记为化学废料。

3）如泄漏的地方没有由化学废料供应商提供的塑胶容器，则将海绵先放置在胶袋内并封好，标记为化学废料；然后将胶袋暂存于可上锁的地方。

4）联络医院化学废料收集商，索取塑胶容器或根据所属医院关于弃置化学废料程序处理。

5）联络监控化学品安全主任。

6）用肥皂及大量清水清洗容器、所有清理用品及受污染的范围，清理后的废水可以随水管冲走。

（2）大量溢出：例如溢出量≥500 ml，则采取以下措施。

1）按溢出分量，每升 Cidex(Cidex OPA)溶液加入约 6 g 甘胺酸(Glycine)后待 5 min 以起到中和作用。

2）用海绵或化学品用吸水垫将溶液收集，并置于由化学废料供应商提供的塑胶容器内。

3）将塑胶容器放置于胶袋内，并将胶袋封好并标记为化学废料。

4）如泄漏的地方没有由化学废料供应商提供的塑胶容器，则将海绵先放置在胶袋内并封好，标记为化学废料；然后将胶袋暂存于可上锁的地方。

5）联络医院化学废料收集商，索取塑胶容器或根据所属医院关于弃置化学废料程序处理，派员工将已包扎好的化学废料放进储存室内。

6）用肥皂及大量清水清洗容器、所有清理用品及受污染的范围，清理后的废水可以随水管冲走。

7）通知主管及医院相关部门填报相关的事故记录或报告表。

四、记录

（一）安全培训检查表　这个清单可以作为训练者给新入职员工的健康及安全指导，让员工在接受培训前，有清晰的安全指南及方向。内容包括：部门提供的安全措施、装备及其位置，以及培训课程记录等。此表格需由主管跟员工一起签订并保存在员工的个人入职档案中。

（二）化学品安全自行检查清单(至少每年一次或在需要时用)　由化学安全主任填写。内容包括：①一般工作环境检查；②安全措施及性能；③员工对安全指引的执行程度；④化学品的存放及处理；⑤通风系统性能；⑥紧急事故预防装备。

（三）化学品风险评估(每年一次或在需要时)　将风险分成等级，按风险严重程度做相应的跟进。例如低风险在可接受程度是不需做额外的措施处理；如属高风险则要立即跟进，必要时停止相关工作。

（四）每月化学品安全检查表　内容包括化学品存放恰当与否及化学品泄漏工具箱的物资点算。

五、空气监测记录（每年一次或在需要时）

可以使用员工暴露采样、扩散检测管、化学雾气监测徽章或个人空气采样泵来监测空气中的化学品，如 Cidex(Cidex OPA)。

第六节　防火安全管理

本章节旨在提供在医院应用的防火安全指南给医院管理人员参考。内容包括：防火安全主任职责、消防安全知识、火警发生应变措施、灭火的基本原理及防火设施检测与保养。

一、防火安全主任职责

防火安全主任由部门主管委任，负责统筹、推行及安排各项防火安全活动，包括培训及演习，并确保各项安全措施及设备足够，切实配齐配强各类个人防护、救生、处置器材，并符合政府及劳工处职安健防火安全条例。完成每年一次的防火安全自行巡查。确保每个员工明白防火安全指引，参与至少每年一次的火警演习及相关的培训，确保及时有效地控制和处置各类突发火情，遇有事故发生立即向主任及主管通报。

二、消防安全知识

在你的工作间，你应该知道：
（1）最接近的火警钟玻璃及其使用方法。
（2）最接近的灭火工具及其使用方法。
（3）最接近的逃生通道。
（4）所在工作点的疏散路线及集合点。
（5）确保火警钟、灭火工具、消防通道及出口等没有任何障碍物堵塞。
（6）保持防烟门关闭。
（7）注意电器安全。
（8）适当地储存易燃物品。
（9）严格执行禁烟措施。
（10）知晓在火灾应急处理中的职责（报警，疏散，灭火，安全防护）。

三、火警发生应变措施

（一）当听到火警钟鸣响
（1）保持镇定。
（2）立即检查周围是否有烟火。
（3）如未发现烟火仍应提高警觉。
（4）如有怀疑，可联络保安部确定警钟性质。

（5）在安全的情况下，确定附近所有防烟门已经关上。

（6）假如见到火或烟，应按发生火警情况采取相应行动。

（二）当发现有火警发生

（1）保持镇定。

（2）呼唤在场职员及人士离开。

（3）将即时受火灾威胁的患者移至安全地方。

（4）打破最接近的火警钟玻璃，启动警钟。

（5）致电火警紧急热线通知发生火警位置、性质及详情。

（6）向部门主管报告情况。

（三）何时疏散

（1）部门主管应考虑患者、访客及职员的安全是否受到危害，而决定是否疏散。

（2）若火警发生在局部地方或房间，应把火源周围的患者疏散到附近安全的位置，例如疏散到同层其他地方（横向局部疏散）。

（3）若火势加剧，则应带领患者疏散到火警集合地点，离开火警发生的楼层（全面疏散）。

（四）疏散时注意事项

（1）保持镇定，跟从主管/消防员指示撤离火警现场。

（2）除电灯外，关掉所有电器，关上所有门窗。

（3）检查所有储物室、厕所、更衣室等，以确保所有患者、访客及职员已撤离现场。

（4）切勿使用电梯。

（5）携带患者名单及（或）病历记录离开。

（6）离开前将所有防烟门关上。

（7）通过火灾区时，切勿使用氧气。遇有浓烟时，应组织患者戴上防烟面具，或用湿毛巾等捂住嘴、鼻，低姿势行走或匍匐穿过浓烟区。

（8）不要折返火场，直至收到指令。

四、灭火基本原理

火的形成需要三方面配合产生化学变化——热力、氧气、燃料。

1. **饥饿法**　将供应燃烧的燃料除去，令火没有燃料而熄灭。

2. **窒息法**　将燃烧中的空气减少，终止氧气同燃料产生的反应令火势熄灭。

3. **冷却法**　令燃烧产生的热量下降而终止燃烧。

五、防火设施检测及保养

（1）每年至少一次电器/电路及设施检测。

（2）每3年进行一次灭火筒水力劲度测试。

（3）预约合约防火设备供应商定时检测消防设备，例如火警警钟、灭火筒、消防栓、烟雾感应器的运作正常与否。

（4）防火设施检测内容。

1)危险品与易燃或助燃化学品分开存放,配以清楚标识警示。

2)清楚的紧急逃生图及指示灯箱亮度。

3)防火门关好。

4)安全使用电器及插头。

5)工作间严禁吸烟。

6)在显眼处张贴防火宣传海报。

7)环境清洁卫生,消防通道没有障碍物。

六、培训及演习

（一）培训及演习内容

（1）一般防火指南：掌握防火灭火的基本知识,做到"三懂三会"：即懂得本岗位不安全因素和火险隐患,懂得火灾预防措施,懂得扑救初起火灾;会报警,会扑灭初起火灾,会使用灭火器材。

（2）如何报火警及处理火警。

（3）火警应变计划。

（二）将所有培训及演习记录并存档

（1）口罩（2套）,含一次性活性炭口罩。

（2）呼吸器加滤罐（2套）。

（3）护目眼罩（2套）,含防毒面具。

（4）化学品处理手套（2套）,如 Nitrile。

（5）防水保护袍（2套）。

（6）化学品用吸水垫（海绵）。

（7）中和剂,如甘氨酸。

（8）防水胶袋（2个）。

（9）头套（2套）。

（10）鞋套（2套）。

（11）"化学废物"警示。

（12）"不准进入"警示。

（13）泄漏处理指南。

（14）报告表内容：日期、时间、地点、泄漏的化学品名称、泄漏量、在场人员、概述事故发生经过、其后行动及建议。

（林小峰　梁梦玲　黄美燕）

参考文献

［1］医院管理安全手册.显示屏幕设备(第十章).医院管理局,2012 年 7 月(第五版).

［2］使用显示屏幕设备的工作守则.劳工处职业安全及健康部,2002 年 5 月.

［3］蔡文智,智发朝.消化内镜护理及技术［M］.北京：科学出版社,2009：175—176.

［4］Akyuz N, Ozbas A and Cavdar, I. Safety of Personnel Working in Endoscopy Units ［J］. ARON, 2007,85(1)：181—

187.

［5］Castelluccio D. Implementing AORN Recommended Practices for Laser Safety［J］. AORN，2012,95(5)：612—627.

［6］Recommended Practices：RP Summary，Recommended Practices for Laser Safety［J］. ARON，2012,95（5）：628—630.

［7］Zuber-Jerger I，Kullmann F. Trimming of a Broken Migrated Biliary Metal Stent with Nd：YAG Laser［J］. Case Report in Gastroenterology，2009,3：16—20.

［8］Dumonceau MJ，Garcia-Fernandez JF，Verdum RF，et al. Radiation protection in digestive endoscopy：European Society of Digestive Endoscopy（ESGE）Guideline［J］. Endoscopy，2012,44：408—424.

［9］Chan KK，Chung A，Chan C. HA Safety Manual Ionizing Radiation（Chapter 9）［M］. Hospital Authority March，2001：1—13.

［10］Practice Guideline. Radiation protection in the endoscopy suite-minimizing radiation exposure for patients and staff in endoscopy：A joint ASGE/IAEA/WGO guideline［J］. Arab Journal of Gastroenterology，2010,11：116—119.

［11］SGNA，Position Statement. Radiation Safety in the Endoscopy Setting［M］. Society of Gastroenterology Nurses and Associates Inc，2007：1—8.

［12］中华人民共和国国家卫生和计划生育委员会. 医用X射线诊断放射防护要求 GBZ 130 - 2013.

［13］ASGE. Minimal occupational hazards in endoscopy：personal protective equipment，radiation safety and ergonomics［J］. Gastrointestinal Endoscopy，2010,72(2)：227—235.

［14］中华人民共和国国家卫生和计划生育委员会. 软式内镜清洗消毒技术规范(WS507 - 2016). 中国感染控制杂志,2017,16(6)：587—591.

［15］Hung J，So M，Lau C. et al. HA Safety Manual（chapter 4）. Hospital Authority，2003.

［16］中华人民共和国消防法(2010年修订).

［17］建筑灭火器配置验收及检查规范表(GA50444 - 2008).

附录

附录 1

多学会指南：软式消化内镜及配件的再处理

美国胃肠内镜学会等

消化内镜诊疗对许多消化系统疾病的预防、诊断和治疗是非常有效的[1]。内镜检查中使用的内镜是复杂、多样、必不可少的器械，给患者重复使用前，需严格按照厂家说明书进行细致的清洗和再处理。与内镜手术相关的风险有多种，其中一种风险包括外源性感染（即通过污染器械引入病原体）[2]。内镜检查中的外源性感染有多种原因。一般而言，内镜检查相关的病原体传播，与未能遵循内镜、附件或相关设备的清洗和消毒/灭菌指南或使用不规范的设备有关[3~5]。另外，尽管遵循再处理协议[6~10]，在使用十二指肠镜进行手术的患者中仍发生了外源性感染；这些观察结果和发现提出了对这些独特器械清洗和消毒最佳方法的问题。同时，近年来有人担心，由于漏报或无法识别，许多感染风险可能被低估。因此，制订明确的以证据为基础的再处理指南非常有必要。

美国各地的内镜室在实施[11]并且遵循再处理的指南也是不一致的。这种差异强调了与消化内镜相关感染控制指南更新的必要性。一些指南已经涵盖了内镜室安全运行[12]、内镜检查前的抗生素预防[13]、尽可能减少非内镜相关感染和制订内镜室感染控制计划的标准等主题[2]；这些指南有助于改善内镜检查相关感染的控制。鉴于对内镜相关感染的日益关注，有必要对内镜再处理的现有文献和标准进行评价。本指南包含与清洗和干燥等关键再处理步骤相关的扩展详细信息，并纳入了与改善消化内镜再处理相关的最新证据。

医疗设备分类及消毒等级

E. H. Spaulding 博士在 1957 年首次提出医疗设备分类系统，主要根据其应用过程中可能产生的感染危险分类[14]。该分类系统已被广泛接受，并被美国食品药品监督管理局（FDA）、疾病预防控制中心（CDC）、流行病学家、微生物学家和专业医疗机构等采纳，用于帮助确定医疗器械所需的消毒或灭菌程度。公认的三类医疗设备及其相关消毒等级（附图 1-1）。

（1）高度危险性：对进入血液系统或正常无菌组织的器械，要求无菌，即杀死所有活的微生物。高度危险性物品包括在无菌环境下使用的内镜如腹腔镜以及侵入性手术的内镜器械，

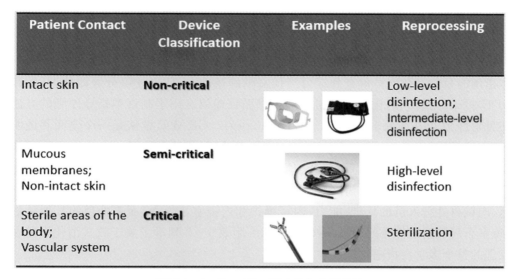

Patient Contact	Device Classification	Examples	Reprocessing
Intact skin	**Non-critical**		Low-level disinfection; Intermediate-level disinfection
Mucous membranes; Non-intact skin	**Semi-critical**		High-level disinfection
Sterile areas of the body; Vascular system	**Critical**		Sterilization

附图 1-1　Spaulding 医疗设备分类系统

例如内镜下逆行胰胆管造影术（ERCP）、介入行超声内镜（EUS），以及用于活检、息肉切除术和括约肌切开术的设备。

（2）中度危险性：与完整黏膜或非完整皮肤接触而不穿透无菌组织的器械，应对这些器械进行灭菌，如果达不到灭菌，则至少高水平消毒（HLD）。

（3）低度危险性：通常不接触患者或仅接触完整皮肤的器械，如听诊器、血压袖带或护口器等器械被归类为低度危险性器械。可对这些器械进行低水平消毒/人工清洗。

建议采用多种方式来实现 Spaulding 分类中的各级消毒水平。这些方式包括：

灭菌：通过该过程清除或杀灭医疗器械中一切微生物[15]。

高水平消毒：清除所有微生物繁殖体、分枝杆菌、小的或非脂病毒、中等大小或脂病毒、真菌孢子，而一些（但不是全部）细菌芽孢和朊病毒可能仍然存在[15]。Spaulding 分类系统建议，中度危险品仪器应至少达到高水平消毒（HLD）。

中水平消毒：杀灭微生物繁殖体，包括结核分枝杆菌、所有真菌，灭活大多数病毒，但不杀死细菌孢子。部分中度危险性和低度危险性器械可进行中等水平。

低水平消毒：杀灭一些病毒、多数细菌繁殖体和一些部分真菌；可能无法清除耐药病原体，如细菌孢子或结核杆菌[15,16]。

清洁：清除医疗器械内部和外部残留的微生物和细菌负载的过程[16]。

有人呼吁修订 Spaulding 分类法。在制订该分类系统时，一些病原体尚未确定，而其他病原体随着时间的推移对消毒方法产生了耐药性[17]。对特定病原体的消毒研究，如朊病毒和一些病毒和细菌，对目前高、中、低水平消毒的定义提出了质疑，引起了人们对 Spaulding 分类方式的担忧[17]。使用测试方法来确认新的耐药病原体所需的消毒水平。一些作者建议，应将高度危险性物品的 Spaulding 分类范围扩大到包括"直接或二次进入无菌组织"的器械[18,19]。根据这一定义，一些内镜（例如十二指肠镜和超声内镜）将被归类为高度危险器械，需要灭菌。考虑内镜插入和使用的环境不是无菌的（因每次内镜进入消化道时无菌性立即被破坏），不提倡使用 Spaulding 系统对内镜进行重新分类。

目的和目标

本指南的目的是在严格审查和综合当代文献的基础上,使用建议分级评估、开发和评价(GRADE)框架,为软式消化内镜的再处理提供循证建议。用于制订本指导原则的方法的完整描述见附件1(可在线获取:www.giejournal.org)。GRADE 框架是一个全面和透明的系统,用于对证据质量和建议强度进行评级。使用 GRADE 方法解决了4个临床问题。*使用全面的文献综述,对18个不适合 GRADE 方法的再处理问题进行了审查,以提供使用高水平消毒进行软式内镜再处理的循证指南(附表1-1)。本指南包括关于软式消化内镜再处理的详细信息、内镜再处理人员的培训/能力、内镜维护和内镜室领导力,而再处理的其他关键领域(即内镜室布局和附配件再处理)如附件2所示。附表1-2列举了关于软式消化内镜及附配件再处理的整个多学会指南建议。

附表1-1　使用 GRADE 和非 GRADE 方法再处理软式胃肠内镜及附件的多学会指南中涉及的临床问题

GRADE

1. 在内镜再处理中,与单一高水平消毒相比,重复高水平消毒(即手工清洗1个周期后使用自动内镜洗消机进行第2个周期的内镜再处理)是否有获益?
2. 胃肠内镜再处理中环氧乙烷灭菌与单一高水平消毒相比是否有好处?
3. 胃肠内镜经过再处理后,在保持清洁和患者就绪的情况下,其最长储存时间是多少?
4. 微生物学监测在对再处理完成后的内镜检测细菌污染方面有什么功效?

非 GRADE

1. 工作人员进行内镜再处理需要哪些培训和能力?
2. 内镜进行预清洗/使用前处理应遵守哪些步骤?
3. 内镜再处理的最佳内镜室布局和流程是什么?
4. 测漏在内镜再处理中起什么作用?
5. 再处理中手工清洗阶段应遵守哪些关键要素?
6. 再处理过程中对内镜的外部和内部检查有什么作用?
7. 内镜的干燥是否有最佳参数?
8. 使用乙醇或异丙醇干燥内镜是否有好处?
9. 内镜再处理后,在不使用的情况下,存储内镜的最佳方法是什么?
10. 内镜在储镜柜内的最佳摆放方式是什么?
11. 内镜附件是否需要与单个内镜一起存储?
12. 更换注气、冲水、吸引管和废液负压桶的频率是多久?
13. 内镜诊疗时使用的注水瓶是否需要装入无菌水?
14. 在内镜诊疗的患者中,使用二甲硅油(无论是在水瓶中还是通过内镜工作通道)是否会影响内镜的再处理?
15. 内镜附件及器械再处理应考虑哪些因素?
16. 内镜室在内镜维护方面应该遵循哪些政策和程序?
17. 使用借用内镜时,内镜室应遵循哪些指南?
18. 内镜室感染控制领导小组的基本要素是什么?

附表1-2　关于软式消化内镜及附件再处理的多学会指南建议

内镜再处理技能的人员培训

- 内镜室要有书面的环境消毒和内镜再处理标准,工作人员需遵循此标准(强烈推荐,低质量证据)
- 内镜室所有医护人员均应接受标准感染预防和控制培训(如标准预防),并遵守这些规范,包括保护患者和医护人员的规范(强烈推荐,低质量证据)
- 对指定进行内镜再处理的人员应接受专门的洗消培训(即根据厂家指南要求),以确保正确的清洗和高水平消毒(HLD)或灭菌的规范,并保持所有再处理步骤要正确记录。工作人员在被安排对这些器械进行高水平消毒或灭菌处理之前,接受的专门培训要有培训记录(强烈推荐,低质量证据)

（续表）

- 按照机构规定的时间对内镜再处理人员进行能力评价并记录（在当地质量控制机构要求的背景下，如当引入主要技术或新内镜或再处理附件时开始聘用时、发现违规行为时或至少每年一次）。临时工作人员只有获得资格证明后才能进行内镜再处理操作（强烈推荐，中等质量证据）

内镜室布局

- 再处理设备的设计应关注人员、内镜和器械的转运流向，以避免污染器械和再处理后器械之间的污染（强烈推荐，低质量证据）
- 内镜的再处理（除立即进行预清洗/使用前处理外）不在患者治疗区进行，因为患者有可能接触到被污染的物体表面和器械（强烈建议，证据质量低）
- 有单独区域用于手工清洗、消毒以及干燥和储存清洁内镜的设备（强推荐，低质量证据）
- 提供使用内镜并进行消毒的设施，旨在为医务工作者和患者提供安全的环境（强烈推荐，中等质量证据）
- 配备洗眼设施，可供使用腐蚀性化学品的再处理工作人员使用（强烈推荐，低质量证据）
- 洗眼设施应放在用于清洗或浸泡受污染的内镜水槽附近（强烈推荐，低质量证据）
- 使用空气交换设备（例如通风系统和排风罩）以尽量减少人员暴露于潜在有害气体环境中。最低有害气体浓度不应超过允许限值（例如，美国政府工业卫生委员会、职业安全和健康管理局所定的标准）（强烈推荐，中等质量证据）

消化内镜再处理

预清洗

- 诊疗后，生物负载干燥及全面消毒前立即进行预清洗/使用前处理。（强烈推荐，证据质量低）
- 使用厂家说明书（IFU）中描述的清洗剂溶液擦拭内镜外表面（强烈推荐，低质量证据）
- 所有管腔使用（例如气/水和活检通道）清洗剂抽吸，直到抽吸物清澈（强烈推荐，低质量证据）
- 根据厂家说明书对十二指肠镜（例如，抬钳器通道、凹槽）和特殊治疗内镜（例如，超声内镜中的球囊安装槽）的特定区域进行预清洗/使用前处理（强烈推荐，低质量证据）
- 立即将污染的内镜运送到洗消区，以便在内镜和剩余污物可能变干之前执行高水平消毒前的后续步骤（强烈推荐，低质量证据）
- 使用全封闭、防刺穿、防漏和贴标的容器运输污染的内镜，以防工作人员、患者和环境在运输过程中暴露于潜在感染性微生物（强烈推荐，低质量证据）
- 根据厂家指南要求进行压力测漏。压力测漏应在床旁预清洗、治疗后和手工清洗前进行（强烈推荐，中等质量证据）

手工清洗

- 在进行手工或自动高水平消毒前，使用专为待清洗内镜型号设计的特定型号清洗设备（例如，刷子）仔细清洗整个内镜，包括阀门、管道、连接器和所有可拆卸部件（强烈推荐，低质量证据）
- 在厂家说明书要求的时间范围内进行手工清洗，通常在内镜手术结束后 60 min 内进行。当清洗延迟并超过该时间间隔时，应遵守厂家说明书中对延迟的处理方式（强烈推荐，低质量证据）
- 根据厂家说明书，断开并拆卸内镜组件（例如气/水和吸引阀），并将内镜和组件完全浸入与内镜兼容的适当清洗剂中（强烈建议，低质量证据）
- 使用再处理标签来识别可用于冲洗和刷洗的管道。冲洗并刷洗所有管道，以清除所有有机物（例如血液或组织）和其他残留物。根据厂家说明书的要求，至少反复掰动十二指肠镜和超声内镜抬钳器，以便于对抬钳器后部的凹槽进行清洁（强烈建议，低质量证据）
- 根据厂家说明书所述，使用软布、海绵或刷子清洁内镜的外表面和组件（强烈推荐，低质量证据）
- 使用与内镜通道、部件、连接器和孔口尺寸相匹配的刷子（例如，刷毛应接触所有表面）进行清洁。所有刷子的尺寸均适用于被刷洗的内镜部分，并应由内镜厂家认可（强烈推荐，低质量证据）
- 根据厂家说明书，使用一次性或经过彻底清洁和消毒的清洁工具（强烈推荐，低质量证据）
- 每次使用后以及溶液超出规定稀释浓度或温度范围时，应丢弃酶液（强烈推荐，低质量证据）
- 在内镜和可重复使用的附件的使用和再处理过程中，使用放大镜对其进行频繁的目视检查。该检查可能包括使用前、使用中和使用后（强烈推荐，低质量证据）
- 应在每个手工清洗周期之后和高水平消毒或灭菌之前完成外部内镜检查（强烈建议，低质量证据）

高水平消毒

- 应在自动内镜洗消机(AER)中进行高水平消毒(HLD)(强烈推荐,中等质量证据)
- 应使用高水平消毒剂和美国食品药品监督管理局(FDA)批准的 AER(强烈推荐,低质量证据)
- 遵循 FDA 对中度危险性的仪器的消毒时间与温度的规定(强烈推荐,中等质量证据)
- 根据内镜和/或 HLD/灭菌设备制造商验证的推荐,选择与内镜兼容的液体消毒剂或灭菌剂(强烈推荐,低质量证据)
- 确保内镜和内镜组件能够在 AER 中得到有效消毒(例如,一些 AER 可能无法对十二指肠镜的抬钳器腔道进行行有效消毒,应手工操作该步骤)。使用者应从内镜和 AER 生产商获取并查看 FDA 批准的特定型号设备的再处理使用说明,并检验兼容性(强烈推荐,低质量证据)
- 将内镜和内镜组件放入 AER 中,并根据 AER 和内镜生产商的说明连接所有通道连接器,以确保所有管腔内表面都暴露于高水平消毒剂溶液中。且应使用经过批准的连接器(强烈推荐,低质量证据)
- 如果运转中断,应重复执行完整的 AER 周期(强烈推荐,证据质量低)
- 保存每例手术的日志,注明患者姓名和病历编号、程序和内镜(和 AER)序列号或其他标识符、手术日期和类型,以及执行清洗和高水平消毒或灭菌过程,以方便协助调查。传输识别和报告日志应包括标识符和特定借用的内镜,可临时添加到当地库存中(强烈推荐,低质量证据)
- 如果进行手工高水平消毒(即 AER 正在接受维修),则
  ◇ 将内镜及其组件完全浸入高水平消毒剂溶液中,并确保灌注所有管道(强烈推荐,低质量证据)
  ◇ 按照高水平消毒生产商说明书要求,对液态高水平消毒剂进行最低有效浓度检测。每天使用开始前检查溶液(或根据生产商的使用要求更频繁地检查溶液)并记录结果。如果化学指示剂显示浓度低于推荐的最低有效浓度,则应丢弃该溶液(强烈推荐,低质量证据)
  ◇ 无论最低推荐浓度如何,在其使用期限结束时(可能是一次性使用)应丢弃高水平消毒剂。如果将额外的高水平消毒剂添加到 AER(如果手工消毒则是洗消槽)中,则应根据原始溶液的首次使用/激活原溶液的时间确定重复使用期限(强烈推荐,低质量证据)
- 医疗机构应验证使用者是否随时识别内镜是否和何时进行过再处理(例如,日志、射频识别、再处理标签)(强烈推荐,中等质量证据)
- AER 的持续清洁和常规维护应根据生产商的说明书进行,所有维修应记录在案作为组织质量保证计划的一部分(强烈推荐,低质量证据)
- 根据机构指南,应保存内镜再处理过程中使用的所有设备的测试、过程和质量监测器的文件记录以及其他员工培训和处理记录(强烈推荐,低质量证据)
- 在非疫情暴发情况下,与单次高水平消毒相比,重复高水平消毒在降低十二指肠镜细菌污染率方面无明显差异。而其他内镜缺乏相关数据(有条件推荐,中等质量证据)
- 在非疫情暴发情况下,有限的数据表明,与单次高水平消毒相比,环氧乙烷灭菌不会降低十二指肠镜的细菌污染率(有条件推荐,中等质量证据)
- 在感染性疾病暴发期间,十二指肠镜使用环氧乙烷灭菌与终止这些疾病的暴发有关,在此环境下和患者群体中应考虑这种模式(有条件推荐,低质量证据)
- 在对灭菌与单次高水平消毒进行比较时,由于所有其他内镜型号的数据缺乏且有限。不建议对所有内镜常规使用环氧乙烷灭菌(有条件推荐,中等质量证据)

干燥

- 高水平消毒后,应用无菌水或过滤水冲洗内镜和管道,以去除消毒剂溶液。漂洗水每次使用后丢弃。大多数 AER 被设置为在自动高水平消毒后进行终末漂洗(强烈推荐,低质量证据)
- 应在完成生产商规定的所有洗消步骤后,对内镜进行干燥(强烈推荐,低质量证据)
- 应使用洁净的无绒布完全擦干内镜表面(强烈推荐,低质量证据)
- 内镜腔道(或无法用布擦干的区域)应采用压缩的过滤空气进行干燥(强烈推荐,中等质量证据)
- 干燥内镜内部时,应使用压缩的医用空气充分流经所有的腔道,同时理想情况下,至少干燥 10 min,以实现最大效果(强烈推荐,中等质量证据)
- 内镜应在再处理后和使用前保持完全干燥(强烈推荐,中等质量证据)
- 使用乙醇或异丙醇干燥内镜时,请遵守生产商的产品指南(强烈推荐,中等质量证据)

储存

- 根据生产商的要求,内镜应储存在安全柜中(强烈建议,低质量证据)

（续表）

- 内镜储存柜可以是专门的干燥机柜,也可以是传统机柜(强烈推荐,低质量证据)
- 在内镜再处理的各个阶段,个人应进行手卫生并佩戴洁净手套(强烈推荐,低质量证据)
- 内镜储存柜应放置在安全室内(强烈推荐,低质量证据)
- 内镜可以垂直或水平放置,这取决于内镜储存柜的结构设计和内镜生产商的要求(强烈推荐,中等质量的证据)
- 如果垂直悬挂储藏,内镜不应盘绕或以锐角的方式放置,并且不应接触储存柜底部(强烈推荐,低质量证据)
- 根据生产商要求,卸下所有内镜附件(即帽、阀门和其他可拆卸组件),但不要求与配套内镜一起储存(强烈推荐,低质量证据)
- 尚无充分证据证明经过适当清洗、再处理、干燥和储存的软式内镜的最长储存时间。内镜室可以评估现有文献,对内镜最佳储存时间和风险进行评估,并制订内镜储存时间和程序的规范(有条件推荐,中等质量证据)
- 对内镜的常规环境微生物检测进行质量控制方法尚未确立,但检测再处理内镜细菌污染程度是目前最公认的技术。如果考虑对完成再处理和干燥的内镜进行微生物学检测,则应使用FDA以及疾病控制预防中心指南规定的标准微生物学技术(有条件推荐,中等质量证据)

内镜附件及相关设备

- 灌流/冲洗系统中使用的防反流阀需要在每次手术后进行更换/再处理,而灌流管可以每天更换(强烈推荐,低质量证据)
- 负压吸引管和废液罐的更换间隔仍不完全清楚,但至少应每天更换(强烈推荐,证据质量低)
- 注水瓶(用于在手术过程中清洁内镜的镜头和冲洗)每天进行高水平消毒或根据厂家说明进行灭菌(或每天更换)(强烈推荐,低质量证据)
- 对于预计可能穿透黏膜的内镜手术(例如经口内镜下肌切开术、内镜下坏死组织切除术、介入性EUS),应使用无菌水(强烈推荐,低质量证据)
- 内镜室应根据厂家说明选择用于内镜手术中注水瓶内的水类型。无厂家说明的,内镜室应对使用无菌与清洁自来水进行标准内镜手术(例如EGD和结肠镜检查)进行独立风险评估,在这种情况下,黏膜不会穿孔或预期不会发生的(强烈推荐,低质量证据)
- 内镜室应根据厂家在注水瓶和冲洗装置中添加二甲基硅油的说明,包括使用二甲基硅油后内镜的清洗和消毒(强烈推荐,中等质量证据)
- 对破坏黏膜屏障的可重复使用内镜附件(例如活检钳或其他切割器械),应在患者每次使用后进行机械清洁,然后灭菌(强烈推荐,低质量证据)
- 除非符合FDA机构要求的一次性使用器械再处理指南,否则不对一次性使用器械进行再处理(强烈建议,证据质量低)
- 非内镜设备、附件和连接装置的再处理符合产品指南(强烈推荐,低质量证据)

内镜的维护

- 内镜室应遵守内镜维护和维修的产品指南(强推荐,低质量证据)
- 内镜室应具有持续设备维修和维护,以及租借设备的规章制度(强烈推荐,低质量证据)
- 在将内镜送去进行服务/维修之前,按照接收机构的要求对设备进行再处理(强烈建议,低质量证据)
- 设备从维修机构处送回后,在重新投入使用前,应按照产品说明对设备进行再处理(强烈建议,证据质量较低)
- 当设备停机维修时,应建立并实施跨学科团队沟通(例如再处理人员、使用设备的临床医生)(强烈推荐,低质量证据)
- 借用的设备应随附详细的操作和再处理说明(强烈推荐,低质量证据)
- 借用的内镜需在手术前送达,确保有时间在患者首次使用前对其进行重新处理(强烈推荐,低质量证据)
- 如果终端用户和/或再处理工作人员不熟悉租借设备的操作或再处理过程,则由出具租借设备的公司完成详细的说明和服务(强烈推荐,低质量证据)
- 租借设备与现有再处理设备和清洗/消毒剂溶液相配套(强烈推荐,低质量证据)
- 对租借设备进行目视检查,确定是否存在缺陷,并测试其功能,接收后进行再处理后再投入使用。根据要求记录租借设备的状况和再处理方案。记录的信息包括借出设备的公司名称;借用设备的生产商、型号和

（续表）

序列号；借用设备投入使用并归还的日期；使用设备的患者(强烈推荐,低质量证据)
- 建立借用内镜的可追溯机制(强烈推荐,低质量证据)
- 所有已知的既往培养数据应与借出的内镜一起提供。如果发现借出的内镜为培养阳性,则应通知生产商(强烈推荐,中等质量的证据)

内镜室感染控制领导小组
- 内镜室应具有合格的,跨学科的,多元化的领导团队,并定期召开会议(强烈推荐,中等质量证据)
- 内镜室领导团队包括指定的、有资质的人员,负责感染预防计划指导,并应对发生的感染暴发(强烈推荐,中等质量证据)
- 如果发生疑似感染性或化学性因素暴发(即机构定义的感染控制流程),应根据标准暴发调查方案进行环境采样,该方案应遵循合适的、经验证的方法检测(强烈建议,中等质量的证据)
- 内镜相关感染应报告给以下人员(强烈建议,低质量证据)：
  ◇ 接受手术的患者
  ◇ 该机构负责感染控制的人员,酌情通知转诊医生和可能受影响的患者
  ◇ 有关的公共卫生机构(根据法律或法规规定的州或当地卫生部门)
  ◇ FDA(www.fda.gov/medwatch)通过 Medwatch 提交的医疗设备报告可以在 FDA 的生产商和使用者机构设备数据库中进行审查
  ◇ 内镜、消毒剂/灭菌剂和 AER(如果使用)的生产商

员工内镜再处理技能的培训和能力

工作人员进行内镜再处理需要哪些培训和能力？

推荐

- 内镜室要有书面的环境消毒和内镜再处理标准,工作人员并遵循此标准(强烈推荐,低质量证据)。
- 内镜室所有医护人员均应接受标准感染预防和控制培训(如标准预防),并遵守这些规范,包括保护患者和医护人员的规范(强烈推荐,低质量证据)。
- 对指定内镜进行再处理的人员应接受专门的再处理培训(即根据厂家指南要求),以保证清洗和高水平消毒(HLD)或灭菌的规范,所有再处理步骤要有存档。工作人员在被安排对这些器械进行高水平消毒或灭菌处理之前,接受的专门培训要有培训记录(强烈推荐,低质量证据)。
- 按照机构规定的时间对内镜再处理人员进行能力评价并记录(如当引入主要技术或新内镜或再处理附件时、在当地质量控制机构要求的背景下,开始聘用时、发现违规行为时或至少每年一次)。临时工作人员只有获得资格证明后才能进行内镜再处理操作(强烈推荐,中等质量证据)。

为确保对再处理步骤及最佳方案的持续认知,所有参与软式内镜使用、清洗和再处理的人员,应接受相同的培训和能力考核(无论在何种实践环境),并在开始就业前和至少每年接受针对不同品牌和型号的培训,并记录[15]。考虑到产品说明之间的差异和不同的仪器构造,机构内单一的标准培训过程和工作流程可能是不够的。无论何时收到内镜生产商、监管机构或专业组织提供的再处理指南变更,都需要另外培训以及重新进行能力考核,并文件记录,同时应将此类变更纳入内镜室规章制度中[2,15,16,20]。内镜室再处理培训计划应遵循的原则包括以下

内容：以能力为基础，使用培训清单，对工作人员进行常规督查（例如通过直接观察），以符合内镜再处理的所有步骤规范，并征求工作人员反馈意见[21]。最后，如前所述，应遵循关于使用个人防护设备、员工需要接种疫苗、采取标准预防措施和尽量减少内镜室工作人员感染传播的建议[2]。

消化内镜再处理

与已发布的再处理标准不一致，需要提高对再处理准则的遵守度[22]。在遵循国际原则和遵循手工清洗、高水平消毒、干燥、质量监测和感染控制指南的具体步骤方面仍存在广泛差异[11,23,24]。内镜室感染暴发情况下的再处理审查发现再处理步骤存在失误，例如不完全干燥、手工清洗期间内镜通道刷洗和冲洗不正确、内镜储存不当，在预清洗/使用点处理过程中使用含有酶溶液的污染瓶，以及自动内镜再处理器（AERs）和手洗槽维护不佳[9,25~31]。总之，该文献主体说明需要额外的工作和关注来帮助加强和标准化我们的再处理和感染控制指南。

内镜预清洗/使用点处理应遵循哪些程序？

推荐

- 在使用后、生物负载干燥及全面消毒前立即进行预清洗/使用点处理（强烈推荐，证据质量低）。
- 使用厂家说明书（IFU）中描述的清洗剂溶液擦拭内镜外部（强烈推荐，低质量证据）。
- 所有管腔使用（例如气/水和活检通道）清洗剂抽吸，直到抽吸物清澈（强烈推荐，低质量证据）。
- 根据厂家说明书对十二指肠镜（例如，抬钳器通道、凹槽）和特殊治疗内镜（例如，超声内镜中的球囊连接槽）的特定区域进行预清洗/使用点处理（强烈推荐，低质量证据）。
- 立即将受污染的内镜运送到洗消区，以便在内镜和剩余污物可能变干之前执行高水平消毒前的后续步骤（强烈推荐，低质量证据）。
- 使用全封闭、耐刺穿、防漏和贴标的容器运输受污染的内镜，以防止工作人员、患者和环境在运输过程中暴露于潜在感染性微生物（强烈推荐，低质量证据）。

内镜再处理在手术结束后立即开始。将内镜送至洗消区之前，必须完成几个步骤。预清洗/使用点处理包括清除内镜外表面和内表面的液体和碎屑[2,15,16,32,33]。预清洗/使用点处理是防止内镜内生物膜形成的第一步。生物膜是由附着在表面并产生胞外多糖的细菌产生的，使生物体在今后的再处理步骤中被包裹并对降解产生抵抗力[34]。此外，连续的再处理循环会产生"生物膜堆积"，包含保护性多糖层和混合类型的微生物，这些微生物甚至对清除和采样有进一步的抵抗力[35]。在将内镜放入一个完全密封（即防水和防刺穿）并贴有标签（即贴有"生物危害"标签）的容器中运送到再处理区后，在开始高水平消毒之前，要连续执行几个步骤。经过预清洁/使用点处理后，要进行的连续步骤是测漏、手工清洗和冲洗内镜以及目视检查。

测漏在内镜再处理中起到什么作用？

推荐

- 根据厂家指南要求进行压力/泄漏测试。压力/泄漏测试应在床旁预清洗、使用点及治疗后和高水平消毒前进行(强烈推荐,中等质量证据)。

内镜的外鞘或内部通道上的穿刺或裂痕可能导致液体和/或病原体渗透,导致设备损坏或微生物传播[36]。正确执行内镜的测漏操作有助于检测内部或外部损坏或缺陷。在手工清洗过程中,内镜浸没在清洗液中之前执行该过程。有多种测漏方式可供选择[16,37],内镜室应根据内镜生产商说明进行测试,按照设备的说明进行常规维护和使用测漏设备。测漏后不合格的内镜,根据厂家说明[2,15,20,32,33,36~38]进行再处理后,暂停使用并通知临床团队。

再处理的手工清洗阶段应遵守哪些关键要素?

推荐

- 在进行手工或自动高水平消毒前,使用专为待清洁内镜型号设计的特定型号清洗设备(例如刷子)仔细清洗整个内镜,包括阀门、管道、连接器和所有可拆卸部件(强烈推荐,低质量证据)。

- 在厂家说明书要求的时间范围内进行手工清洗,通常在内镜手术结束后 60 min 内进行。当清洗被延迟超过该时间间隔时,应遵守在厂家说明书的延迟处理(强烈推荐,低质量证据)。

- 根据厂家说明书,断开并拆卸内镜附件(例如,气/水和吸引阀),并将内镜和附件完全浸入与内镜兼容的适当清洗剂中(强烈建议,低质量证据)。

- 使用再处理标签来识别可用于冲洗和刷洗的管道。冲洗并刷洗所有可及的管道,以清除所有有机物(例如血液或组织)和其他残留物。至少,根据厂家说明书的要求,反复扳动可重复使用的十二指肠镜和线阵超声内镜抬钳器,以便于进入抬钳器后的凹槽进行清洗(强烈建议,低质量证据)。

- 根据厂家说明书所述,使用软布、海绵或刷子清洗内镜的外表面和附件(强烈推荐,低质量证据)。

- 使用与内镜通道、部件、连接器和孔口尺寸相匹配的刷子(例如,刷毛应接触所有表面)进行清洗。所有刷子的尺寸均适用于被刷洗的内镜部分,并应由内镜厂家批准(强烈推荐,低质量证据)。

- 根据厂家说明书,使用一次性或经彻底清洗和消毒的清洗工具(强烈推荐,低质量证据)。

- 每次使用后以及溶液超出规定稀释浓度或温度范围时,应丢弃酶液(强烈推荐,低质量证据)。

在成功进行测漏后,对内镜进行手工清洗[2,15,20,32,33,36~38]。在生产商推荐的时间范围内进行手工清洗,理想情况下是在使用内镜后立即进行。如果清洗延迟超过该时间间隔(例如,非工作时间紧急内镜下治疗),应遵守生产商的延迟处理说明。手工清洗过程包括将内镜浸没在清洗剂中;清洁内镜的整个外表面,包括阀门、通道和连接器;以及冲洗和刷洗内镜通道。特殊内镜可能需要其他步骤。具体来说,可能需要对可重复使用的十二指肠镜抬钳器通道和超声内镜中的球囊连接槽进行进一步清洗。在十二指肠镜上刷洗抬钳器和抬钳器凹槽,并在清洗剂溶液中多次冲洗这两个区域,这是手工清洗过程中需要的额外步骤。成功和系统的手工清洗降低了内镜上生物膜形成的可能性,并将病原体数量显著降低了 99.9%[39]。

再处理过程中内镜的外部和内部检查的作用是什么？

推荐

- 在内镜和可重复使用的附件的使用和再处理过程中，使用光学放大镜对其进行频繁的目视检查。该检查可能包括使用前、使用中和使用后（强烈推荐，低质量证据）。
- 应在每个手工清洗周期之后和高水平消毒或灭菌之前完成内镜外部检查（强烈建议，低质量证据）。

建议

- 手工清洗复杂的内镜组件，如抬钳器和凹槽，需要最佳照明，这可以通过放大镜来促进（条件性建议，低质量证据）。
- 不建议在再处理过程的任何步骤中常规使用管道镜。该镜可在员工能力培训和评估的再处理步骤审核中发挥作用（有条件推荐，中等质量证据）。

应在手工清洗后检查内镜外部和相关附件的清洁度和损坏情况；如果存在任何剩余碎屑，则应再次手工清洗内镜/附件。最近对直接查看内镜腔道的效果出现了争论。再处理后使用管道镜（即用于检查结构内部的细长光学工具）检测到了内镜腔道内的异常，包括损坏（从轻微划痕到屈曲）（86％～100％）、碎屑（22％～96％）和水滴/液体（8％～95％）[31,40~42]。这些结果的临床意义尚不清楚。通过管道镜观察到的一些变化可能代表正常功能上无关紧要的磨损。此外，由于未对内镜内部通道中观察到的异常进行定性或定量微生物学试验，对纳入管道镜研究的接受内镜检查的患者未进行即刻或长期随访，使用管道镜观察到的视觉解释存在很大差异，并且在管道镜结果的解释以及短期和长期管理方面缺乏标准化研究结果，一些指南建议在研究功能性通道问题时将其用作辅助工具，但不要求常规使用[16,32]。需要对这种新工具进行更大规模和更严格的研究，以进一步阐明其在再处理过程中的作用。

软式消化内镜的消毒

推荐

- 应在自动内镜洗消机（AER）中进行高水平消毒（HLD）（强烈推荐，中等质量证据）。
- 应使用高水平消毒剂和美国食品药品监督管理局（FDA）批准的 AER（强烈推荐，低质量证据）。
- 遵循 FDA 批准的标签要求，对中度危险性医疗设备进行消毒的时间与温度的规定（强烈推荐，中等质量证据）。
- 根据内镜和/或高水平消毒剂和/或灭菌剂厂家的有效建议，选择与内镜兼容的液体消毒剂或灭菌技术（强烈推荐，低质量证据）。
- 确保内镜和内镜附件能够在 AER 中得到有效消毒（例如，一些 AER 可能无法对十二指肠镜的抬钳器腔道进行有效消毒，应手工操作该步骤）。使用者应从 FDA 批准的内镜和 AER 生产商获取、审查特定型号设备的再处理使用说明，并检验兼容性（强烈推荐，低质量证据）。
- 将内镜和内镜附件放入 AER 中，并根据 AER 和内镜生产商的说明连接所有通道连接器，以确保所有管腔内表面都暴露于高水平消毒剂溶液中。只能使用经过批准的连接器（强烈推荐，低质量证据）。

- 如果运转中断,应重复执行完整的 AER 周期(强烈推荐,证据质量低)。
- 保存每例手术的日志,注明患者姓名和病历编号、程序和内镜(和 AER)序列号或其他标识符、手术日期和类型,以及执行清洗和 HLD 或灭菌过程,以方便协助感染暴发调查。传播识别和报告日志应包括对借用内镜的识别和使用情况,可临时添加到当地库存中(强烈推荐,低质量证据)。
- 如果进行手工高水平消毒(即 AER 正在接受维修),则:
  - ◇ 将内镜及其附件完全浸入高水平消毒剂溶液中,并确保能灌注所有管道(强烈推荐,低质量证据)。
  - ◇ 按照 HLD 生产商说明书要求,对液体高水平消毒剂进行最低有效浓度检测。每天使用开始时检查溶液(或根据生产商的使用要求更频繁地检查溶液)并记录结果。如果化学指示剂显示浓度低于推荐的最低有效浓度,则应丢弃该溶液(强烈推荐,低质量证据)。
  - ◇ 无论最低推荐浓度如何,在其重复使用期限结束时(可能是一次性使用)应丢弃高水平消毒剂。如果将液体高水平消毒剂添加到 AER(或洗消池,如果手动工消毒)中,则应根据原始溶液的首次使用/活化情况确定重复使用期限(强烈推荐,低质量证据)。
- 医疗机构应验证使用者是否能够轻易识别内镜再处理的时机(例如,日志、射频识别、再处理标签)(强烈推荐,中等质量证据)。
- AER 的持续清洗和常规维护应根据生产商的说明书进行,所有维修应作为组织质量保证计划的一部分记录(强烈推荐,低质量证据)。
- 根据机构指南,应保存内镜再处理过程中使用的所有设备的测试、流程和质量监测器的文字记录以及其他员工培训和过程记录(强烈推荐,低质量证据)。

应对软式消化内镜进行全面清洗,并至少进行高水平消毒。本标准由联邦机构(如 FDA[43] 和 CDC[15])和美国专业组织(包括美国胃肠内镜学会、美国胃肠病学会、美国胃肠病护理协会、围手术期注册护士协会、感染控制和流行病学专业协会)推荐[2,16,20,32]。这些组织和其他组织制订了指南文件,详细说明了合理内镜再处理的每个要素的顺序和细节[2,15,16,20,32,33,37,38,44]。

根据内镜再处理说明手册或快速参考指南,当完全遵循所有再处理步骤时,病原体的感染性传播与内镜无关。另一方面,尽管遵循了再处理指南,但出现了与十二指肠镜相关感染暴发[6~8,10],这促使 FDA 近年来采取了几步措施。首先,FDA 建议,在严格遵守十二指肠镜生产商再处理说明的情况下,所有使用十二指肠镜的内镜室应实施多种以下补充选项中的一种或多种,包括微生物培养、环氧乙烷(EtO)灭菌、使用液体化学灭菌剂处理系统,或重复高水平消毒。[45] 其次,FDA 要求十二指肠镜生产商对十二指肠镜再处理说明书进行人为因素验证测试。研究表明,用户再处理手册较为繁琐且难以遵循,存在改进空间。第三,微生物学监测研究表明再处理后十二指肠镜污染率高于预期。例如 3%～4.4% 的十二指肠镜受到低/中度关注度微生物的污染,受到高关注度微生物的污染率为 4.1%～6.1%[46]。初步数据表明,许多因素可能导致污染,包括十二指肠镜先端部结构复杂、通道无法进入、在非受控环境中的长期储存、人为因素、受损部位和冲洗水中的水源性病原体[47]。然而，尽管近 90% 的美国内镜部门实施了其中 1 项或多项措施，仍缺乏关于推荐的 FDA 补充措施有效性的数据[48]。

在内镜再处理中，与单次高水平消毒相比，重复高水平消毒（即，使用 AER 进行 1 个循环的手工清洗和 2 个循环的 AER 高水平消毒）是否有益？[*]

推荐

- 在非暴发环境中，与单次高水平消毒相比，重复高水平消毒在降低十二指肠镜细菌污染率方面无明显差异。而其他内镜缺乏相关数据（有条件推荐，中等质量证据）。

迄今为止，内镜室在非暴发环境下进行了 2 项比较重复高水平消毒和单次高水平消毒的随机对照试验（附图 1-2）。在一项单中心研究中，Snyder 等[49]比较了标准清洗和高水平消毒、标准清洗/高水平消毒后重复高水平消毒与标准清洗/高水平消毒后环氧乙烷灭菌后，十二指肠镜抬钳器或腔道的多重耐药微生物培养阳性率，显示无十二指肠镜多重耐药微生物阳性，该研究因主要结局评价指标无效而提前终止；研究的 3 个再处理组之间细菌生长 >0 和 ≥10 单位菌落形成无统计学差异。在第二项更大型的研究中，Bartles 等[50]在 6 个月的时间内对华盛顿州 4 家医院的 45 根十二指肠镜和线阵超声内镜（2 925 例患者就诊）清洗联合重复高水平消毒与单次高水平消毒效果进行比较。与单次高水平消毒相比，在近 100% 的依从率下，重复高水平消毒未改善污染率或降低培养阳性率。大多数阳性培养物来自抬钳器通道，仅观察到 8 种高度关注的病原体，均来自抬钳器通道。总的来说，这两项研究表明，高水平消毒重复周期后，内镜下细菌污染未显著减少（比值比[OR]，0.92；95% 置信区间[CI]，0.72～1.18）。因此，在非感染性暴发环境中，与单次高水平消毒相比，重复高水平消毒并不会降低十二指肠镜中的细菌污染率。

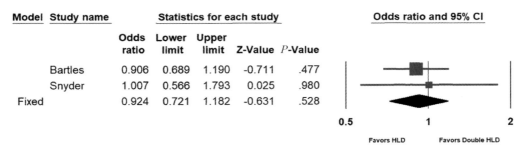

附图 1-2　对比采用重复高水平消毒（高水平消毒）的内镜再处理（即 1 个循环的手工清洗和自动内镜清洗机 2 个循环的高水平消毒）与单次高水平消毒在减少内镜细菌污染方面的效果。CI，置信区间

为降低内镜感染风险而探索的另一个过程是重复所有再处理步骤（即重复手工清洗，然后在 AER 中重复高水平消毒）。一项十二指肠镜的研究[51]证实，使用重复手工清洗和高水平消毒，内镜培养阳性率降低 1 个对数。此外，在一项单臂非比较研究中，Rex 等[52]的研究显示已知病原体（0.3%）和低致病微生物感染率（4.9%）的阳性培养率低，当遵循该方案操作时，十二指肠镜未传播感染。尽管重复再处理，包括重复手工清洗和高水平消毒，可以进一步减少内镜上的培养阳性，但该过程并不能完全消除污染，未来需要对该过程与单次高水平消毒和灭菌方法进行直接比较的研究。

在内镜再处理中,环氧乙烷灭菌与单次高水平消毒相比是否有优势?

推荐

- 在非暴发环境中,有限的数据表明,与单次高水平消毒相比,环氧乙烷灭菌不会降低十二指肠镜的细菌污染率(有条件推荐,中等质量证据)。
- 在感染性暴发期间,在选择的环境和患者人群中应考虑使用环氧乙烷对十二指肠镜进行灭菌来终止相关暴发感染(有条件推荐,低质量证据)。
- 在将灭菌与单次高水平消毒进行比较时,由于所有其他内镜型号的数据缺乏,不建议对所有内镜常规使用环氧乙烷灭菌(有条件推荐,中等质量证据)。

可用于说明使用 ETO 对软式内镜进行灭菌后使患者得到更好的治疗结果数据非常有限。迄今为止,只有 1 项研究比较了环氧乙烷灭菌与其他内镜再处理方法。在上述 3 个再处理组的前瞻性随机试验中,Snyder 等[49]表明,单次高水平消毒、重复高水平消毒和环氧乙烷灭菌研究组之间无统计学显著差异,但从数值上看,环氧乙烷灭菌组中非致病性微生物的污染率更高。这可能是由于培养采样过程中的内镜操作不当或接受环氧乙烷灭菌过程导致内镜的损坏。尽管数据有限,但表明了在降低内镜污染率方面,对于十二指肠镜再处理,环氧乙烷灭菌可能并不优于单次高水平消毒。

在某些情况下,尤其是在接受 ERCP 的患者中观察到感染暴发时,十二指肠镜的环氧乙烷灭菌可能是一种有效的工具。Muscarella[53]进行的系统性评价检查了美国和欧洲所有报道中因十二指肠镜暴露引起的碳青霉烯类耐药肠杆菌科和多重耐药微生物相关感染,并评估了这些暴发中再处理的充分性。内镜设计、再处理指南失效、内镜损坏或内镜缺乏服务、维护和维修等因素被认为是这些感染暴发的促成因素。[53]在该综述中,17 项研究中的 6 项在感染性暴发期间实施了环氧乙烷灭菌干预;在至少 3 项和可能的 6 项研究中,该干预在十二指肠镜检查中所有部位的培养均未产生阳性,从而停止了暴发[6,7,54~57]。类似数据环氧乙烷灭菌停止了支气管镜引起的暴发[58,59]。因此,实施环氧乙烷灭菌似乎是终止与十二指肠镜相关的碳青霉烯类耐药肠杆菌和多药耐药微生物暴发的有效工具。但是,灭菌技术成本高,效率低,并且对再处理人员和周围环境具有潜在毒性;此外,人们对内镜性能和耐久性存在担忧,这种技术并不广泛可用。鉴于这些限制,有选择地用于高风险患者的十二指肠镜进行灭菌可能更可行,例如那些定植了碳青霉烯类耐药肠杆菌/多重耐药微生物或在 ERCP 后有发生此类感染风险的患者。

是否有内镜干燥的最佳参数?

推荐

- 高水平消毒后,应用无菌水或过滤水冲洗内镜和管道,以去除消毒剂溶液。冲洗水每次使用后丢弃。大多数 AER 被设置为在自动高水平消毒后进行终末冲洗(强烈推荐,低质量证据)。
- 应在完成生产商规定的所有再处理步骤后,对内镜进行干燥(强烈推荐,低质量证据)。
- 应使用洁净的无绒布完全擦干内镜表面(强烈推荐,低质量证据)。
- 内镜腔道(或无法用布擦干的区域)应采用过滤压缩空气进行干燥(强烈推荐,中等质量证据)。

- 干燥内镜内部时，应使用充足加压的医用空气流经所有可及的腔道，理想情况下，至少干燥 10 min，以实现最大效果（强烈推荐，中等质量证据）。
- 内镜应在再处理后和使用前保持完全干燥（强烈推荐，中等质量证据）。

多次感染暴发与内镜干燥不完全所致的水源性微生物有关[4,60~63]，据报道，如果内镜干燥不当，内镜污染率为 80%[64]。内镜室在内镜干燥方面存在很大差异；特别是，有报道再处理后未干燥内镜近 10%，不到一半使用了强制风干[48]。首先，应使用洁净的无绒布完全擦干内镜的外部。然后，采用过滤压缩空气干燥内镜所有腔道。单纯依靠垂直悬挂而不事先或同时使用过滤空气吹扫通道是一种无效的内镜干燥方法[41,65,66]。此外，用强力空气手枪在不同的时间点向几个区域定向的手动干燥并不能不充分的干燥[31,65]。过滤压缩空气干燥内镜腔道有多种模式，包括高水平消毒结束后通过 AER 使用长时间的空气吹扫周期，并使用台式吹扫装置、自动吹扫装置和各种空气吹扫储存柜将空气长时间直接输送至所有腔道。使用专用内镜干燥装置、设备[65]或储存柜[31,65~68]长时间使气流流经所有内镜腔道，可通过管道镜检查工作腔道或水分检测纸检测内镜是否有效干燥。最后，使用特定的干燥装置至少 10 min[65]或内镜储存柜至少 1 h 进行常间隔的持续空气干燥[66]，足以干燥内部工作通道。

关于内镜在再处理后、患者使用前需要干燥的程度存在争议。一些欧洲指南建议，如果立即使用或在短时间内（即 3 h 内）使用，仅需清除内镜通道和外表面的主要水残留物[33,69,70]。而美国的一些再处理指南建议在每个再处理周期后完全干燥内镜[16,32,37]。考虑到水分可促进细菌快速生长，内镜干燥不完全可能会增加感染风险，内镜何时重复使用具有不确定性，建议所有内镜应在再处理后和使用前完全干燥。

在内镜干燥过程中使用乙醇或异丙醇是否有益？

推荐

- 关于使用乙醇或异丙醇干燥内镜，请遵守生产商的产品指南（强烈推荐，中等质量证据）。

内镜干燥的常见第一步是在内镜腔道中使用 70%~90% 乙醇或异丙醇。在许多 AER 中，通常在短暂的空气吹扫前完成此步操作。酒精有 2 个优点：①净化和促进内镜通道内残留水分的蒸发，从而降低生物负载累积的可能性；②酒精本身具有抗菌特性。[16]尽管有这些潜在益处，但关于内镜干燥过程中使用酒精冲洗的数据尚很少。美国的一个小病例报道证明，在干燥阶段抽吸 70% 的酒精通过十二指肠镜工作通道，然后再是压缩空气吹扫，有助于遏制铜绿假单胞菌的暴发[60]。从肺部研究相关文献表明，使用酒精进行干燥可显著降低支气管镜污染率。[71]然而，酒精也具有固定蛋白质特性，可能会导致微生物残留在内镜内[33]。目前，没有数据强烈支持或拒绝使用酒精冲洗来干燥内镜。

内镜再处理后且不使用的情况下，最佳存储方法是什么？

推荐

- 根据生产商的要求，内镜应储存在安全柜中（强烈建议，低质量证据）。
- 内镜机柜可以是专门的干燥机柜，也可以是传统柜（强烈推荐，低质量证据）。
- 在内镜再处理的各个阶段，个人应进行手卫生并佩戴洁净手套（强烈推荐，低质量证据）。
- 内镜储存柜应放置在安全室内（强烈推荐，低质量证据）。

建议

● 不得将内镜储存柜放置在手术室中(有条件推荐,低质量证据)

适当的内镜储存可确保水分不会在内镜上或内镜内聚集[68,72]。应根据生产商说明将内镜储存在生产商批准的储存柜中的安全位置。内镜储存柜有多种设计,从传统过滤压缩空气的垂直柜到提供持续多通道压缩空气的干燥柜。干燥柜配有连接器,可使压缩空气流经每个内镜腔道,因此内镜可以垂直或水平储存。商用内镜储存柜在储存期间使用温热的过滤空气加压灌注内镜腔道,实现腔道的完全干燥并减少铜绿假单胞菌的增殖[66],但其对保持内镜无污染的有效性仍不完全明确[66~68,73]。相比之下,在传统机柜中,内镜垂直悬挂,主动或被动通风有助于防止内镜表面或内部形成水分。没有气流进入腔道流动的储存柜不足以使潮湿的内镜干燥。内镜储存柜应放置在靠近手术室的安全位置。应按照生产商的指示进行机柜维护,并应定期检查是否有损坏,采用环境保护署注册的医用消毒剂进行常规清洁(污染时)。

内镜在储存柜中的最佳放置方式是什么?

推荐

● 内镜可以垂直或水平放置,这取决于内镜储存机柜的结构设计和内镜生产商的要求(强烈推荐,中等质量的证据)。

● 如果垂直悬挂储藏,内镜不应盘绕或以锐角的方式放置,并且不应接触机柜底部(强烈推荐,低质量证据)。

建议

● 应避免悬挂式内镜互相接触(有条件的建议,低质量证据)

内镜的贮存方式应能防止污染;因此,根据机柜设计,内镜可以垂直或水平贮存。如果内镜以垂直方式存放,则不得盘绕放置,以免锐角处形成积水,内镜不得接触机柜底部[15,16,20,32,33,37,69]。可能影响内镜放置方式的一个因素是储存之前使用的干燥方式。在将内镜放入储存柜之前使用自动干燥装置(即使用干燥装置在设定时间内对所有腔道持续给予加压空气),垂直或水平储存的内镜腔道内液滴检测结果无差异[65]。这表明,如果内镜首先进行自动干燥,那么可能不需要在传统机柜中垂直储存。尽管没有证据支持垂直悬挂的内镜之间的接触将产生交叉污染的论点,但应注意避免悬挂的内镜相互接触。

内镜附件是否需要与单个内镜一起储存?

推荐

● 根据生产商要求,卸下所有内镜附件(即帽、阀门和其他可拆卸组件),但不要求与配套内镜一起储存(强烈推荐,低质量证据)。

在储存过程中,所有附件均应与内镜分离。无证据表明,当附件与已接受高水平消毒的内镜共同放置有助于降低内镜室发生的感染暴发。另外,还有一些可重复使用的器械(即可拆卸阀和活检通道帽)可以灭菌。如果对这些可重复使用器械进行灭菌,则无需对此类器械进行共同定位或追踪/标记。一次性按钮/阀门避免重复使用,没有证据证明使用一次性按钮/阀会减少接受内镜检查的患者的感染;此外,这种做法存在费用较高、环境污染和易用性的问题。由于缺乏证据,内镜附件的贮存应遵循生产商的说明。

进行再处理后,在保持清洁和患者准备就绪的情况下,胃肠内镜的最长储存时间是多少?[*]

推荐

- 尚无充分证据证明经过适当清洗、再处理、干燥和储存的软式内镜的最长储存时间。内镜室可以评价现有文献,对内镜最佳储存时间和风险进行评估,并制订内镜储存时间的政策和程序的规范(有条件推荐,中等质量证据)。

内镜在使用前应进行再处理的储存时间,称为"悬挂时间"或"保质期",一直是局限的小型研究主题[72,74~80]。8 项研究检查了内镜储存时间,评价了 1 242 例手术中的微生物培养物。这些研究中,在内镜储存时间(范围 1~56 d)、内镜培养的时间(范围 1~56 d)和内镜培养的区域(内镜的外表面、工作腔道、气/水/吸引腔道)方面存在巨大差异。这些研究中分离的最常见病原体是非致病性凝固酶阴性葡萄球菌。总体而言,储存时间较短的内镜的任何细菌污染率较低。与储存时间为 7 d 的内镜相比,储存时间低于 7 d 的内镜对任何病原体的细菌污染率均较低(OR, 0.15; 95% CI: 0.06~0.33)(附图 1 - 3)[72,75,77,79]。此外,与内镜储存时间为 14 d 相比,内镜储存时间低于 7 也与任何病原体的细菌污染率较低相关(OR, 43; 95% CI, 0.19~0.99)[2,80]。值得注意的是,当将分析仅限于病原微生物的细菌污染时,<7 d 和≥7 d 的内镜储存时间之间没有差异(OR, 0.50; 95% CI: 0.13~1.97)(附图 1 - 4)[74,77]。因此,尽管在 21 d 甚至 56 d 内重复使用内镜似乎是安全的,但数据尚不充分证明经适当清洗、再处理、干燥和储存的软式内镜,可以使用的最长存储时间。

Model	Study name	Statistics for each study					Odds ratio and 95% CI
		Odds ratio	Lower limit	Upper limit	Z-Value	P-Value	
	Brock 2015	0.101	0.034	0.301	-4.116	.000	
	Ingram 2013	0.188	0.009	4.069	-1.066	.286	
	Osborne 2007	0.271	0.061	1.202	-1.718	.086	
	Riley 2003	0.145	0.007	3.204	-1.223	.222	
Random		0.146	0.064	0.329	-4.626	.000	

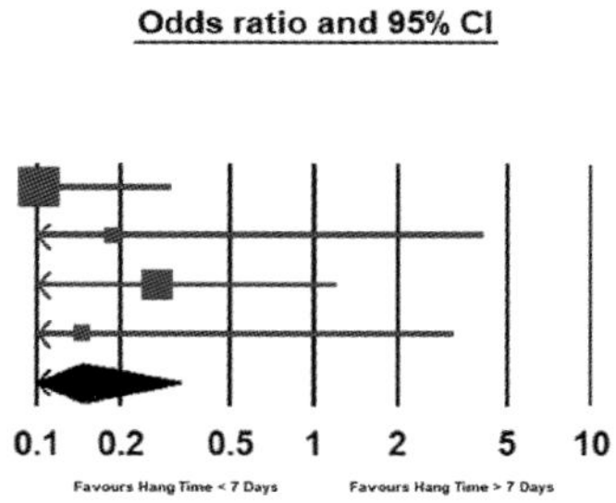

0.1　0.2　0.5　1　2　5　10
Favours Hang Time < 7 Days　　Favours Hang Time > 7 Days

附图 1 - 3　比较内镜储存时间<7 d 和≥7 d 的内镜微生物污染率(任何生物,即病原和非病原微生物)。CI,置信区间

Model	Study name	Statistics for each study					Odds ratio and 95% CI
		Odds ratio	Lower limit	Upper limit	Z-Value	P-Value	
	Heroux 2017	0.657	0.145	2.970	-0.546	.585	
	Osborne 2007	0.137	0.005	3.630	-1.188	.235	
Random		0.500	0.127	1.966	-0.993	.321	

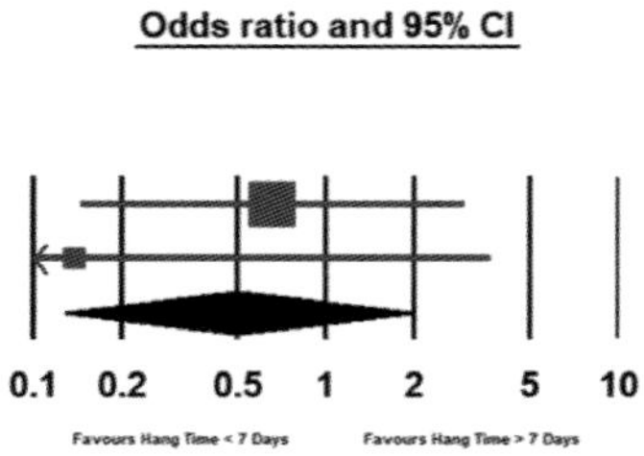

0.1　0.2　0.5　1　2　5　10
Favours Hang Time < 7 Days　　Favours Hang Time > 7 Days

附图 1 - 4　比较内镜储存时间<7 d 和≥7 d 的内镜病原微生物污染率。CI,置信区间。

微生物学监测在检测完全再处理内镜的细菌污染方面的功效是什么?[*]

推荐

- 对内镜进行常规环境微生物检测进行质量控制方法尚未确立,但对检测再处理内镜细菌污染程度是目前最公认的技术。如果考虑对完成再处理和干燥的内镜进行微生物学检测,则应使用 FDA 以及疾病控制预防中心指南规定的标准微生物学技术(有条件推荐,中等质量证据)。

现行美国标准中未建议在再处理后、储存期间或使用前对内镜进行微生物学检测。然而,一些国际组织的再处理指南建议将监测培养作为质量保证措施[81]。再处理器械中常见的非病原体环境监测可作为再处理设备污染或故障、溶液不足或人工处理失败的指标。内镜培养受到使用标准微生物培养技术时效性及产生可靠样本所需的严谨性和费用等因素干扰,因为环境污染致使致病性和非致病性微生物经常被分离。评估内镜培养结果以验证高水平消毒充分性的研究,在培养的内镜类型、培养频率、培养技术、获得的样本数量和阳性培养定义[鉴定的微生物类型(致病性与非致病性/环境),必要的菌落形成单位的数量]之间存在很大差异。此外,已知暴发的十二指肠镜传播感染的几个研究中心无法从相关十二指肠镜中培养出传播的微生物[57]。尽管十二指肠镜监测采样和培养方案的变异性仍然存在,但 FDA、CDC 和美国微生物学会最近提供了如何实现这一目标的详细指南[82]。一些美国内镜室采用了一种十二指肠镜微生物监测程序,使用"培养和检疫"过程,产生较少培养阳性的十二指肠镜,并终止了 ERCP 过程中患者间感染的传播[51,83]。尽管存在局限性,但监测微生物培养仍然是评价再处理内镜上残留污染的最可靠指标,并且这种再处理充分性评估方法,已被用于 FDA 规定的再处理充分性的评估监督研究中[82]。

已经提出了几种评估再处理充分性的替代指标,但尚未在临床实践中广泛应用[84~87]。在暴露于高水平消毒之前,检测三磷酸腺苷(ATP)残留量作为清洁充分性的潜在标志物的其中一个指标。评估 ATP 检测的研究显示,使用的市售检测器械、方法学和异常结果的阈值存在差异。在一项关于手工清洗十二指肠镜的模拟研究中,<200 的 ATP 相对光单位(3M 净痕量)已被证明与 $<6.4\ \mathrm{mg/cm^2}$ 蛋白质、$<2.2\ \mathrm{mg/cm^2}$ 血红蛋白和 $<4-\log^{[10]}$ 单位/$\mathrm{cm^2}$ 菌落形成生物负载的"清洁"基准相关[88];该阈值已在结肠镜和十二指肠镜的后续临床研究中得到验证[89]。另外,其他研究表明,<100 的较低相对光单位可能与结肠镜的充分手工清洗相关[90]。此外,与终末培养相比,手工清洗十二指肠镜后进行 ATP 检测的灵敏度和特异性分别仅为 30% 和 53%[91]。随后的系统性综述不支持在十二指肠镜监测中使用 ATP 替代细菌培养,但建议其可能是评估手工清洗充分性的有用工具[92]。此外,FDA 发布了一份声明,建议不要使用 ATP 检测作为十二指肠镜监测方法,因为没有生产方提供试纸来验证或获得 FDA 对该适应证的许可[93]。现有数据表明,手工清洗后微生物监测培养和 ATP 试验在十二指肠镜监测和评估内镜再处理充分性方面均存在局限性。因此,生物负载的 ATP 评估可能有助于高水平消毒之前和之后清洗步骤的培训、能力测试和现场监督[94~96]。

内镜的维护

在内镜维护方面,内镜室应遵循哪些政策和流程?

建议

- 内镜室应遵守内镜维护和维修的产品指南(强推荐,低质量证据)。
- 内镜室应具有跟踪设备维修和维护,以及租借设备的规章制度(强烈推荐,低质量证据）。

- 在将内镜送去进行服务/维修之前，按照接收机构的要求对设备进行再处理（强烈建议，低质量证据）。
- 设备从维修机构处送回后，在重新投入使用前，应按照产品说明对设备进行再处理（强烈建议，证据质量较低）。
- 当设备停机维修时，应建立并实施跨学科团队沟通（例如再处理人员、使用设备的临床医生）（强烈推荐，低质量证据）。

尽管对内镜进行了严谨处理，但设备最终仍需要维修，以保持最佳工作状态。使用不能正常工作的内镜或支持设备可能会影响患者或操作员的安全，并可能导致设备更严重的损坏。当内镜和/或内镜设备表现出次优性能或发现明显缺陷时，应立即停止使用，并显著标记为需要维修，直至获得临床/生物工程人员的使用许可。维修和维护记录应与内镜一同存放，以帮助机构跟踪内镜状态及其位置，以便进行维修和预防性维护。每次设备送出或归还时，均应进行记录。当设备被送去维修时，应在维护记录中记录，详细说明设备型号和序列号、提供服务的公司、送去维修的日期以及送去维修设备的原因[36]。

使用租借内镜时，内镜室应遵循哪些规范？

推荐

- 借用设备应随附详细的操作和再处理说明（强烈推荐，低质量证据）。
- 借用的内镜在首次用于患者前，应进行再处理（强烈推荐，低质量证据）。
- 如果终端用户和/或再处理工作人员不熟悉租借设备的操作或再处理过程，则由租借设备的公司出具详细的说明和服务（强烈推荐，低质量证据）。
- 租借设备与现有再处理设备和清洗/消毒剂溶液相兼容（强烈推荐，低质量证据）。
- 目视检查租借设备是否存在缺陷，并测试其功能，接收后进行再处理后再投入使用。根据要求记录租借设备的状况和再处理情况。记录的信息包括发放借用设备的公司名称；借用设备的品牌、型号和序列号；借用设备投入使用并归还的日期；使用该设备的患者（强烈推荐，低质量证据）。
- 应建立借用内镜的可追溯的机制（强烈推荐，低质量证据）。
- 所有已知的既往培养数据应与借出的内镜一起提供。如果发现借用内镜为培养阳性，则应通知生产商（强烈推荐，中等质量的证据）。

内镜室可能存在使用非其所有或租用的内镜（即租借的内镜）的情况。内镜室具有法律和伦理责任，以确保借出的内镜可安全用于接受内镜手术的患者，并在科室监管期间对其进行妥善的维护。在某些情况下，内镜工作人员可能不熟悉借用内镜的类型和生产商，因此工作人员应接受关于借用内镜的培训，重点是内镜的再处理和维护。关于借用内镜的再处理，内镜室应遵循厂家指南以及内镜室的政策和流程进行再处理。首次用于患者前，必须对借用的内镜进行再处理。此外，借用的内镜应可追踪至每个病例，确保任何传染性暴发可追溯的目的。当设备维修后返还时，应由临床/生物工程人员进行入库检查，并在维护记录中注明设备的型号和序列号、设备维修返还的日期，目视检查设备是否存在缺陷，针对手术准备时的功能性测试，以及设备是否已根据机构政策进行再处理。

内镜室感染控制领导小组

内镜室感染控制小组的基本要素是什么？

推荐

- 内镜室应具有合格的、跨学科的、多元化的领导小组，并定期召开会议（强烈推荐，中等质量证据）。

- 内镜室领导小组包括一名指定的、有资质的人员，负责感染预防计划，并在发生感染暴发时进行处理（强烈推荐，中等质量证据）。

- 如果疑似感染性或化学性因素引起暴发（即机构定义的感染控制程序），应根据标准暴发调查方案进行环境采样，该方案应遵循合适的、经验证的方法检测（强烈建议，中等质量的证据）。

- 内镜相关感染应报告给以下人员（强烈建议，低质量证据）：
  ◇ 接受手术的患者。
  ◇ 该机构负责感染控制的人员，酌情通知转诊医生和可能受影响的患者。
  ◇ 有关的公共卫生机构（根据法律或法规规定的州或当地卫生部门）。
  ◇ FDA（www.fda.gov/medwatch）通过 Medwatch 提交的医疗器械报告可以在 FDA 的生产商和使用者机构器械数据库中进行审查。
  ◇ 内镜、消毒剂/灭菌剂和 AER（如果使用）的生产商。

　　高质量和安全的内镜室要具有明确的管理架构。内镜室领导小组的主要目标是制订感染控制的政策和流程，同时能指导性改善项目以提高和维持安全感染控制标准。明确概述了管理职能和职责、责任制、政策和流程的制订、风险评估、管理和领导质量与安全改进工作，并将其概述为内镜室领导小组的关键职能[16,21,97]。领导小组应为多样化的多学科团队，包括内镜医师、内镜护士和感染预防医师，可能包括内镜室洗消人员、风险管理、主要一线内镜室工作人员和医院/组织领导。内镜室至少应该有一位有资质的人员指导感染预防计划[98]。感染控制负责人为员工编写感染控制实践教育材料，保证感染控制措施有效管理，管理内镜传播感染的暴发（如果发生），并确保感染控制工作持续改进[99,100]。

不确定部分

　　在内镜感染控制和再处理方面存在着不确定性，特别是在新技术和创新领域。内镜新技术即将问世，这可能有助于将内镜对患者造成的感染风险降至最低。与向一次性使用附件过渡类似，已经向使用一次性无菌内镜的方向发展。使用一次性内镜有诸多益处，包括消除交叉污染风险和无需再处理。FDA 已批准将一次性无菌内镜用于结肠镜[101]和 ERCP 术[102]。早期数据显示了一次性内镜的一些有前景的结果。例如，在用于解剖模型时，一次性使用十二指肠镜的性能评价和完成时间与可重复使用十二指肠镜相似，但一次性使用设备的图像质量较低[103]。在一项临床环境中，一次性使用十二指肠镜成功用于各种复杂操作，手术不良事件很少，与可重复使用内镜几乎没有差异[102]。尽管取得了这些令人鼓舞的结果，但关于经济可行性、环境影响、在广泛的操作者经验中获得相似性能结果的能力以及患者对一次性内镜的反应的问题仍然存在。沿着这些思路，监管机构对内镜诊疗中的一次性设备产生了浓厚的兴趣，如FDA 最近建议的那样，医疗机构应过渡到使用带有一次性附件（包括先端帽）的十二指肠镜，或在一次性使用十二指肠镜问世后，完全改用于一次性十二指肠镜，以降低接受内镜诊疗的患者的感染风险。附表 1-3 概述了其他需要进一步研究的内镜再处理问题[104]。

附表 1-3　软式消化内镜再处理需要进一步研究的领域

员工培训和内镜再处理技能的能力
- 培训再处理工作人员最有效的教育方式和手段是什么？
- 如何确保个人能够胜任内镜再处理工作？
- 内镜再处理人员的技能需要多久进行一次能力评估，以确保合格执行所有厂家指南的步骤，并有效降低手工清洗和高水平消毒的生物负载对数？
- 自动化、视觉辅助和技术如何保证再处理人员执行的步骤完全合规？

内镜室布局
- 内镜再处理的最佳位置是什么，是集中无菌处理部门还是由内镜室工作人员进行再处理的分散区域？

消化内镜再处理
- 与灭菌、仅重复高水平消毒或单次高水平消毒相比，同时重复手工清洗和高水平消毒的效果如何？
- 在内镜退回厂家前，允许在管道镜检查中看到哪些磨损？
- 管道镜在审核和评估再处理人员中起到什么作用？
- 内镜（特别是带抬钳器装置）在完成手工清洗步骤后，常规生物标志物检测（即三磷酸腺苷检测）的作用是什么？
- 如果对已知或疑似多重耐药菌感染的患者进行手术，应如何修改术后内镜消毒过程？
- 如果已知携带多重耐药菌的患者使用的十二指肠镜经过环氧乙烷灭菌，需要对该十二指肠镜进行哪些重复培养来确认细菌根除？
- 在美国是否有足够数量的十二指肠镜和超声内镜可用于延长与高级再处理技术相关的运转周期，如环氧乙烷灭菌、培养和检疫或重复高水平消毒？ 如果使用这些技术，从经济角度来看，对医疗机构的财务影响是什么？
- 在评估内镜再处理充分性以达到质量保证目的方面，三磷酸腺苷检测残留血液和蛋白质的准确性如何？
- 还有哪些其他标志物（例如，总有机碳）可作为评估内镜再处理的替代指标？
- 在干燥过程中使用酒精冲洗是否有助于降低内镜的污染率？
- 允许的内镜最长储存时间是多少？
- 与高水平消毒全自动内镜洗消机相比，液体化学灭菌剂处理系统的有效性和性能如何？
- 为确保内镜干燥，在内镜通道中施加压力医用空气需要多长时间？
- 高水平消毒后的内镜在患者使用或储存之前需要干燥到什么程度？
- 高水平消毒后，确认内镜干燥的最有效方法是什么？
- 内镜干燥和储存所需的最佳质量参数是什么？
- 人工智能或较新的创新在改进再处理过程中可以发挥什么作用？
- 与标准内镜相比，一次性内镜（和一次性内镜附件）的有效性和安全性是什么？ 使用这些新技术对财政和环境有什么影响？
- 有哪些其他替代方法可以有效、快速地对内镜进行消毒？
- 包含再处理其他方面（例如：手工清洗）的新 AERs 的价值和可靠性是什么？
- 具有可编程功能的设备（例如 AERs、清洗机、灭菌器）应具有锁定机制，以防止用户和生产商偏离 FDA 批准的设备使用说明参数？

内镜附件及相关设备
- 内镜检查期间使用的吸引管路和废液罐是否需要根据程序或每天更换？
- 在内镜诊疗过程中是否存在最佳和安全的二甲基硅油浓度可使用？
- 二甲基硅油对高水平消毒充分性和感染传播风险的临床影响是什么？
- 加强再处理方法是否能有效清除二甲基硅油残留？

（续表）

内镜的维护

- 内镜耐久性和寿命与感染风险之间的相关性是什么？

内镜室感染控制领导小组

- 应使用什么方法来确定内镜室感染控制主题？
- 内镜室应制订哪些方法来实施所有层次患者的医疗和服务的"感染控制文化"？
- 解决内镜再处理和内镜染控制领域的挑战和变化需要哪些领导技能和态度？

内镜再处理和冠状病毒

2019 年冠状病毒病(COVID-19)是由冠状病毒家族的新成员［严重急性呼吸综合征-冠状病毒 2 型(SARS-CoV-2)］引起的，可导致一系列症状，范围从轻度病毒性疾病至重症急性呼吸综合征。2019 年 12 月下旬，中国武汉首次报告该疾病后，COVID-19 已进展为全球大流行。SARS-COV-2 通过呼吸道飞沫和气溶胶传播。尽管尚未从粪便样本中分离到感染性病毒，但报道已证实此类样本中存在病毒 RNA[105]。因此，围绕 COVID-19 大流行期间内镜再处理、感染控制和内镜室的作用提出了几个问题。

再处理过程中，手工清洗和高水平消毒几乎可清除内镜上的所有微生物[39]。再处理过程中使用的洗涤剂可有效杀灭冠状病毒，包括 SARS-COV-2[106]。内镜诊疗过程中病毒感染的传播是罕见的，一经发现，可归因于不遵守再处理步骤。因此，在大流行期间不需要对再处理方案进行特别改变，并且已经有了一个专门解决 COVID-19 相关问题及内镜室感染控制的多学会文件[107]。

结论

软式消化内镜诊疗是治疗胃肠道、胰腺、胆道和肝脏疾病患者的一种重要诊断和治疗工具。遵守患者间消化内镜再处理指南对于其使用的安全性和成功至关重要。当遵循这些指南时，可以有效和显著地减少病原体传播，从而减少对患者的危害。然而，最近因内镜引起的感染性疾病暴发提高了对内镜室感染控制实践的认识。内镜再处理和尽可能减少内镜相关感染需要一个基于团队的多学科方法，并包括几个相互关联的关键要素，这包括员工培训和持续能力评估、高效的内镜室布局、内镜维护、内镜附件再处理以及强大的、多元化的内镜室领导小组。因此，需要严格遵守公认的再处理标准，并应加大努力、不断研究和丰富资源，以提高对再处理指南的合理性。

致谢

美国胃肠内镜学会感谢美国胃肠镜质量控制学会和执业标准委员会的所有组织和成员对标准制订的付出。

附件 1
方　法

概述

本指南由美国胃肠内镜学会（ASGE）内镜质量保证委员会工作组编写。它包含了对软式消化内镜再处理相关可用文献的系统性回顾。经过证据综合后，于 2019 年 4 月 20 日由全体委员会起草建议，并于 2019 年秋季获得内镜质量保证和实践标准委员会成员以及 ASGE 理事会的批准。

小组成员和利益冲突管理

该小组由 2 名专家成员（R. M. 和 M. S.）和具有系统综述和荟萃分析专业知识的委员会成员（N. T.）、委员会主席（L. W. D. 和 S. W.）和其他委员会成员。要求所有小组成员根据 ASGE 政策公开潜在的财务和利益冲突。（https://www.asge.org/forms/conflict-of-interest-disclosure 和 https://www.asge.org/docs/default-source/about-asge/mission-and-governance/asge-conflict-of-interest-and-disclosure-policy.pdf）

临床问题的制定

对于所有临床问题，首先确定了潜在相关的患者结局，并通过共识过程将其评定为不重要至关键。相关临床结局包括软式内镜经过各种再处理方法（如单次高水平消毒、重复高水平消毒和环氧乙烷灭菌）后的微生物污染总体发生率。此外，还评估了软式内镜的不同内镜储存时间的微生物污染率以及微生物学监测和试验在确定再处理后持续微生物污染中的作用。

文献检索和研究选择标准

使用各种再处理方法对内镜微生物污染的总体发生率、不同内镜储存时间的内镜微生物污染发生率以及微生物学试验在确定再处理后内镜持续微生物污染中的作用进行了单独的文献检索。一名医学图书管理员从 1960 年至 2018 年 3 月 31 日在以下数据库中进行了全面的文献检索：Ovid MEDLINE（R）Epub Ahead of Print、in-Process&Other Non-Indexed Citations、Ovid MEDLINE（R）Daily、Ovid MEDLINE 和 Versions（R）；EMBASE（Elsevier）；Wiley Cochrane Library。使用了文本词和主题词的组合，包括内镜、胃肠道和设备污染或设备重复使用或灭菌或二甲基硅油或发光测量或生物膜或三磷酸腺苷或质量控制。检索仅限于排除动物研究的英文文献。没有日期限制。除 2016 年之前发表的评论、社论、信件、笔记、病例报道和会议摘要外，纳入了所有文章类型。文献检索获得了 770 篇引文。

对于每种处理方式，都进行了对现有的系统综述和荟萃分析进行了文献检索。如果未确定，则使用系统综述和荟萃分析标准的首选报告条目的建议进行完整的系统综述和荟萃分析

(如可能)。将引文导入 EndNote(Thompson Reuters,Philadelphia,Pa,USA),并删除重复文献。首先通过标题和摘要筛选研究,然后通过全文筛选,所有冲突均以协商一致的方式解决。

数据提取和统计分析

如果荟萃分析需要提取数据,由 2 名独立审查者使用 Microsoft Excel(Microsoft Corporation,Redmond,Wash,USA)提取数据。效果的主要估计值基于先验确定的关注结果。对于直接比较有限或没有直接比较结果,使用间接比较来估计效应的大小和方向。使用 I2 和 Q 统计量评估异质性。显著异质性定义为 I2>50% 和 Q 统计学上显著 P 值(<.05)。如果检测到显著异质性,则使用随机效应模型。否则,使用固定效应模型。根据研究的规模对其进行加权。假设每个结局异质性的先验来源,并在敏感性分析中解决(如适用)。使用漏斗图和经典故障安全图评估发表偏倚。使用 Comprehensive Meta Analysis V3(Biostat Inc,Englewood,NJ,USA)进行统计分析。

证据的确定性(证据质量)

针对以下领域的目标结果的每个效应评估证据主体确定性(也称为证据质量或估计效应的置信度):偏倚风险、精确度、效应估计值的一致性和大小、证据的直接性,发表偏倚风险、存在剂量效应关系和残余混杂效应的评估。

制订中建议的考虑因素

在一次面对面会议期间,专家小组根据以下内容提出了建议:证据的确定性、比较管理选项的利弊平衡、与决策相关的价值和偏好的假设以及资源利用的现有数据和成本效益。建议评估、开发和评价建议(包括方向和强度)的非分级的最终措辞、评论和资格使用补充表 1,109 中强调的标准以协商一致的方式决定(可在线获取:www.giejournal.org)并得到小组所有成员的批准。个体建议的强度是基于证据的综合质量和预期受益和损害的评估。较弱的建议用短语表示,如"我们推荐",而较强的建议用"我们建议"表示。使用建议评估、开发和评价方法分级解决的临床问题的建议标记为"强"或"有条件",并描述支持性证据的质量(极低、低、中、高)。补充表 2(可在 www.giejournal.org 在线获取)提供了患者、临床医生和医疗政策制订者对强有力和有条件的推荐的解释。

附件 2
内镜室布局

内镜再处理的最佳内镜室布局和流程是什么?

推荐

- 再处理设备的设计应关注人员、内镜和设备的转运流向,以避免污染器械和再处理器械之间的污染(强烈推荐,低质量证据)。

- 内镜再处理(除了紧急预清洗/使用点处理)不在患者治疗区域进行,因为患者有可能接触到被污染的表面和器械(强烈推荐,低质量证据)。
- 有单独区域用于存放人工清洗和消毒设备以及干燥和储存清洁内镜的设备(强推荐,低质量证据)。
- 使用和消毒内镜的设施的设计要为医务工作者和患者提供安全的环境(强烈推荐,中等质量的证据)。
- 配备洗眼设施,可供使用腐蚀性化学品的再处理工作人员使用(强烈推荐,低质量证据)。
- 洗眼设施应放在用于清洗或浸泡受污染的内镜水槽附近(强烈推荐,低质量证据)。
- 使用空气交换设备(例如通风系统和通风柜)以尽量减少人员暴露于潜在有害气体环境中。最低有害气体浓度不应超过允许限值(例如,美国政府工业卫生委员会、职业安全和健康管理局所定的标准)(强烈推荐,中等质量证据)。

精心设计的内镜室可最大限度地提高效率,改善工作流程,确保安全的工作条件,并增强患者和工作人员的体验。需要单独的专用房间,用于内镜的人工清洗(即去污或"污染"室)和消毒(即再处理或"洁净"室),并且应该彼此靠近。这些房间的尺寸和所需元件符合美国建筑师研究所和美国卫生部医院和医疗保健机构设计和建设指南[110],并符合特定的联邦、州和当地监管机构以及适当的医疗保健认证团体的要求[111,112]。确保有足够的空间高效、安全地完成每个房间内的任务(即充足的照明、适当的通风、必要的管道和电气支持),并有必要的设备和附件考虑进这些房间的布局。鉴于再处理内镜的工作量大和重复性强,应考虑人体工学设计以及这些领域内使用的安全工程实践。再处理区的预期工作量可能会影响设备决策;例如,提倡将自动内镜再处理装置与手术室的比例设定为 1.5∶2∶1,以确保内镜室有效运行[113]。再处理完成后,将内镜储存在单独的安全空间中。最后,内镜室的布局应允许患者和工作人员单向或环形流动,目标是尽量减少员工的走动[113,114]。

内镜附件及相关设备

用于注气、注水、吸引管和负压罐的管路的更换频率是多少?

推荐

- 灌洗/冲洗系统中使用的防回流阀需要在每次流程后进行更换/再处理,而灌流管可以每天更换(强烈推荐,低质量证据)。
- 负压吸引管和废液罐的更换间隔仍不完全清楚,但至少应每天更换(强烈推荐,证据质量低)。

尚缺乏内镜附件(即阀、冲洗和吸引管以及废液罐)每次手术和每天更换的安全性或潜在风险相关的数据,并且大多数指南均未解决该问题。美国食品药品监督管理局已经提供了关于冲洗系统中使用的回流阀再处理的指南(例如,预期用于防止近端冲洗系统被患者回流的液体污染的阀)。[115]建议最远端设备(例如,患者和防回流阀之间的冲洗系统组件,包括防回流阀)在重复使用前需要更换或再处理。另一方面,近端设备(例如,水瓶和防回流阀之间的冲洗系统组件,不包括防回流阀)可在 1 天内用于多名患者。这意味着需要在每次流程后更换防回流阀,但是可以每天更换注水瓶。但是,由于吸引阀打开时允许双向流动,吸引管和废液罐的更换间隔仍未完全解决,但至少应每天更换。

内镜诊疗过程中使用的注水瓶是否需要装满无菌水?

推荐

- 注水瓶(用于清洗内镜的镜头和在手术过程中冲洗)每天进行高水平消毒或根据厂家说明进行灭菌(或每天更换)(强烈推荐,低质量证据)。
- 对于预计会穿透黏膜的内镜手术(例如经口内镜下肌切开术、内镜下坏死组织切除术、介入性 EUS),应使用无菌水(强烈推荐,低质量证据)。
- 内镜室应根据厂家说明要求或对用于内镜诊疗中注水瓶中使用的水类型进行使用。无厂家说明的,内镜室应使用无菌还是清洁自来水的标准内镜检查(例如 EGD 和结肠镜检查)进行风险评估,在此情况下,黏膜不会穿透或预期不会发生(强烈推荐,低质量证据)。

关于内镜诊疗过程中注水瓶的使用出现了几个问题。首先,注水瓶(用于清洗内镜镜头和在手术过程中的冲洗)应该是高水平消毒/灭菌的,或者至少每天按照生产商的使用说明书更换。特别是当消化内镜生产商建议应使用无菌水清洗内镜镜头,并在某些情况下用于冲洗[32,33,38]。其次,关于内镜诊疗过程中注水瓶应使用的水类型存在争议。当使用自来水或无菌水时,水瓶内细菌生长或相关临床不良事件的风险未增加[116,117]。此外,一些作者主张在胃肠道非无菌区域使用自来水进行内镜手术可能是适当的;这种方法的论点指出,接受内镜检查的患者在手术前后饮用自来水,没有发生不良事件,而自来水中可能发现的病原体,在某些情况之外,并不一定会引起疾病[118]。这些有限的数据表明,在某些情况下,内镜诊疗期间使用自来水可能是安全的,并且可能具有成本效益。同时,在某些临床情况下适合使用无菌水。例如,建议接受手术的免疫抑制患者(例如肝移植患者)在注水瓶中使用无菌水,因为这样的做法会减少水源性医疗保健相关的定植/感染。同时,改善水质与预防抗生素耐药菌的传播相关。总之,尽管在某些内镜手术中在注水瓶中使用自来水可能是安全的,但考虑到在某些患者中可能有害,应将无菌水视为内镜手术中注水瓶中使用的主要水源,尤其是在预期在非无菌区域进行内镜诊疗或预期突破黏膜的情况下[15,16,20,32,33,37,38]。

在接受内镜诊疗的患者中,使用二甲基硅油(在注水瓶中或通过内镜工作通道)是否会影响内镜的再处理?

推荐

- 内镜室应根据厂家说明在注水瓶和冲洗装置中添加二甲基硅油,包括使用二甲基硅油后内镜的清洗和消毒(强烈推荐,中等质量证据)。

建议

如果要求使用二甲基硅油,则使用最低浓度和所需的最小体积(即 0.5% 或更低)。此外,当在内镜诊疗过程中使用二甲基硅油时,应通过内镜工作通道给药(有条件推荐,中等质量的证据)。

在内镜诊疗过程中使用二甲基硅油和其他消泡剂引起了人们的关注。在水瓶中加入二甲基硅油或通过内镜工作通道给药被认为可减少内镜诊疗过程中观察到的气泡,从而改善胃肠道内的黏膜可视化[121,122]。然而,有数据表明,尽管进行了充分的高水平消毒,二甲硅油液滴仍可能存在于内镜工作通道[123]或诊疗过程中使用的喷水装置中[124];这些发现引起了人们对其可能对患者造成的感染风险的担忧。两个因素影响二甲基硅油在内镜工作通道内的持久性:使用的二甲基硅油浓度和给药方式。使用较低的二甲基硅油浓度(.5%)与单独使用无菌水无差异。直到使用更高浓度的二甲基硅油,在工作通道内液滴可视化方面才会出现明显差异,然而如果内镜接受双重再处理,该观察结果消失。此外,二甲基硅油的给药方式起着重要作用。与仅通过工作通道冲洗的二甲基硅油相比,通过注水瓶/冲洗喷射通道输送二甲基硅油的内镜中检测到更多的液滴。[125]因此,协会和内镜生产商提出了许多建议,从不鼓励在内镜检查过程中使用任何二甲基硅油到在诊疗过程中,必要时使用尽可能低的浓度。

内镜附件的再处理

内镜附件和设备再处理应考虑哪些因素?

推荐

- 对突破黏膜屏障的可重复使用内镜附件(例如活检钳或其他切割器械),在每次患者使用之间进行机械清洗,然后灭菌(强烈推荐,低质量证据)。
- 除非符合 FDA 机构要求的一次性使用器械再处理指南,否则不对一次性使用器械进行再处理(强烈建议,证据质量低)。
- 非内镜设备、器械和附件的再处理符合产品指南(强烈推荐,低质量证据)。

内镜室内附件/设备的作用在接受内镜诊疗的患者中起着至关重要的作用,并有助于帮助诊断和治疗许多消化道疾病。在内镜诊疗过程中使用一次性附件/设备的趋势和建议越来越多。该方法的几个优点包括有助于防止患者和工作人员的交叉污染,减少再处理过程中的工作人员损伤,并确保每次使用时附件/设备的功能正常。使用时,一次性内镜附件/设备应在手术后立即丢弃,不得再处理[2,16,20,32,33,38,69]。部分内镜附件/设备被定义为可重复使用,应根据生产商的使用说明书进行再处理/灭菌。

认可的组织

最初的 2003 年、2011 年和 2016 年立场声明得到了以下合作组织的认可。本指南2018/2019 更新报告最初由美国胃肠内镜学会内镜检查质量保证委员会的一个小组委员会和实践标准委员会的成员起草。此后,吸纳了认可组织的重要意见,并被重新分配以达成共识。它已经获得了以下组织的认可,这些组织致力于协助 FDA、同等的国际机构和生产商解决消化道器械再处理中的关键感染控制问题:

2003 年认可组织:美国胃肠内镜学会、美国医疗保健流行病学学会、医疗保健组织认证联合委员会、美国胃肠病学院、美国胃肠病学会、美国结肠和直肠外科医生学会、美国胃肠内镜外科医生学会,胃肠病学护士学会和协会、围手术期注册护士协会、感染控制和流行病学专业协会和联邦门诊外科协会。

2011 年认可组织:美国胃肠内镜学会、美国医疗保健流行病学学会、美国胃肠病学会、美国胃肠病学会、美国结直肠外科医师学会、门诊医疗保健认可协会、围手术期注册护士协会、感染控制和流行病学专业协会、联合委员会、美国胃肠和内镜外科医生学会、胃肠病学护士学会和协会。

2016 年认可组织：美国胃肠内镜学会、美国胃肠病学会、美国胃肠病学会、美国结肠和直肠外科医生学会、感染控制和流行病学专业人员协会、美国医疗保健流行病学学会，美国胃肠和内镜外科医师学会，胃肠病学护士学会。

不足

使用者应始终参考 FDA 许可的标签和生产商的器械指定再处理指南说明。认证机构通常会根据本指南对绩效进行调查。在极少数情况下，FDA 许可的标签声明和/或生产商指南可能落后于不断更新的数据或依赖于与安全、但有效的医疗保健无关的极端假设或安全阈值。如果通过几项设计良好的科学研究证明替代实践是最佳的，并得到多个专业协会的认可，则可以考虑由一个组织使用[126]。

附表 1-4　证据质量评估、制订与评价等级

证据类别	解　释	定　义
高	非常确信真实的效应值接近效应估计值	进一步研究也不可能改变该疗效评估结果的可信度
中	对效应的估计值有中等程度的信心；真实值很可能接近估计值，但仍存在二者很不相同的可能性	进一步研究可能会影响该疗效评估结果的可信度，并可能改变该评估结果。
低	对效应估计值的确信程度有限；真实值可能与估计值存在显著差异	进一步的研究极有可能影响该疗效评估结果的可信度，且该评估结果很可能改变
极低	对效应的估计值几乎没有信心；真实值很可能与估计值大不相同	任何疗效评估结果都非常不确定

附表 1-5　使用建议分级评估、制订与评价体系证据强度的解释

对下列各项的影响	强　推　荐	弱　推　荐
患者	在这种情况下，多数患者会采纳推荐方案，只有少数不会	在这种情况下，绝大多数患者会采纳推荐方案，但仍有不少患者不采用
临床医生	多数患者应接受该推荐方案	应该认识到不同患者有各自审核的方案，帮助每个患者作出体现个人价值观和意愿的决定
决策者	该推荐方案在大多数情况下会被采纳为政策	制订政策需要实质性讨论，并需要众多利益相关者参与

参考文献

[1] Zauber AG, Winawer SJ, O'Brien MJ, et al. Colonoscopic polypectomy and long-term prevention of colorectal-cancer deaths [J]. N Engl J Med, 2012,366: 687—696.

[2] ASGE Quality Assurance in Endoscopy Committee, Calderwood AH, Day LW, et al. ASGE guideline for infection

control during GI endoscopy [J]. Gastrointest Endosc, 2018,87: 1167—1179.

[3] Kovaleva J, Peters FT, van der Mei HC, et al. Transmission of infection by flexible gastrointestinal endoscopy and bronchoscopy [J]. Clin Micro-biol Rev, 2013,26: 231—254.

[4] Spach DH, Silverstein FE, Stamm WE. Transmission of infection by gastrointestinal endoscopy and bronchoscopy [J]. Ann Intern Med, 1993,118: 117—128.

[5] Nelson DB, Muscarella LF. Current issues in endoscope reprocessing and infection control during gastrointestinal endoscopy [J]. World J Gastroenterol, 2006,12: 3953—3964.

[6] Epstein L, Hunter JC, Arwady MA, et al. New Delhi metallo-beta-lactamase-producing carbapenem-resistant Escherichia coli associated with exposure to duodenoscopes. JAMA, 2014,312: 1447—1455.

[7] Dirlam Langlay AM, Ofstead CL, Mueller NJ, et al. Reported gastrointestinal endoscope reprocessing lapses: the tip of the iceberg [J]. Am J Infect Control, 2013,41: 1188—1194.

[8] Moses FM, Lee JS. Current GI endoscope disinfection and QA practices [J]. Dig Dis Sci, 2004,49: 1791—1797.

[9] Ofstead CL, Wetzler HP, Snyder AK, et al. Endoscope reprocessing methods: a prospective study on the impact of human factors and automation [J]. Gastroenterol Nurs, 2010,33: 304—311.

[10] Naas T, Cuzon G, Babics A, et al. Endoscopy-associated transmission of carbapenem-resistant Klebsiella pneumoniae producing KPC－2 beta-lactamase [J]. J Antimicrob Chemother, 2010,65: 1305—1306.

[11] Carbonne A, Thiolet JM, Fournier S, et al. Control of a multi-hospital outbreak of KPC-producing Klebsiella pneumoniae type 2 in France, September to October 2009[J]. Euro Surveill, 2010,1548: 19734.

[12] Aumeran C, Poincloux L, Souweine B, et al. Multidrug-resistant Klebsiella pneumoniae outbreak after endoscopic retrograde cholangiopan-creatography [J]. Endoscopy, 2010,42: 895—899.

[13] Bajolet O, Ciocan D, Vallet C, et al. Gastroscopy-associated transmission of extended-spectrum beta-lactamase-producing Pseudomonas aeruginosa [J]. J Hosp Infect, 2013,83: 341—343.

[14] Robertson P, Smith A, Anderson M, et al. Transmission of Salmonella enteritidis after endoscopic retrograde cholangiopancreatography because of inadequate endoscope decontamination [J]. Am J Infect Control, 2017,45: 440—442.

[15] Reddick E. Investigation of salmonellosis outbreak following a hospital endoscopy: a public health case study [J]. Can J Infect Control, 2017,32: 156—159.

[16] Ofstead CL, Heymann OL, Quick MR, et al. Residual moisture and waterborne pathogens inside flexible endoscopes: evidence from a multisite study of endoscope drying effectiveness [J]. Am J Infect Control, 2018,46: 689—696.

[17] Van Wicklin SA, Conner R, Spry C, et al. Guideline for perioperative practice: flexible endoscopes [Z]. Available at: https://preview. ornguidelines. org/guidelines/content? sectionidZ173735349&-viewZ book. Accessed August 19,2019.

[18] Beilenhoff U, Biering H, Blum R, et al. Reprocessing of flexible endoscopes and endoscopic accessories used in gastrointestinal endoscopy: position statement of the European Society of Gastrointestinal Endoscopy (ESGE) and European Society of Gastroenterology Nurses and Associates (ESGENA) update 2018 [J]. Endoscopy, 2018,50: 1205—1234.

[19] Donlan RM. Biofilm formation: a clinically relevant microbiological process [J]. Clin Infect Dis, 2001, 8: 1387—1392.

[20] Alfa MJ, Singh H. Impact of wet storage and other factors on biofilm formation and contamination of patient-ready endoscopes: a narra-tive review [J]. Gastrointest Endosc, 2020,91: 236—247.

[21] Brown V, Maragakis LL, et al. Essential elements of a reprocessing pro-gram for flexible endoscopesdrecommendations of the Healthcare Infection Control Practices Advisory Committee [Z]. Available at: https://www. cdc. gov/hicpac/pdf/flexible-endoscope-reprocessing. pdf. Accessed on August 3,2019.

[22] Loyola M, Susan Bocian S, et al, Society of Gastroenterology Nurses and Associates. Management of endoscopic accessories and water and irrigation bottles in the gastroenterology setting [Z]. Available at: https://www. sgna. org/Portals/0/Management Endoscopic Accessories Valves Water Irrigation bottles. pdf? verZ2018-08-20-141307-367. Accessed August 3,2019.

[23] Kovaleva J. Infectious complications in gastrointestinal endoscopy and their prevention [J]. Best Pract Res Clin Gastroenterol, 2016,30: 689—704.

[24] Ofstead CL, Wetzler HP, Heymann OL, et al. Longitudinal assessment of reprocessing effectiveness for colonoscopes and gastroscopes: results of visual inspections, biochemical markers, and microbial cul-tures [J]. Am J Infect Control, 2017,45: e26—e33.

[25] Thaker AM, Kim S, Sedarat A, et al. Inspection of endoscope instru-ment channels after reprocessing using a prototype borescope [J]. Gastrointest Endosc, 2018,88: 612—619.

[26] Barakat MT, Girotra M, Huang RJ, et al. Scoping the scope: endoscopic evaluation of endoscope working channels with a new high-resolution inspection endoscope (with video) [J]. Gastrointest Endosc, 2018,88: 601—611.

[27] U. S. Food and Drug Administration. Reprocessing medical devices in health care settings: validation methods and labeling guidance for industry and Food and Drug Administration staff. March 17,2015[Z]. Available at: http://

www. fda. gov/downloads/MedicalDevices/Device RegulationandGuidance/GuidanceDocuments/UCM253010. pdf. Accessed August 4,2019.

[28] Taylor AJD, Everts R, Cowen A, et al, eds. Infection control in gastro-intestinal endoscopy, 3rd ed. Gastroenterological Society of Australia. Victoria, Australia: Australia Gastrointestinal Endoscopy Association, and Gastroenterological Nurses College of Australia, 2010[Z]. Available at: https://www. gesa. org. au/public/13/files/Clinical%20Updates%20and%20Guidelines/Infection_Control_in_Endoscopy_Guidelines_2010. pdf. Accessed August 4,2019.

[29] U. S. Food and Drug Administration. Supplemental measures to enhance duodenoscope reprocessing: FDA safety communication. August 4, 2015 [Z]. Available at: http://www. fda. gov/MedicalDevices/Safety/AlertsandNotices/ucm454766. htm. Accessed August 4,2019.

[30] U. S. Food and Drug Administration. The FDA provides interim results of duodenoscope reprocessing studies conducted in real-world settings: FDA safety communication [Z]. Available at: https://www. fda. gov/medical-devices/safety-communications/fda-provides-interim-results-duodenoscope-reprocessing-studies-conducted-real-world-settings-fda. Accessed August 3,2019.

[31] U. S. Food and Drug Administration. The fda continues to remind fa-cilities of the importance of following duodenoscope reprocessing instructions: FDA safety communication [Z]. Available at: https://www. fda. gov/medical-devices/safety-communications/fda-continues-remind-facilities-importance-following-duodenoscope-reprocessing-instructions-fda. Accessed August 4,2019.

[32] Thaker AM, Muthusamy VR, Sedarat A, et al. Duodenoscope reprocessing practice patterns in U. S. endoscopy centers: a survey study. Gastrointest Endosc, 2018,88: 316—322.

[33] Snyder GM, Wright SB, Smithey A, et al. Randomized comparison of 3 high-level disinfection and sterilization procedures for duodenoscopes [J]. Gastroenterology, 2017,153: 1018—1125.

[34] Bartles RL, Leggett JE, Hove S, et al. A randomized trial of single versus double high-level disinfection of duodenoscopes and linear echoendoscopes using standard automated reprocessing [J]. Gastroint-est Endosc, 2018,88: 306—313.

[35] Ross AS, Baliga C, Verma P, et al. A quarantine process for the resolution of duodenoscope-associated transmission of multidrug-resistant Escherichia coli [J]. Gastrointest Endosc, 2015,82: 477—483.

[36] Rex DK, Sieber M, Lehman GA, et al. A double-reprocessing high-level disinfection protocol does not eliminate positive cultures from the elevators of duodenoscopes [J]. Endoscopy, 2018,50: 588—596.

[37] Muscarella LF. Use of ethylene-oxide gas sterilisation to terminate multidrug-resistant bacterial outbreaks linked to duodenoscopes [J]. BMJ Open Gastroenterol, 2019,6: e000282.

[38] Centers for Disease Control and Prevention. Notes from the field: New Delhi metallo-beta-lactamase-producing Escherichia coli associated with endoscopic retrograde cholangiopancreatography illinois, 2013[J]. MMWR Morb Mortal Wkly Rep, 2014,62: 1051.

[39] Naryzhny I, Silas D, Chi K. Impact of ethylene oxide gas sterilization of duodenoscopes after a carbapenem-resistant Enterobacteriaceae outbreak [J]. Gastrointest Endosc, 2016,84: 259—262.

[40] Humphries RM, Yang S, Kim S, et al. Duodenoscope-related outbreak of a carbapenem-resistant Klebsiella pneumoniae identified using advanced molecular diagnostics [J]. Clin Infect Dis, 2017,65: 1159—1166.

[41] Rubin ZA, Kim S, Thaker AM, et al. Safely reprocessing duodenoscopes: current evidence and future directions [J]. Lancet Gastroenterol Hepatol, 2018,3: 499—508.

[42] Mehta AC, Muscarella LF. Bronchoscope-related "superbug" infections [J]. Chest, 2020,157: 454—469.

[43] Alipour N, Karagoz A, Taner A, et al. Outbreak of hospital infection from biofilm-embedded pan drug-resistant Pseudomonas aeroginosa, due to a contaminated bronchoscope [J]. J Prev Med (Wilmington), 2017,2.

[44] Allen JI, Allen MO, Olson MM, et al. Pseudomonas infection of the biliary system resulting from use of a contaminated endoscope [J]. Gastroenterology, 1987,92: 759—763.

[45] Moayyedi P, Lynch D, Axon A. Pseudomonas and endoscopy. Endoscopy, 1994,26: 554—558.

[46] Muscarella LF. Inconsistencies in endoscope-reprocessing and infection-control guidelines: the importance of endoscope drying [J]. Am J Gastroenterol, 2006,101: 2147—2154.

[47] Alfa MJ, Sitter DL. In-hospital evaluation of contamination of duodenoscopes: a quantitative assessment of the effect of drying [J]. J Hosp Infect, 1991,19: 89—98.

[48] Kovaleva J. Endoscope drying and its pitfalls [J]. J Hosp Infect, 2017,97: 319—328.

[49] Barakat MT, Huang RJ, Banerjee S. Comparison of automated and manual drying in the elimination of residual endoscope working channel fluid after reprocessing (with video) [J]. Gastrointest Endosc, 2019,89: 124—132.

[50] Perumpail RB, Marya NB, McGinty BL, et al. Endoscope reprocessing: comparison of drying effectiveness and microbial levels with an auto-mated drying and storage cabinet with forced filtered air and a standard storage cabinet [J]. Am J Infect Control, 2019,47: 1083—1089.

[51] Grandval P, Hautefeuille G, Marchetti B, et al. Evaluation of a storage cabinet for heat-sensitive endoscopes in a clinical setting [J]. J Hosp Infect, 2013,84: 71—76.

[52] Pineau L，Villard E，Duc DL，et al. Endoscope drying/storage cabinet：interest and efficacy [J]. J Hosp Infect，2008，68：59—65.

[53] Miles C，Allison MC，Bradley CR，Griffiths H，et al. BSG guidance for decontamination of equipment for gastrointestinal endoscopy. The report of a Working Party of the British Society of Gastroenterology Endoscopy Committee（Revised November 2016）[Z]. Available at：https://www. bsg. org. uk/wp-content/uploads/2019/ 12/Guidance-for-Decontamination-of-Equipment-for-Gastrointestinal-Endoscopy_-2017-Edition-3. pdf. Accessed August 4，2019.

[54] Professional standard handbook cleaning and disinfection flexible endoscopes version 4. 1，2017. Available at：https://www. infectiepreventieopleidingen. nl/downloads/SFERDHandbook4_1. pdf. Accessed on August 4，2019.

[55] Gavalda L，Olmo AR，Hernandez R，et al. Microbiological monitoring of flexible bronchoscopes after high-level disinfection and flushing channels with alcohol：results and costs [J]. Respir Med，2015，109：1079—1085.

[56] Brock AS，Steed LL，Freeman J，et al. Endoscope storage time：assessment of microbial colonization up to 21 days after reprocessing [J]. Gastrointest Endosc，2015，81：1150—1154.

[57] Saliou P，Cholet F，Jezequel J，et al. The use of channel-purge storage for gastrointestinal endoscopes reduces microbial contamination [J]. Infect Control Hosp Epidemiol，2015，36：1100—1102.

[58] Heroux R，Sheppard M，Wright SB，et al. Duodenoscope hang time does not correlate with risk of bacterial contamination [J]. Am J Infect Control，2017，45：360—364.

[59] Ingram J，Gaines P，Kite R，et al. Evaluation of medically significant bacteria in colonoscopes after 8 weeks of shelf life in open air storage [J]. Gastroenterol Nurs，2013，36：106—111.

[60] Mallette KI，Pieroni P，Dhalla SS. Bacterial presence on flexible endoscopes vs time since disinfection [J]. World J Gastrointest Endosc，2018，10：51—55.

[61] Osborne S，Reynolds S，George N，et al. Challenging endoscopy reprocessing guidelines：a prospective study investigating the safe shelf life of flexible endoscopes in a tertiary gastroenterology unit [J]. Endos-copy，2007，39：825—830.

[62] Rejchrt S，Cermak P，Pavlatova L，et al. Bacteriologic testing of endoscopes after high-level disinfection [J]. Gastrointest Endosc，2004，60：76—78.

[63] Riley RG，Beanland CJ，Polglase AL. Extending the shelf-life of decontaminated flexible colonoscopes [J]. J Gastroenterol Hepatol，2003，18：1004—1005.

[64] Scanlon P，Flaherty K，Reilly EA，et al. Association between storage in-terval and contamination of reprocessed flexible endoscopes in a pediatric gastrointestinal procedural unit [J]. Infect Control Hosp Epidemiol，2017，38：131—135.

[65] Beilenhoff U，Biering H，Blum R，et al. Prevention of multidrug-resistant infections from contaminated duodenoscopes：position statement of the European Society of Gastrointestinal Endoscopy（ESGE）and European Society of Gastroenterology Nurses and Associates（ESGENA）[J]. Endoscopy，2017，49：1098—1106.

[66] U. S. Food and Drug Administration. The FDA provides interim results of duodenoscope reprocessing studies conducted in real-world settings：FDA safety communication [Z]. Available at：https://www. fda. gov/medical-devices/safety-communications/fda-provides-interim-results-duodenoscope-reprocessing-studies-conducted-real-world-settings-fda. Accessed August 3，2019.

[67] Higa JT，Choe J，Tombs D，et al. Optimizing duodenoscope reprocessing：rigorous assessment of a culture and quarantine protocol [J]. Gastrointest Endosc，2018，88：223—229.

[68] Alfa MJ，Olson N，Murray BL. Comparison of clinically relevant benchmarks and channel sampling methods used to assess manual cleaning compliance for flexible gastrointestinal endoscopes [J]. Am J Infect Control，2014，42：e1—e5.

[69] ASGE Technology Committee，Komanduri S，Abu Dayyeh BK，et al. Technologies for monitoring the quality of endoscope reprocessing [J]. Gastrointest Endosc，2014，80：369—373.

[70] Obee PC，Griffith CJ，Cooper RA，et al. Real-time monitoring in managing the decontamination of flexible gastrointestinal endoscopes [J]. Am J Infect Control，2005，33：202—206.

[71] Hansen D，Benner D，Hilgenhoner M，et al. ATP measurement as method to monitor the quality of reprocessing flexible endoscopes [J]. Ger Med Sci，2004，Apr 26，2：Doc04.

[72] Alfa MJ，Fatima I，Olson N. Validation of adenosine triphosphate to audit manual cleaning of flexible endoscope channels [J]. Am J Infect Control，2013，41：245—248.

[73] Alfa MJ，Fatima I，Olson N. The adenosine triphosphate test is a rapid and reliable audit tool to assess manual cleaning adequacy of flexible endoscope channels [J]. Am J Infect Control，2013，41：249—253.

[74] Alfa MJ，Olson N. Simulated-use validation of a sponge ATP method for determining the adequacy of manual cleaning of endoscope channels [J]. BMC Res Notes，2016，9：258.

[75] Visrodia K，Hanada Y，Pennington KM，et al. Duodenoscope reprocessing surveillance with adenosine triphosphate testing and terminal cultures：a clinical pilot study [J]. Gastrointest Endosc，2017，86：18016—18018.

[76] Olafsdottir LB，Whelan J，Snyder GM. A systematic review of adenosine triphosphate as a surrogate for bacterial

contamination of duodenoscopes used for endoscopic retrograde cholangiopancreatography [J]. Am J Infect Control，2018,46：697—705.

[77] U. S. Food and Drug Administration. FDA recommends health care facilities and manufacturers begin transitioning to duodenoscopes with disposable components to reduce risk of patient infection [Z]. Available at：https：//www. fda. gov/news-events/press-announcements/fda-recommends-health-care-facilities-and-manufacturers-begin-transitioning-duodenoscopes-disposable. Accessed September 16,2019.

[78] Quan E，Mahmood R，Naik A，et al. Use of adenosine triphosphate to audit reprocessing of flexible endoscopes with an elevator mechanism [J]. Am J Infect Control，2018,46：1272—1277.

[79] Gillespie E，Sievert W，Swan M，et al. Adenosine triphosphate biolumi-nescence to validate decontamination of endoscopes [J]. J Hosp Infect，2017,97：353—356.

[80] Sethi S，Huang RJ，Barakat MT，et al. Adenosine triphosphate bioluminescence for bacteriologic surveillance and reprocessing strategies for minimizing risk of infection transmission by duodenoscopes [J]. Gastrointest Endosc，2017，85：1180—1187.

[81] Carrico RM，Pugliese G，Yokoe DS，et al. Core infection prevention and control practices for safe healthcare delivery in all settingsdrecom-mendations of the HICPAC [Z]. Available at：https://www. cdc. gov/hicpac/recommendations/core-practices. html. Accessed on August 4,2019.

[82] Center for Disease Control and Prevention. CDC guide to infection prevention for outpatient settings：minimum expectations for safe care [Z]. Available at：https://www. cdc. gov/infectioncontrol/pdf/outpatient/guide. pdf. Accessed August 4,2019.

[83] Damschroder LJ，Banaszak-Holl J，Kowalski CP，et al. The role of the champion in infection prevention：results from a multisite qualitative study. Qual Saf Health Care 2009,18：434—440.

[84] Zavalkoff S，Korah N，Quach C. Presence of a physician safety champion is associated with a reduction in urinary catheter utilization in the pediatric intensive care unit [J]. PLoS One，2015,10：e0144222.

[85] Gluck N，Melhem A，Halpern Z，et al. A novel self-propelled disposable colonoscope is effective for colonoscopy in humans（with video）[J]. Gastrointest Endosc，2016,83：998—1004.

[86] Muthusamy VR，Bruno MJ，Kozarek RA，et al. Clinical evaluation of a single-use duodenoscope for endoscopic retrograde cholangiopan-creatography [J]. Clin Gastroenterol Hepatol，2019,18：2108—2117.

[87] Ross AS，Bruno MJ，Kozarek RA，et al. Novel single-use duodenoscope compared with 3 models of reusable duodenoscopes for ERCP：a randomized bench-model comparison [J]. Gastrointest Endosc，2020,91：396—403.

[88] U. S. Food and Drug Administration. FDA recommends health care facilities and manufacturers begin transitioning to duodenoscopes with disposable components to reduce risk of patient infection [Z]. Avail-able at：https://www. fda. gov/news-events/press-announcements/fda-recommends-health-care-facilities-and-manufacturers-begin-transitioning-duodenoscopes-disposable. Accessed September 16,2019.

[89] Xiao F，Tang M，Zheng X，et al. Evidence for gastrointestinal infection of SARS－CoV－2[J]. Gastroenterology，2020,158：1831—1833.

[90] Kampf G，Todt D，Pfaender S，et al. Persistence of coronaviruses on inanimate surfaces and their inactivation with biocidal agents [J]. J Hosp Infect，2020,104：246—251.

[91] Management of endoscopes er，and storage areas during the COVID－19 Pandemic [Z]. Available at：https://www. asge. org/docs/default-source/default-document-library/gi-society-management-of-endoscope-fleet. pdf? sfvrsnZe 488e52_2. Accessed May 18,2020.

[92] Occupational Safety and Health Administration. Hazard communica-tion standard，29 CFR 1910. 1200[Z]. Available at：https://www. osha. gov/Publications/OSHA3514. html. Accessed September 16,2019.

[93] Guyatt G，Oxman AD，Akl EA，et al. GRADE guidelines. 1. Introduction dGRADE evidence profiles and summary of findings tables. J Clin Epidemiol，2011,64：383—394.

[94] Guidelines for the design and construction of hospitals and health care facilities [Z]. Washington DC：American Institute of Architecture，2010.

[95] Ganz RA. Regulation and certification issues. Gastrointest Endosc Clin North Am，2002,12：205—214.

[96] Marasco JA，Marasco RF. Designing the ambulatory endoscopy center [J]. Gastrointest Endosc Clin North Am，2002,12：185—204.

[97] Kowalski T，Edmundowicz S，Vacante N. Endoscopy unit form and function [J]. Gastrointest Endosc Clin North Am，2004,14：657—66，viii.

[98] Petersen BT. Promoting efficiency in gastrointestinal endoscopy [J]. Gastrointest Endosc Clin North Am，2006,16：671—685.

[99] Mitigating the risk of cross-contamination from valves and accessories used for irrigation through flexible gastrointestinal endoscopes（released November 29，2016）[Z]. Available at：https://www. fda. gov/regulatory-information/search-fda-guidance-documents/mitigating-risk-cross-contamination-valves-and-accessories-used-irrigation-through-flexible. Accessed September 16,2019.

［100］ Puterbaugh M，Barde C，Van Enk R．Endoscopy water source：tap or sterile water［J］? Gastroenterol Nurs，1997，20：203—206．

［101］ Wilcox CM，Waites K，Brookings ES．Use of sterile compared with tap water in gastrointestinal endoscopic procedures［J］．Am J Infect Control，1996，24：407—410．

［102］ Agrawal D，Rockey DC．Sterile water in endoscopy：habit，opinion，or evidence［J］．Gastrointest Endosc，2013，78：150—152．

［103］ Exner M，Kramer A，Lajoie L，et al．Prevention and control of health care-associated waterborne infections in health care facilities［J］．Am J Infect Control，2005，33(5 Suppl 1)：S26—S40．

［104］ Zhou ZY，Hu BJ，Qin L，et al．Removal of waterborne pathogens from liver transplant unit water taps in prevention of healthcare-associated infections：a proposal for a cost-effective，proactive infection control strategy［J］．Clin Microbiol Infect，2014，20：310—314．

［105］ Kutyla M，O'Connor S，Gurusamy SR，et al．Influence of simethicone added to the rinse water during colonoscopies on polyp detection rates：results of an unintended cohort study［J］．Digestion，2018，98：217—221．

［106］ Wu L，Cao Y，Liao C，et al．Systematic review and meta-analysis of randomized controlled trials of simethicone for gastrointestinal endoscopic visibility［J］．Scand J Gastroenterol，2011，46：227—235．

［107］ Ofstead CL，Wetzler HP，Johnson EA，et al．Simethicone residue remains inside gastrointestinal endoscopes despite reprocessing［J］．Am J Infect Control，2016，44：1237—1240．

［108］ van Stiphout SH，Laros IF，van Wezel RA，et al．Crystallization in the waterjet channel in colonoscopes due to simethicone［J］．Endoscopy，2016，48(Suppl 01)：E394—E395．

［109］ Barakat MT，Huang RJ，Banerjee S．Simethicone is retained in endoscopes despite reprocessing：impact of its use on working channel fluid retention and adenosine triphosphate bioluminescence values（with video）［J］．Gastrointest Endosc，2019，89：115—123．

［110］ Babb JR，Bradley CR．Endoscope decontamination：Where do we go from here［J］? J Hosp Infect，1995，30(Suppl)：S43—S51．

附录 2

软式消化内镜再处理的感染预防标准

胃肠病护理学会

致谢

免责声明

胃肠病护理学会公布本指导方针是为了将其用于制定机构政策、流程和/或方案。本指导文件中所含信息是基于当前已经公布的资料和公布时的现行规范制定的。胃肠病护理学会声明不对任何成员或其他从业者的做法或建议负责，也不对任何实践背景下的政策和做法负责。护理协会只能仅限于州一级的许可证核发、州一级的护士执业法案和/或机构政策中规定的内容。胃肠病护理学会未强制或推荐使用任何商品、程序或服务。商品、程序或服务是指被患者消费的或用于患者的商品、程序或服务。

序言

这些标准由胃肠病护理学会（SGNA）制定，适用于消化内镜应用的所有情况。该标准可作为对美国胃肠道内镜学会（ASGE）、感染控制和流行病学专业协会（APIC）和 SGNA 发布文件的进一步补充。现行版本可视为 SGNA 发布的"高水平消毒剂和灭菌剂在消化软式内镜再处理中的应用（2013）"指导方针和 SGNA 最新发布的"胃肠感染预防"标准（2015）的补充文件。

内镜及其配件能否获得充分再处理关系着患者治疗的安全性和有效性。尽管根据制造商提供的再处理说明和感染预防指导方针对内镜进行再处理，具有很低的患者或环境携带微生物传播风险，但是任何偏离再处理方案的做法均会导致微生物存活并增加感染风险（ASGE，

2014；Rutala & Weber，2015）。在设备没有缺陷的情况下，报告的每例消化内镜污染引发的医院获得性感染都与不遵循或违反至少一项必需的再处理步骤有关（Koveleva，Peters，van der Mei，& Degener，2013；Ofstead，Wetzler，Snyder，& Horton，2010；Petersen et al.，2011）。

最近已经出现了耐药性感染的暴发，经检查发现与未严格遵循内镜再处理程序（FDA，2015 年 8 月 4 日）有关。这些暴发尤其与用于内镜逆行胰胆管造影术（ERCP）的十二指肠镜有关；检查发现，其抬钳器通道很难清洁，需要采用额外的清洁步骤。

为了应对十二指肠镜再处理不充分造成的感染问题，美国食品和药品监督管理局（FDA）发布了一份十二指肠镜再处理补充措施清单（2015）；同时，CDC 也发布了官方卫生政策咨询意见，要求医疗机构审查其再处理程序（2015 年 9 月 11 日）。

FDA 列出了在再处理十二指肠镜时应当考虑采取的补充措施，包括微生物培养、环氧乙烷灭菌、使用液态化学灭菌剂以及重复高水平消毒等（2015 年 8 月 4 日）。FDA 建议实施 ERCP 的医疗机构评估其是否拥有执行这类操作所具有的必需资源，但在公布本文件时并未强制要求进行整改。

SGNA 认识到一些医疗机构会选择环氧乙烷灭菌，对此，发布了一份有关内镜气体灭菌的通用 FAQ 表（SGNA，2015 年 4 月）。尽管本文件（消化内镜再处理中的感染预防标准）并未描述气体灭菌，但有必要指出，除非器械首先进行了充分清洁和高水平消毒，否则灭菌将会无效（Rutala & Weber，2013；CDC，2015）。

本标准重点强调了在再处理人员及其管理职责、再处理环境、再处理步骤及其应用原理以及质量保证方面设定的预期目标。

定义

为便于用户理解本文件，SGNA 采用了以下定义：

阴离子清洁剂（anionic detergent）是一种类型的表面活性剂（见下文的表面活性剂定义）。

自动内镜洗消机（automated endoscope reprocessor，AER）是指设计用于清洁和消毒内镜及其配件的设备。

生物负载（bioburden）是指在清洁或灭菌之前物体表面上的微生物群落（即，物体内部或表面或某一表面上的活菌数量）或有机物含量；也称为"生物负荷"或"微生物负载"（Rutala et al；2008）。

生物膜（biofilm）是指牢固黏附在内镜内表面上的不同类型的细菌基质和细胞外物质（Roberts，2013）。

清洁（cleaning）是指去除所有污物和有机物。清洁必须在消毒或灭菌之前进行。

效力（competency）是指综合知识、技能、能力和判断预估能够达到的性能水平（美国护理协会［ANA］，2013）。

清洁剂（detergent）是指清洁使用的表面活性剂或表面活性剂混合物。

内镜（endoscope）是指用于检查中空脏器内部的管状设备。在本文件中，"内镜"仅指软式消化内镜。

　　加酶清洁剂(enzymatic detergent)是指添加了蛋白酶、淀粉酶、脂肪酶等能够消化血液、黏液等有机物的加酶低泡清洗剂。

　　高水平消毒剂(high-level disinfectant)是指被 FDA 批准为可在标准暴露时间和温度范围内杀灭所有病毒、细菌繁殖体、真菌、分枝杆菌以及某些(但不是全部)细菌孢子的化学消毒剂(Rutala et al.，2008；Miner，2013)。

　　高水平消毒(high-level disinfection，HLD)是指杀灭除低水平细菌孢子以外的其他所有微生物(Rutala，2013)。

　　材料安全性数据表(material safety data sheet，MSDS)是指随化学品或化学混合物一起提供的描述性表格,该表格提供有关材料特性物理危害(如可燃性)、与接触或暴露于化合物中的急慢性健康危害的信息。

　　最低有效浓度(minimum effective concentration，MEC)是指满足可重复使用的高水平消毒剂/灭菌剂标签声明所必需的最低活性成分浓度(AAMI，2015；美国食品和药品监督管理局(FDA)，2015；Rutala et al.，2008)。

　　个人防护装备(personal protective equipment，PPE)是指保护员工免遭危害而穿戴的专用衣物或设备(ASGE，2008；FDA，2015；OSHA，2012)。

　　再处理(reprocessing)是指验证过的内镜及其配件的清洁、消毒或灭菌程序。就内镜而言,包含从清洁前到干燥的所有步骤。

　　残留的有机污物(residual organic soil)是指手工清洗后残留在内镜上的物质,如血液、碳水化合物或蛋白质(Alfa，2013)。

　　重复使用期限(reuse life)是指制造商声明的可重复使用高水平消毒剂/灭菌剂保持效力的最长天数(AAMI，2010)。

　　灭菌剂(sterilant)是指被 FDA 批准为可杀灭所有微生物的化学杀菌剂,包括所有细菌芽孢(Rutala et al.，2008；OSHA，2012)。

　　无菌(sterile)是指没有活微生物存在的状态(AAMI，2015；Rutala et al.，2008)。

　　灭菌(sterilization)是指可完全消除或杀灭所有形式微生物的程序。

　　表面活性剂(surfactant)是指同时具有亲水基团和疏水基团的物质。表面活性剂是能与污渍结合并去除的一大类分子。这些物质可是天然的,如肥皂(带阴离子的),或手工合成的,衍生自石油产品。某些类型的表面活性剂还会起到润湿剂的作用,可降低清洁液的表面张力(Kern，2001)。

　　培训(training)是指传授他人某种特殊技能的动作或行为。

概论

　　胃肠病领域和实施的手术数量每年都在不断增长,这给治疗技术和感染预防带来了新的挑战。了解再处理过程中的每个必要步骤和感染传播,从而确保胃肠道疾病治疗的安全性是至关重要的。

　　Spaulding 分类系统是一种通常用于区分不同的医疗器械应采取何种类型的消毒或灭菌措施的方法(Peterson et al.，2011；Rutala & Weber，2013)。其根据感染风险将器械分为三类-高风险、中等风险和低风险器械;高风险器械会突破黏膜屏障,应进行灭菌(例如,可重复使用的活检钳);中等风险器械(例如,内镜)与黏膜或破损的皮肤接触,应进行灭菌或高水平消毒;低风险器械与完好皮肤接触,如血压袖带和听诊器,应使用肥皂和水进行清洁或使用消毒剂进行消毒。

内镜被视为中等风险器械,应使用 FDA 批准的高水平消毒剂进行高水平消毒(Petersen et al.,2011;Rutala & Weber,2013)。由于内镜会被重复使用,必须接受再处理,以确保在用于另一名患者之前已清除所有病原微生物。必须将每名患者视为可能的传染源,所有内镜都必须严同样严格程度按照再处理程序进行清洁处理。

由于违反再处理程序导致患者暴露于血源性病原体,从而引发几次重大耐药细菌感染事件的暴发,人们更加意识到再处理过程中面临的挑战。由于缺乏监测或监测不到位、随时间推移很难确定感染与内镜之间的相关性以及缺乏临床症状等原因,目前还不清楚内镜手术期间的真实传播率(Rutala & Weber,2015)。

如果使用得当时,再处理是非常有效的;有几种因素可影响其有效性(Edmiston & Spencer 2014;Dirlam Langlay,Ofstead,Mueller et al.,2014;Petersen et al.,2011;Rutala & Weber,2015)。这些因素都与内镜本身、再处理人员、再处理步骤和设备有关。

与内镜本身有关的因素包括:

- 内镜设计特征复杂,使得内镜难以充分清洁,从而导致无法清除所有有机碎屑和微生物(例如,内镜的抬钳器通道)(Edmiston & Spencer,2014;Rutala & Weber,2015);
- 各种内镜型号,需采用不同的清洁步骤、清洁刷等;
- 隔绝微生物并促使生物膜形成的隐匿性损伤(例如,划痕、裂缝)。

影响再处理质量的人为因素包括:

- 不了解或不熟悉内镜通道、配件和具体再处理步骤(Peterson et al.,2011);
- 人员不足,难以应对巨大工作量、工作流程和诊疗量;
- 再处理过程中操作被频繁打断或中断(AAMI,2015);
- 培训不到位;
- 有限的问责制;
- 因内镜快速周转而带来的时间和需求压力。

具有降低再处理有效性的某些特征因素,包括:

- 很多必须严格遵循的再处理步骤;
- 容易出现人为失误的再处理步骤(例如,预清洗、手工清洗等);
- 再处理时间延后或延迟;
- 酶浓度、温度或时间不足;
- HLD 使用不当(例如,浓度或温度错误、超过重复使用期限、暴露时间不够长等)(Dirlam Langlay,Ofstead,Mueller et al.,2014);
- 由于内镜未充分干燥致使过多的水来稀释 HLD,导致浓度不足;
- HLD 之前的清洁不充分;
- 储存前的干燥不充分;缺乏再处理中发现的问题或失误的质控措施;

再处理设备也会出现问题,例如:

- 设备故障(例如,冲洗泵);
- 不正确使用冲洗辅助设备或 AER 连接接头;
- 未被发现的供水问题。

必须遵循感染预防原则,以维持安全的治疗环境并防止疾病传播给患者和内镜使用人员。有关人员、教育和培训、质量措施和保证的具体内容,请参考 SGNA 的《胃肠内镜感染预防标准》中相应内容。

下文描述了一些必须遵守以确保安全和有效再处理胃肠道内镜的因素。

人员

确保内镜再处理的持续有效性和安全性,是一项多学科联合工作,涉及临床和再处理人员、感染预防人员和管理人员的协作。

再处理人员应当完成以下工作:

- 了解再处理中每个步骤的作用原理和重要性;
- 能够阅读、理解并执行制造商提供的有关正确清洗和高水平消毒消化内镜及其配件的说明(ASTM International [ASTM],2007;AAMI,2010);
- 至少每年一次证明其执行内镜再处理所有步骤的能力,包括正确使用内镜自动再处理系统和其他设备(AAMI,2015;AORN,2015;Petersen et al.,2011;Rutala & Weber,2014);
- 对于不经常使用的专业内镜,应增加能力验证频率;
- 当医疗机构刚引进新型号的内镜、配件、阀门和自动内镜洗消机时,应进行全面的再处理培训,并有文件可证明人员的再处理能力(AAMI,2015;AORN,2015);
- 高效、细致完成所有内镜再处理工作,坚持保持严格遵从再处理流程(Edmiston & Spencer,2014);
- 根据医疗结构的政策和方案,立即报告再处理过程中出现的任何违规情况;
- 了解内镜再处理的安全危害,并采取适当措施保护自身和他人;

注:在没有确认胜任能力之前,不允许清洗和消毒,不管是采用手工方式,还是使用自动再处理系统(Peterson et al.,2011)。

管理

医疗机构的管理人员对内镜再处理的有效性和安全性负有责任。其职责包括:

- 为内镜再处理留出足够的时间,确保遵从生产商推荐的所有再处理步骤(CDC,2015);
- 确保有足够的人员能够及时、细致地进行再处理工作
- 制定设备规程,确保医护人员人员能够轻松辨别出已接受过正确再处理的内镜,并做好使用准备(CDC,2015);
- 确保按照机构政策对再处理方案进行审查和更新;
- 当考虑修改再处理方案以及购买新的再处理设备时,请咨询感染预防和再处理负责人

员（CDC，2015）；

- 对政策和员工再处理能力进行年度审查，以确保符合现行标准和生产商的指导文件；
- 保留再处理行为的证明文件（例如，AER 维护记录；验证 HLD 浓度的测试结果、重复使用期限等）（CDC，2015）。详细的记录对于识别再处理错误、找到受该错误影响的所有内镜以及确定风险患者来说至关重要（Weber & Rutala，2013）；
- 请遵循生产商提供的内镜和再处理设备（例如，AER）的保养和维修指导文件（CDC，2015）；
- 确保对内镜再处理中涉及的所有人员进行身份确认和全面培训，并证明其具有初始和后续的再处理能力；
- 确保对内镜做出的每项决定都考虑到了设备再处理负责人员的数量和类别；
- 制定详细的医疗机构应对再处理错误的政策和流程（CDC，2015）；
- 观察是否执行政策和规程的人员在巡查内镜再处理区域时，可能会使用环境检查清单（Joint Commission，2014）。

质量保证

质量保证对于确保内镜再处理的持续安全性和有效性至关重要。医疗机构必须拥有证明文件，包括但不限于以下内容：

- 手术日期和时间；
- 患者姓名和病历编号；
- 内镜手术医生姓名；
- 内镜型号和序列号或其他标识符；
- AER（如使用）型号和序列号或其他标识符；
- 对内镜进行再处理的人员姓名（Peterson et al.，2011）。

其他重要的感染控制证明文件包括再处理行为的相关信息和核查、设备性能和维护记录以及可证实高水平消毒剂检测和替换的记录。核查时应当监控所有再处理步骤并反馈给再处理人员其清洗和消毒程序是否合规的信息（CDC，2015）。

医疗机构必须制定政策和流程，详细规定针对再处理中任何疑似的或明确的违规情况的应对措施（CDC，2015），该流程将说明如何识别、通知和追踪可能受影响的患者。

在美国，目前不建议再处理后对内镜进行常规微生物培养，但如已确定感染暴发，则会考虑进行微生物培养（Petersen et al.，2011）。监测性微生物培养可作为一种评价再处理质量的方法（Frohlich，Leiss，& Muller，2013；Kovaleva，Peters，van der Mei，& Degener，2013；Rutala & Weber，2015），有助于识别阻碍再处理有效性的特定内镜缺陷（Buss et al.，2007；Rutala & Weber，2015）。医疗机构应当了解最新的更新指南，并考虑对十二指肠镜进行培养，以验证这些特殊内镜的清洗程序是否有效（CDC，2015）。

再处理环境

再处理环境包括操作间和再处理室。操作间包括清洁区和污染区。为防止交叉污染，操作间内的大部分区域应被界定为清洁区。处理附件和标本的污染区应与清洁区分开。在对下一名患者手术之前,必须使用在美国环保署(EPA)注册的、适用于特定微生物的高水平消毒剂对所有污染区进行清洁和消毒(ASGE,2014)。有关环境清洁的更多信息,可参考 SGNA 的"胃肠病设置中的感染预防标准"。

再处理室是指定专门进行再处理的区域。这个区域必须与内镜手术室隔开(AAMI,2015)。应根据当地现行法规、州法典和联邦指导方针设计再处理室。需要考虑的因素包括:是否有足够的空间进行再处理工作;适当的气流和通风要求、工作流程模式、工作台、照明是否符合要求;是否有充足的设施,如供电和供水设施;是否有洗手和眼睛冲洗设施;空气干燥能力和储存条件是否符合要求等。再处理区域中,应提供有自来水和/或通过 0.2 微米滤膜过滤的水或同等质量的水(即,饮用水)(Petersen et al.,2011)。可使用瓶装的无菌水。

再处理室中,需要使用食品和药品管理局(FDA)批准的高水平消毒剂或灭菌剂以及 70%的异丙醇进行高水平消毒。对于特定微生物,应使用在 EPA - 注册的适当医院用消毒剂进行表面清洁(ASGE,2014)。

泄漏控制计划

任何内镜机构都应制定针对使用的内镜再处理使用化学品泄漏控制计划。该计划必须包括:

- 来自相关 MSDMS(化学品安全说明书)的信息;
- 防泄漏和停用化学品的书面流程;
- 部门内和部门间沟通计划;
- 人员疏散计划。

必须就安全处理高水平消毒剂或灭菌剂以及防泄漏流程对内镜再处理人员展开培训。请参见生产商提供的使用说明,以获取具体的解决方案。

再处理配件

请参见生产商提供的内镜配件再处理指南。FDA 要求可重复使用器械的制造商提供有关清洗和高水平消毒和灭菌的说明(Petersen et al.,2011)。被归为高风险器械的附件(即,可破坏黏膜和/或与无菌组织和血管系统接触)需要进行灭菌。请参见现行 SGNA 立场声明:一次性使用的高风险器械的重复使用。

内镜再处理方案

此处给出的再处理方案概述了消化内镜的清洗、高水平消毒、干燥和储存的基础步骤,以及每个步骤的作用原理。更多具体信息请参见内镜生产商的使用说明,其中包含特殊内镜设计的再处理信息。

至关重要的是,再处理人员必须熟悉他们负责再处理的每台内镜的制造商说明,并严格按照说明进行操作。他们还必须知道,哪种 AER、高水平消毒剂等与内镜兼容,并根据生产商的说明来使用设备和产品(SGNA,2013)。

　　参与再处理的每个人都必须了解与内镜和再处理有关的最新问题,以及监管机构提供的信息、生产商的说明和机构政策。当前方便获取最新信息的来源便是 SGNA 网站上公布的质量和安全性源文件。

　　内镜再处理包括以下步骤[Alfa,2013;AAMI,2015;Petersen et al.,2011;澳大利亚胃肠病协会(GESA)和澳大利亚胃肠病护理学会(GENCA),2010]:

　　(1) 预清洗;

　　(2) 测漏;

　　(3) 手工清洗;

　　(4) 清洗;

　　(5) 目测检查;

　　(6) 高水平消毒(手工或自动);

　　(7) 高水平消毒后冲洗;

　　(8) 干燥(乙醇和压缩空气);

　　(9) 储存。

　　注:目视检查通常包含在手工清洗中,未将其列为一个单独的步骤。但是,由于最近发现的再处理问题,目视检查必须视为一个单独的步骤进行操作。可将其称为"暂停"或"安全停止",以确保内镜在继续下一步 HLD 之前,至少达到外观洁净。其遵循的原则是,在进行 HLD 之前,内镜必须进行清洁,所有内镜表面都与消毒剂溶液接触,从而确保所有有机物均被清除。尽管正在寻找更为可靠的方法来验证整个清洁流程的效力,但目视检查仍是一个重要步骤。该步骤在下文中进行了详述。

　　在以下章节中讨论了 9 个步骤。

1. 预清洗

　　预清洗可去除有机物(如血液、体液、人体污垢),减少生物负载,这使随后的再处理工作获得成功的可能性进一步增大。预清洗发生在操作室内,从患者体内取出内镜插入部后即刻以及在将内镜与电源断开之前,立即在操作间进行预清洗。预处理应当在使用后即刻、在生物负载有机会干燥之前以及完全清洁之前进行(Miner,2013;Petersen et al.,2011)。

　　a. 必要的用品包括:

　　　　1) 个人防护设备(至少有手套、护目镜、防渗漏工作服、面罩或不会产生蒸汽的简式面屏);

　　　　2) 装清洗剂溶液的容器;

　　　　3) 海绵或柔软的不起毛软布;

　　　　4) 符合生产商规定的空气和水路清洁装备;

　　　　5) 如适用,使用电视内镜时应使用视频保护罩;

　　　　6) 转运箱、容器等

　　b. 在从患者体内取出内镜后,立即使用浸湿新鲜制备清洁剂溶液的湿布或海绵,擦拭插入管。请注意,在处理下一根内镜时,应丢弃、灭菌或高水平消毒湿布/海绵(Peterson et al.,2011;Rutala & Weber,2004)。

  c. 将内镜的先端部放入合适的清洁剂溶液中,并经内镜吸入大量清洁剂溶液,直至清洁为止(Petersen et al.,2011)。最后再吸引空气;

  d. 依据生产商的说明,冲洗和操作十二指肠镜或 EUS 内镜的抬钳器。

  e. 依据内镜生产商的说明,冲洗空气和水通道。

  f. 依据生产商的说明,冲洗辅助水通道。

  g. 将内镜与光源和吸引泵拆开。

  h. 如使用电视内镜,请套上屏幕保护罩。

  i. 将内镜装在密闭容器(防止工作人员、患者或环境接触潜在的传染性微生物)中运输至再处理区域(Petersen et al.,2011)。运输容器必须贴上标签,注明内含生物危险品(ASGE,2011;AAMI,2015)。容器应当大到足以防止因盘绕过紧而损伤内镜。

注:以下步骤发生在预处理区域中

提供以下物品:

  a. 个人防护设备(至少有手套、眼罩、防渗漏工作服、面罩或不会产生蒸汽的简式外科面屏);

  b. 测漏仪器;

  c. 管道清洗设备(依据生产商的说明);

  d. 大水池或水槽;

  e. 依据生产商的说明制备的清洁剂溶液;

  f. 大小合适的通道清洁刷;

  g. 海绵和/或不起毛的软布;

  h. 自动冲洗泵设备(如适用);

  i. 放大镜(如需要)。

2. 测漏

  测漏可用于检测内镜的内部或外部是否有损坏。在将内镜浸没在再处理溶液中之前,进行测漏,以尽可能减少不能接触液体的内镜部件遭受损害的概率。测漏可以手工(干法)、机械(湿法)、机械(干法)方法以及 AER 机械方法进行(AAMI,2015)。请遵循生产商提供的说明,以确保内镜和测漏设备的兼容性。

  出于编制本文件的目的,着重阐述一种比较常用的测漏方法。用户应根据其再处理需求选择最合适的测漏方法。

  a. 机械方法(湿法)测漏:

   1)去掉吸引阀、气水阀和活检阀。

   2)丢弃一次性使用部件。请注意,内镜必须完全拆解,这样才能对其所有表面进行彻底清洗。文献表明,可重复使用的按钮和阀门可与内镜一起进行再处理和储存,作为一种独特的套件用于后期的追踪(英国肠胃病学会[BSG],2014)。

   3)在浸没入清水之前,接上测漏仪,并对内镜加压。

   4)在测漏之前或期间,请勿向水中加入清洁剂。清洁剂将会掩盖从内镜中漏出的气泡,导致测漏失败。请参见相关的生产商的说明,以确定在测漏前,是否有必要去掉其他可拆卸部件。

　　5）加压的内镜完全没入水中后，向各个方向弯曲内镜远端部，观察有无气泡冒出。按下冻结和释放按钮，观察内镜操作部有无气泡冒出。检查插入部，远端弯曲部和通用线缆处有无气泡从内镜内部冒出。

　　6）从水槽或水池中取出内镜。关闭测漏仪。断开测漏仪与视频保护罩的连接。对内镜解压。在去掉测漏仪时，确保视频保护罩牢固固定，没有松动。当测试完成后，除非检出了渗漏，否则将继续进行下一个再处理步骤。

如发现或检出渗漏，则遵循内镜生产商提供的说明进行处理。

3. 手工清洗

在自动/手工高水平消毒或灭菌之前，有必要对内镜进行手工清洗。这是去除内镜上生物负载最为重要的一步。残留碎屑会促进生物膜形成（Fang et al.，2010），从而会影响到 HLD 有效杀灭和/或灭活微生物的能力（Roberts，2013）。即使 AER 生产商声明没必要进行手工清洗，也需要进行手工清洗和彻底刷洗通道（FDA，2009）。

在内镜上发现的污物的组成成分包括蛋白质、脂肪、碳水化合物和存在于血液和其他体液中的多种盐类化合物。理想情况下，清洁溶液应具有清除多种污染物的广谱效力，且对清洁的器械无害。加酶的清洁溶液使用表面活性剂分解和溶解微生物。

手工清洗应遵循以下步骤进行：

a. 在水槽或水盆中注入新制的水和为内镜配制的医用级、低泡沫、中性 pH 的清洗剂溶液，该溶液可含或不含酶。

b. 根据生产商的说明，稀释和使用清洁剂。请注意：

　　1）每根内镜都应使用新鲜制备的清洁剂溶液，以防交叉污染。

　　2）建议使用低泡清洁剂，这样在清洁过程中可清晰观察到内镜，有助于防止人员受伤，并可彻底清洁管腔表面。

　　3）接触过合成脂类物质的内镜可能需要使用专为去除合成脂类物质而配制的清洁剂做进一步清洁。

c. 请确保视频保护罩牢固连接（如适用），浸没内镜。

d. 在浸没在清洁剂溶液时，通过刷洗和擦拭来清除内镜外部的所有碎屑。执行完所有后续清洁步骤后，应将内镜浸没在清洁剂溶液中，以防受污染的液体溅出以及生物负载气溶胶化。

e. 使用小软毛刷清洁所有可拆卸部件，包括吸引阀、空气/水阀的内部和下面、活检端口盖和开口。使用光滑和不起毛的清洁工具，以防损坏内镜。

f. 刷洗所有可进入的内镜通道，以及内镜镜身、插入管和连接部。使用大小可与每个通道相容的毛刷。内镜的所有内外表面及其可拆卸部件必须彻底进行清洁，所有辅助通道（即使未使用）均应根据生产商提供的每种型号内镜的特定说明进行刷洗和冲洗（Peterson et al.，2011；SGNA，2013）。

g. 由于十二指肠镜的抬钳器通道难以进行有效清洁，在再处理的所有阶段，均需要额外增加处理步骤（CDC，2015）。其他专业内镜，如超声内镜（EUS）和双通道内镜，也可能需要增加额外的处理步骤,并需要使用毛刷进行充分的手工清洗;具体请参阅生产商提供的使用说明。

h. 每次刷洗完通道后,将刷子在清洗剂溶液中冲洗,去除所有可见的碎屑,之后再重新回收和再插入。

i. 继续刷洗,直至刷子上没有可见的碎屑。

j. 在用于下一根内镜再处理之前,需要对毛刷进行清洁和高水平消毒。请注意,在下次应用之前应当检查可重复使用的毛刷,并在其磨损、散口、弯曲或有其他损坏时替换。磨损的毛刷无法进行有效清洁,且会损坏内镜通道。

k. 将内镜生产商提供的吸引、活检、空气和水通道的清洁适配器连上。注:本步骤可使用自动冲洗泵,从而代替了手工冲洗。请参见生产商提供的设备使用指南,并确定其是否与内镜兼容。应特别留意生产商提供的关于有抬钳器通道的内镜和其他专业内镜的说明。

l. 为特殊的内镜通道(如抬钳器通道、辅助通道和双通道窥镜)安装制造商提供的清洁适配器。

   1) 为充分流经所有的管腔,可能需要使用多种适配器和通道限制器。请参见生产商提供的说明。

   2) 十二指肠镜的抬钳器通道可能需要手工冲洗和操作;请参见生产商提供的有关特定步骤的最新说明。

m. 使用清洁剂溶液,冲洗所有通道,以去除碎屑。

n. 将内镜及其内部通道浸泡在溶液中,持续时间按照标签规定。

注:诊疗结束后应即刻并依次完成上述步骤。对于延后的再清洁和再处理,请参见生产商的建议。

4. 手工清洗后的冲洗

a. 使用干净水彻底冲洗内镜和所有可拆卸部件,以去除残留的碎屑和清洁剂。

b. 使用压缩气体清除所有通道中的水分。使用柔软的不起毛软布,将内镜外面擦干,以防止随后步骤中使用的 HLD 被稀释。

c. 冲洗可在提供该功能的 AER 中进行。

5. 目视检查

建议进行目视检查,确保内镜外观洁净(AAMI,2015;Rutala et al.,2008)。这并不能保证手工清洗的清洁效果是否彻底,但可以将其视为"安全停止"或"暂停",以确保在继续进行后面的 HLD 步骤之前,内镜外观干净。

a. 目视检查可发现可能会影响消毒程序的情况(例如,裂缝、腐蚀、脱色、残留碎屑)(FDA,2009;AAMI,2015)。

b. 使用放大镜和充足的照明来辅助目视检查(AAMI,2015)。

c. 如不干净,重复进行手工清洗。

注:无法观察内镜内部通道的情况。文献显示,为证实手工清洗的充分性,在进行高水平消毒之前,可使用快速清洁监测仪(或快速检测工具),监测残留的有机污物(Visrodia et al.,

2014)。如监测结果为阳性,这样就可在消毒之前对内镜进行再清洁。检测的频率由各个医疗机构决定(Alfa et al.,2013,2014;AAMI,2015;ASGE,2014)。

6. 高水平消毒

高水平消毒(HLD)被 SGNA、美国胃肠道内镜学会(ASGE)、美国胃肠病学院(ACG)、美国胃肠病协会(AGA)、感染控制和流行病专家学会(APIC)以 ASTM 国际认定为胃肠道内镜的再处理标准。一些机构(如美国疾病预防与控制中心)以及联合委员会认为 HLD 适合于胃肠道内镜。内镜灭菌在很少情况下适用,即当其被视为高风险医疗器械、有潜在污染开放性手术区域(Petersen et al.,2011)或机构政策有强制规定时。

HLD 可杀灭所有活的微生物,但不一定能杀灭所有细菌芽孢(Rutala & Weber,2013)。高水平消毒剂的有效性取决于:

- 有效的预清洗、手工清洗和冲洗,以减少内镜的有机物和生物负载。
- 冲洗后干燥,以避免稀释 HLD;
- 正确制备和使用(根据生产商的说明)。

HLD 中活性成分浓度达到或超过杀灭和/或灭活目标细菌所需的浓度,以及合适的接触时间,对于获得良好的细菌杀灭效果至关重要,应严格遵循这些要求(AAMI,2015;ASGE,2014)。由于最高水平的消毒剂/灭菌剂通常会重复使用,必须对其进行测试,以确保其仍高于最低有效浓度(MEC)(AAMI,2015;Rutala et al.,2008)。

在每次置入/使用前,按照生产商提供的测试说明对消毒剂进行测试和监测,并保留测试结果的记录(Rutala et al.,2008)。决不能用 MEC 来延长产品承诺的重复使用期限,MEC 的使用时间不得超过激活时规定的日期。(AAMI,2015;Rutala et al.,2008)。当溶液未能达到最低有效浓度或超过了高水平消毒剂生产商建议的重复使用期限时,都必须更换,以先到为准。(AAMI,2015;AORN,2015;ASGE,2008;Petersen et al.,2011)。当试纸条检测发现产品的 MEC 不满足要求时,请遵照生产商的说明。使用特定产品的检测试纸条测定MEC,并遵循检测试纸条容器上的说明。某些化学检测试纸条建议使用质控程序,以确保试纸条性能正常;如建议使用,用户应按照生产商的说明进行(Rutala et al.,2008)。

此外,应当建立一个受监管化学品(例如,甲醛、环氧乙烷等)的职业暴露监测计划,确保其符合州和联邦法规的规定(Rutala et al.,2008)。如需额外信息,请参见 SGNA 发布的"消化内镜再处理中使用高水平消毒剂和灭菌剂的指南"(2013)。保留清洁和消毒使用的所有化学品的 MSDS。建议使用 MSDS 表格来培训职员如何安全使用每种化学品(ASGE,2014)。

HLD 可通过手工或自动内镜洗消机(AER)自动进行。

6A. 手工高水平消毒

内镜在浸泡前必须用空气吹扫并进行外部干燥,以尽可能减少对 HLD 的稀释。

a. 将内镜及其所有可拆卸部件完全浸没在装有高水平消毒剂/灭菌剂溶液的水槽中。

　　1)水槽大小必须足以容纳适当盘绕的整个内镜(AAMI,2015),且必须有密闭的盖子,以限制化学品蒸发(AAMI,2010;Peterson et al.,2011)。

　　2)为防止损坏内镜,内镜不得与其他可能会损坏内镜的尖锐物品一起浸泡。

b. 将消毒剂注入内镜的所有通道中,直至每个通道末端能看见消毒剂溶液流出。注意,

所有通道均应填满消毒剂溶液,且每个通道内都不存在气泡。请注意:

1) 除非表面与溶液完全接触,否则不可能杀灭所有的微生物(FDA,2009)。

2) 由于内镜设计方面的限制,无法观察内部接触情况,在发现有稳定的液流之前,继续冲洗。

c. 使用密闭的盖子盖住水槽,以最大限度减少化学蒸汽暴露。请注意:

1) 化学蒸汽暴露可能会对健康产生危害。

2) 再处理区域必须进行工程控制,以确保空气质量良好。

d. 将内镜浸泡在高水平消毒剂/灭菌剂中,时间和温度设定必须确保能达到 HLD 的要求。使用计时器来确认浸泡时间。请勿超过生产商建议的浸泡时间(例如,将内镜浸泡一夜)。

e. 在从高水平消毒剂/灭菌剂中取出内镜之前,请使用气枪吹尽所有通道。请注意,吹扫通道是为了维持化学品浓度和体积,并防止因为滴落和溢出导致暴露。

f. 进入再处理步骤♯7 高水平消毒后的冲洗,完成该程序,然后进行干燥、乙醇灌注并储存。

6B. 自动再处理

内镜再处理设备使消毒过程标准化,减少个人对高浓度消毒剂的暴露(ASGE,2010;Kovaleva et al.,2013)。

FDA 已批准某些 AER 标注将其称为清洗-消毒机,使用该设备不需要预先手工清洗和通道刷洗。虽然引入自动化再处理,内镜通道无刷清洗代表了一项重大的技术进步,但现有的多学会联合制定的指南(Petersen et al.,2011)和其他国际标准仍强调,在使用清洗消毒机时,仍有必要采用手工清洗和刷洗,以确保 HLD 的总体效果。在手工清洗后,增加了一个自动清洗步骤,这无疑提高了再处理的安全性。其提醒用户,在通过独立的研究和临床实践证实新设备的再处理能力之前,不能免除手工清洗和刷洗步骤(Alfa, Olson, & DeGagne,2006;ASGE,2008)。有必要在临床背景下对这些技术开展进一步研究(Petersen et al.,2011)。

如使用自动内镜洗消机(AER),请确保使用 AER 对内镜及配件进行有效再处理(例如,由于多数 AER 不能对十二指肠镜的抬钳器钢丝通道进行有效消毒,因此,应手动执行该步骤)。用户应从内镜和 AER 生产商处获得并审查特定型号的再处理方案,并检查其兼容性。请遵照生产商的说明,确保内镜的所有内表面均与高水平消毒液接触。

如该设备配备了一个使用含酶清洁剂的周期,则产品应当与再处理器和内镜兼容。请注意,含酶清洁剂用量和/或稀释度不当,可能会导致清洁剂残留在内镜的内外表面上,和/或再处理器的水槽表面上。残留的含酶清洁剂可能会降低高水平消毒剂或灭菌剂的功效。

如 AER 周期中断,则无法确保 HLD 或灭菌效果;因此,应当重复进行该循环(Peterson et al.,2011)。对于内镜再处理过程中使用的所有自动化设备和配件,应当制定预防性的维护保养计划。应当遵循并记录 AER 生产商建议的质量控制措施。

AER 应当具以下功能(SGNA,2013):

a. 机器应在不夹杂空气及等同压力下循环液体使其通过所有内镜通道。通道流速传感器应提供额外的监测措施。

  b. 在清洗和消毒循环之后,应进行彻底的冲洗循环,并用压缩空气去除所有使用过的溶液。

  c. 不得使用除 AER 供应商提供的液体以外的任何液体来稀释消毒剂。

  d. 机器应具有自身消毒功能。

  e. 在连接软管和储槽中应没有水残留。

  f. 宜配备乙醇灌注和压缩空气干燥循环。

  g. 机器还应自带或使用外部水过滤系统。

  此外,还宜配备自动存储或打印循环完成数据。

使用自动洗消机:

a. 遵循内镜的手工清洗步骤之后进行。

b. 依据生产商的指南准备自动洗消机。

c. 根据生产商的说明,将内镜放入再处理器中,并连接好所有通道接头。

  1) 十二指肠镜抬钳器通道的管腔很小。

   由于多数自动再处理器不能产生迫使液体通过管腔所需的压力,必须使用 2 ml～5 ml 注射器手动再处理(所有步骤)抬钳器通道(Rutala & Weber,2011;Rutala et al.,2008),除非验证显示 AER 能灌注该通道。

  2) 用户应当与其内镜生产商核查特定型号的信息,如 HLD 过程中十二指肠镜的抬钳器位置等。

d. 将阀门和其他可拆卸部件放入再处理器的浸泡槽内。除非再处理器中有专门容纳这些配件的空间,否则,请单独对这些物品进行再处理。

e. 根据使用的化学品,给机器设置适当的时间和温度。

f. 启动机器,使其完成所有周期/阶段。请注意,如周期/阶段中断,则无法确保 HLD,整个周期必须重复进行。

g. 如自动再处理器周期中未包含最后的乙醇灌注周期,则应当手动执行该步骤,然后用空气吹扫所有通道,直至干燥(FDA,2009)。

  十二指肠镜的抬钳器和抬钳器通道必须根据生产商的说明进行手工清洗和干燥。完成再处理后内镜不得长时间放在 AER 中(如过夜等)。

  7. 高水平消毒后的漂洗

  根据消毒剂和内镜生产商的建议,使用清洁的水彻底清洗内镜的所有表面和可拆卸部件,并冲洗内镜的所有通道及其可拆卸部件。请注意:

a. 漂洗可防止皮肤和黏膜接触残留的化学品的暴露以及由此引发的潜在伤害。

b. 每次漂洗内镜,应使用新鲜的清洁的水。

c. 对于手工高水平消毒,有必要进行漂洗,但可在 AER 中完成。请参见生产商提供的说明。

  8. 干燥

  干燥是再处理中一个关键因素。水分可使微生物存活并繁殖;因此,在储存之前,内镜的所有通道和表面均必须彻底干燥。铜绿假单胞菌、鲍曼不动杆菌、肺炎克雷伯杆菌碳青霉烯酶和其他病原体感染暴发与内镜未充分干燥有关(Alfa,2013;Carbonne et al.,2010;Kovaleva et al.,2013)。即使严格执行了再处理步骤,HLD 处理后仍有少数细菌存活。如内镜通道中,或在其表面上残留任何水分,则这些少数存活细菌可在数小时内增殖超过一百万个菌落形成单位(Miner,2013)。

水分也可促进生物膜的形成(Alfa,2013;Kovaleva et al.,2013)。在用于下一例患者以及储存之前,在每个再处理周期后干燥内镜,是防止细菌传播和院内感染非常重要的一环。在防止疾病传播和院内感染方面,干燥与清洗和 HLD 同等重要(Kovaleva et al.,2013;Muscarella,2006)。

Alfa 和 Sitter (1991)证明,使用压缩空气干燥 2 分钟的内镜,在储存 48 小时后,其上繁殖的革兰氏阴性菌数超过 1 000 万个菌落形成单位,但使用被动空气干燥 10 分钟的内镜储存 48 小时后,则没有细菌生长。

将用乙醇替代水,则更容易蒸发。乙醇与通道表面上残存的水混合,在空气通过通道时,这将会促使残留水蒸发。

在下次使用之前,请将乙醇储存在密闭容器中。乙醇暴露于空气中会快速蒸发,残留的溶液可能会被过度稀释,导致不能有效促进内镜通道的干燥。

为确保内镜彻底干燥,必须使用浓度在 70%～90%之间的异丙醇对其进行灌注,并使用过滤的压缩空气进行干燥(可通过 AER 或手动方式进行)(Kovaleva et al.,2013;Peterson et al.,2011;Rutala et al.,2008)。请遵循生产商提供的有关特定 AER、内镜型号和通道的说明。

a. 使用 70%的异丙醇灌注内镜的所有通道,直至每根通道末端能看见异丙醇流出。即使使用无菌水进行清洗,也应当使用乙醇冲洗。

b. 使用空气吹扫所有通道。

　1)使用通过过滤的压缩空气去除微生物。

　2)避免使用过高的气压,因为这会损坏软式内镜的内部通道。

c. 去除所有通道适配器。

d. 使用柔软的、不起毛的软布,将内镜外表面擦干。

e. 彻底清洗所有可拆卸部件,并干燥。在储存期间,请勿将可拆卸部件(例如,阀门等)连接在内镜上。请注意:储存内镜时将可拆卸部件拆下,可降低液体残留在内镜的风险,并有助于通道的持续干燥和通风。

f. 一旦证实内镜已被正确再处理,建议建立一个迅速识别出干净且随时可用的内镜系统(CDC,2015)。

9. 储存

内镜必须储存在一个干净、通风良好和无尘的区域,以保持内镜干燥且无细菌污染。未进行干燥的内镜在用前必须进行再处理。还应使内镜自然状态悬挂,以防止内镜因遭受物理性撞击而损坏。内镜应根据内镜生产商提供的 IFU 中有关内镜和储存柜标准来进行储存。

目前有两种主要类型的储存柜:传统的储存柜和干燥式储存柜。传统的储存柜在美国比较流行,而欧洲和澳大利亚则主要使用干燥式储存柜。

干燥式储存柜设计为与内镜相连以控制空气质量和湿度（Courné & Geyssens，2011；Foxcroft，Monaghan，& Faoagali，2008；Grandval，Hautefeuille，Marchetti，Pineau，& Laugier，2013；Pineau，Villard，Luu & Marchetti，2008）。干燥式储存柜可提供无菌的加压空气，因而可保持表面干燥。高效颗粒空气（HEPA）过滤器可向内镜通道提供无菌空气，从而确保其保持干燥。

储存期限仍是一个有争议的问题。有很多研究者已经调查了不同储存时间的安全性（Brock et al.，2015；Foxcroft et al.，2008；Grandval et al.，2013；Ingram et al.，2013；Rejchrt，Cermak，Pavlatova，Mickova，& Bures，2004；Riley，Beanland，& Bos，2002；Vergis，Thomson，Pieroni，& Dhalla，2007；Wardle，2007）。

最近一项系统综述认为，如果内镜已经进行了有效再处理，去除了所有病原体和其他几乎所有微生物，并按使其彻底干燥、没有环境和人类污染的方式进行储存，则内镜可储存 7 天（Schmelzer，Daniels，& Hough，2015）。

储存中需要考虑的关键因素包括：

a. 使用可消毒材料制成的储存柜。

b. 在传统的储存中，将内镜垂直悬挂（并去除盖子、阀门和其他可拆卸部件），以防水分蓄积和由此导致的细菌生长。确保将内镜自然悬挂，这样便可使内镜免遭彼此接触损坏。

c. 当使用干燥式储存柜时，请遵循储存柜生产商的说明。由于干燥并不依赖于重力，因此可垂直或水平方式储存内镜，具体则取决于储存柜的设计。

d. 文献表明，可重复使用的按钮和阀门可与内镜一起进行再处理和储存，作为一种特殊套件进行追踪（BSG，2014）。

e. 对于再处理过的内镜，SGNA 支持 7 天的储存期，但仅在其按照专业指南和生产商说明进行再处理和储存时才会有效。

总结

根据生产商说明和专业指南对软式胃肠道内镜进行再处理，对于患者和工作人员的安全来说至关重要。有必要充分了解从操作间到储存期间的整个再处理过程。在执行所有再处理步骤中尽到勤勉义务是确保内镜治疗安全最关键的因素。

SGNA 支持在感染预防领域内开展进一步研究，以促进内镜再处理的优化和效力的提高。这些领域包括但不限于：

● 清洗剂抗生物膜的效力；

● 改善内镜设计；

● 简明扼要的再处理步骤；

● 最有效的干燥方法；

● 水质；

● 对质量监控进行标准化，以验证有效的清洗和再处理程序。

附录 3

胃肠病学环境中高水平消毒剂和灭菌剂使用指南

致谢

Copyright © 2017. Society of Gastroenterology Nurses and Associates, Inc. (SGNA). First published 1998 then in 2003,2006,2007,2010,2013 & 2017.

该文件由 SGNA 实践委员会准备和编写,并由 SGNA 董事会通过。它作为对 SGNA 成员的服务发布。

免责声明

前言

专业协会和监管机构将高水平消毒视为软式内镜再处理的标准(美国胃肠内镜学会[ASGE]实践委员会标准等,2008)。本指南提供有关高水平消毒剂/灭菌剂的原理、产品安全性和特性的一般信息。本文档不单独审查单一产品。美国食品药品监督管理局(FDA)认定了许多可作为灭菌剂和高水平消毒剂的产品,用于再处理可重复使用的医疗和牙科设备(FDA,2015 年)。所有使用化学试剂的人员应在执行操作时,接受有关生物和化学危害的教育(Petersen 等,2011)。

SGNA 的《软式胃肠道内镜感染预防和再处理标准(2016 年)》中详细介绍了内镜再处理

的基本步骤。

有关特定仪器独有的设计功能和化学兼容性，请参阅内镜制造商指南。有关批准使用的高水平消毒剂/灭菌剂请参见 FDA。

术语定义

为了本文档的目的，SGNA 采用了以下定义：

全自动内镜洗消机(AER) 是指为清洁和消毒内镜及附件而设计的机器。必须在使用 AER 之前进行细致的手清洁(Petersen，et al. 2011)。AER 限制人员接触化学消毒剂［美国胃肠内镜学会技术委员会等人，2010；Rutala，Weber 和医疗保健感染控制实践咨询委员会(HICPAC)，2008]。

生物膜 是指可以紧密黏附在内镜内表面上的各种细菌和细胞外物质的基质(罗伯茨，2013 年)。

内镜 是指用于检查空腔脏器内部的管状仪器。在本文中，内镜仅指消化内镜。

环氧乙烷(EtO)气体灭菌 是指对水分敏感的医疗设备进行灭菌的方法。它包括五个阶段：预处理和加湿，气体引入，暴露，疏散和通风(Rutala 等，2008)。

高水平消毒剂 是指一种化学杀菌剂，已被 FDA 认定为能够破坏所有病毒、繁殖体细菌、真菌、分枝杆菌以及某些(但不是全部)细菌芽孢(Rutala 等，2013)。

高水平消毒(HLD) 是指除高水平的细菌孢子外，所有微生物都被消灭的方法(Rutala 等，2013)。

液体化学灭菌 是指使用液体化学杀菌剂，然后在水中冲洗以去除化学残留物的灭菌方法(FDA，2014 年)。

低水平消毒 是指可以杀死绝大多数细菌繁殖体、某些病毒和某些真菌的过程。但其不能杀死耐药性生物，例如结核杆菌或细菌芽孢芽孢(Rutala 等，2013)。

最低有效浓度(MEC) 是指实验证明能够满足可重复使用的高水平消毒剂/灭菌剂的必需的最低活性成分浓度(AAMI，2015；FDA，2015；Rutala 等，2008)。

重复使用寿命 是指制造商发表的声明，指出可重复使用的高水平消毒剂/杀菌剂可能有效的最大天数(AAMI，2010 年)。

安全技术说明书(SDS) 是指伴随化学品或化学混合物的描述性文件，提供了材料的标识、易燃性等物理危害，以及与该化合物接触或暴露有关的急性和慢性健康危害。

灭菌剂 是指一种化学杀菌剂，已被 FDA 认定为能够破坏包括所有细菌芽孢在内的所有微生物(Rutala 等，2008；FDA，2014)。

无菌 是指没有活微生物的状态(AAMI，2015；Rutala 等，2008)。

灭菌 是指导致完全消除或破坏包括细菌芽孢芽孢在内的所有形式的微生物生命的过程。斯伯尔丁分类将灭菌作为进入脉管系统或无菌组织的医疗器械(例如活检钳)的标准(Rutala 等，2013)。

阈限值(TLV - C) 是指在工作暴露的任何阶段均不得超过的物质的空气传播浓度(AAMI，2010 年)。

一、一般原则

A. 医疗器械分类系统

斯伯尔丁博士设计了一个分类系统,根据医疗器械使用中涉及的感染风险将其划分为几类(Petersen 等,2011;Rutala 等,2013)。

此分类系统的使用对象包括 FDA、疾病控制与预防中心(CDC)、流行病学家、微生物学家和专业医疗组织,目的是帮助确定各种医疗设备所需的消毒或灭菌程度。

斯伯尔丁定义了三类医疗设备及其相关的消毒或灭菌级别。

1. 高度危险:进入正常无菌组织或脉管系统的设备。这些设备必须经过灭菌。例如内镜下切割和活检装置。

2. 中度危险:与完整的黏膜接触且通常不会穿透无菌组织的设备。这些设备必须至少接受高水平消毒。例如消化内镜。

3. 低度危险:通常不接触患者或仅接触完整皮肤的设备。这些设备可以通过低水平消毒来清洁。例如血压袖带,心电图电缆和听诊器。

B. 消毒水平

如果在环氧乙烷或液体灭菌之前没有进行仔细的清洁和高水平消毒,则无法实现灭菌。

消毒的三个级别包括:

1. 灭菌:消化道内镜对热敏感,可以使用以下方法进行灭菌:

a. 环氧乙烷气体灭菌是个复杂的过程,平均周转时间超过 12 小时,对工作人员和患者有潜在危害,且价格昂贵(SGNA,2015b)。

b. 液体化学灭菌需在灭菌前进行适当的清洁,以消除有机和无机物质,这样才可达到无菌状态。其他需要满足的因素是适当的浓度、接触时间、温度和 pH 值(FDA,2014;Humphrey & McDonnell,2015)。

液体化学灭菌和消化道内镜存在局限性。内镜再处理过程中无法包装,因此再处理后、水和酒精漂洗中,以及储存中无法保持无菌(Rutala&Weber,2016b)。

FDA(2014)建议仅对热敏感且与蒸汽、气体、蒸气或等离子低温过程不兼容的关键设备使用液体化学灭菌。

2. 高水平消毒:中度危险设备至少需要。清洗后高水平消毒应消除足够的病原体,以防止感染传播(Rutala&Weber,2016b)。

3. 低水平消毒:使用经 EPA 注册的医用消毒剂,无杀灭结核杆菌要求(Rutala&Weber,2016a)。设备和消毒剂必须兼容。员工必须熟悉并易于获得针对所使用的所有化学品的产品/品牌特定的 SDS,并紧跟产品、防护设备和实践的最新发展。

C. 一般特征

化学灭菌剂和消毒剂的功效取决于其浓度、温度、内镜的物理性质(例如缝隙,铰链,内腔,钳道)、内镜上微生物的性质,内镜上有机和微生物负荷的大小,以及内镜对化学溶液的暴露时间。由于化学物质对人体组织和环境有害,因此小心处理、彻底冲洗和适当处置对于人体安全至关重要。

理想的化学高水平消毒剂/灭菌剂应具有以下品质:广谱抗菌;长时间的重复利用和保质

期长;速效,无腐蚀且对内镜及其零件无害;对人类和环境无毒;无味无污染;具有成本效益高,并能够对其浓度和效果进行监控(Rutala&Weber,2016a)。

当在不穿透黏膜的内镜和其他中度危险器械上使用时,高水平消毒可防止感染传播(Rutala&Weber,2016a)。如果使用正确,高水平消毒剂可将内镜中的所有微生物彻底清除,除了少量细菌芽孢。尽管芽孢比细菌、分枝杆菌和病毒更能抵抗高水平消毒,但是当内镜进行彻底的手动清洁以减少数量时,芽孢有可能被杀死。同样,少量细菌芽孢的存活是可以接受的,因为完好的肺和消化道黏膜对细菌芽孢有抵抗力,但对细菌、分枝杆菌和病毒没有抵抗力(Rutala&Weber,2016a)。

D.　生物膜

生物膜可以在内镜上、供水管线内以及自动内镜洗消机(AER)中形成。当细菌在潮湿的表面上聚集在一起并分泌大量的多糖时,就会形成生物膜,这会形成保护性物质,无法通过高水平消毒去除(Muscarella,2010)。因此,及时、细致的手动清洁以去除生物物质并严格遵守再处理准则是预防生物膜的最佳方法(Alfa&Howie,2009;Fang 等,2010;Ren 等,2013)。

在接触任何高水平消毒剂或灭菌剂之前,必须对所有器械进行仔细的手动清洁(Petersen 等,2011;SGNA,2015a)。据报道,器械清洁不足是导致软式内镜传播感染的一个因素(ASGE Standards of Practice Committee 等,2008;Rutala 等,2008)。这个过程大大减少了有机和微生物对高水平消毒剂或灭菌剂的挑战,是防止生物膜形成的重要步骤(Alfa&Howie,2009)。

因为二甲硅油含有糖和增稠剂,即便经过适当的再处理,内镜检查过程中经常使用的二甲硅油可能会促进微生物的生长和生物膜的发育。尽量减少使用二甲硅油有待进一步研究(Ofstead 等,2016)。

E.　耐药生物的敏感性

消化病学中令人关注的生物,例如艰难梭菌、幽门螺杆菌、大肠埃希菌、人类免疫缺陷病毒(HIV)、丙型肝炎病毒、乙型肝炎病毒、多重耐药的结核分枝杆菌、耐万古霉素肠球菌(VRE)和耐甲氧西林金黄色葡萄球菌(MRSA),易受高水平消毒剂和灭菌剂的影响(Rutala 等人,2008;ASGE 实践委员会等人的标准,2008)。感染的暴发可归因于不遵守再处理准则、有损坏或难以清洁的内镜以及 AER 设计问题或故障,例如 AER 滤水系统出现故障(Rutala 等,2008)。关于耐碳青霉肠杆菌(CRE)传播的报道给有效高水平消毒带来了挑战,这就要求在所有阶段都增加处理步骤。十二指肠镜的复杂设计促使制造商对再处理做出改进(FDA,2015)。

朊病毒和其他可传播的海绵状脑病(TSE),包括克雅病(CJD)和变异克雅病(v－CJD),均对常规消毒剂和灭菌剂具有抵抗力。内镜或医疗/外科设备必须与感染组织接触才可能成为朊病毒传播的媒介(Rutala&Weber,2013)。

TSE 和 CJD 局限于中枢神经系统,并通过暴露于感染性脑、垂体或眼组织而传播。由于内镜不与大脑、垂体或眼组织接触,因此传播可能性很低(ASGE Standards of Practice Committee 等,2008;Nelson&Muscarella,2006;Rutala&Weber,2013)。不需要专用仪器,也可以使用高水平消毒剂进行标准再处理(ASGE Standards of Practice Committee 等,2008;

澳大利亚消化护士学院和澳大利亚消化病学会,2010;Nelson&Muscarella,2006)。

v - CJD 可能存在于淋巴、肠道和扁桃体中。尽管患者通过内镜检查进行 v - CJD 传播的可能性可以忽略不计,但在已知或疑似病例中应避免使用内镜检查(Nelson&Muscarella,2006;Rey 等人,2011)。

F. 兼容性

经认定的灭菌剂和高水平消毒剂的完整列表,请参见 FDA。

消毒剂在自动内镜洗消机之间不可互换。因此,必须遵循制造商的使用说明(例如,AER 与手工),调整温度和消毒时间。不兼容可能会导致内镜、附件和 AER 的外观、完整性和性能发生变化。

在使用高水平消毒剂和灭菌剂之前,请参考制造商的使用说明(IFU),以确定与内镜和可重复使用的附件(例如导线、扩张器、按钮和导丝)的兼容性。为了确保有效的 HLD,必须审查和建立高水平消毒剂和灭菌剂的兼容性。解决内镜与 AER 制造商的说明之间的任何不一致之处(Rutala&Weber,2004;FDA,2009)。

使用制造商未发布兼容性声明的高水平消毒剂或灭菌剂可能会使仪器的保修无效。第三方维修公司所使用的替换部件材料可能与原始设备制造商的材料不同。如果使用第三方服务进行维修,请向他们咨询兼容性和保修信息。

二、安全注意事项

所有的高水平消毒剂和灭菌剂都可能对健康产生不利影响(Rutala&Weber,2013)。任何使用高水平消毒剂和/或灭菌剂的卫生保健工作者都必须遵守职业安全与健康管理局(OSHA)的准则。应该有教育,培训和书面能力证明。

A. 个人防护装备(PPE)

对内镜进行再处理时,应使用个人防护设备,因为可能会接触到高浓度的消毒剂,灭菌剂和/或体液。处理任何高水平消毒剂或灭菌剂时,建议穿工作服、手套、防护眼镜和/或面部防护(国家职业安全与健康研究所[NIOSH],2001;Petersen 等,2011)。有关 PPE 的详细信息,请参阅 HLD/灭菌剂 SDS 和制造商的说明。

1. 工作服应能不渗透液体,长袖紧贴手腕,并包裹以尽可能覆盖身体。如果衣服变湿或暴露在被污染的材料中,请丢弃或清洗。

2. 手套应不渗透化学品,在使用前应检查其是否有裂痕或孔洞,并适合工作(即化学品处理与一般用途)。请勿使用不完整的手套或重复使用一次性手套(OSHA,2006 年)。手套的渗透性视制造商而异。因此,应参考手套制造商和高水平消毒剂制造商的建议。手套的长度应足以延伸至手臂,以保护前臂或衣服免受飞溅或渗流。为避免交叉污染,请遵循手部卫生原则。从污染的工作环境转移到洁净的工作环境时,要戴手套并洗手。

3. 必须保护眼睛和/或面部。眼镜或隐形眼镜不足以保护眼睛。建议将面罩或安全眼镜与可以通风的面罩结合使用。请勿使用高过滤口罩,因为它们实际上会吸附蒸气。紧急洗眼站必须设立在 10 秒可到达的位置(OSHA,2006 年)。有关洗眼时间的建议,请参考 SDS,并立即就医。必须每周启动一次洗眼器,以确保在潜在的化学暴露中正确使用。有关设备的正确维护,请咨询洗眼器制造商。

B. 通风指南

高水平消毒剂/灭菌剂需要特殊的通风以降低员工的暴露。通风系统应由经过认证的供暖,通风和空调(HVAC)专业人员安装,以确保为去除戊二醛而设计的系统不会干扰设施中的其他 HVAC 系统。

足够的通风条件包括但不限于以下条件:

1. 再处理室中的空气压力应为负,每小时至少应进行 10 次交换,其中至少有 2 次是新鲜的室外空气(美国建筑师协会健康建筑学院[AIA],2001;FGI,2014;联合委员会,2014 年)。

2. 排气应直接向外排出。空气不得再循环。

3. 必须对系统进行例行维护和监控,以确保持续正常运行。

C. 建议的暴露极限

美国政府工业卫生专家会议(ACGIH)建议高水平消毒剂和灭菌剂的接触限值(OSHA,2006 年)。如果有理由认为 TLV-C 超出建议,员工表现出过度暴露的症状或采取了降低蒸汽含量的纠正措施,则必须对蒸汽进行监控。

有几种设备可用于监视工作区域和员工的呼吸区。必须遵循制造商的指示,以确保监测设备的使用方式能够实现最准确的分析。例如,测量峰值暴露时间的最佳时间是在处理新鲜溶液时(AAMI,2010;Rutala 等,2008)。

D. 确定最低有效浓度(MEC)

必须对高水平消毒剂/灭菌剂进行监控,以确保它们保持有效。

以下因素导致可重复使用的高水平消毒剂/杀菌剂的有效性逐渐降低(Rutala 等人,2008;ASGE 标准实施委员会等人,2008):

1. 超高微生物和有机物负荷而导致浓度降低

2. 内镜中漂洗水或未充分干燥的物品稀释

3. 化学溶液的老化

每种溶液的最低有效浓度(MEC)和可重复使用寿命由制造商确定。根据消毒剂/灭菌剂制造商的说明监控最小有效浓度,并保持测试结果记录。每当 MEC 发生故障或使用寿命结束时(以先到者为准),必须处置并更换可重复使用的高水平消毒剂/灭菌剂。一次性使用且现场制备的化学高水平消毒剂/灭菌剂也需要进行测试。使用特定产品的测试条或化学监测装置非常重要(AAMI,2015 年)。

由于化学试纸会随着时间的流逝而变质,因此应在瓶子上标明制造商的失效日期和开封日期,并且应在制造商指定的时间内使用(或丢弃)试纸。遵循制造商关于使用质量控制程序的建议,以确保试纸正常运行(Rutala 等,2008)。记录质量控制结果。

如果将其他化学溶液添加到 AER 或水盆中(如果经过手动消毒),则应通过首次使用/激活原始溶液来确定可重复使用的寿命。"补充"化学溶液的做法不会延长再利用寿命(Petersen 等,2011)。

E. 冲洗

内镜和其他已暴露于高水平消毒剂/灭菌剂的设备必须彻底冲洗,以确保患者不接触化学试剂(Rutala&Weber,2013)。所需的冲洗量取决于所使用的特定化学物质。

如果不从内镜中彻底冲洗掉，所有用于再处理软式内镜的高水平消毒剂或灭菌剂都可能伤害黏膜(Rutala 等，2008)。用无菌、过滤或自来水彻底冲洗并冲洗通道，以去除消毒剂/灭菌剂(Petersen 等，2011)。

F. 排放

HLD/灭菌剂的排放必须符合当地、州和联邦法规(OSHA，2006；Rutala 等，2008)。一些法规禁止将其丢弃到下水道系统中，而其他法规则要求中和(OSHA，2006 年)。在处理之前，应将新鲜活化溶液中的空容器用水彻底冲洗。有关特定的产品处置准则，请参考 SDS。

G. 泄漏处理方案

必须立即处理所有溢出物，以控制蒸气量并防止与皮肤和眼睛接触。浓度、溢出量、房间温度、溶液温度以及溢出区域的通风类型可能会影响是否可以在不使用灭活化学药品和呼吸设备的情况下安全地进行清理(例如呼吸器或呼吸器)。即使很小的泄漏也可能会改变上限阈值，从而增加暴露(OSHA，2006)。请参考制造商的特定建议和支持的技术数据，以确定清除特定 HLD/灭菌剂所需的化学物质以及是否需要中和。拥有能够管理化学泄漏的人员随时去处理泄漏是必须的。应与该机构的安全官员合作制定一项处理泄漏的计划。

人员必须熟悉有关泄漏或泄漏程序的 SDS 建议。

三、总结

本指南对使用所有高水平消毒剂/灭菌剂的通用原则和安全注意事项进行了回顾。概述特定的化学物质及其用途超出了本文档的范围。必须不断检查最新的 IFU，以确保安全有效的高水平消毒或灭菌。

SGNA 支持在消化病学领域进行高水平消毒和灭菌领域的进一步研究和循证实践。

附录 4

消化内镜配件、阀门、水和注水瓶的管理

定义

基于本指南,SGNA 采用了以下定义:

防回流阀是指旨在防止近端水瓶和/或冲洗系统被来自患者的液体回流污染的阀(FDA,2016 年)。

高度危险设备是指通常会进入无菌组织或脉管系统的设备。这些设备必须经过灭菌。例如包括内镜切割和活检装置(SGNA,2017)。

内镜附件是指用于诊断或治疗目的的内镜设备(例如活检钳、圈套器、导丝、冲洗管和扩张器)。

高水平消毒(HLD)是指除部分细菌芽孢以外对所有微生物的杀灭(Rutala,2013)。

注水瓶是指用于将水灌注入内镜(例如辅助/前向喷水系统)的水容器和管道(及配件)。

注水系统是指患者与水瓶(包括水瓶本身)之间传送或接触用于灌注水的所有设备和设备组件(FDA,2016 年)。

医疗设备是指内镜附件、阀门以及水和注水瓶。

多患者使用设备是指在多个患者之间使用的设备,既可以在患者使用之间进行再处理(针对可重复使用的设备),也可以不再处理(针对耗材)(FDA,2016 年)。

再处理是指经过验证的清洁过程,然后对内镜和附件进行消毒或灭菌。它包括从预清洗到干燥的所有步骤(SGNA,2016)。

可重复使用的医疗设备是指按照制造商的使用说明在两次使用之间进行清洁和再处理后,用于同一患者或不同患者的一类物品(FDA,2016 年)。

中度危险设备是指与完整的黏膜接触并且通常不穿透无菌组织的设备。这些设备必须遵循制造商的说明进行清洁和高水平消毒。如子包括胃肠镜(SGNA,2017)。

一次性使用设备是指旨在供一次使用或一位患者使用的设备。请勿对其进行重新处理(清洁/消毒/灭菌)并用于其他患者(FDA,2016 年)。

灭菌是指导致完全消除或破坏所有形式的微生物(包括细菌芽孢)的过程。斯伯尔丁分类

将灭菌作为进入脉管系统或无菌组织的医疗器械(例如活检钳)的标准(Rutala&Weber, 2013；SGNA，2017)。

阀是指软式内镜的空气/水阀、吸引阀和活检端口盖。

注水瓶是指用于注入空气或二氧化碳和清洗镜头的水容器、盖和管路系统(美国胃肠内镜学会[ASGE]，2017 年)。

24 小时使用设备是指 24 小时内在患者间使用而不进行再处理的设备。标有"24 小时使用"的设备表明多患者使用(FDA，2016 年)。

背景

消化科必须采用最佳实践以确保患者安全。正确的再处理对于患者的安全治疗至关重要(Alvarado，Reichelderfer 和 1997、1998 和 1999 APIC 指南委员会，2000；ASGE，2008；SGNA，2017；SGNA，2013)。预防感染应该成为选择内镜附件、阀门和水瓶的指导因素，因为交叉污染会传播感染。

消化科可以使用一次性和可重复使用的医疗设备。这些决定应基于最新的感染预防标准、循证研究、适用的标准和法规、机构政策、成本、最佳工作流程和运营管理。

高水平消毒或灭菌过程可能会影响设备。因此，必须在诊疗过程的所有阶段对设备的完整性和功能进行目视检查。如果医疗设备损坏，应立即将其从服务中移除(ASGE，2017 年)。

卫生保健中的水传播感染可追溯到自来水供应(Dickey，2014)，受污染的再处理机器以及对注水瓶和内镜配件的不适当处理(Beilenhoff 等人，2008；Kovaleva，Peters，van der Mei 和 Degner，2013)。设施供水被发现是诸如军团菌或铜绿假单胞菌等水生病原体的储存库(CDC，2017；Loveday 等人，2014；Kanamori 等人，2016)。关于消化内镜再处理的多协会指南(ASGE，2017)和主要内镜制造商建议在内镜检查期间使用无菌水。

内镜从业人员应对与水传播感染、交叉污染和不适当的再处理相关的风险和影响有清晰的了解。

更多信息，请参阅 SGNA 的《软式消化内镜再处理中的感染预防标准》(2016)。

观点

SGNA 认为，无论实践环境如何，患者都应享有相同的护理标准。SGNA 支持以下观点：

A. 终端用户必须获得并了解制造商的说明，并且他们必须遵循一次性、可重复使用或多次使用设备的使用说明(IFU)。

B. 必须根据经过验证的制造商的使用说明对所有可重复使用的医疗设备进行再处理。遵循制造商的 IFU 概述批准的方法，以手动方式或通过 FDA 许可的 AER 或灭菌系统实现高水平消毒或灭菌(ASGE，2017 年)。

C. 不得再处理或重复使用按照一次性使用生产并标记的器械(SGNA，2015a)。

D. 被归类为高度危险的医疗设备需要灭菌。

E. 所有内镜检查程序必须使用无菌水和注水瓶(ASGE，2017；Beilenhoff et al.，2008)。

F. 按照制造商的说明使用二甲硅油和水及注水系统。这些产品的残留物会影响高水平消毒和灭菌。

G. 用于多位患者的注水瓶必须采用一次性使用的防回流方法,并根据制造商的 IFU(FDA,2016)使用。

H. 无论是可重复使用的还是一次性使用的注水瓶,都必须按照制造商的建议进行更换。必须采用确保遵守建议的方法(例如,带有日期和时间的标签)。

I. 应实施针对可重复使用医疗设备的全面质量控制计划,包括但不限于以下内容:

1. 目视检查和设备测试,以确定可能影响清洁或消毒过程的条件(Ofstead,et al.,2017;FDA,2009)。损坏的可重复使用物品应停止使用。遵循回收设备的设备协议。

2. 根据制造商的指南(FDA,2009;CDC,2015;Ofstead,et al.,2017),监测医疗器械使用寿命的程序,包括目视检查、定期维护以及从使用中移除设备。

3. 确保对阀门和其他可拆卸可重复使用附件进行处理并确定可以使用的规程。文件应包括高水平消毒的日期;进行再处理或灭菌的人员;可能会与其他可追踪患者、日期和手术类型的记录进行交叉引用(英国胃肠病学会,2017 年)。

4. 对员工进行全面培训,以确保他们了解标准的感染预防措施的方法和重要性以及针对特定设备的再处理说明,以进行清洗和高水平消毒或灭菌程序(Alfa,et al.,2014;Muscarella,2014;M。SGNA,2015b)。

5. 持续审查由专业组织和政府机构发布的临床实践指南和感染预防更新建议。

6. 为确保最佳实践和性能一致性,用于再处理的可重复使用医疗设备/设备应按照原始设备制造商(OEM)规范和标准维护或修理。如不按照 OEM 标准修理可能会使仪器/设备制造商的 IFU 和/或保修无效。

预防感染原则应成为选择医疗器械的指导因素,因为交叉污染可以传播感染。使用一次性或可重复使用的医疗设备有其优缺点。医院应根据以下内容与感染预防小组一起做出这些决定:

- 单次使用后对设备设计、说明和操作的风险评估;
- 循证实践;
- 政策、程序和法规要求;
- 废弃物管理指南;
- 机构的可行性和财务影响。

医院应审查制造商的说明,以确保可以安全有效地按预期使用设备(FDA,2016 年)。如果对设备的设计、标签或使用说明有疑问,则应由各个机构来与制造商协调这些差异,或考虑一种更好地支持该机构预防感染和患者安全的产品。

SGNA 支持在一次性医疗器械与可重复使用医疗器械及其在预防感染和患者安全中的作用方面的进一步研究。

附录 5

成人患者肠内管的内镜管理指南

欧洲胃肠内镜学会（ESGE）

第 2 部分：围手术期和术后管理

主要建议：

（1）ESGE 建议采用"拉"技术作为经皮内镜下胃造口术（PEG）放置的标准方法。

（强推荐，低质量证据）

（2）ESGE 建议在禁用"拉"法的情况下采用直接经皮引导（"推"）技术进行 PEG 放置，例如在严重食管狭窄或头颈癌（HNC）或食管癌患者中。

（强推荐，低质量证据）

（3）ESGE 建议可以静脉注射预防性单剂量的 β 内酰胺类抗生素（或适当的替代抗生素，在过敏的情况下），以减少术后伤口感染的风险。

（强推荐，中质量证据）

（4）ESGE 建议误将鼻胃管（NGT）插入呼吸道应被视为严重但可避免的不良事件（AE）。

（强推荐，低质量证据）

（5）ESGE 建议，每个机构都应该有一个专门的协议，以确认盲插的鼻胃管（NGT）的准确位置，不能只使用听诊，还要包括：X 线摄影、抽吸物的 pH 测试和呼气末二氧化碳监测。

（强推荐，低质量证据）

（6）ESGE 建议高危患者[重症监护病房（ICU）患者或意识改变或呕吐/咳嗽反射消失的患者]通过放射检查确认 NGT 的正确放置。

（强推荐，低质量证据）

（7）ESGE 建议，肠内营养可以在放置 PEG 或 PEG‐J 后 3～4 h 内开始。

（强推荐，高质量证据）

（8）ESGE 建议每天进行导管松动（向内推），同时松弛外部保险扣（离腹壁 1～2 cm），可以降低发生包埋综合征的风险。

（强推荐，低质量证据）

1　简介

肠内管喂养是营养支持的重要方式之一,因为它允许为消化道功能正常但因口服摄入不足而无法满足其营养需求的患者提供肠内营养(EN)。肠内管置入是内镜中心的主要部分;例如,仅在英国,每年就有多达 17 000 例经皮内镜胃造口术(PEG)。然而,由于患者群体普遍身体状况较弱,与手术相关的发病率甚至死亡率是一个重要问题。此外,关于肠内管置入仍有许多争议。

这一基于证据的指南是由欧洲胃肠内镜协会(ESGE)委托的,旨在解决所有与肠内管内镜管理有关的主要问题。这是指南的两个部分中的第二部分,专门讨论手术前后的问题,包括不良事件(AES)及其管理。第一部分作为单独的稿件发表,集中于定义、肠内插管和插管方式以及术前考虑因素,包括术前评估和肠道插管的适应证和禁忌证。

2　方法

ESGE 委托编写本指南,并任命了一位指导意见负责人,该负责人并依次邀请所列专家参与项目制定。这些议题和关键问题由协调小组编写,然后由其他成员批准。关键主题包括术前管理(包括适应证)、术前评估、术前技术方式和术后管理(包括 AEs)。指南制定过程包括 2019 年 9 月至 2020 年 7 月举行的会议和在线讨论。

作者通过对 PubMed/MEDLINE、Cochrane 图书馆和 Embase 截至 2020 年 1 月发表的相关论文进行了系统的文献检索。检索的重点是在完全公开发表的随机对照试验(RCT)和荟萃分析上。如果回顾性分析和病例系列涉及前瞻性研究中未涵盖的主题,则也可考虑纳入其中。对于重要的结果,按照 ESGE 指南制定政策进行描述,使用推荐评估、发展和评价(等级)系统对论文进行单独评估,以对证据级别和推荐强度进行分级。每个作者都制订了提案草案,每个人都通过电子方式进行了讨论和辩论,最终通过 2020 年 1 月在比利时布鲁塞尔举行的面对面会议进行了讨论和辩论。在作者之间就最终版本达成一致后,ESGE 理事会挑选了两名专家对手稿进行了审查,然后分发给所有 ESGE 附属协会和个人成员。在就最终版本达成一致后,稿件提交给 *The Journal Endoscopy* 发表。所有的作者都同意最后修订的稿件。

该指南于 2020 年发布,如果有新的相关证据,将考虑在 2024 年或更早的时候进行审查和更新。该指南在过渡期间的任何更新都将在 ESGE 网站上公布:http://www.esge.com/esgeguidelines.html。

3　术前管理:内镜下置管技术

3.1　鼻空肠管置管

ESGE 建议放置 NJT 用于短期空肠通路,通过经鼻超细的胃镜和导丝放置 NJT 或者通过口腔胃镜,将 NJT 直接插入胃镜的活检通道,然后进行口鼻转移。

(弱推荐,低质量证据)

根据所用导管的类型,可以使用两种技术中的任何一种在内镜下放置 NJT。一种技术只需要内镜引导。专用窄孔(8 或 10 - Fr)NJT 可以直接通过胃镜或小儿结肠镜的工作通道插入,并放置在 Treitz 韧带之后的位置。然后,在撤回内镜的过程中,在内镜直视下推进 NJT 的同时,将内镜拉回,从而避免了导管缠绕。之后需要进行口鼻转移,将 NJT 从鼻腔中通过。

另一种技术("over the wire""过导丝")经任一鼻腔插入超细鼻胃镜,然后将导丝插入超细胃镜的活检通道,并在内镜直视下和透视引导下,然后将导丝头端越过 Treitz 韧带。一旦导丝处于所需位置,就撤回内镜,同时以"一对一的方式"推进导丝,以保持其远端位置不会弯曲或缠绕。胃部应在最初进镜时和撤镜时保持减压状态,以使胃容量降至最低。最后,将 NJT 穿过导丝上,使用 Seldinger 技术推进,同时对导丝施加轻微的张力,直到到达空肠。已有研究表明,将 NJT 的末端卡在黏膜上可以减少移位。

3.2　PEG 置入

ESGE 推荐使用"拉"技术作为放置 PEG 的标准方法。

(强推荐,低质量证据)

ESGE 建议在"拉"法禁忌证的情况下,采用经皮引导("推")技术放置 PEG,例如在严重的食管狭窄或头颈部癌(HNC)或食管癌患者中。

(强推荐,低质量证据)

ESGE 建议在"推式"放置 PEG 之前,用 T 型紧固件或专用缝合装置将胃前壁经皮胃剥离到前腹壁,以防止胃的扭转和导管的错位。

(强推荐,低质量证据)

3.2.1　概述

原则上,有两种主要的放置 PEG 管的技术:经口"拉"法和直接经皮"推"法。PEG 管置入成功率高达 99.5%(76%～100%)。失败的原因包括透光不充分,完全性口咽或食管梗阻,以及既往胃切除。

Gauderer 等人在 1980 年提出的"拉线"或"拉"方法已经成为临床上最广泛接受的 PEG 置入技术。因为使用"拉"法放置 PEG 更安全、更经济,与手术相关的死亡率更低(0.5%～2%),并发症发生率更低,从而取代了外科胃造口术。

经皮直视技术,即"导入器"或"推"PEG,是使用经腹腔放置的球囊导管到胃内,它最早由 Russell 等描述 Russell 等人首次描述。

适用于不能使用标准的"拉"方法(例如,因为存在食管狭窄)或在通过 PEG 导管内部保险栓会增加风险(例如,恶性疾病中的种植转移风险,主要是在原发性鳞状细胞咽部食管癌中)的患者。最初与这项技术相关的主要问题是穿刺过程中胃壁的偏转,以及导管错位的风险。然而,在透视或内镜引导下,通过使用胃内定位的 T 型紧固件将胃固定在腹壁上,其安全性已得到改善。最近还出现了一种新的安全导入器方法。这使得双重胃固定术与可剥离套针鞘引入器相结合,可以有效地将胃壁固定在前腹壁上。

根据插入技术的类型,放置不同类型的肠管:带有内部保险栓的肠内管用于"拉"技术,而气囊类型的管用于"推"技术。

3.2.2　一般准备

● 患者隔夜禁食(固体食物禁食 6 h,清流质禁食 2 h,如果胃动力障碍禁食时间更长)

● 抗生素预防(根据当地政策,单次静脉注射抗生素,或在过敏情况下使用合适的替代品:见建议,第 3.4 节)

● PEG 管置入使用严格的无菌技术(皮肤消毒、无菌手术巾、无菌手套、无菌敷料等)

3.2.3 "拉"技术说明

置入 PEG 管需要两名操作员:内镜医生和执行腹壁穿刺和线/导丝牵引的第二名操作者。患者仰卧时进行上消化道(GI)内镜检查。在内镜下,胃被完全充气[理想情况下为二氧化碳(CO_2)],以使胃贴在腹壁,并取代任何两者之间的内脏。然后通过强光照明和指压(由第二操作员)确定所需的穿刺点(在远端体部区域的胃前壁上)。然后,第二位操作员在选定的部位标记皮肤,在充分的皮肤清洁和局部麻醉剂浸润后,将一根连接在 10 ml 注射器(半灌注 0.9% 生理盐水)上的绿色(21-G)探针,通过皮肤和腹壁垂直插入已注气的胃。对于第二个操作者来说,重要的是在针头推进时保持注射器柱塞上的负压,并观察可能被吸入注射器的气泡(针头抽吸技术)。注射器内的气泡早于针头刺穿胃壁时出现(在内镜下),这可能表明中间的内脏可能被无意中刺穿了,这应该引起人们的关注,需要寻找另一个穿刺部位。

一旦探针安全就位,第二个操作者在这个穿刺点上做一个适当的切口,然后在内镜的直视下,对内镜进行持续气体的灌注下,插入导引套管(及其上面的套管/鞘)。然后,专用线/导丝(在 PEG 套件中找到)通过套管/鞘,由第二个操作者进入胃,在那里由内镜医生使用一个小的内镜圈套或抓取钳抓住它。一旦牢牢抓住,内镜医生就会把线/导丝从嘴里和胃镜一起拉出来。然后,用一个简单的环将线/导丝环紧密地固定到设置在 PEG 管的外端的相应线/导丝环上。

然后,第二个操作者通过腹壁穿刺点对线/导丝进行连续牵引,线/导丝附连的 PEG 管沿着食管和胃被拉下并通过穿刺点被拉出,直到内固定保险栓抵靠胃的前壁。如果 PEG 管的部位没有并发症,则可以通过内镜确认导丝的位置(尽管这一步骤是可选的,并且不是严格必要的)。

3.2.4 "导入器"或"推"技术说明(PEG 与胃固定术)

同样,"t 推"或"导入器"技术需要两个操作者:内镜医生和第二操作者。该手术是在严格的无菌/手术条件下和局部麻醉下进行的。在内镜直视下,通过专门的双腔或 T 型紧固件胃固定装置,通过预先确定的胃前壁区域进行经皮胃穿刺术。

使用与上述"拉"技术相同的步骤,使用探针和连接的注射器识别安全和适当的穿刺点。内镜医生持续对胃进行气体充气,经过充分的皮肤清洁和局部麻醉浸润后,第二个操作者将两个或三个胃固定器(以三角形方式)放置在彼此相距 20 mm 的距离处。在内镜医生维持全胃充气的情况下,第二操作者将胃固定器牢牢固定,并在胃固定器之间的区域内进行皮肤切开。然后,第二操作者使用专用套管针和覆盖的剥离鞘,通过皮肤切口刺穿腹壁和胃前壁。这是在直接内镜直视下轻柔地完成的,并小心地将套管针插入胃腔内,以避免无意中撕裂/刺穿胃后壁。然后取下金属套管针,将专用的可剥离鞘留在穿刺道内。

然后通过鞘引入球囊型的 PEG 管,一旦在内镜下将球囊腔装满无菌水,鞘被剥离,将管和紧固的外侧保险栓留在原处。

4 经皮内镜胃造瘘加空肠延长术(PEG‑J)和直接经皮内镜空肠造口术(D‑PEJ) 插入

4.1 鼻空肠营养管插入

ESGE 建议需要长期肠内营养的患者通过 PEG‑J 或 D‑PEJ 或通过空肠途径放置空肠营养管。在 PEG‑J 和 D‑PEJ 之间的选择将取决于患者的特征(解剖学、胃抽吸的需要、先前存在的 PEG)以及当地的专业知识。

(强推荐,低质量证据)

长期的空肠喂养可以经内镜通过经皮内镜胃造瘘加空肠延长(PEG‑J)和直接经皮内镜空肠造口术(D‑PEJ)来实现。

在透视引导下,使用"镜下下"或"过导丝"管技术,将空肠延伸喂养管推过先前放置的 PEG,从而将 PEG‑J 放置在 Treitz 韧带之后。延长空肠管的直径限制在 9~12 Fr,这取决于先前放置的 PEG 管的大小;它们的长度约为 60 cm。可以用钳子或圈套在内镜下抓住延长管,并将其拖入空肠("在镜下"),或在内镜下放置的导丝或硬化导管上("过导丝")推进。

PEG‑J 管初始成功率高达 93%。然而,由于空肠延长管频繁逆行移入胃,以及扭结或梗阻引起的管道功能障碍(因为空肠管最大直径被限制在 12 Fr),功能受到限制。内镜下放置的夹子可以固定导管的远端,以降低逆行移位的风险。此外,最初的 PEG 位置应该靠近胃窦,以创造一个更好的插入角度,并减少腹壁和幽门之间的距离。最后,一项对具有正常胃解剖结构的患者(56 名 D‑PEJ 患者和 49 名 PEG‑J 患者)进行的非随机对照研究得出结论,与 PEG‑J 相比,D‑PEJ 患者的饲管通畅持续时间更长,需要的内镜再次干预更少。

D‑PEJ 放置是"拉"PEG 技术的一种改进,通常适用于长期空肠肠内营养。对于在内镜直视下,使用标准的或优选的儿科结肠镜或专用的推进式小肠镜。有报告显示,使用单气囊或双气囊小肠镜的成功率更高。

一旦在前腹壁观察到空肠透照和手指凹陷(表明存在良好的浅表空肠环),就可以作为空肠内镜位置的标志。在充分清洁皮肤并使用严格的无菌技术之后,以与上文所述的"拉"PEG 插入技术相同的方式,由第二操作者使用绿色(21‑G)探针渗透局部麻醉剂。然后,探针用于在套管针/针通过之前确定最佳位置。用圈套或钳子抓住探针的尖端有助于稳定空肠段,并允许在留置探针的针旁边插入较大的套管针。如"拉"PEG 插入技术所述,由第二操作者(在套管针已被抽出之后)将一根专用的线/导丝穿过塑料鞘。然后等待的内镜医生用钳子或小圈套抓住这根线,然后按照"拉"型 PEG 放置的描述完成整个过程。虽然与 PEG 放置相似,D‑PEJ 是一种更具挑战性的技术。在涉及 738 名患者的两个最大的 D‑PEJ 结果回顾性队列研究中,置入成功率为 68%~83%;如果使用双气囊或单气囊小肠镜,这个成功率可能更高。

在 PEG‑J 和 D‑PEJ 之间的选择取决于当地的专业技术、患者解剖结构、腹部手术史、先前存在的 PEG 的情况、是否需要同时进行胃抽吸以及空肠延长部逆行移行的风险。

4.2 在经皮穿刺管(PEG/PEG‑J/D‑PEJ)插入前预防性使用抗生素

ESGE 建议静脉注射预防性单剂 β 内酰胺类抗生素(或在过敏的情况下使用适当的替代抗生素),以降低术后伤口感染的风险。

（强烈推荐,中质量证据）

一些随机对照试验强调了术前使用抗生素对减少腹膜炎的重要作用。在其中最大规模的研究中,将单剂量静脉注射头孢呋辛(750 mg)(n=50)与安慰剂(n=51)在放置 PEG 前 30 min 进行比较,与安慰剂组相比,接受抗生素治疗的患者在第一周的伤口感染显著减少。一项荟萃分析[包括 10 项随机对照试验(1 059 名患者)]的汇总数据显示,使用青霉素或头孢菌素的预防性治疗降低了术后伤口感染的风险。使用青霉素而不是头孢菌素(分别为 13% 和 10%)可降低相对风险。

在最新的 Cochrane 数据库对 12 项研究(n=1 271 名患者)的系统回顾中,比较了在 PEG 插入前静脉注射抗生素与安慰剂、不干预或简单的皮肤杀菌剂,发现使用抗生素有显著的益处[优势比(OR)0.36,95% CI 0.26~0.50]。抗生素的最佳给药时间尚未确定,但根据这些研究的方法,在手术前 30 min 静脉给药应该是合理的[表 1(a)s,1(b)s,可在补充材料中在线查阅]。然而,在另一项随机对照试验中,单剂量 20 ml 的复方磺胺甲噁唑口服溶液在插入后立即通过 PEG 导管沉积,已被证明至少与术前静脉注射头孢呋辛预防同样有效。该方案可推荐用于青霉素相关过敏患者。最后,对于已经在接受抗生素治疗的患者,不需要特别的抗生素预防。

此外,除预防性使用抗生素外,坚持完全无菌、无菌技术,避免皮肤和外保险栓之间的过度压力,也被证明可以降低伤口感染的风险。

4.3　围手术期不良事件(AE)

ESGE 建议,与内镜下放置任何肠管有关的围手术期 AE 也应被认为具有与使用的镇静/全身麻醉有关的内在风险。

（强推荐,低质量证据）

ESGE 建议,不慎将 NGT 插入呼吸道应被认为是一种严重但可以避免的 AE。

（强烈推荐,低质量证据）

ESGE 建议内脏穿孔、腹膜炎和出血应被视为 PEG、PEG-J 或 D-PEJ 置管的潜在围手术期不良反应。

（强推荐,低质量证据）

围手术期不良反应很少见,如果严格遵守禁忌证,发生率应在<0.5%。

镇静/全身麻醉:与在镇静或全身麻醉下进行的所有其他内镜手术一样,内镜放置肠内管会带来心血管和肺部风险,这与镇静/麻醉剂本身直接相关。这些风险包括血流动力学不稳定、心律失常和吸入性肺炎。

据报道,围手术期吸入性 AEs 的发生率约为 1%,其危险因素包括仰卧位、镇静类型和剂量、神经功能损害和高龄。

NGT 的植入大多是在患者床边盲插进行的。与 NGT 插入相关的 AES 包括鼻出血、食管内的导管盘绕,以及最重要的误入气道,这种情况很少发生,但可能会产生致命的后果。一项回顾性研究报告,在 4 年的时间里,超过 2 000 例成人 NGT 置入物的错位发生率为 1.3%(n=50);机械通气和精神状态改变可能是危险因素。

NJT 在内镜室放置,无论有没有透视辅助。NJT 的主要围术期并发症与放置不正确、管子扭结和围术期移位有关。带螺旋端的 NJT 也可用于胃动力正常的患者的床边放置。

PEG、PEG-J 和 D-PEJ 管。围手术期与镇静无关的不良反应很少见(0.1%),尽管可能很严重,包括内脏穿孔(包括结肠、小肠、肝脏和脾脏)、腹膜炎和出血。

虽然内脏穿孔很少见,但 PEG 植入后的一过性亚临床气腹是一种常见的发现,高达 56% 的手术中会发生这种情况,而且通常没有任何临床意义。相反,完全腹膜炎表现为腹痛、白细胞增多、肠梗阻和发热。如果不及早发现和治疗,可能会导致严重的发病率。

出血的危险因素包括抗凝和既往解剖改变。放置 PEG 后立即胃出血是非常罕见的(0.3%),通常是由于胃左动脉或胃网膜左动脉或它们的一个分支的损伤。严重的腹膜内出血也可以因为肝脏撕裂而发生,表现为术后严重的低血压伴或不伴腹膜炎。放置 PEG-J 会增加空肠延伸部逆行移回胃部的风险,这可能会延长手术时间。最后,D-PEJ 的围手术期不良反应发生率略高,达到 2%,包括出血和小肠穿孔。

4.4　围术期的预防和管理：与肠道置管相关的 AEs

ESGE 建议仔细的术前选择、预评估和优化任何潜在的患者合并症,以降低任何镇静/全身麻醉的风险。如果出现任何镇静/全麻药围手术期不良反应,应使用针对事件的特定措施进行管理,并降低放弃或推迟手术的发生。

(强推荐,低质量证据)

ESGE 建议在放置 PEG、PEG-J 或 D-PEJ 时仔细注意安全的操作技术,以减少无意中损伤任何脏器的风险。在任何与错误放置/穿孔有关的持续关注的情况下,患者的病情应该稳定下来,并且应该有一个较低的标准来进行紧急的计算机断层扫描(CT)。

(强推荐,低质量证据)

ESGE 建议在放置 PEG、PEG-J 或 D-PEJ 导管后密切监测,适当注意不明原因的心动过速和低血压。如果发生这些情况,患者应该被复苏并安排紧急的 CT 肠系膜血管造影,以排除任何腹腔内出血。

(强推荐,低质量证据)

ESGE 建议每家机构都有一个专门的方案来确认床边"盲"放的 NGT 的正确位置,包括 X 线片、抽吸液的 pH 测试和呼气末二氧化碳监测,但不是单独依靠听诊。

(强推荐,低质量证据)

ESGE 建议高危患者(重症监护病房患者或意识改变或呕吐反射消失的患者)通过放射检查确认 NGT 的正确放置。

(强推荐,低质量证据)

镇静或全身麻醉相关的不良反应。为了减少镇静或全身麻醉相关的风险,应谨慎选择病人。这应该包括预先评估患者,优化他们的整体情况和潜在的合并症,这可能会带来额外的风险。多学科营养支持团队的作用已被证明有助于患者的选择和肠内通路类型的选择,并有助于减少总体不良反应。此外,内镜医生还可以通过避免过度镇静、在手术前抽吸胃内容物、在手术后抽吸先前灌注的气体,以及以省时的方式进行手术,进一步将风险降至最低。

如果发生任何镇静/全身麻醉相关的 AE,应暂停或放弃该操作,并应采取具体措施处理该事件。心肺复苏设备和基本药物(包括逆转剂)应随时可供立即使用。

NGT 置入：围手术期 AEs 管理为了将不慎置入呼吸道的风险降至最低，一种广泛应用的技术是听诊导管末端的气流声音，或将末端放入一杯水中观察气泡。然而，并不总是有足够的空气流动来使这成为一种安全的策略，因此必须采用其他方法来确认位置。同样，使用听诊法评估导管是在肺内还是在胃肠道内也不够准确，准确率低至 34.4%。根据先前的指南确认正确放置的黄金标准是胸部 X 线片，可以看到整个管子的长度，适用范围从"总是需要"到"当其他方法失败时使用"。

还可以使用其他方法来确认末端定位并减少曝光次数；这些方法包括 pH 传感器或呼气末二氧化碳（$ETCO_2$）监测。抽吸的胃液 pH≤5.5 以及液体的外观也通常用于确认在胃内的位置是否正确。然而，在一项前瞻性研究中，胃镜检查和支气管镜检查分别采集了 97 份和 106 份样本，正确识别 pH≤5.5 胃样本的敏感度为 68%，特异度为 79%。虽然质子泵抑制剂似乎与 pH>5 无关，但食管和胃抽吸物之间有相当大的重叠，因此限制了正确的胃定位和管子错位与逆行卷入食管之间的区别。

使用二氧化碳测定仪或比色测定法的 $ETCO_2$ 监测也已被用于评估导管的位置。一项对 456 例鼻胃管置入的荟萃分析显示，主要是在 ICU 环境下，机械通气的患者，灵敏度为 0.88～1.00，特异性为 0.95～1.00。

最后，鼻-耳垂-剑突距离常被用来估计鼻胃管的插入长度。然而，这种方法已经被证明是不准确的，超过 20% 的患者低估了插入长度，17.2% 的患者高估了插入长度。低估插入长度可能会导致导管在食管远端的错位，从而增加反流和肺吸入的风险。

在鼻孔出口处标记管子可以作为管子是否已被部分取出的指标，但这不能排除末端逆行移入食管。

NJT 放置：围手术期 AEs。在内镜放置方式时，应尽一切努力将导管越过 Treitz 韧带，以减少任何逆行移位回到胃内的风险。内镜放置后，还应定期评估管子冲洗的难易程度来检查导管的功能通畅性；这样可以立即正确地重新定位，避免任何持续的梗阻性导管扭结。

PEG、PEG-J 和 D-PEJ：围手术期 AEs。为了降低 PEG、PEG-J 和 D-PEJ 置管的围术期风险，除了仔细选择患者和复查任何术前横断面影像外，下面描述的某些围手术期技术考虑因素也可能会有所帮助。

误插入内脏的穿孔。预防措施包括：充分充气以加强胃与腹壁的贴合；获得良好的透照效果；外部手指凹陷（内镜下观察）；使用绿色（21-G）探针连接到半灌注氯化钠注射器上（"安全跟踪"技术）。在尝试插入套管针之前，应使用探针，在探针穿过皮肤时对注射器柱塞施加负压。在内镜下看到探针之前，在注射器内看到的任何气泡都可能表明另一个内脏（例如结肠或小肠环）的插入，应该更改选择的目标区域，或放弃手术。在任何与不正确的放置/穿孔有关的持续关注的情况下，患者的情况应该稳定下来，并且应该有一个较低的门槛来进行紧急 CT 扫描和手术团队的参与。

出血。尽管采取了所有的预防措施和适当的技术，PEG、PEG-J 和 D-PEJ 的放置都有引发大量出血的风险。这主要与经皮穿刺套管针/导丝的使用有关，它可能会无意中刺穿腹壁、内脏表面/壁或肠系膜内的大血管。尽管皮肤出血和腔内出血可以立即识别并分别采用外压或腔内治疗，但其他损伤血管的腹膜内大出血可能仍然是隐匿性的，因此至少在术后 2 小时内,需要对患者的生命体征保持严格的警惕。应特别注意不明原因的心动过速和低血压。如果发生这些情况,患者应该被即刻施救并转移到紧急的 CT 肠系膜血管造影,以排除任何腹腔内出血。

4.5 关于内镜下置入肠内管的适合文件

ESGE 推荐形成有关内镜下置入肠内管的适合文件。

(强推荐,低质量证据)

文件应包括以下内容(如适用):手术的适应证;镇静/全身麻醉使用的方式和剂量;插管技术的类型;套管针通过的次数;使用的导管的类型/规格/品牌;以及使用的导管的序列号/批次(在患者病历中贴上相应的可追溯性标签)。还应记录抗生素的使用情况;渗透到皮肤或腹壁的局部麻醉剂的类型和剂量;以及清楚的记录内部导丝到皮肤的距离,以供参考。

5 术后管理

5.1 内镜下放置肠内管后首次使用(PEG,PEGJ,D-PEJ)

ESGE 建议 EN 可以在放置 PEG 或 PEG-J 后的 3～4 h 内开始。

(强推荐,高质量证据)

ESGE 建议肠内营养可在放置 D-PEJ 后 24 h 内开始。

(弱推荐,低质量证据)

两项 Meta 分析,分别是 355 名和 467 名患者的随机对照试验(RCT),结果显示,与延迟开始 EN(>24 h)相比,在放置 PEG 后 3～4 h 内开始喂养的发病率(局部感染、腹泻、出血、发热、胃食管反流、呕吐、口炎、渗漏)或早期病死率(<72 h)方面没有差异。一项荟萃分析显示,在早期喂养的情况下,胃残留量的增加有统计学意义(OR 1.80,95% CI 1.02～3.19;$P=0.04$),但没有任何临床后果。此外,一项前瞻性的比较研究表明,插入 PEG 管后的早期喂养也有助于减少住院时间。最后,在 D-PEJ 的两大系列中,据报道在放置后 4～24 h 开始肠内喂养。

5.2 术后不良反应、病死率以及与经皮肠内管(PEG/PEG-J/D-PEJ)置入有关的危险因素

ESGE 推荐谨慎术前患者的选择,因为患者的特征与早期及长期置入 PEG 的相关死亡率有关。

(强推荐,低质量证据)

ESGE 建议考虑将患者年龄、卒中病史以及手术前的营养和炎症状态作为早期及长期 PEG 的相关病死率的危险因素。

(强推荐,低质量证据)

虽然采用了所有推荐的预防措施,可认为 PEG 置入是安全的,但仍有可能发生术后不良反应。AE 发病率为 4.8%～26.2%,早期(30 天)病死率为 1.8%～23.5%,1 年病死率为 35%～55%。不良反应通常是轻微的,高达 2% 的病例报告了重大的不良反应事件。

在一项对 400 多名接受"拉式"或"推式"PEG 治疗的患者的回顾性研究中,多变量分析显示潜在的恶性肿瘤是早期(≤7 d)并发症的预测因素,而年龄≥70 岁和糖尿病则预示着术后晚

期(＞7 d)的不良反应。在同一分析中,血小板减少(＜10 万/μL)和高 C 反应蛋白水平($\geqslant$ 50 mg/L)与 30 d 病死率增加有关,而与卒中或潜在恶性肿瘤患者相比,患有其他神经系统疾病(除脑卒中梗外)的患者 30 d 死亡风险较低。在放置 PEG 后 30 d 内死亡的 20 名患者中,肺炎是最常见的死亡原因。

在一项大型回顾性研究中(n＝1 625),低血清白蛋白(＜31.5 g/L)和高 C 反应蛋白(＞ 21.5 mg/L)水平与 30 d 死亡率的增加有关,具备这两个因素的患者的中位生存期甚至更短;在一项前瞻性的大型队列研究中也证实了类似的结果。葡萄牙的另一项研究发现,较高的 C 反应蛋白水平是 30 d 病死率的唯一独立危险因素;最终的临界值是$\geqslant$359 mg/L。

如上所述,卒中患者的存活率似乎更低,这在另一项对 500 名患者的回顾性研究中得到了证实。在这组患有神经疾病的患者中,卒中患者的中位生存期较短(11.4 月 vs.27.1 个月, P＝0.014)。此外,在卒中患者亚组中,多因素分析确定术前中性粒细胞百分比和晚期 AE 是负面的独立预后因素,而预防性使用抗生素和高脂血症与死亡率呈负相关。同样,在另一个队列中(n＝100),因潜在神经疾病接受 PEG 置入术的患者的 6 个月病死率明显高于因潜在恶性肿瘤接受治疗的患者(60％ vs.27.7％, P＝0.002)。在以色列最近的一项研究中(n＝272),多变量分析确定高龄、较高的肌酐水平和较高的 CRP 与白蛋白比率是放置 PEG 后短期病死率的重要预测因子。最后,在最近两项来自意大利和瑞典(分别为 950 和 495)的大型研究中,年龄和较低的体重指数(BMI)被确定为死亡率的危险因素。

5.3　与肠内管置入相关术后不良反应

ESGE 建议将伤口感染、保险栓包埋综合征、造口周围渗漏、导管脱出和瘘管形成为与 PEG/PEG – J/D – PEJ 相关的主要术后并发症。

(强推荐,低质量证据)

众多研究已经详细描述了几种 PEG 相关不良反应的处理。它们包括与感染有关的不良反应,即伤口感染和坏死性筋膜炎;与肠道通路功能障碍有关的并发症,即保险栓包埋综合征(BBS)、造口周围渗漏、(PEG)位点疝、导管脱出、导管胃内部分出口梗阻以及瘘管形成。

5.3.1　伤口感染

ESGE 建议对轻微(非延伸性)伤口感染采取局部消毒措施并每日更换敷料,对较严重的感染建议使用广谱抗生素。

(强推荐,低质量证据)

感染性并发症被认为是最常见的与 PEG 相关的不良反应。尽管这比例仍居高不下,尤其是在发展中国家,但在预防性使用抗生素的情况下,感染率已显著下降。感染通常是轻微的,仅限于 PEG 穿刺口部位,但很少会发生更严重的感染并发症,包括脓肿形成和坏死性筋膜炎。在局部伤口感染的情况下,临床检查可发现 PEG 部位疼痛,伴有红斑、硬结和潜在的脓性渗出物,伴或不伴全身炎症的迹象。轻度穿刺口发红是常见的,不应被认为是一种感染。

对于轻微的伤口感染,治疗包括局部消毒措施和定期换药。如果诊断是在放置 PEG 后早期(3~5 d 内)出现的,则可口服广谱抗生素,如果诊断较晚或出现更严重的症状(如全身性脓毒症),则需静脉注射广谱抗生素;抗生素治疗应该以样本培养和药敏结果为指导。手术干预适用于严重并发症,包括脓肿、腹膜炎或坏死性筋膜炎;最后提到的是 PEG 置入后罕见但可能致命的 AE,需要抗生素广泛使用和感染区域的适当外科清创。

5.3.2　保险栓包埋综合征

ESGE 建议,每天进行导管松动(向内推)以及松动外部 PEG 保险栓的位置(离腹壁 1～2 cm)可以降低发生包埋综合征(BBS)的风险。

(强推荐,低质量证据)

BBS 是指内 PEG 保险栓沿 PEG 穿刺通道的迁移,最终在胃壁或腹壁内,从而导致胃黏膜在保险栓上过度生长的现象。它发生在 1％～4％的病例中。BBS 是由于内部 PEG 保险栓和腹壁之间的过度牵引力造成的,导致局部压力性坏死和随后的移位。这种牵引力是放置后 PEG 过度收紧(通常是长期的)的结果;其他相关的潜在因素包括肥胖、体重增加和慢性咳嗽。

BBS 的临床诊断是通过对皮下保险栓的观察和触诊,以及对移行的保险栓的内镜观察或 CT 显示来诊断。PEG 部位疼痛、导管管通畅性丧失、PEG 部位周围渗漏是 BBS 患者的其他常见表现。BBS 可能导致其他并发症,如出血、腹膜炎和脓肿形成。

在不完全 BBS 的情况下,内部保险栓部分仍然可见,导管仍然通畅,通过使用扩张器或推拉式 T 技术,可以有效地将埋藏的保险栓推回胃内。在完全性 BBS 的情况下,可以使用内镜引导下使用括约肌切开刀、针刀或最近开发的专用设备进行电外科切开。对于复杂的胃外病例,或者当内镜检查不能释放被困的保险栓时,手术仍然是一种选择。如有需要,应在几周后将新的 PEG 放置在不同的位置,以便充分愈合先前的部位。然而,也描述了同时插入新的球囊形管的情况。

最初(置入后 3～5 d)腹壁垫子和内部保险栓的固定较紧,以防止渗漏,随后应放松外皮肤保险栓的位置,使其与腹壁的距离为 1～2 cm,以减少 BBS 的风险。适当的日常护理,导管松动(向内推),以及在外部垫子下放置纱布垫也可以降低 BBS 发生的风险。在 PEG‐J 和 D‐PEJ 的情况下,应避免旋转导管,以分别避免空肠延展部脱位和空肠扭转。

5.3.3　PEG 位点疝

PEG 位点疝是一种罕见的与 PEG 置入相关的并发症。无论是导管留在原地还是被拔出,它都会在 PEG 部位出现持续的渗漏、肿胀或疼痛。选择放置 PEG 的最佳位置,如果可能的话,避开腹壁最薄弱的部位(例如白线/中线)可能会降低疝气的风险。可能需要对疝气进行适当的外科治疗。

5.3.4　造口周围漏

ESGE 建议,对于造口周围渗漏的病例,应努力治疗任何潜在的诱发疾病。用吸收剂、造口粘合剂和氧化锌局部治疗可以减少局部皮肤刺激性。

(弱推荐,低质量证据)

ESGE 建议,在持续渗漏的情况下,应该移除 PEG 管,并将新的 PEG 放置在不同的位置。

(弱推荐,低质量证据)

胃内容物的吻合口渗漏可能发生在高达 2％的 PEG 置入病例。这通常出现在 PEG 置入后的早期,但延迟泄漏也可能发生。已确定不同的危险因素,局部因素包括皮肤感染、用研磨品过度清洁、胃酸分泌增加、胃轻瘫、管侧扭转、BBS、内外保险栓之间张力增加以及通道内肉芽肿组织的存在,以及系统性疾病,如糖尿病、免疫缺陷、严重营养不良等妨碍伤口充分愈合的全身性疾病。

　　吻合口周围渗漏的最佳处理方式包括治疗任何潜在的诱发性疾病和使用吸收剂进行局部治疗。抗分泌药物和促动力药物也可用于降低胃酸和胃淤滞。有人建议使用造口粘合剂粉末或氧化锌涂抹来减少局部皮肤刺激,而在肉芽肿存在的情况下,可局部使用硝酸银或氩等离子体。对于持续的延迟性造口周围渗漏,EN 应该暂停,并且应该暂时拔除导管(24～48 h)以允许部分关闭,使用导丝确保管道通畅,或应完全拔除管子,并在之前的窦道完全愈合后,在腹壁的另一位置进行更换。在胃排空延迟的情况下,尽管有促动力作用,可以考虑使用 PEG - J 或 D - PEJ。对于有造口周围渗漏的气囊类型的导管,应该始终验证气囊是否充分充气。

5.3.5　管道移位

　　ESGE 建议,在早期(<4 周)管移位的情况下,应避免"盲目"插管。应对患者进行临床监测,对有症状的患者应给予广谱抗生素。一旦最初的通道愈合应放置新的 PEG。

　　(强推荐,低质量证据)

　　ESGE 建议,在晚期(>4 周)管移位的情况下,可以立即通过已建立的管道放置一个床边气囊形式的替换导管。否则,可以使用 Foley 导管来维持管道,作为到 PEG 管替换的过渡方案。

　　(强推荐,低质量证据)

　　导管移位被认为是一种常见的与 PEG 相关的不良反应。发病率为 13%～29%,除了与主要并发症有关外,导管移位还会导致巨大的医疗费用。

　　在绝大多数情况下,导管移位是向腹壁外侧发生的,与由于导管操作不当、意外拉扯有关,特别是在精神状态改变或认知障碍的患者中。

　　导管移位的处理取决于发生移位的时间,因为 PEG 管预计在放置后 4 周内成熟。因此,如果在最初放置 4 周后出现移位,可以认为窦道是成熟的,如果现场有替换的气囊状导管,可以通过患者床边预先存在的窦道插入,而不需要求助于内镜直视下。如果没有替代物,而且成熟段将在移管后 24 h 内开始闭合,建议插入临时 Foley 导管,以保持窦道通畅。然而,Foley 导管的使用与较高的并发症发生率相关,而且推荐使用它们的证据被认为是低质量的。在更换管位置不确定的情况下,应使用直接内镜直视下或使用水溶性造影剂显示的"造影图"来确认位置。

　　如果导管在插入后的前 4 周内移位,则存在胃内容物渗漏和随之而来的腹膜炎的风险,因为胃可能与腹壁分离。在这种情况下,应该避免"盲目"更换导管,因为这可能导致管子在腹膜腔内错位。患者应保持禁食,并应使用广谱抗生素。一旦最初的窦道愈合,可以尝试在腹壁的不同位置放置新的 PEG 管。

　　少数情况下,患者可能会出现腹痛和呕吐,这是由于远端移位的 PEG 管胃流出道梗阻,导致保险栓或气囊导致幽门后梗阻。临床怀疑内移位通常由外保险栓的不适当位置引起,可通过内镜或放射学证实。只需将 PEG 管拉回(对于气球类型的管,将气球放气后)并将其外部保险栓固定在正确位置,即可轻松解决。

　　多项研究中已经提出了各种方法来防止导管移位,其中包括复杂的导管设计,如低轮廓的"纽扣式"导管。在最近的一项随机对照试验中,一组患者每周测量球囊内的水量,然后每隔 3

个月更换一次球囊导管,球囊导管移位的频率明显较低。然而,成本问题和管型选择将阻碍这一策略的普遍适用性。

5.3.6 胃结肠瘘

这是一种罕见的不良反应,当放置 PEG 或 D-PEJ 时意外刺破结肠时会发生这种情况。它的发生形成了一条贯穿胃壁、结肠、腹壁,最后到达皮肤的瘘道。其临床表现多种多样,从无症状到 PEG 部位周围的粪便渗漏、直肠穿孔或结肠梗阻。更常见的情况是,一旦最初放置的导管被移走或被另一根导管替换,而另一根导管的末端错误地放置在横结肠内,它通常就会出现症状。在这种情况下,一旦重新开始肠内喂养,患者就会出现腹泻。造影剂介导的放射成像有助于准确诊断。选择的治疗方法包括拔除 PEG 管以使瘘管愈合。如果不成功,还可以使用内镜方法,使用 OTSC 夹子或全层跨壁缝合,或手术(特别是对于持续性或复杂的病例)。

5.3.7 PEG 去除后胃肠瘘

ESGE 建议在 PEG 取出后持续胃皮瘘的情况下,内镜解决方式是一线治疗方法。(强推荐,低质量证据)

胃窦道的愈合通常在去除 PEG 后 24 h 内开始,在几天内完成。在少数病例中,窦道需要数周时间才能愈合。然而,在某些情况下,窦道不能愈合,胃肠瘘仍然存在。对儿童的研究表明,每 4 名患者中就有 1 名发生胃肠瘘;PEG 持续时间越长,瘘管形成的可能性越高。

腹壁皮肤上先前的 PEG 部位有持续性或周期性的胃液渗漏,很容易识别瘘管的存在。目前,不同的内镜方式,主要包括 TTSC 或 OTSC 通过镜或超镜夹的使用,以及氩等离子体凝固术和内镜下辅助缝合技术的应用,提供了有希望的结果,并在大多数情况下避免了手术干预的需要。

5.4 置管后对肠内管的维护说明

ESGE 建议在放置后的第一周每天使用无菌生理盐水和敷料护理 PEG/PEG-J/D-PEJ 部位。建议在 3~5 d 后松开保险栓,并在放置后 7~10 d 开始松动导管。

(弱推荐,低质量证据)

经皮穿刺置管后,应每天检查皮肤和导管的位置。外固定器应紧密放置在高出皮肤 0.5 cm 处,以防止在最初的 3~5 d 内发生渗漏。在第一周,管道口处皮肤必须用无菌盐水溶液保持清洁,然后擦干。在操作前,手卫生和使用手套对于预防感染很重要。敷料可以用来吸收任何潜在的渗出物,但不被认为是强制性的。在这方面,应将无菌的"Y"形敷料放置在外部部位和盘板下方,以减少施加的张力。任何敷料都必须定期更换。不推荐使用遮盖性敷料,因为这会增加皮肤浸渍的风险。甘油水凝胶创面敷料可以作为一种选择,因为在 PEG 放置后的开始两周内,它可以显著降低造口周围感染率;如果使用,应该每周更换一次。

在置管后 3~5 d,外部保险栓最多可松开 1 cm。只有在 7~10 d 后,导管才应该轻轻地向内和向外移动 2~5 cm,以防止粘连和 BBS。操作结束后,应将导管返回并固定在初始位置;导管出口点与腹壁之间的距离应用永久性标记标出。正如在 D-PEJ 和 PEG-J 所讨论的情况下,应该避免这种导管的任何旋转,因为这可能导致空肠扭转(D-PEJ)或空肠延伸部移位(PEG-J)。这点适应于所有经皮管,以使护理方案标准化,而不考虑使用的通路类型。在胃穿刺术("引导式"或"推"技术)之后,一旦胃穿刺标签被移除(一般在 2~4 周后),管子就应该被拔除。

7～10 d 后,应用肥皂和新鲜自来水清洗造口周围皮肤,然后擦干,每周两次。之后,病人可以在使用防水敷料的情况下洗澡、淋浴和游泳。

5.5　经肠内管给药管理

ESGE 建议最好使用液体形式的药物;如果粉碎的固体形式是药物通过肠内管给药,那么这些固体药物应该以最佳的方式冲洗,以避免管道堵塞。

(弱推荐,低质量证据)

通过肠内管给药需要仔细评估,并不是所有的药物经肠内给药都是安全的。药物-营养素或药物-药物相互作用可以影响疗效并增加毒性。在注入药物之前,应考虑导管的大小和放置位置。患者对窄孔管(<12 Fr;1 Fr＝0.33 mm)更舒适,但增加堵塞的风险。不正确的给药方法也可能导致管道阻塞。导管的放置部位也可能影响药物吸收;大多数药物在小肠内被吸收,但有些药物在胃内被吸收。对于具有肝脏代谢较高的药物,空肠通路可以增加它们的吸收,从而增加它们的全身效应。给药过程还应考虑到与冲洗方式、其他药物的使用以及肠内营养方案。临床药剂师为护士提供的综合培训计划已被证明能显著改善通过肠道喂养管给药的效果。

为了防止导管阻塞,可能需要调整药物剂量和首选液体制剂。稀释液体药物可以帮助减少渗透压的变化,并提高给药率。如果没有特定或不合适液体药物且必须使用固体制剂的情况下,片剂可粉碎成粉末,硬明胶胶囊可打开并与水混合。当通过肠内管给药时,应使用不同的注射器[公认的标准,ISO80369-3 用于肠管("ENFit")],以避免意外的肠外注射。在给药之前,必须对肠内管进行适当的冲洗。导管宜用 30 ml 水冲洗。冲洗时机是两次用药之间和最后一次给药后。肠内营养应在给药前 30 min 停止,停止后 30～60 min 可重新开始。在药物-营养素相互作用的情况下,肠内营养应在给药前停止 2 h。

5.6　肠内管更换

ESGE 建议在导管断裂、移位、退化、持续的伤口感染/渗漏或皮肤溃疡的情况下更换PEG 管。

(强推荐,低质量证据)

ESGE 建议不要例行更换带有内部保险栓的 PEG 管。

(强推荐,低质量证据)。

ESGE 建议在每隔 3～6 个月更换球囊型 PEG 管,或根据品牌说明书更换球囊型 PEG 管,以防止球囊失效。

(强推荐,低质量证据)

关于更换非球囊和球囊类型的 PEG 管,没有最佳的循证指南;然而,关于计划内或计划外的更换导管有一些建议。非计划更换的适应证包括导管断裂、不能保守解决的闭塞、导管移位或功能障碍。此外,在适当的抗生素治疗后持续的造口周围感染/渗漏,真菌定植和材料变质,以及尽管进行了最佳的伤口护理但皮肤溃疡仍未愈合,也可能是拔除和/或更换管子的适应证。

计划内的更换取决于肠内管的内固定类型。带内部保险栓的导管使用寿命长;高达 70%的导管可以在保留 2 年以上,不需要定期更换。相反,对于气囊类型的导管,建议根据产品说明执行,因为气囊故障可能会发生并导致导管移位。大多数气囊型导管必须每隔 3～6 个月定期更换。

将球囊放气并取出,然后置入新的球囊型导管,根据规格(通常为 5 至 10 ml)注入无菌水(非生理盐水)。每周可检查水量,以防止因漏水而导致球囊自发性缩小。对于体弱的患者来说,PEG 管的脱落紧急会诊,应该尽快进行适当的处理。

5.7　明确的肠内管拔除指征

ESGE 建议不要在插入后 4 周内拔除经皮肠内道导管。

(强推荐,低质量证据)

ESGE 建议使用"切和推"技术来拔除带有内部保险栓的肠内管。然而,对于既往有肠道手术、狭窄或回肠的患者,建议在内镜下取出内部保险栓导丝。

(弱推荐,低质量证据)

当不再需要经皮肠道导管(PEG/PEG－J/D－PEJ)时,应将其取出。然而,在取出之前,最好确保患者能够在没有肠内支持的情况下保持稳定的体重几周。此外,经皮穿刺道通常需要长达 4 周的时间才能愈合,对于身体虚弱并有明显合并症的患者甚至需要更长的时间。因此,为了避免发生内漏和腹膜炎的风险,插入后 4 周内不应拔除经皮肠道导管。

对于保险栓类型的导管,通过在腹部皮肤水平面切断导管,并用钝针头将导丝推入肠腔("切和推"技术)来进行拔除。这对患有 D－PEJ 的患者特别有用,因为在这些患者中,内镜下取管可能特别具有挑战性和侵入性。对于有过肠道手术病史的病例和有狭窄或回肠风险的患者,推荐使用内镜取回保险栓,因为狭窄或肠梗阻可能会阻碍导管残留物和保险栓的自发移位和消除。

5.8　肠管患者的最佳门诊护理方案

ESGE 建议由专门的多学科团队(与家庭护理人员、护士和全科医生合作)定期监测肠内置管患者的肠内营养支持效果和潜在并发症。

(强推荐,低质量证据)

尽管家庭肠内营养的总体效果是良好的,但与导管相关的并发症仍然很常见,6 个月后再入院率可高达 23%。一项对 8 名接受家庭肠内营养的患者进行的小型前瞻性研究显示,尽管有专门的护士每月系统的随访,但在 10.5 个月内,平均有 5.4 次计划外就医,原因是与导管相关的并发症。因此,出院后的监测(体重、营养参数、肌肉力量、食物摄入量)不仅应包括对肠内营养给药的疗效的监测,还应包括耐受性(消化耐受性、导管相关并发症)。门诊监测的方式取决于与病人有关的因素(基本疾病、出院时的营养状况、积极治疗或姑息治疗)和与结构有关的因素(家庭护理或机构)。在任何情况下,医院内多学科营养团队与家庭或机构照顾者之间的沟通,以及对照顾者的充分培训是确保最佳管理的关键因素。

在一项涉及 313 名 PEG 患者的前瞻性研究中,一个专门的团队对他们进行了随访,发现了 371 例并发症。通过这种协作方法,大多数问题在没有住院的情况下得到了解决,导致 PEG 相关的医院再入院率显著降低到 2%($P<0.0001$)。波兰的一项多中心观察研究的结果也反映了这些令人鼓舞的结果,在该研究中,各专门团队的协作护理被证明可以降低与长期家庭肠内营养相关的总体发病率和成本。